脳腫瘍外科 経験したい手術 16

スタンダードからアドバンス

編集
中尾直之
和歌山県立医科大学脳神経外科 教授

井川房夫
島根県立中央病院脳神経外科 部長

MEDICAL VIEW

本書では，厳密な指示・副作用・投薬スケジュール等について記載されていますが，これらは変更される可能性があります。本書で言及されている薬品については，製品に添付されている製造者による情報を十分にご参照ください。

Brain Tumor Surgery
From Standard to Advanced: 16 Surgical Approaches
（ISBN978-4-7583-1850-1 C3047）

Editors: Naoyuki Nakao
　　　　　Fusao Ikawa

2019. 4. 1　1st ed

©MEDICAL VIEW, 2019
Printed and Bound in Japan

Medical View Co., Ltd.
2-30　Ichigayahonmuracho, Shinjyukuku, Tokyo, 162-0845, Japan
E-mail　ed @ medicalview.co.jp

序

　脳腫瘍手術の理想的なゴールは言うまでもなく正常な脳神経機能を損なわず腫瘍を全摘出もしくは最大限摘出することである。この目標を達成するためには、的確な手術戦略を立て、手術の局面に応じた精度と安全性の高い手技を実践する必要がある。術野展開、止血、腫瘍の内減圧、剥離操作などの手術テクニックの難度は、腫瘍の種類、形態、硬度や腫瘍内血管の多寡、局在、重要構造物との位置関係やその巻き込みの程度により千差万別である。個々の手技自体も実際に術者となって見て、触れて、体験しないとその感触がなかなかつかめず、その習得は経験知の蓄積に依存するところが大きい。したがって、手術書の大きな役割は、エキスパートの豊富な経験則に基づくコツ・ノウハウといった『暗黙知』をできるだけ言語化・イラスト化して『形式知』として後進に伝授することにあると言える。

　本書では、まず脳腫瘍の分類と疫学から始まり、インフォームド・コンセントと術前準備から術中モニタリングや脳腫瘍手術の基本テクニックに至るいわゆる総論部分が続く。そして、手術の実際として、頭蓋内に発生する各種腫瘍性病変をほぼカバーできる手術テクニックとアプローチが豊富なイラストとともに解説されている。さらに、小児脳腫瘍の周術期管理や化学療法も取り上げられており、本書は『脳腫瘍外科　経験したい手術16』と銘打ってはいるが、全体として脳腫瘍治療に関する包括的な内容となっている。

　各章を執筆いただいた先生方はその領域の百戦練磨の達人であり、本書はそのエキスパートの経験に基づいた手術戦略・戦術のエッセンスの集大成とも言える。これから脳腫瘍の外科領域に踏み出そうと考えている若手の先生方は脳腫瘍の各種手術の導入ガイドとして、また脳腫瘍外科を専門として日夜脳腫瘍と闘っておられる新進気鋭の先生方には既に実践している手技の確認やこれから挑戦しようとする手術アプローチの習熟に本書を活用していただければ幸いである。

　最後に、本書に素晴らしい内容の原稿を執筆いただいた著者諸氏、本書の発案と編集作業にご尽力いただいた井川房夫先生、本書の発刊にご協力をお願いしたメジカルビュー社の安原範生氏に心より敬意を表する。

2019年3月

和歌山県立医科大学 脳神経外科
教授　中尾 直之

目次

I 基礎知識

WHO脳腫瘍分類	小森隆司	2
脳腫瘍の疫学と治療成績	成田善孝	12
インフォームド・コンセント	森田明夫	22

II 脳腫瘍手術の基礎と手術計画

画像評価と手術シミュレーション	中冨浩文, 庄野直之, 金 太一	32
脳腫瘍手術の術中モニタリング	佐々木達也, 林 俊哲	43
ナビゲーションの活用	荒川芳輝	54
基本手技	長谷川光広	66
神経内視鏡：セットアップと基本テクニック	天野耕作, 川俣貴一	77

III 手術の実際

[テント上浅部腫瘍]

円蓋部および傍矢状洞髄膜腫	大宅宗一	90
大脳鎌髄膜腫	安原隆雄, 伊達 勲	103

[テント上深部腫瘍]

三角部髄膜腫	田宮 隆	118
側脳室腫瘍：内視鏡手術	村井尚之	131
側悩室腫瘍：開頭手術	久須美真理, 岡 秀宏	146
松果体部腫瘍	秋山恭彦	161

[テント下腫瘍]
　第四脳室腫瘍……………………………藍原康雄,千葉謙太郎,川俣貴一　177
　小脳橋角部腫瘍……………………………………………………甲村英二　193

[頭蓋底部腫瘍]
　前頭蓋底部腫瘍：Transbasal approach …………岩味健一郎,齋藤　清　206
　前頭蓋底部腫瘍：経鼻内視鏡手術 ……………………………谷口理章　226
　傍鞍部腫瘍：開頭手術 …………………………………………中尾直之　238
　傍鞍部腫瘍：経鼻内視鏡手術 …………………………………石井雄道　253
　中頭蓋窩・錐体斜台部腫瘍：Anterior transpetrosal approach
　　………………………………………………………………吉田一成　264
　中頭蓋窩・錐体斜台部腫瘍：Combined transpetrosal approach
　　………………………………………光原崇文,井川房夫,栗栖　薫　277

[グリオーマ]
　High grade glioma ………………………………………………藤井正純　292
　Low grade glioma …………………………………………………隈部俊宏　314

Ⅳ その他

　小児脳腫瘍の周術期管理……………………………高安武志,栗栖　薫　332
　化学療法……………………………………………………………中村英夫　342

　索引……………………………………………………………………………349

執筆者一覧

■ 編集

中尾　直之	和歌山県立医科大学脳神経外科 教授
井川　房夫	島根県立中央病院脳神経外科 部長

■ 執筆（掲載順）

小森　隆司	東京都立神経病院検査科 部長
成田　善孝	国立がん研究センター脳脊髄腫瘍科 科長
森田　明夫	日本医科大学大学院 研究科長
中冨　浩文	東京大学大学院医学系研究科脳神経外科 准教授
庄野　直之	東京大学大学院医学系研究科脳神経外科
金　太一	東京大学大学院医学系研究科脳神経外科 助教
佐々木達也	東北医科薬科大学脳神経外科 教授
林　俊哲	東北医科薬科大学脳神経外科 准教授
荒川　芳輝	京都大学大学院医学研究科脳神経外科 特定講師
長谷川光広	藤田医科大学脳神経外科 教授
天野　耕作	東京女子医科大学脳神経外科 講師
川俣　貴一	東京女子医科大学脳神経外科 教授
大宅　宗一	埼玉医科大学総合医療センター脳神経外科 教授
安原　隆雄	岡山大学大学院医歯薬学総合研究科脳神経外科 講師
伊達　勲	岡山大学大学院医歯薬学総合研究科脳神経外科 教授
田宮　隆	香川大学医学部脳神経外科 教授
村井　尚之	千葉県済生会習志野病院脳神経外科 部長
久須美真理	北里大学メディカルセンター脳神経外科 講師
岡　秀宏	北里大学メディカルセンター脳神経外科 教授
秋山　恭彦	島根大学医学部脳神経外科 教授
藍原　康雄	東京女子医科大学脳神経外科 准教授
千葉謙太郎	東京女子医科大学脳神経外科 助教
甲村　英二	神戸大学大学院外科系講座脳神経外科学分野 教授
岩味健一郎	愛知医科大学脳神経外科 講師
齋藤　清	福島県立医科大学医学部脳神経外科学講座 主任教授
谷口　理章	神戸大学大学院外科系講座脳神経外科学分野 准教授
中尾　直之	和歌山県立医科大学脳神経外科 教授
石井　雄道	東京慈恵会医科大学脳神経外科 准教授
吉田　一成	慶應義塾大学医学部脳神経外科 教授
光原　崇文	広島大学大学院医歯薬保健学研究科脳神経外科学 助教
井川　房夫	島根県立中央病院脳神経外科 部長
栗栖　薫	広島大学大学院医歯薬保健学研究科脳神経外科学 教授
藤井　正純	福島県立医科大学医学部脳神経外科学講座 准教授
隈部　俊宏	北里大学医学部脳神経外科 教授
高安　武志	広島大学大学院医歯薬保健学研究科脳神経外科学
中村　英夫	久留米大学医学部脳神経外科 講師

動画視聴方法

本書の内容に関連した動画をメジカルビュー社のホームページでストリーミング配信しております。解説と関連する動画のある箇所にはQRコードを表示しています。

下記の手順でご利用ください（下記はPCで表示した場合の画面です。スマートフォンで見た場合の画面とは異なります）。

＊動画配信は本書刊行から一定期間経過後に終了いたしますので，あらかじめご了承ください。

1 動画配信ページにアクセスします。
http://www.medicalview.co.jp/movies/

スマートフォンやタブレット端末では，QRコードから左記❸のパスワード入力画面にアクセス可能です。その際はQRコードリーダーのブラウザではなく，SafariやChrome，標準ブラウザでご覧ください。

2 表示されたページにある本書タイトルをクリックします。次のページで，本書タイトル付近にある「動画視聴ページへ」ボタンを押します。

脳腫瘍外科 経験したい手術16
スタンダードからアドバンス
2019年3月28日刊行

サンプル動画はこちら　　この書籍の紹介・ご購入はこちら

3 パスワード入力画面が表示されますので，利用規約にご同意のうえ，右のスクラッチをコインなどで削っていただき，記載されているパスワードを半角数字で入力します。

4 本書の動画視聴ページが表示されます。視聴したい動画のサムネールをクリックすると動画が再生されます。

動作環境

下記は2019年3月1日時点での動作環境で，予告なく変更となる場合がございます。

● **Windows**
　OS：Windows 10/8.1/7（JavaScriptが動作すること）
　Flash Player：最新バージョン
　ブラウザ：Internet Explorer 11
　　　　　　　Chrome・Firefox最新バージョン

● **Macintosh**
　OS：10.14〜10.8（JavaScriptが動作すること）
　Flash Player：最新バージョン
　ブラウザ：Safari・Chrome・Firefox最新バージョン

● **スマートフォン，タブレット端末**
　2019年3月1日時点で最新のiOS端末では動作確認済みです。Android端末の場合，端末の種類やブラウザアプリによっては正常に視聴できない場合があります。
　動画を見る際にはインターネットへの接続が必要となります。パソコンをご利用の場合は，2.0Mbps以上のインターネット接続環境をお勧めいたします。また，スマートフォン，タブレット端末をご利用の場合は，パケット通信定額サービス，LTE・Wi-Fiなどの高速通信サービスのご利用をお勧めいたします（通信料はお客様のご負担となります）。
　QRコードは（株）デンソーウェーブの登録商標です。

本Web動画の利用は，本書1冊について個人購入者1名に許諾されます。購入者以外の方の利用はできません。また，図書館・図書室などの複数の方の利用を前提とする場合には，本Web動画の利用はできません。

I

基礎知識

Ⅰ 基礎知識

WHO脳腫瘍分類

東京都立神経病院検査科病理　小森隆司

Summary

　最近の分子遺伝学的な知見に基づいて2016年にWHO脳腫瘍分類は大きく改訂された（2016 WHO）．新分類では，遺伝子検査が必要な腫瘍型と不要な腫瘍型を分け，遺伝子解析を行わなかった場合や診断が曖昧な腫瘍はNOS（not otherwise specified）を付与した記述的な名称に留める．浸潤性星細胞腫と乏突起膠腫を単一の腫瘍群に組み入れ，遺伝学的には単一の腫瘍型と認めがたい腫瘍型を削除するとともに，複数の新規腫瘍が採用された．

はじめに

　世界保健機構（WHO）の脳腫瘍分類は1979年の初版以来，診断技術の進歩に合わせて改訂を重ね，2016年5月に第4版の改訂版（WHO2016）が出版された[1]．この改訂は，約1世紀の間続いた顕微鏡所見に基づいた組織発生分類から分子遺伝学的分類へ大きく舵を切ったパラダイム・シフトとなった．本稿では脳腫瘍の遺伝学的背景と改訂の主要な変更点（表1）について解説する．

WHO脳腫瘍分類の歴史的背景

　Bailey & Cushing（1926）は腫瘍細胞と中枢神経組織の組織発生樹とを対比し，推定される母細胞になぞらえて腫瘍を分類する組織発生分類を体系化した．この分類に悪性度分類を加味したのが，WHO脳腫瘍分類の基本的な考え方であった．しかし，近年の分子遺伝学的研究の急速な進歩によって，組織発生分類の限界が明らかとなってきた．主たる限界として，組織発生分類では分化の系統を超えた多彩な細胞分化の共存を説明できなくなったことと，形態学的特徴に応じて割り当てられるWHO悪性度分類よりも大規模解析から見出された分子遺伝学的異常が，予後や治療反応性とよりよく相関することなどが挙げられる[2]．
　こうしてWHO分類の固形腫瘍では初めて腫瘍名に遺伝情報が組み込まれ（腫瘍名＝組織名＋遺伝子変異），また，遺伝学的検査を行わなかった場合にはサロゲートマーカーによる遺伝子検査の代替診断を認めず，組織診断名にNOS（not otherwise specified）が付記されるのみとなった．組織診断と遺伝子診断に乖離が生じた場合には，遺伝子診断を優先することも決まった．
　一方，近年，髄芽腫の亜型など後療法によって著しく予後が変わってくるものも出てき

表1 改訂された主な腫瘍型

斜体は単独の腫瘍系として存在に疑問が持たれる推奨されない腫瘍型，青字は分子分類に改訂された腫瘍型，赤字は新規腫瘍型を示す．

Diffuse astrocytic and oligodendroglial tumours	Ependymal tumours
Diffuse astrocytoma, IDH mutant	Subependymoma
Gemistocytic astrocytoma, IDH mutant	Myxopapillary ependymoma
Diffuse astrocytoma IDH wildtype	Ependymoma
Diffuse astrocytoma, NOS	Papillary ependymoma
	Clear cell ependymoma
Anaplastic astrocytoma, IDH mutant	Tanycytic ependymoma
Anaplastic astrocytoma, IDH wildtype	Ependymoma, *RELA* fusion-positive
Anaplastic astrocytoma, NOS	Anaplastic ependymoma
Glioblastoma, IDH wildtype	Embryonal tumours
Giant cell glioblastoma	Medulloblastoma, genetically defined
Gliosarcoma	Medulloblastoma, WNT activated
Epithelioid glioblastoma	Medulloblastoma, SHH activated, *TP53* mutated
Glioblastoma, IDH mutant	Medulloblastoma, SHH activated, *TP53* wildtype
Glioblastoma, NOS	Medulloblastoma, non-WNT/non-SHH
	Medulloblastoma, group 3
Diffuse midline glioma, H3-K27M mutant	*Medulloblastoma, group 4*
Oligodendroglioma, IDH mutant and 1p/19q codeleted	Medulloblastoma, histologically defined
Oligodendroglioma, NOS	Medulloblastoma, classic
	Medulloblastoma, desmoplastic/nodular
Anaplastic oligodendroglioma, IDH mutant and 1p/19q codeleted	Medulloblastoma with extensive nodularity
Anaplastic oligodendroglioma, NOS	Medulloblastoma, large cell/anaplastic
Oligoastrocytoma, NOS	Medulloblastoma, NOS
Anaplastic oligoastrocytoma, NOS	
	Embryonal tumour with multilayered rosettes, C19MC altered
Other astrocytic tumours	*Embryonal tumour with multilayered rosettes, NOS*
Pilocytic astrocytoma	Medulloepithelioma
Pilomyxoid astrocytoma	CNS neuroblastoma
Subependymal giant cell astrocytoma	CNS ganglioneuroblastoma
Pleomorphic xanthoastrocytoma	CNS embryonal tumour, NOS
Anaplastic pleomorphic xanthoastrocytoma	Atypical teratoid/rhabdoid tumour
	CNS embryonal tumour with rhabdoid features

たが，従来からのWHO悪性度分類（WHO grade）は変更されず，引き続き踏襲される方針となった．WHO gradeは手術のみで期待される予後で，過去のデータをもとに一つの腫瘍型に対してあらかじめ1対1に付与されているものである．

成人の浸潤性神経膠腫の遺伝学的背景

　従来からグリオーマは年齢および部位依存性が高いことが知られていた（下記「Level up technique」参照）が，その背景には特徴的な分子遺伝学的異常が存在することが明らかとなってきた．乏突起膠腫（oligodendroglioma）を定義づける染色体1p/19qの共欠失に加えて，星細胞腫（astrocytoma）と乏突起膠腫に共通な神経膠腫の初期変異として*IDH*（isocitrate dehydrogenase）変異が同定された．これらの基幹変異に基づき，成人の浸潤性神経膠腫の大きな枠組みを規定することが可能となった（図1，2）．

> **⚠ Level up technique**
> **Oligodendroglioma, IDHmt and 1p/19qceodeletedの画像診断**
> 　古くからoligodendrogliomaは前頭葉に発生し，石灰化を伴うことが知られてきた．最近，遺伝子異常と画像所見の相関性を実証した論文が発表されている．まとめると，前頭葉の発生，境界不明瞭，石灰化などの項目を満たす腫瘍は1p/19q共欠失との相関がきわめて高いことが示された（Johanson DR. AJNR Am J Neuroradiol 2017; 38: 678. およびSaito T. Brain Tumor Pathol 2016; 33: 175.）．

図1　成人の浸潤性神経膠腫の分子遺伝学的枠組み

*IDH*変異の有無によって大きく2群に分類される．*IDH*変異を欠く*IDH*野生型がglioblastomaの代表的な遺伝型であるが，このなかにはさまざまな遺伝子経路が含まれている．*IDH*変異の下流に生じる*TR53*変異と*ATRX*変異の経路は星細胞腫に特徴的で，下流に1p/19q codeletionが生じる経路は乏突起膠腫に特異的である．*IDH*変異と1p/19q codeletionは予後良好因子であるので，因子が数によって，single positive, double positive, double negativeなどに分けることがある．double negativeの群のなかには位置づけが不明瞭な複数の腫瘍が含まれており，今後，細分化される可能性が高い．なお，*TERT*変異は*IDH*野生型のglioblastomaと*IDH*変異と1p/19q codeletionを有する乏突起膠腫の双方にみられる．

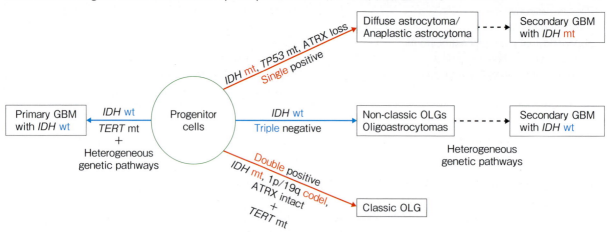

IDH：isocitrate dehydrogenase　　TERT：telomerase reverse transcriptase
wt：wild type　　OLG：oligodendroglioma
mt：mutant　　codel：codeletion

図2 成人グリオーマにおける代表的な分子遺伝学的異常

上段はサンガー法によるIDH1 R132L変異を示す．右のIDH2は野生型である．下段はFISH法による1p/19q共欠失を示す．現行のFISHプローブは1p36領域と19q13領域に設定されている（p.7「Pitfall-1」参照）．

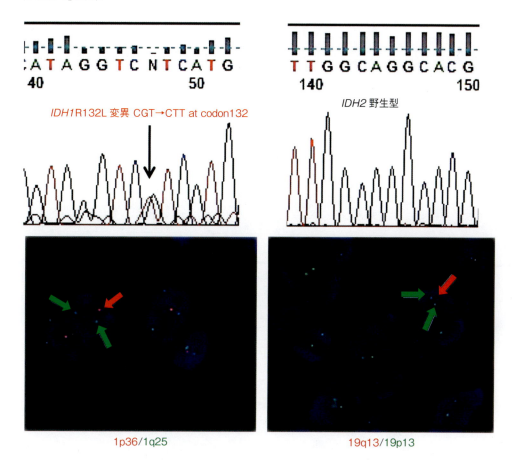

● WHO gradeⅡおよびⅢの浸潤性神経膠腫

　このグループの腫瘍は元来，形態分類に基づくアストロサイト系（星細胞腫）とオリゴデンドログリア系（乏突起膠腫）の腫瘍に大別されてきた．しかし，IDH遺伝子変異が，両者の発生初期に共通の遺伝子異常であることが明らかにされ，新分類では単一の腫瘍群（diffuse astrocytic and oligodendroglial tumors）に統合された．星細胞腫は一般的に若年成人の大脳半球に発生し，脳実質内を浸潤性に成長し，再発や悪性化の傾向を示す．分子遺伝学的にはIDH変異の下流で，TP53変異およびテロメアの維持に関与するATRX（alpha-thalassemia/mental retardation syndrome X-linked）の不活性化変異が特徴的である[2]（図1）．免疫組織化学によって，IDHで最多の変異であるIDH1 R132H変異およびp53変異は陽性所見として，ATRX変異は陰性所見として観察される（図3）．また，テロメア逆転酵素（Telomerase Reverse Transcriptase：TERT）のプロモーター領域における変異はIDH野生型の最も悪性度の高いglioblastomaと，IDH変異と1p/19q codeletionを有する乏突起膠腫の双方にみられる特徴的な変異である（図1）．

図3 組織学的に乏突起星細胞腫の形態を示す星細胞腫

HE染色標本(A)では，細胞質の乏しい大小不同の類円形核をもった乏突起膠腫様細胞と核が偏在した広い細胞質をもった星細胞腫様の細胞が混在している．免疫組織化学では*IDH1*R132H変異特異抗体(B)とp53(C)が陽性で，ATRX(D)が陰性(既存の血管内皮細胞は陽性だが，背景の腫瘍細胞は陰性である)と星細胞腫の遺伝型を示している．本例ではFISH法による検索で1pと19qの欠失は認められていない．WHO2016診断はdiffuse astrocytoma, IDH mutantである．

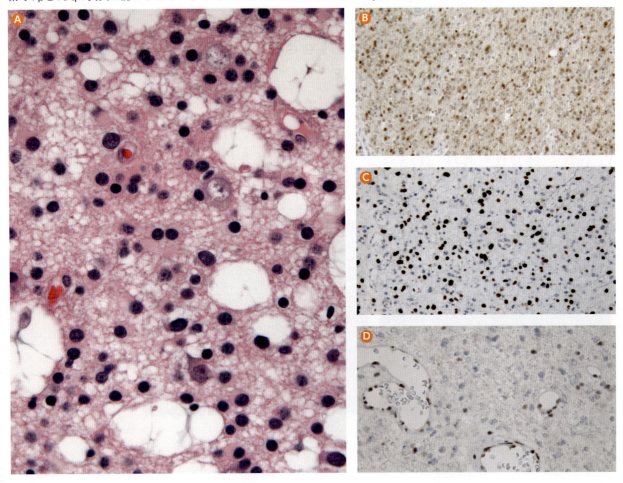

　星細胞腫と双璧をなす乏突起膠腫(oligodendroglioma, WHO gradeⅡ)は，均一な円形核および核周囲ハローを示す腫瘍細胞が，微小石灰化や繊細な血管網(chicken wire pattern)を伴い，結節性およびびまん性に浸潤・増殖する．星細胞腫と共通の遺伝子異常である*IDH*変異に加え，1番染色体短腕(1p)および19番染色体長腕(19q)の共欠失が特徴的である(1p/19q-codeletion)(図4およびp.7「Pitfall-1」参照)．

　注目すべきことに，新しいWHO分類では，組織学的に星細胞腫と乏突起膠腫の両者の特徴を有する混合膠腫(oligoastrocytoma：OA)の存在が遺伝学的に否定された[3](p.7「Pitfall-2」参照)．前述の*IDH*変異，*TP53*変異，*ATRX*変異および1p/19q-codeletionを組み合わせてOAの症例を検討したところ，ほとんどの症例が遺伝学的に星細胞腫または乏突起膠腫に分類できることが示された．すなわち，神経膠腫診断の標準化においては，*IDH*, *TP53*, *ATRX*変異群と*IDH*変異，1p/19q共欠失群という，星細胞腫と乏突起膠腫の分子的定義を正確に判定することが必要となる．

図4 1p/19q共欠失を伴う古典的な乏突起膠腫

HE染色標本(A)では，核周囲ハローを伴った均一の小型の類円形核をもった腫瘍細胞がびまん性に増生している．微小石灰化もみられる．免疫組織化学では*IDH1* R132H変異特異抗体(B)が陽性であるが，p53(C)は陰性で，ATRX(D)の染色性は保持されている（遺伝子変異なし）．本例ではFISH法による検索で1p/19q共欠失が確認されている．

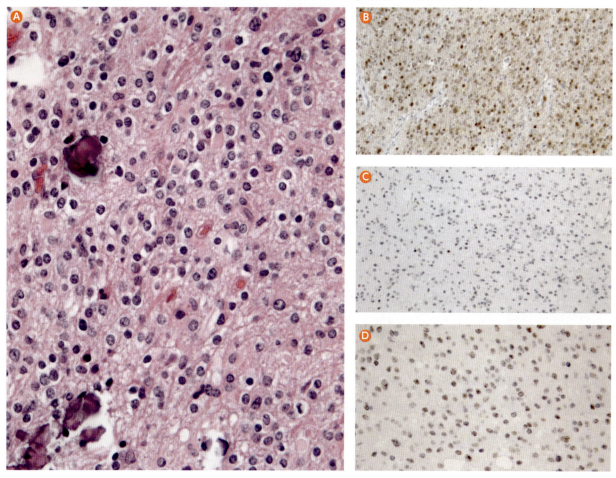

> ⚠️ **Pitfall**

1. FISH法による1p/19q共欠失の検出

1p/19q共欠失の検出は，1pのテロメアには高頻度に部分欠失が生じることから，染色体の全域がみられる網羅的な解析が推奨されている．現在行われているfluorescence in situ hybridization(FISH)法のプローブは，部分欠失が高頻度に起こる1p36と19q13領域に設定されているため，疑陽性が生じる可能性が少なくない（最大で25％）．oligodendrogliomaの診断には，画像を含めた臨床情報や他の検査結果との整合性を慎重に検証する必要がある．

2. oligoastrocytomaの消失

従来，oligodendrogliomaの組織像とastrocytomaの組織像を有する腫瘍はoligoastrocytomaと診断されてきた．しかし，前者の遺伝型である*IDH*変異・1p/19q共欠失と後者の*IDH*・*TP53*変異は，きわめてまれな例を除いて共存しないことが明らかとなった．すなわち，oligoastrocytomaの組織像を有する腫瘍は，分子遺伝学的にはほぼ例外なくどちらかに分類できることとなった．これは組織像のみでは適切なWHO診断が下せないことを意味する．

● 成人の膠芽腫（glioblastoma：GBM，WHO gradeⅣ）

　星細胞腫で最悪性度gradeⅣの膠芽腫は，組織学的に微小血管増殖および偽柵状壊死の存在で定義づけられる．新WHO分類においては，分子遺伝学的所見に基づき，膠芽腫の90％以上を占める*IDH*野生型膠芽腫と，患者の10％未満で検出される*IDH*変異型膠芽腫に分類される[1,2]．*IDH*野生型膠芽腫の大半は高齢の患者に発生し予後不良で，既存の前駆病変なく新たに発生する，従来の一次性膠芽腫（primary GBM）に対応する．一方，*IDH*変異型膠芽腫は一般的に若年成人にみられ，既存のびまん性または退形成性星細胞腫からの進行によって発生する二次性膠芽腫（secondary GBM）の大半が含まれる．実臨床において，*IDH1* R132Hの免疫組織化学的検出は，高齢患者における*IDH*変異型膠芽腫を区別するのには十分である（55歳ルール，下記「Level up technique」参照）．

> **！ Level up technique**
> **IDH変異の55歳ルール**
> 　*IDH1* R132H変異は*IDH*変異の90％以上を占め，55歳以上のglioblastomaではR132H以外のIDH1変異あるいは*IDH2*変異はきわめてまれであることから，55歳以上の患者で*IDH1* R132H変異抗体が陰性であればIDHは野生型とみなしうる．一方，55歳以下では，同抗体が陰性の場合には，他のローカスの変異の有無を確認するためにシークエンスは必須である．

小児および若年成人の神経上皮性腫瘍

● 小児の浸潤性神経膠腫

　小児のグリオーマは成人のものと比較すると悪性度が低く，再発を繰り返すことはあっても真の悪性転化はまれとされる．成人の神経膠腫にみられる*IDH*変異および1p/19q共欠失が存在しない反面，限局性神経膠腫では，*BRAF*癒合遺伝子や変異で代表されるMAPキナーゼ経路の異常が，浸潤性神経膠腫では*MYB/MYBL1* rearrangementや*FGFR1*異常が比較的特徴的とされるが，症例数の少なさと長期的な予後解析の困難さからその遺伝学的な特徴化が遅れている．

　一方で，小児びまん性神経膠腫の病態への関与で注目を集めているのが，ヒストン遺伝子の異常である[4]．diffuse midline glioma（H3 K27M変異体，WHO gradeⅣ）は，*H3F3A*または*HIST1H3B*のいずれかでK27M変異を含み，正中線上（視床，脳幹や脊髄）に位置する予後不良の神経膠腫群で（図5），新しいWHO分類で明確に規定される腫瘍型である[1]．組織亜型にかかわらず，H3 K27M変異の存在により最悪性度のgradeⅣが付記される．この群には，びまん性橋神経膠腫（diffuse intrinsic pontine glioma：DIPG）や視床神経膠腫の大半が含まれる．小児の膠芽腫も，成人の膠芽腫からは分子的に区別されるが，過半数以上が*H3F3A*変異（K27またはG34変異）を有している[4]．

● 限局性神経膠腫（WHO gradeⅠまたはⅡ）

　主に若年者に好発する予後良好な神経膠腫の一群で，非浸潤性の増殖パターンと*IDH*変異を欠くことにより特徴付けられる．毛様細胞性星細胞腫（pilocytic astrocytoma）は小脳，視神経および視床下部に好発するWHO gradeⅠの脳腫瘍で，組織学的には双極性腫

瘍細胞が束状に増殖する充実性部分と，疎な領域に星芒状の腫瘍細胞が配列する部分の二相性組織構築(biphasic pattern)が特徴的である．分子遺伝学的には，約70％のpilocytic astrocytoma症例において，MAPK(mitogen-activated protein kinase)シグナルを活性化する*BRAF*と*KIAA1549*の融合遺伝子が観察される[5]．一方，脂肪滴を含む多彩な巨細胞から構成される多形黄色星細胞腫(pleomorphic xanthoastrocytoma：PXA, WHO gradeⅡ)の約70％では*BRAF* V600E変異がみられる[5]．現時点では診断に必須ではないが，*BRAF*の遺伝学的検索によって診断精度を高めることができる(図5)．

● 胎児性腫瘍

本群では，CNS PNET(primitive neuroectodermal tumor)が遺伝学的に単一の腫瘍型とは認められがたいことから削除され，新たに多層性ロゼットを有する胎児性腫瘍が採用された．従来のPNETに該当する腫瘍はCNS embryonal tumor, NOSと記載する．

▶髄芽腫(medulloblastoma, WHO gradeⅣ)

髄芽腫は第四脳室後髄帆や小脳外顆粒層に存在するとされる小脳原基細胞がその起源とされ，髄芽腫の75％は小脳虫部に発生し，年齢が上がるにつれ小脳半球発生例が増えてくる．組織学的には，N/C比の高い類円形から人参様の核をもつ未熟な腫瘍細胞が密に増殖し，Homer Wrightロゼットを伴うことがある．免疫組織化学的にsynaptophysinなどの神経細胞マーカーに陽性となる．今回，組織学的の分類に加えて，transcriptomeに基づく分類，すなわち，WNT, SHH(TP53-mutant and wildtype), non-WNT/non-SHH(Group 3, Group 4)が独立した腫瘍型として採用された[6]．これらの分子遺伝学的診断は，技術的制約から中央施設への集約化が現実的な選択肢と考えられる．

図5 小児神経膠腫の枠組み
小児および20歳以下の若年者では，*IDH*変異や1p/19q共欠失が欠如しており(これらの異常が存在する場合には成人型の腫瘍に分類される)，これらの神経膠腫は限局性腫瘍(良性)と浸潤性腫瘍(悪性)で分子遺伝学的背景が大きく異なる．また，浸潤性腫瘍のなかで中枢神経組織の正中線上に発生するものはH3 K27M変異を伴うdiffuse midline gliomaに分類されるものが少なくない．小児の星細胞腫と乏突起膠腫は，成人と悪性度や分子遺伝学的背景が異なり，その特徴はいまだに明確ではないため，組織学的診断に留まる．"Pediatric"付けて成人の腫瘍と区別する．
PXA：pleomorphic xanthoastrocytoma, 赤字はWHO2016診断に必須の要件．青字は括弧付きで掲載されている診断名．

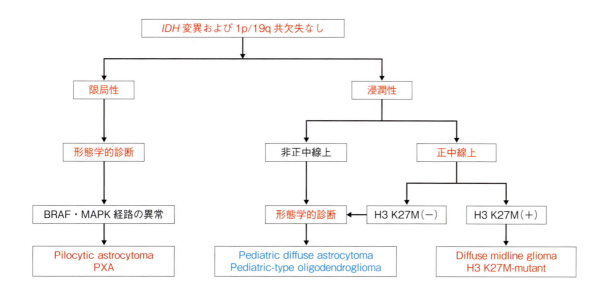

▶多層性ロゼットを有する胎児性腫瘍
　(embryonal tumor with multilayered rosettes：ETMR, WHO gradeⅣ)

　上衣芽腫(ependymoblastoma)とニューロピルと真性ロゼットに富む胎児性腫瘍(embryonal tumor with abundant neuropil and true rosettes：ETANTR)に共通する遺伝子異常として染色体19q13.42の増幅が報告され，ETANTRとependymoblastomaを合わせたETMRという概念が提唱された[7]．同領域にはoncogenic microrna cluster (C19MC)が存在し，WHO分類では，ETMR C19MC alteredのentityが新たに採用された．この腫瘍の診断には，C19MCの増幅をFISH法で検出する必要がある．

▶非定型奇形腫様/ラブドイド腫瘍
　(atypical teratoid/rhabdoid tumor：AT/RT, WHO gradeⅣ)

　前分類から採用されている腫瘍型であるが，正常細胞で恒常的に核内に発現するINI1(integrase interactor 1)が*INI1*遺伝子の不活性化変異によりタンパク発現が欠損していることが定義となった[1]．3歳未満の乳幼児に好発する腫瘍で，小脳半球・橋角部，脳幹などテント下に多いまれなきわめて悪性度の高い腫瘍ではある．組織学的には未分化細胞，間葉系および上皮系への分化を示す細胞が混在し，出血・壊死など多彩な像を示す．好酸性球状の細胞質内封入体(中間系フィラメントの集積)と偏在する核をもつラブドイド細胞の出現が特徴的である．

分子病理診断が必要なその他の脳腫瘍

● 髄膜腫瘍

　血管周皮腫(hemangiopericytoma：HPC)の特異的な分子遺伝学的異常として，*NAB2* (NGFI-A binding protein 2)と転写因子*STAT6*の融合遺伝子が同定された[8]．病理診断においては，*NAB2*に保存される核内移行シグナルにより誘導されるSTAT6の核内集積を免疫染色で検出することで，HPCの正確な診断が可能となった．*NAB2-STAT6*融合遺伝子は，髄膜発生の孤立性線維性腫瘍(solitary fibrous tumor：SFT)の大部分においても認められ，新分類では軟部腫瘍と同様にSFT/HPC(WHO grade 1-3)として統合されることとなった．

結語

　WHO分類の改訂に伴い，一部の腫瘍では遺伝子解析が正式なWHO診断に必須となった．脳腫瘍の遺伝子解析が保険収載されていない現状においては，すべての施設で実施可能ではないものの，分子遺伝学的情報が組織学的所見よりも腫瘍の振る舞いにより相関していることを鑑みると，遺伝子解析は脳腫瘍の外科において必須の手技となったと考えるべきであろう．

謝辞：本稿の図として掲載した脳腫瘍症例をご提供くださいました東京女子医科大学脳神経外科講座に深謝いたします．

文献

1) Louis DN, Perry A, et al. The 2016 World Health Organization Classification of Tumors of the Central Nervous System: a summary. Acta Neuropathol 2016; 131: 803-20.
2) Brat DJ, Verhaak RG, et al. Comprehensive, Integrative Genomic Analysis of Diffuse Lower-Grade Gliomas. N Engl J Med 2015; 372: 2481-98.
3) Sahm F, Reuss D, et al. Farewell to oligoastrocytoma: in situ molecular genetics favor classification as either oligodendroglioma or astrocytoma. Acta Neuropathol 2014; 128: 551-9.
4) Schwartzentruber J, Korshunov A, et al. Driver mutations in histone H3.3 and chromatin remodelling genes in paediatric glioblastoma. Nature 2012; 482: 226-31.
5) Schindler G, Capper D, et al. Analysis of BRAF V600E mutation in 1,320 nervous system tumors reveals high mutation frequencies in pleomorphic xanthoastrocytoma, ganglioglioma and extra-cerebellar pilocytic astrocytoma. Acta Neuropathol 2011; 121 (3): 397-405.
6) Taylor MD, Northcott PA, et al. Molecular subgroups of medulloblastoma: the current consensus. Acta Neuropathol 2012; 123: 465-72.
7) Korshunov A, Sturm D, et al. Embryonal tumor with abundant neuropil and true rosettes (ETANTR), ependymoblastoma, and medulloepithelioma share molecular similarity and comprise a single clinicopathological entity. Acta Neuropathol 2014; 12: 279-89.
8) Schweizer L, Koelsche C, et al. Meningeal hemangiopericytoma and solitary fibrous tumors carry the NAB2-STAT6 fusion and can be diagnosed by nuclear expression of STAT6 protein. Acta Neuropathol 2013; 125: 651-8.

I 基礎知識

脳腫瘍の疫学と治療成績

国立がん研究センター中央病院脳脊髄腫瘍科　成田善孝

> **Summary**
> 原発性脳腫瘍の頻度は人口10万人あたり20人程度と推定され，日本の原発性脳腫瘍は年間2万人程度と考えられる．脳腫瘍は女性に多く（53％），良性脳腫瘍が62％を占める．悪性脳腫瘍は男性（58％）に多く，髄膜腫は女性に多いため良性腫瘍は女性（60％）に多い．頻度は髄膜腫，神経膠腫，下垂体腺腫，神経鞘腫，中枢神経系悪性リンパ腫の順である．多くの脳腫瘍で手術摘出度が予後因子となっており，全摘出例のほうが生存期間・無増悪生存期間が長い．

脳腫瘍の頻度

現時点で最も正確なデータである米国脳腫瘍調査[1]によると，2011～2015年に診断された米国の原発性脳腫瘍の発生頻度は，人口10万人につき1年間に23.0で女性にやや多い（男20.6，女25.3）．調査の精度が高まっていること，高齢者の増加やCT/MRIによる検査によって無症状で脳腫瘍が診断されることから，米国での原発性脳腫瘍の発生数は徐々に増えている．男女比は42.0％：58.0％であるが，悪性脳腫瘍は55.4％：44.6％と男性に多く，良性脳腫瘍は36.0％：64.0％と女性に多い．組織別頻度は髄膜腫38.3％（8.60），神経上皮腫瘍（神経膠腫）28.2％（6.57），下垂体腺腫16.5％（3.94），神経鞘腫8.6％（1.96），中枢神経系悪性リンパ腫1.9％（0.45）である〔（　）内は人口10万人あたりの発生数〕．髄膜腫の人口10万人あたりの発生数は男性5.26，女性11.54と女性が男性の2倍以上の発生である．

熊本県の1989～2008年の調査では，5,448人の脳腫瘍の報告がまとめられ，脳腫瘍の発生頻度は人口10万人につき14.1人であった[2]．単純に熊本県や米国のデータと2017年の国内人口1.26億人をもとに計算すると，1.26億人×14.1～23.03/10万人＝1.8～2.9万人となり，国内における原発性脳腫瘍の患者数は年間少なくとも2万人と考えられる．熊本県のデータでも米国同様の順位で，髄膜腫（36.8％），神経膠腫（19.5％），下垂体腺腫（17.8％），神経鞘腫（9.9％），中枢神経系悪性リンパ腫（3.6％）であった．

2016年1月より「全国がん登録」が始まり，日本でがんと診断されたすべての人のデータを，国が集計・分析・管理する新しいシステムがスタートし，まもなく正確な国内での脳腫瘍の頻度が発表される．中枢神経系腫瘍は悪性腫瘍だけでなく，良性腫瘍も含めて，脳腫瘍・脊髄腫瘍も登録されており，これまで米国に頼っていた脳腫瘍の発生頻度などが正確に公表されることが期待される．

国内の脳腫瘍のデータについては，1973年に発足した脳腫瘍全国集計調査委員会により日本脳神経外科学会の事業として調査を行い，原発性・転移性脳腫瘍の発生部位や生存率などを公表してきた．本項では，2005～2008年に治療を開始した脳腫瘍患者のデータを解

析した脳腫瘍全国集計調査報告第14版に基づいて，診療に必要な脳腫瘍のデータについて解説する．脳腫瘍全国集計調査報告は主に大学病院からの報告が多いため，悪性脳腫瘍の割合が高く，神経膠腫（29.3％）・髄膜腫（23.8％），下垂体腺腫（17.3％），神経鞘腫（8.7％），中枢神経系悪性リンパ腫（4.9％）であった．脳腫瘍は分類が複雑でさまざまな組織型が含まれるが，脳腫瘍全国集計調査報告では，頻度の高い25の脳腫瘍についてサブ解析が行われている（表1）．脳腫瘍の発生数を年間20,000人と仮定し，発生数を推定すると，少なくとb年間50人以上の発生が予想される腫瘍がこれら25種類の脳腫瘍である．

表1 頻度の高い25の初発症状

PA：Pilocytic astrocytoma, DA：Diffuse astrocytoma, OL：Oligodendroglioma, OA：Oligoastrocytoma, AA：Anaplastic astrocytoma, AO：Anaplastic oligodendroglioma, AOA：Anaplastic oligoastrocytoma, PCNSL：Primary central nervous system lymphoma, GⅠ：GradeⅠ, GⅡ：GradeⅡ, GⅢ：GradeⅢ, GⅣ：GradeⅣ

	割合	頻度順	年齢中央値	無症状検診などでの診断	無症状他の頭蓋内病変での診断	頭痛などの主観症状	痙攣発作	巣症状	頭蓋内圧亢進	意識障害	脳神経症状	ホルモン異常	頭蓋内出血	脳梗塞	その他
GⅠ PA	1.3%	16	15	7.2%	6.3%	32.4%	9.5%	22.5%	24.8%	3.6%	9.9%	0.9%	(-)	(-)	4.1%
GⅡ DA	2.5%	8	38	6.5%	4.3%	22.1%	39.9%	22.4%	5.3%	5.3%	6.5%	(-)	(-)	(-)	1.7%
GⅡ OL&OA	2.3%	11	41	9.5%	7.4%	23.0%	49.9%	17.1%	2.3%	2.6%	0.8%	(-)	0.3%	(-)	(-)
GⅢ AA	3.3%	7	49	2.6%	3.3%	20.9%	26.1%	45.0%	7.2%	9.5%	5.7%	(-)	0.7%	(-)	1.3%
GⅢ AO&AOA	2.5%	9	53	5.8%	3.4%	25.0%	37.3%	36.5%	3.8%	7.9%	2.4%	(-)	1.4%	(-)	2.9%
Glioblastoma	12.2%	2	62	0.9%	1.3%	26.1%	13.5%	56.6%	9.6%	15.4%	3.6%	0.1%	1.0%	(-)	2.6%
Ependymoma	0.5%	21	37	7.1%	3.5%	42.4%	(-)	20.0%	30.6%	3.5%	7.1%	(-)	1.2%	(-)	3.5%
Anaplastic ependymoma	0.5%	20	10	1.1%	2.2%	34.4%	12.2%	30.0%	40.0%	6.7%	4.4%	(-)	(-)	(-)	2.2%
Ganglioglioma	0.3%	25	28	3.4%	6.9%	17.2%	58.6%	6.9%	1.7%	3.4%	8.6%	1.7%	(-)	(-)	1.7%
Central neurocytoma	0.4%	23	31	10.7%	5.3%	57.3%	1.3%	9.3%	29.3%	10.7%	1.3%	(-)	(-)	(-)	1.3%
Medulloblastoma	0.9%	19	8	(-)	0.7%	36.8%	(-)	27.1%	53.5%	8.3%	6.3%	(-)	1.4%	(-)	3.5%
Germinoma	1.5%	15	17	(-)	1.2%	27.3%	0.4%	15.7%	27.3%	6.0%	19.7%	34.1%	(-)	(-)	1.2%
PCNSL	4.9%	5	66	0.7%	1.6%	21.1%	5.3%	54.8%	5.3%	23.0%	6.9%	0.7%	0.4%	0.1%	6.4%
GⅠ Meningioma	21.8%	1	60	14.6%	10.3%	28.3%	8.9%	19.9%	2.7%	3.2%	19.8%	0.1%	0.2%	0.1%	2.7%
GⅡ Meningioma	1.6%	13	63	8.4%	8.0%	22.5%	16.0%	38.5%	4.2%	2.7%	13.0%	(-)	(-)	(-)	2.3%
GⅢ Meningioma	0.4%	24	58.5	6.5%	4.8%	22.6%	8.1%	40.3%	12.9%	8.1%	16.1%	(-)	(-)	(-)	6.5%
Schwannoma	8.6%	4	55	3.2%	2.8%	17.3%	0.7%	10.2%	1.9%	1.0%	72.2%	0.1%	0.1%	0.1%	1.7%
GH pituitary adenoma	3.4%	6	53	5.6%	2.5%	11.6%	0.4%	1.1%	0.2%	0.2%	7.4%	75.6%	(-)	(-)	7.2%
PRL pituitary adenoma	2.3%	10	31	2.8%	2.8%	12.0%	0.5%	1.5%	1.0%	1.5%	18.6%	69.9%	0.5%	(-)	2.0%
ACTH pituitary adenoma	1.0%	17	48	4.9%	2.5%	8.6%	(-)	0.6%	1.2%	0.6%	9.3%	80.2%	(-)	(-)	2.5%
NF pituitary adenoma	10.1%	3	58	10.3%	7.9%	21.2%	0.1%	4.3%	0.7%	1.4%	53.3%	10.2%	0.5%	0.1%	1.7%
Craniopharyngioma	2.2%	12	42	1.1%	2.9%	25.4%	1.9%	6.4%	10.4%	8.3%	43.0%	29.4%	0.3%	0.3%	2.7%
Chordoma	0.5%	22	52	9.1%	5.2%	15.6%	1.3%	7.8%	3.9%	(-)	66.2%	(-)	(-)	(-)	3.9%
Hemangioblastoma	1.5%	14	49.5	4.4%	2.8%	46.0%	(-)	37.2%	12.8%	2.8%	5.6%	(-)	0.8%	(-)	3.6%
Epidermoid	0.9%	18	51	2.0%	7.5%	27.9%	4.1%	8.8%	(-)	(-)	53.7%	2.0%	(-)	(-)	4.1%

年齢別

米国における人口10万あたりの20歳未満の全脳腫瘍・良性・悪性腫瘍の頻度は，5.95・2.44・3.51人で，20歳以上では29.00・21.33・8.57人であった．米国で最も多い14歳以下のがんは脳腫瘍で，次が白血病である．

脳腫瘍統計[3]によると，0～9歳に多い腫瘍は，髄芽腫(13.3％)，頭蓋咽頭腫(11.7％)，毛様細胞性星細胞腫(11.1％)，退形成性上衣腫(6.4％)である．0～19歳に多い腫瘍は，胚腫(11.1％)，毛様細胞性星細胞腫(9.7％)，髄芽腫(8.5％)，頭蓋咽頭腫(7.8％)，膠芽腫(5.4％)である．20～39歳に多い腫瘍は，下垂体腺腫(21.2％)，神経鞘腫(10.4％)，髄膜腫(10.0％)，膠芽腫(7.0％)，びまん性星細胞腫(5.6％)である．40～59歳に多い腫瘍は，髄膜腫(28.2％)，下垂体腺腫(19.5％)，神経鞘腫(10.5％)，膠芽腫(10.1％)，退形成性星細胞腫(2.9％)である．60歳以上に多い腫瘍は，髄膜腫(31.3％)，膠芽腫(18.2％)，下垂体腺腫(17.4％)，中枢神経系悪性リンパ腫(8.5％)，神経鞘腫(7.9％)である．

症状

各腫瘍の初発症状を表1にまとめた．検診などでみつかる膠芽腫の割合は2.2％，grade Ⅱ神経膠腫では10％程度，gradeⅢ退形成性星細胞腫では6％程度である．中枢神経系悪性リンパ腫も膠芽腫同様に検診などでみつかることはほとんどなく，症状が急速に進行して診断されていることがわかる．一方gradeⅠの髄膜腫では24.9％，非機能性下垂体腺腫では18.2％が検診などで偶然に診断される．gradeⅢ神経膠腫・膠芽腫では巣症状で診断されることが多く，gradeⅡ神経膠腫では痙攣発作が多い．乏突起膠腫や神経節膠腫の半数は痙攣発作が初発症状である．膠芽腫や上衣腫，髄芽腫などは脳内出血で発症するも1％前後であることに注意が必要である．

部位別

各腫瘍の発生部位を表2に，脳内の部位別の腫瘍の発生頻度を表3にまとめた．前頭葉には髄膜腫・膠芽腫・中枢神経系悪性リンパ腫，側頭葉では膠芽腫・髄膜腫・中枢神経系悪性リンパ腫，頭頂葉では髄膜腫・膠芽腫・中枢神経系悪性リンパ腫，後頭葉では膠芽腫・髄膜腫・中枢神経系悪性リンパ腫，基底核では中枢神経系悪性リンパ腫・膠芽腫・退形成性星細胞腫が多い．小脳では血管芽腫・髄膜腫・毛様細胞性星細胞腫が多い．側脳室では髄膜腫・中枢神経系悪性リンパ腫・中枢性神経細胞腫，第三脳室では頭蓋咽頭腫・中枢神経系悪性リンパ腫・胚腫の順である．

髄膜腫の発生母地は，convexity(24.4％)・parasagittal(11.4％)・sphenoid ridge(11.0％)・falx(9.8％)・CP angle(8.2％)・tuberculum sellae(7.4％)の順である．

表2-1 主な脳腫瘍の発生場所

	GI PA	GII DA	GII OL&OA	GIII AA	GIII AO&AOA	GBM	Ependymoma	AE	Ganglioglioma	Central neurocytoma	Medulloblastoma	Germinoma	PCNSL
frontal lobe	6.3%	43.0%	68.8%	41.1%	60.1%	38.0%	(-)	16.7%	(-)	(-)	(-)	(-)	34.5%
temporal lobe	7.2%	20.0%	12.8%	21.3%	16.1%	30.0%	(-)	(-)	41.4%	(-)	(-)	(-)	19.3%
parietal lobe	(-)	6.7%	9.2%	9.5%	11.8%	15.4%	(-)	12.2%	(-)	(-)	(-)	(-)	13.0%
occipital lobe	2.3%	(-)	3.1%	2.6%	1.9%	5.7%	(-)	5.6%	8.6%	(-)	(-)	(-)	8.7%
insular gyri	(-)	6.0%	5.1%	4.0%	3.4%	1.8%	(-)	(-)	3.4%	(-)	(-)	(-)	0.5%
gliomatosis cerebri	(-)	0.2%	0.3%	0.6%	(-)	0.3%	(-)	(-)	1.7%	(-)	(-)	(-)	(-)
cerebellum	42.3%	5.5%	(-)	4.4%	2.6%	3.4%	(-)	12.2%	(-)	(-)	61.8%	(-)	10.8%
midbrain	4.1%	1.7%	0.3%	0.9%	0.5%	0.3%	1.2%	1.1%	(-)	(-)	(-)	1.2%	4.9%
pons	0.5%	4.3%	0.3%	4.2%	0.2%	1.2%	1.2%	1.1%	(-)	(-)	(-)	(-)	3.1%
medulla oblongata	6.3%	3.1%	(-)	1.3%	(-)	0.3%	3.5%	3.3%	(-)	(-)	(-)	(-)	1.0%
lateral ventricle	1.8%	1.0%	(-)	1.3%	(-)	1.2%	(-)	5.6%	(-)	84.0%	(-)	7.2%	8.1%
third ventricle	3.6%	1.0%	(-)	0.7%	1.0%	0.1%	5.9%	(-)	(-)	5.3%	(-)	6.4%	2.3%
cerebral aqueduct	0.9%	0.5%	(-)	(-)	(-)	0.0%	1.2%	(-)	(-)	(-)	(-)	(-)	0.7%
fourth ventricle	3.2%	0.7%	(-)	0.2%	0.2%	0.0%	60.0%	31.1%	(-)	(-)	36.1%	2.0%	2.1%
basal ganglia	3.2%	3.4%	1.8%	4.6%	1.0%	3.0%	(-)	1.1%	(-)	(-)	0.7%	8.0%	15.8%
thalamus	2.7%	3.8%	1.0%	9.0%	3.1%	3.9%	(-)	(-)	1.7%	1.3%	0.7%	2.0%	9.0%
hypothalamus	5.0%	0.2%	(-)	1.1%	(-)	0.3%	(-)	1.1%	3.4%	(-)	(-)	6.8%	2.1%
corpus callosum	0.9%	1.7%	0.3%	3.5%	1.0%	3.7%	(-)	(-)	(-)	(-)	0.7%	0.8%	13.3%
pineal region	0.9%	0.5%	(-)	0.2%	(-)	0.4%	(-)	(-)	(-)	(-)	(-)	60.2%	0.6%
intraorbital	(-)	(-)	(-)	(-)	(-)	0.0%	(-)	(-)	(-)	(-)	(-)	(-)	2.2%
pituitary gland	(-)	(-)	(-)	(-)	(-)	(-)	(-)	(-)	(-)	(-)	(-)	30.1%	0.7%
optic nerve	7.2%	1.0%	(-)	0.2%	(-)	(-)	(-)	(-)	(-)	(-)	(-)	0.8%	0.1%
cerebello-pontine angle	(-)	(-)	(-)	(-)	(-)	0.1%	(-)	6.7%	(-)	(-)	0.7%	0.4%	0.9%
clivus	(-)	(-)	(-)	(-)	(-)	(-)	(-)	(-)	(-)	(-)	(-)	(-)	0.1%
cavernous sinus	(-)	(-)	(-)	(-)	(-)	0.0%	(-)	(-)	(-)	(-)	(-)	0.8%	0.6%
cranial nerve	(-)	(-)	(-)	(-)	(-)	(-)	(-)	(-)	(-)	(-)	(-)	(-)	(-)
other skull base	0.9%	(-)	(-)	(-)	(-)	(-)	(-)	(-)	3.4%	(-)	(-)	2.4%	0.6%
skull bone	(-)	(-)	(-)	(-)	(-)	(-)	(-)	(-)	(-)	(-)	(-)	(-)	0.7%
carcinomatous meningitis	(-)	(-)	(-)	0.2%	(-)	0.1%	(-)	1.1%	(-)	(-)	(-)	2.0%	0.9%

表2-2 主な脳腫瘍の発生場所

	GI Meningioma	GII Meningioma	GIII Meningioma	Schwannoma	GH pituitary adenoma	PRL pituitary adenoma	ACTH pituitary adenoma	NF pituitary adenoma	Cranio-pharyngioma	Chordoma	Hemangio-blastoma	Epidermoid
frontal lobe	29.1%	40.5%	22.6%	(-)	(-)	(-)	(-)	(-)	(-)	(-)	(-)	(-)
temporal lobe	7.1%	13.0%	(-)	(-)	(-)	(-)	(-)	(-)	(-)	(-)	(-)	(-)
parietal lobe	9.5%	13.4%	24.2%	(-)	(-)	(-)	(-)	(-)	(-)	(-)	(-)	(-)
occipital lobe	3.1%	2.7%	(-)	(-)	(-)	(-)	(-)	(-)	(-)	(-)	(-)	(-)
insular gyri	(-)	(-)	(-)	(-)	(-)	(-)	(-)	(-)	(-)	(-)	(-)	(-)
gliomatosis cerebri	(-)	(-)	(-)	(-)	(-)	(-)	(-)	(-)	(-)	(-)	(-)	(-)
cerebellum	4.7%	(-)	(-)	(-)	(-)	(-)	(-)	(-)	(-)	(-)	88.4%	(-)
midbrain	0.0%	(-)	(-)	0.2%	(-)	(-)	(-)	(-)	(-)	(-)	(-)	0.7%
pons	(-)	(-)	(-)	0.1%	(-)	(-)	(-)	(-)	0.3%	2.6%	(-)	2.0%
medulla oblongata	0.3%	(-)	(-)	0.3%	(-)	(-)	(-)	(-)	(-)	(-)	8.0%	(-)
lateral ventricle	1.9%	1.9%	6.5%	(-)	(-)	(-)	(-)	(-)	(-)	(-)	(-)	(-)
third ventricle	(-)	(-)	(-)	(-)	(-)	(-)	(-)	(-)	10.7%	(-)	(-)	(-)
cerebral aqueduct	0.0%	(-)	(-)	(-)	(-)	(-)	(-)	(-)	(-)	(-)	(-)	(-)
fourth ventricle	(-)	0.4%	1.6%	0.1%	(-)	(-)	(-)	(-)	(-)	1.3%	1.6%	2.7%
basal ganglia	0.0%	(-)	(-)	0.1%	(-)	(-)	(-)	(-)	(-)	(-)	(-)	(-)
thalamus	(-)	(-)	(-)	(-)	(-)	(-)	(-)	(-)	2.4%	(-)	(-)	(-)
hypothalamus	0.0%	(-)	(-)	(-)	0.2%	0.3%	(-)	0.3%	10.4%	(-)	(-)	0.7%
corpus callosum	0.2%	(-)	(-)	(-)	(-)	(-)	(-)	(-)	(-)	(-)	(-)	1.4%
pineal region	0.2%	(-)	3.2%	(-)	(-)	(-)	(-)	(-)	0.3%	(-)	0.4%	1.4%
intraorbital	0.5%	(-)	1.6%	1.0%	(-)	(-)	(-)	0.1%	(-)	(-)	(-)	0.7%
pituitary gland	1.4%	(-)	(-)	(-)	99.8%	100.0%	98.8%	99.4%	64.4%	5.2%	(-)	4.8%
optic nerve	0.4%	(-)	(-)	0.2%	(-)	(-)	(-)	(-)	(-)	(-)	(-)	(-)
cerebello-pontine angle	10.1%	3.4%	3.2%	72.4%	(-)	(-)	(-)	(-)	(-)	1.3%	2.0%	58.5%
clivus	3.8%	0.4%	(-)	0.1%	(-)	0.3%	(-)	(-)	(-)	74.0%	(-)	4.1%
cavernous sinus	1.9%	1.1%	(-)	1.0%	(-)	(-)	(-)	(-)	(-)	3.9%	(-)	(-)
cranial nerve	0.1%	(-)	(-)	17.7%	(-)	(-)	(-)	(-)	(-)	(-)	(-)	(-)
other skull base	18.3%	11.8%	14.5%	4.3%	(-)	(-)	(-)	0.1%	7.2%	7.8%	(-)	7.5%
skull bone	0.6%	1.5%	(-)	(-)	(-)	(-)	(-)	(-)	(-)	2.6%	(-)	2.7%
carcinomatous meningitis	(-)	(-)	(-)	(-)	(-)	(-)	(-)	(-)	(-)	(-)	(-)	(-)

表3 発生場所からみた主な脳腫瘍の頻度

Region	1		2		3		4		5	
frontal lobe	GI Meningioma	33%	Glioblastoma	24%	PCNSL	9%	GII OL&OA	8%	GIII AO&AOA	8%
temporal lobe	Glioblastoma	43%	GI Meningioma	18%	PCNSL	11%	GIII AA	8%	GII DA	6%
parietal lobe	GI Meningioma	35%	Glioblastoma	32%	PCNSL	11%	GIII AA	5%	GIII AO&AOA	5%
occipital lobe	Glioblastoma	33%	GI Meningioma	32%	PCNSL	20%	GIII AA	4%	GII OL&OA	3%
insular gyri	Glioblastoma	29%	GII DA	20%	GIII AA	18%	GII OL&OA	16%	GIII AO&AOA	11%
gliomatosis cerebri	Glioblastoma	50%	GIII AA	25%	GII DA	8%	GII OL&OA	8%	Ganglioglioma	8%
cerebellum	Hemangioblastoma	28%	GI Meningioma	21%	GI PA	12%	Medulloblastoma	11%	PCNSL	11%
midbrain	PCNSL	49%	GI PA	11%	GII DA	9%	Glioblastoma	9%	GIII AA	6%
pons	PCNSL	24%	Glioblastoma	23%	GIII AA	22%	GII DA	17%	Epidermoid	3%
medulla oblongata	Hemangioblastoma	22%	GI PA	15%	GII DA	14%	GI Meningioma	13%	PCNSL	9%
lateral ventricle	GI Meningioma	25%	PCNSL	25%	Central neurocytoma	24%	Glioblastoma	9%	Germinoma	7%
third ventricle	Craniopharyngioma	37%	PCNSL	18%	Germinoma	15%	GI PA	7%	Ependymoma	5%
cerebral aqueduct	PCNSL	46%	GI PA	15%	GII DA	15%	GI Meningioma	8%	GBM/Ependymoma	8%
fourth ventricle	Medulloblastoma	29%	Ependymoma	29%	Anaplastic ependymoma	16%	PCNSL	10%	GI PA	4%
basal ganglia	PCNSL	48%	Glioblastoma	23%	GIII AA	9%	Germinoma	7%	GII DA	5%
thalamus	Glioblastoma	31%	PCNSL	28%	GIII AA	19%	GII DA	6%	GIII AO&AOA	5%
hypothalamus	Craniopharyngioma	36%	Germinoma	16%	PCNSL	16%	GI PA	10%	Glioblastoma	6%
corpus callosum	PCNSL	48%	Glioblastoma	33%	GIII AA	8%	GII DA	3%	GI Meningioma	2%
pineal region	Germinoma	82%	GI Meningioma	5%	Glioblastoma	4%	PCNSL	2%	GIII Men./GBM	1%
intraorbital	GI Meningioma	33%	PCNSL	33%	Schwannoma	26%	NF adenoma	2%	Epidermoid	2%
pituitary gland	NF pituitary adenoma	53%	GH pituitary adenoma	18%	PRL pituitary adenoma	12%	Craniopharyngioma	8%	ACTH pituitary adenoma	5%
optic nerve	GI Meningioma	37%	GI PA	37%	GII DA	9%	Schwannoma	7%	Germinoma	5%
cerebello-pontine angle	Schwannoma	68%	GI Meningioma	24%	Epidermoid	6%	PCNSL	0%	Anaplastic ependymoma	0%
clivus	GI Meningioma	67%	Chordoma	28%	Epidermoid	3%	GII Meningioma	0%	Schwannoma	0%
cavernous sinus	GI Meningioma	72%	Schwannoma	14%	PCNSL	5%	GII Meningioma	3%	Chordoma	3%
cranial nerve	Schwannoma	99%	GI Meningioma	1%	(-)		(-)		(-)	
other skull base	GI Meningioma	80%	Schwannoma	7%	GII Meningioma	4%	Craniopharyngioma	3%	Epidermoid	1%
skull bone	GI Meningioma	58%	PCNSL	16%	GII Meningioma	11%	Epidermoid	11%	Chordoma	5%
LMM	PCNSL	44%	Germinoma	31%	Glioblastoma	13%	GIII AA	6%	Anaplastic ependymoma	6%

予後

　各腫瘍の生存期間(overall survival)・無増悪生存期間(progression free survival：PFS)・5年生存割合(5-y OS)・5年無増悪生存割合(5-y PFS)を表4にまとめた．また腫瘍摘出割合ごとの生存データを表5にまとめた．脳腫瘍統計の摘出割合は，手術記載などから転載した摘出術式を基に選択されているが，多くの脳腫瘍で摘出割合が高いほど，生存期間や無増悪生存期間が延長する傾向であることがわかり，手術の重要性が示されている．

　脳腫瘍統計は，多くの脳神経外科医の協力により，死亡場所・剖検・合併症など，日常臨床に役立つデータが収集されている．自施設の治療成績と比較してみることにより，脳腫瘍治療の問題点がみえてくる．

表4 生存期間と無増悪生存期間
OS：overall survival, 5-y：5 year, PFS：progression free survival

	OS	5-y OS (%)	med	5-y PFS (%)
Pilocytic astrocytoma	NR	94.8	NR	83.8
GⅡ DA	NR	76.9	87.1	57.9
GⅡ OL&OA	NR	91.9	90.1	64.9
GⅢ AA	41.1	43.2	26.0	36.3
GⅢ AO&AOA	NR	62.6	47.0	43.9
Glioblastoma	18.0	16.0	11.0	14.3
Ependymoma	NR	78.0	NR	70.0
AE	126.1	63.3	25.0	44.9
Ganglioglioma	NR	97.7	NR	84.9
Central neurocytoma	NR	91.2	NR	93.7
Medulloblastoma	NR	72.1	NR	67.3
Germinoma	NR	98.7	NR	95.0
PCNSL	54.0	48.2	39.0	40.2
GⅠ Meningioma	NR	97.2	NR	90.7
GⅡ Meningioma	NR	90.4	74.1	57.5
GⅢ Meningioma	95.0	56.8	20.0	36.8
Schwannoma	NR	98.4	NR	89.3
GH pituitary adenoma	NR	99.3	NR	94.5
PRL pituitary adenoma	NR	98.7	NR	94.8
ACTH pituitary adenoma	NR	99.2	NR	86.5
NF pituitary adenoma	NR	98.2	NR	86.7
Craniopharyngioma	NR	97.0	NR	67.7
Chordoma	NR	90.4	NR	64.4
Hemangioblastoma	NR	95.2	NR	88.7
Epidermoid	NR	96.1	NR	91.6

表5 摘出割合と生存期間・無増悪生存期間

Tumor	extent of resection	OS	5-y OS (%)	med	5-y PFS (%)
GⅠ Pilocytic astrocytoma	1〜50% (biopsy)	NR	90.2	NR	68
	50〜75%	NR	92.9	NR	69.6
	75〜95%	NR	95.8	NR	74.8
	95〜99%	NR	95.2	NR	81.5
	gross total resection	NR	97.6	NR	97.7
GⅡ Diffuse astrocytoma	1〜50% (biopsy)	108.1	59.7	44	43.6
	50〜75%	NR	77.4	58	44
	75〜95%	NR	83.6	65.1	52.2
	95〜99%	NR	90.1	NR	68.9
	gross total resection	NR	96.8	NR	88.7
GⅡ Oligodendroglioma Oligoastrocytoma	1〜50% (biopsy)	NR	86.3	61.1	51.3
	50〜75%	NR	89.4	76.1	56.1
	75〜95%	NR	89.6	84.1	65.8
	95〜99%	NR	96.5	90.1	73.5
	gross total resection	NR	95.7	NR	71
GⅢ Anaplastic astrocytoma	1〜50% (biopsy)	23	26.2	16	24.1
	50〜75%	33.1	46.5	24	32
	75〜95%	72.1	52.7	32	38.4
	95〜99%	NR	60.8	75.1	51.7
	gross total resection	113.1	71.6	86.1	63.9
GⅢ Anaplastic oligodendroglioma Anaplastic oligoastrocytoma	1〜50% (biopsy)	36	38.1	21.1	29.2
	50〜75%	NR	53.6	30.1	38.3
	75〜95%	NR	65.6	49	43.2
	95〜99%	NR	68.3	50	46.8
	gross total resection	NR	75.1	NR	58.5
Glioblastoma	1〜50% (biopsy)	11	5.5	9	9.1
	50〜75%	14	10.4	9	7.1
	75〜95%	18	16.6	9	11.9
	95〜99%	23	22.2	13	18.2
	gross total resection	25.1	21.5	13	18.4
Ependymoma	1〜50% (biopsy)	NR	75	NR	100
	50〜75%	31.1	0	ND	ND
	75〜95%	NR	79.2	24	49.7
	95〜99%	NR	74.7	109.1	68.4
	gross total resection	NR	84.4	NR	87.1
Anaplastic ependymoma	1〜50% (biopsy)	NR	64.3	5	ND
	50〜75%	48	37.5	22.5	0
	75〜95%	NR	43.8	15	11.3
	95〜99%	126.1	56.7	20.1	35
	gross total resection	NR	81.7	117	71.9
Ganglioglioma	1〜50% (biopsy)	NR	83.3	NR	50
	50〜75%	NR	100	NR	50
	75〜95%	NR	100	40	33.3
	95〜99%	NR	100	NR	100
	gross total resection	NR	100	NR	96.9

（次頁に続く）

表5 摘出割合と生存期間・無増悪生存期間（続き）

Tumor	extent of resection	OS	5-y OS (%)	med	5-y PFS (%)
Central neurocytoma	1〜50% (biopsy)	NR	57.1	NR	80
	50〜75%	NR	100	NR	100
	75〜95%	NR	100	NR	100
	95〜99%	NR	90	NR	84.8
	gross total resection	NR	96.3	NR	100
Medulloblastoma	1〜50% (biopsy)	NR	68.6	29	26.7
	50〜75%	32	26.7	21	30
	75〜95%	NR	71.8	NR	76.6
	95〜99%	NR	78	NR	71.1
	gross total resection	NR	73.1	NR	68.7
Germinoma	1〜50% (biopsy)	NR	98.8	NR	94.3
	50〜75%	NR	100	NR	90.9
	75〜95%	NR	100	NR	100
	95〜99%	ND	100	ND	100
	gross total resection	NR	100	NR	100
PCNSL	1〜50% (biopsy)	54	47.8	43.1	40.1
	50〜75%	NR	57.4	94	61.8
	75〜95%	94.1	68.7	31	23.9
	95〜99%	NR	54	40	33.6
	gross total resection	67	51.6	30	42.5
GⅠ Meningioma	1〜50% (biopsy)	NR	89.9	121.1	85.3
	50〜75%	NR	98.5	104.1	67.7
	75〜95%	NR	97.5	NR	80.4
	95〜99%	NR	97.1	NR	88.2
	gross total resection	NR	98.1	NR	95.6
GⅡ Meningioma	1〜50% (biopsy)	NR	75	28.1	31.2
	50〜75%	NR	75	32	45
	75〜95%	NR	84.3	32	37
	95〜99%	NR	98.1	72.1	56.5
	gross total resection	NR	90.9	NR	68.6
GⅢ Meningioma	1〜50% (biopsy)	NR	50	96.1	75
	50〜75%	ND	ND	11	ND
	75〜95%	51	28.1	14	ND
	95〜99%	57.1	0	14.1	ND
	gross total resection	NR	82.3	33.1	43.4
Schwannoma	1〜50% (biopsy)	NR	100	111.1	64.9
	50〜75%	NR	100	NR	73.5
	75〜95%	NR	97.4	NR	79.5
	95〜99%	NR	99.7	NR	93.5
	gross total resection	NR	99	NR	95.5
GH pituitary adenoma	1〜50% (biopsy)	NR	100	89.1	68.6
	50〜75%	NR	100	NH	71.4
	75〜95%	NR	100	NR	91.4
	95〜99%	NR	97.2	NR	91.9
	gross total resection	NR	99.7	NR	97.7

（次頁に続く）

表5 摘出割合と生存期間・無増悪生存期間（続き）

Tumor	extent of resection	OS	5-y OS (%)	med	5-y PFS (%)
PRL pituitary adenoma	1〜50% (biopsy)	NR	100	NR	86.2
	50〜75%	NR	90	NR	100
	75〜95%	NR	94.5	NR	86.9
	95〜99%	NR	100	NR	92
	gross total resection	NR	100	NR	97
ACTH pituitary adenoma	1〜50% (biopsy)	NR	100	NR	100
	50〜75%	NR	100	NR	81.5
	75〜95%	NR	100	NR	70.8
	95〜99%	NR	92.9	NR	84.2
	gross total resection	NR	100	NR	88.9
NF pituitary adenoma	1〜50% (biopsy)	NR	96.8	83	65.2
	50〜75%	NR	98.9	114.1	71.6
	75〜95%	NR	97.3	NR	84
	95〜99%	NR	98.4	NR	89.2
	gross total resection	NR	98.3	NR	96.9
Craniopharyngioma	1〜50% (biopsy)	NR	94.4	71	52.2
	50〜75%	NR	100	NR	59.8
	75〜95%	NR	97.5	69	54.1
	95〜99%	NR	98.7	112.1	66.8
	gross total resection	NR	95.1	NR	84.9
Chordoma	1〜50% (biopsy)	NR	90	NR	74.1
	50〜75%	NR	83.3	67.1	68.2
	75〜95%	NR	91.7	61	53.3
	95〜99%	NR	90.9	NR	61.5
	gross total resection	NR	100	NR	100
Hemangioblastoma	1〜50% (biopsy)	ND	ND	ND	ND
	50〜75%	NR	66.7	83	66.7
	75〜95%	NR	88.9	80.1	67.3
	95〜99%	NR	93.8	NR	70.1
	gross total resection	NR	97.6	NR	91.9
Epidermoid	1〜-50% (biopsy)	NR	100	NR	100
	50〜75%	NR	100	NR	55.6
	75〜95%	NR	91.5	NR	88.5
	95〜99%	NR	100	NR	88.7
	gross total resection	NR	96.8	NR	97.7

文献

1) Ostrom QT, Gittleman H, et al. CBTRUS Statistical Report: Primary brain and other central nervous system tumors diagnosed in the United States in 2011-2015. Neuro-oncology 2018; 20 (suppl-4): iv1-iv86.
2) Nakamura H, Makino K, et al. Epidemiological study of primary intracranial tumors: a regional survey in Kumamoto prefecture in southern Japan—20-year study. International journal of clinical oncology 2011; 16 (4): 314-21.
3) Brain Tumor Registry of Japan (2005-2008). Neurol Med Chir (Tokyo) 2017; 57 (Suppl-1): 9-102.

I 基礎知識

インフォームド・コンセント

日本医科大学大学院脳神経外科　森田明夫

> **Summary**
>
> インフォームド・コンセントは医療者と患者が，医療という科学に基づいた治療や処置をするにあたり，目的や必要性さらに治療・処置に伴う危険性を整理・理解し，相互の立場を理解し，ともに疾患と対峙するための医療を行うために必要な手続きである．現時点で最も高いハードルとなるのが，患者と医療者の理解度の乖離である．理解度を高めるために，1）早めの説明と治療までの間に質問の機会を儲ける．2）わかりやすい図表を用いる．3）医療スタッフらにわかりやすい説明を追加してもらう．などが有効な手段となる．また代諾の場合には慎重な判断を要する．

はじめに

　医療は医師や看護師，メディカルスタッフが慈善事業として患者を救うために行うものと認識されていた時代は過ぎてしまっている．そもそも医療行為（医行為）とは「医師法第17条，歯科医師法第17条及び保健師助産師看護師法第31条の解釈について（通知）」（医政発第0726005号）によれば「当該行為を行うに当たり，医師の医学的判断及び技術をもってするのでなければ人体に危害を及ぼし，または危害を及ぼすおそれのある行為」と解釈されている．またリスボン宣言によって患者は，医療機関を選択し，自分自身について行われる医療について，自由な決定に基づく自己決定の権利を有するものとされている．さらに医療行為が業務行為として適法になされるには，①医学的適応のもとに医師が治療目的を有していること，②医療行為の方法が現代医療の見地からみて妥当と解されること，③患者本人の同意があること，という3つの要件を医師が確認し，医療行為を実施する必要があるとされている．すなわちわれわれが行う研究や教育も含む医療はすべて患者の理解と同意に基づいて，純粋な医学的判断・技術を駆使して行う業務であり，その手続きがインフォームド・コンセント（informed consent：IC）となる．

　ICは現在医療の現場では臨床・研究・教育どの面をとってもきわめて重要な事項となっている．以前から医療の現場では医療行為の説明と同意書は取得していたが，その言葉の歴史はかなり浅く，1990年に日本医師会生命倫理協議会がICを「説明と同意」と表現し，患者の自己決定権を保障するシステムあるいは一連のプロセスであると説明している．1997年に医療法が改正され「説明と同意」を行う義務が，初めて法律として明文化された．

　患者には検査，手術，そのほかの治療，また状況の変化に関して，①病状，②医療行為の目的，③方法，④当該医療の危険性，⑤代替的医療や，⑥予後の生活の質の変化に至るまで，本人が理解できるように説明しなければならない．患者やその関係者に十分理解できるように知らせること，そして自己決定に基づく同意・承認を得ることが基本である．往々

にしてICは承諾書だけもらうことが目的と勘違いされがちであるが，基本は十分な説明により理解してもらうことが大きな目的である[1,2]．現在ではその範囲は，学生や医療関係者の教育，見学に関する事項，またすべての症例報告を含む研究や，患者から採取した検体を対象にした研究にまで及ぶ．

本項では，ICの意義，方法，そして危機対応についてまとめる．

インフォームド・コンセントの意義

前記のようにICの最も重要なことは，患者およびその家族に内容を理解してもらうことである．内容を理解してもらい，われわれの医療に患者に積極的に参加してもらうことである．医療者の技術，施設の設備，評判，研究や教育の意義，その他すべてを含めたことを十分理解してもらい，相互の信頼関係を築くことが重要で，そのうえで患者は自らの価値観や人生観，また説明による病態の理解に基づいて自由に，医療を選択し，同意あるいは拒否する権利を有している．患者には，医療行為に受動的に医療行為に同意するというのではなく，積極的に医療の決定に参加するという姿勢をもってもらうことが望ましい（図1）．

すなわちICのプロセスにより，本人と医療関係者とが協働して医療を実施する関係を築くことが重要な意義となる[1,2]．

インフォームド・コンセントの基本と方法（表1）

ICは基本的にわかりやすいこと．噛み砕いた表現で説明し，また記載することである．他の資料からでもよいので，図や絵，ときには動画などを見せて理解してもらう努力が必要である．さらにあらかじめ決められた説明の必須項目をチェックして網羅することも重要である．

図1 インフォームド・コンセントの概要：医療者，患者側の責任・分担

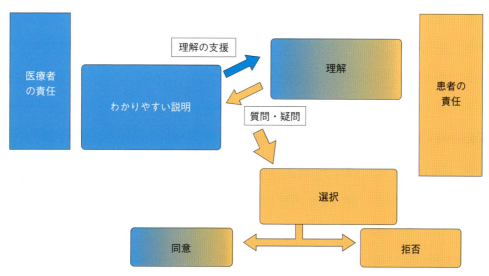

大阪大学大学院医学系研究科 総合医療学寄付講座 大野智氏スライドより引用改変

自分の母親や子供に病状を説明するつもりで，説明するとよい．

「ICの対象」の項に記載するが，理解度を増すという意味では，患者本人以外にも，key personとなる家族や知人も含めて説明する．説明側にも医師以外の職種（看護師など）を加え，複数であたり，理解の悪い場合には追加説明をし，また記載に関しても医師のみではなく，同席医療者も別個にICの状況を記載するとよい．

ICのタイミングは手術や治療の直前よりも，患者に意思の確認をする余裕をもてるタイミングで行うことが推奨され，予定手術であれば外来でできることが本来は望ましい．しかし現在の医療環境や病状により十分な時間的余裕をもって行うことが困難な状況もある．また説明時刻も医師の日中の予定や家族の就労状況により，規定勤務時間外になることも多く，規定勤務外でのICを禁止する動きも出てきている．

また最近はICの状況を録画・録音する施設や患者も存在する．客観的状況の記録はきわめて重要である．

後に詳述するが，治療に特化した説明に含むべき内容は，過去の裁判判例（説明義務違反に問われた内容）などからすると下記のようになる．

1. 病名および現症状とその原因
2. この治療行為を採用する理由（有効性と合理的根拠）
3. 治療行為の内容
4. 治療行為の危険性，合併症の頻度
5. 治療行為を行った場合の症状の改善の見込み
6. 治療行為をしない場合の予後
7. 他に取り得る治療方法の有無

以上についてできるだけ具体的に説明をしなければならない．

しかし，患者や家族は通常は非医療者であるので，かなり専門的となる医療の内容を十分に理解することが難しく，医療者と患者間での情報のギャップはいまだに大きな問題であり，その解消法が求められている[2]．

表1 インフォームドコンセントの方法

項目	内容	コメント
場所	なるべく静かな個室	
タイミング	患者が十分考える時間をもてる余裕があること 可能であれば通常勤務時間内	予定手術であれば，外来などで
医療側同席者	他の医師，看護師など他職種	
患者側対象	本人，key person（最も近い家族）	
説明方法	なるべくわかりやすく図表などを用いる あらかじめわかりやすく病態，手技などを記載した書籍を準備 患者側の質問を促す 看護師などからの追加説明	定型的説明文書＋個々事例の特殊点記載
記載	正確，迅速，漏れのないように患者側の反応も記載	他職種による記載もあるとよい

> **!** Level up technique
> ICにおける患者理解度を深めるためには
> 1. わかりやすい図表を含めたICを行う.
> 2. ICにおいて質問を促し,できるだけ時間をとって説明を行う.
> 3. 看護師などより患者に近い立場の医療スタッフにICに同席し説明の追加をお願いする.
> 4. 定型的な病態や手技に関しては,早いうちに資料を患者に提供し,理解を深めてもらう.

インフォームド・コンセントの対象

　ICは患者本人が行うことが原則である(自己決定の原則).認知障害のある患者であっても,患者本人が意思を示せる限り患者の意思を最大限に尊重する必要がある.往々にして家族の反応は,不確定なものであり,患者の意思よりも自分たちの利益を求める場合もありうるからである.

　治療により術後患者が意思決定不能となる可能性のある治療の場合には,最も近い近親者(next of kin)・家族〔通常は親,配偶者(3年以上同居または生活を共にするパートナー),兄弟姉妹,子孫,第3親等くらいまで〕(以下家族と称する)も同席して説明を受けることが望ましい.

　もし患者に意思を示すまた決定する能力がない場合,また未成年の場合には,最も近い家族に同意を求めることが通常行われている.ただその代諾の手続き,方法についてはいまだきわめて議論が多いところであり,特に脳神経外科や救急,さらに悪性腫瘍の管理上問題となりうる終末期などのICでは,大きな混乱の元となることもある.また家族がいない場合には後見人がその任を負うこともあるが,実際には法律的には後見人に医療行為の承認の権限はないとされている.あらかじめ本人が委任している場合には,可能という意見もある[3~6].

　未成年の定義もさまざまであり,近年は15歳以上(中学卒業以上)の患者への医療行為は,本人の承諾を中心とする動きもある.例えばエホバ信者の子息の輸血必要時の例など,重大な問題となりうる.本人はエホバ信者でなくても,家族が輸血を拒否し死に至ることもありうるからである[3,6,7].

　もし説明対象となる代諾者が決定できないときには,管轄家庭裁判所に調停を依頼することも可能とされている[3,6].

インフォームド・コンセントが免除される場合

　脳神経外科・救急領域ではICを得る相手がまったく不在で,その間に緊急に医療行為を実施する必要がある場合によく遭遇する.その際,医療行為が本人の生命・健康を維持するために必要であり,その医療行為に緊急性があって,また,医師により,医術の基準に合致して医療行為がなされる場合には,本人の明らかな不同意がない限り,同意は不要であると解されている.しかし,可能な限り,本人の関係者に連絡を試み,本人の意思や希望を確認する努力をしなければならない.

I 基礎知識

　そのほか，公衆衛生上の緊急措置，医療行為の危険性が少ないもの，医療行為が患者にとっても常識であるものや患者の病状を悪化させうる説明，また患者が説明を放棄した場合には説明は義務とはされない[3]．

　日本医師会ガイドラインでは，患者本人に病名を告知することで患者自身が悲嘆し，治療を受けなかったり，病状が悪化する，ないしは発作的に自傷・他害行為を行うことが予想される場合，医療従事者側の説明義務の例外とみなされる．やむを得ず患者には病名や治療方法を知らせず，家族などに病名を知らせるといった対応が取られることもある．

> **!Pitfall**
> 軽度認知症のある患者でも，できる限りICは患者の自己決定の原則に従う．
> 1. 未成年は医療ICにおいては中学生以下を指すことが多い．判断のできる若年者では，本人の意思確認を必ず行う．
> 2. 家族，代理人の代諾に関しては，法的根拠はなく，通常の患者の意思予測に反するような決定を下した場合には，慎重な対応を要する．

インフォームド・コンセントの内容（表2）

● 病態説明

　病態の説明では，現時点でどのような病状であるか？ どのような病気，病名，病理が考えられ，治療や検査の必要性，またその後の変化，対応について説明し，理解してもらう．

● 検査

　検査の内容，必要性，危険性，代替えの検査，検査をしないことによる問題点を説明する．一般の採血やラインからの検体採取については詳細な説明は必要としないが，脳神経外科では，腰椎穿刺，造影して撮影するCTやMRI，血管撮影に関してはICが必要となる．また他のICまでは必要としない検査についても，なぜその検査をするのか，そして必ず結果を伝える努力をしなければならない．

● 治療

　現在の病態，検査の所見に基づく，病名またはその可能性，治療をしなかった場合の予測，治療の内容，治療の合併症のうち一般的なものとまれなもの，自施設および自分の

表2 インフォームド・コンセントの内容

1. 病名および現症状とその原因
2. この治療行為を採用する理由（有効性と合理的根拠）
3. 治療行為の内容
4. 治療行為の危険性，合併症の頻度
5. 治療行為を行った場合の症状の改善の見込み
6. 治療行為をしない場合の予後
7. 他に取りうる治療方法の有無
8. セカンドオピニオンの可能性
9. その他

成績，今回の治療選択の理由，他の治療選択，合併症が起きたときの対応，費用の概算や合併症発生時の費用負担までを説明する．セカンドオピニオンの可能性も話しておく．

また治療において，モニタリングやナビゲーション，術中の画像診断などの補助検査を行う場合には，その必要性，内容，危険性を話す必要がある．もし治療がその施設で経験のないものであったり，高難度のものであれば，しっかりとその旨も説明し，院内の倫理委員会を経ているなどの説明を加える必要がある．また他の施設の医師が指導に参加する場合はその説明も追加する．

● 研究

研究の説明は，患者の医療行為には直接関与しないものであるため，さらに詳しくわかりやすい説明が必要である．研究の意義・目的，必要性，内容，体制，患者に参加を要望する理由，そのほか個人情報の管理体制や遺伝子情報の取り扱いなど表3のような内容の説明を加え，特に参加しなくても不利益のないことを強調して，理解と承認を求める[8]．

研究体制をとった特殊な臨床試験や介入研究，またさまざまな情報を扱う観察研究ではICをとるのが当たり前となっているが，一般に症例報告においては，病院に掲示された包括同意で済むと考えられているが，今後の研究体制の整備においては，個々の患者に，すべての医療行為か医療の現状は，研究の対象であることを説明し，理解してもらい，承諾してもらうことが必要になると考えられる．さらに一般に8例未満が症例報告とみなされ，

表3 研究におけるインフォームド・コンセントに含むべき内容

①研究の名称及び当該研究の実施について研究機関の長の許可を受けている旨	⑬研究の資金源等，研究機関の研究に係る利益相反及び個人の収益等，研究者等の研究に係る利益相反に関する状況
②研究機関の名称及び研究責任者の氏名（他の研究機関と共同して研究を実施する場合には，共同研究機関の名称及び共同研究機関の研究責任者の氏名を含む．）	⑭研究対象者等及びその関係者からの相談等への対応
③研究の目的及び意義	⑮研究対象者等に経済的負担又は謝礼がある場合には，その旨及びその内容
④研究の方法（研究対象者から取得された試料・情報の利用目的を含む．）及び期間	⑯通常の診療を超える医療行為を伴う研究の場合には，他の治療方法等に関する事項
⑤研究対象者として選定された理由	⑰通常の診療を超える医療行為を伴う研究の場合には，研究対象者への研究実施後における医療の提供に関する対応
⑥研究対象者に生じる負担並びに予測されるリスク及び利益	
⑦研究が実施又は継続されることに同意した場合であっても随時これを撤回できる旨（研究対象者等からの撤回の内容に従った措置を講じることが困難となる場合があるときは，その旨及びその理由）	⑱研究の実施に伴い，研究対象者の健康，子孫に受け継がれ得る遺伝的特徴等に関する重要な知見が得られる可能性がある場合には，研究対象者に係る研究結果（偶発的所見を含む．）の取扱い
⑧研究が実施又は継続されることに同意しないこと又は同意を撤回することによって研究対象者等が不利益な取扱いを受けない旨	⑲侵襲を伴う研究の場合には，当該研究によって生じた健康被害に対する補償の有無及びその内容
⑨研究に関する情報公開の方法	⑳研究対象者から取得された試料・情報について，研究対象者等から同意を受ける時点では特定されない将来の研究のために用いられる可能性又は他の研究機関に提供する可能性がある場合には，その旨と同意を受ける時点において想定される内容
⑩研究対象者等の求めに応じて，他の研究対象者等の個人情報等の保護及び当該研究の独創性の確保に支障がない範囲内で研究計画書及び研究の方法に関する資料を入手又は閲覧できる旨並びにその入手又は閲覧の方法	
⑪個人情報等の取扱い（匿名化する場合にはその方法，匿名加工情報又は非識別加工情報を作成する場合にはその旨を含む．）	㉑侵襲（軽微な侵襲を除く．）を伴う研究であって介入を行うものの場合には，研究対象者の秘密が保全されることを前提として，モニタリングに従事する者及び監査に従事する者並びに倫理審査委員会が，必要な範囲内において当該研究対象者に関する試料・情報を閲覧する旨
⑫試料・情報の保管及び廃棄の方法	

「人を対象とする医学系研究に関する倫理指針 ガイダンス 平成27年2月9日（平成29年5月29日一部改訂）」[8]より引用

8例以上の報告は症例研究とみなされるので，倫理審査およびICが必要となってきていることは知るべきである．

● 教育

　教育に関するICはさらに，慎重な対応を要する．患者によっては学生に診察されることをよしとしない人もいるし，また学生が医療の一端を担うのかと心配を感じる人もいる．そういう患者はさらに若手の医師が診療を担当することにも不信感を抱くことがある．教育の必要性，理念，そして必ず学生による医行為は，監督者の責任において，完全な監督のもとで行われることを約束しなければならない．そのうえでもなお回診さえも許諾できない患者もいることは事実である．

　医学教育に関するICには，①受け持ち学生が付く場合には学生の名前，学年，②つかない場合も含め，教育の総括者の名前と役職，学生の指導医の名前，説明者名，学生が行う医行為の内容，なぜ医学教育に実習が必要であるかの説明を必要とする．大学によっては静脈採血などを含む医行為レベルⅠに関しては包括同意で実施可能で，中心静脈ライン確保，動脈血採取，縫合抜糸など簡単な手技を除く手術手技を含む医行為レベルⅡに関して文書による説明同意をとるという施設もあるが，原則はすべての教育行為に関して個別同意をとることが望ましい状況となっている．

インフォームド・コンセントとM&M対応

　ICが関与するM&Mは一般には「説明義務違反」である．本項ではICにおける説明と理解の重要性は繰り返し述べてきたが，医療者と患者側での知識や理解度のギャップを埋めうることはきわめて重大な課題である．医師にとって患者の立場に立って長く時間をとって説明することは困難なことが多い[2]．医療の説明の側にも看護師やそのほかの職種に同席してもらい，先方の理解度を高める努力が必要である．また脳神経外科領域であれば，代表的な疾患や治療の内容などについて，わかりやすく解説した説明書，IC文書に定型的な病態や手術の説明を記載してあるもの，それに今回の手術の特殊性などを追記できるようにして，患者や家族にあらかじめ手渡しておくことなども一つの理解度を高める解決策かもしれない．

　ICの記録に関しては，①迅速かつ②正確，③漏れがないことが必要である．患者・家族の反応，理解度，質問などに対する記載があることも望ましい．反応に関する記載がないと，本当に聞いていたのかの実証が難しい．さらに同席した看護師などの異なった視点からの記録が残されることが望ましい．

　もしなんらかの合併症が発生し，それがあらかじめICで予期され，リスクが記載されているものであれば，今後の対応について患者や家族としっかりと話をする．もし合併症が予期せぬものであり，記載されていない場合でも，原因や現状，今後の解決策を，診療科で医師のみならず医療スタッフも共有し，患者や家族に丁寧に説明することが必要である．

　実際には近づきにくい状況も発生するが，通常の感覚の倍以上の頻度と時間をとって，患者や家族と診療・対応することが推奨される．

まとめ

　脳神経外科，医療一般におけるICについてまとめた．ICの最も重要な事項は，患者に診療について説明し，理解し，積極的態度で診療に参加してもらうことである[1,2]．そのために必要なICの対象，タイミングと環境，項目，理解を深めるための手段，治療後の合併症などに関する対応について概要を記載した．きわめて忙しい日常臨床において，時間をとることは非常に難しいが，患者とよく協力してより良い医療を実施していくためには，真摯にICを行っていくことが重要である．

文献・参照

1) インフォームドコンセントの在り方に関する検討会　報告書
https://www.umin.ac.jp/inf-consent.htm
2) 日本医師会: インフォームドコンセント
http://www.med.or.jp/doctor/member/kiso/k4.html
3) 公益社団法人成年後見センター・リーガルサポート:「医療行為における本人の意思決定支援と代行決定に関する報告及び法整備の提言」
4) 日本医師会: 終末期医療に関するガイドライン
5) 厚生労働省:「人生の最終段階における医療の決定プロセスに関するガイドライン」https://www.mhlw.go.jp/stf/houdou/0000197665.html
6) 日本弁護士連合会: 医療同意能力がない者の医療同意代行に関する法律大綱.
7) 九州大学倫理委員会: 研究対象者が未成年の場合等の同意の取得について.
8) 文部科学省・厚生労働省「人を対象とする医学系研究に関する倫理指針ガイダンス 平成27年2月9日（平成29年5月29日一部改訂）」．

II

脳腫瘍手術の基礎と手術計画

II 脳腫瘍手術の基礎と手術計画

画像評価と手術シミュレーション

東京大学大学院医学系研究科脳神経外科　中冨浩文, 庄野直之, 金　太一

> **Summary**
> 脳腫瘍外科にとって症例ごとに多様な画像評価と手術検討は重要である．本項では，融合三次元画像による手術シミュレーションおよびその前段階としての画像評価について，実症例を参照しながら解説する．

　脳腫瘍の手術において術前検討は重要である．これは，脳腫瘍の発生する部位に応じて手術方針が根本的に異なる可能性があるからであり，部位にもよるが検討不足によって深刻な障害が後遺することになりかねない．もちろん腫瘍以外の手術でも，脳神経外科で扱う手術は全般的に定型的とは言い切れない側面があるため，注意は必要である．

　さて，術前検討のなかで，当該患者固有の疾患に関する情報を得るうえで最も時間が費やされることが多いのは画像評価である．個々の症例におけるoptimalな手術戦略を練るうえで，腫瘍周辺の解剖学的な情報は不可欠であり，画像評価はこれを得るためのほとんど唯一の方法ということになる．十分な検討を行っていれば，術中に対応できる幅が広がるというものである．放射線科の読影を確認することも重要だが，放射線科は手術に必要な情報というよりは，診断を主目的にしていることを忘れてはいけない．

　ここでは実際の前床突起部髄膜腫（clinoidal meningioma）症例に照らし合わせて，各過程を具体的に解説していく形をとることにする．

画像評価

　腫瘍の種類に応じてさまざまな画像評価が行われている．画像の種類が多いほうが当然多くの情報をカバーできるが，情報が多いと患者や放射線部に負担がかかるのはもちろん，評価に時間がかかるので，症例ごとの最適化が望ましい．以下に代表的なmodalityとそれぞれにおける画像評価項目の例を挙げる．

● CT

　副鼻腔の含気・進展度合い，石灰化の有無，hyperostosisやerosionの有無，cellularityの程度，血管との関係（造影）など．

　腫瘍の評価において，MRIとの比較でやや軽視されがちなCTであるが，その情報量は決して軽視すべきではなく，非常に有用となりうるものである．特に他のmodalityで得られにくい情報としては，骨や石灰化の情報があり，特にMRIの苦手分野でもあるため，忘れずに評価したい（図1）．

● MRI

腫瘍の種類（MRS含む），周囲の脳神経や血管との関係，癒着の有無（heavy T2など），白質線維との関係（tractography）．

　MRIは腫瘍の評価において最も情報量が多いmodalityであることは論を俟たない．また，sequenceによってまったく異なった情報をもたらしてくれるものでもあり，その選定は十分慎重になる必要がある．MRIでしか得られない情報を考えるよりも他のmodalityでも得られる情報を考えたほうが早いほど，MRIでしか得られない情報は多い（図2）．ただし，MRIの空間分解能やコントラストにも限界はあるため，過信は禁物である．また，MRIでは常にartifactの存在を頭の片隅においておかなければならない．

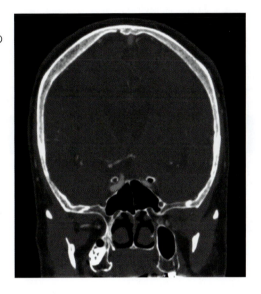

図1 CTにおける評価
本症例では前床突起の含気や腫瘍近傍の骨の変化などを観察する．

図2 MRIにおける評価
A，B：腫瘍および周辺構造についての情報をMRIで得ることができる．

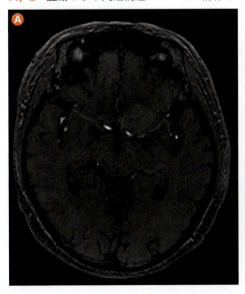 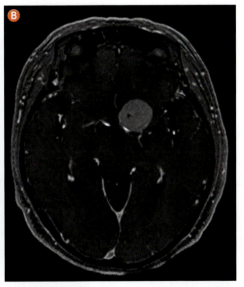

SPECT/PET

腫瘍の悪性度，血流．

SPECT/PETでは主に腫瘍の質的診断や血流の情報が得られるが，実際には質的診断，とりわけ悪性度について検討される．造影効果の有無だけでは判断しきれないradiation necrosisなどとの鑑別のためのMet-PETなどが代表例といえる．

血管撮影

栄養血管の有無，vascularityの程度，アプローチに必要な血管情報，優位半球の同定（Wada Testなど），血管閉塞のリスク評価（balloon occlusion test）など．

血管撮影はリスクを伴う手技であるため，世界的な流れとしても回避される傾向にあるmodalityであるが，血管撮影でしか得られにくい情報もあり，適応を慎重に検討したうえで必要十分な検査を行うべきである．血管関連の情報についてはやはりいまだに最大の情報をもっており，ダイナミックな情報という側面も含めて，一考の価値はある検査であると思われる(図3)．後述の融合三次元画像に組み込むためには，三次元回転撮影やcone-beam CTによる撮影が必要となってくる．

手術シミュレーション

手術シミュレーションは画像に関連するものだけではない．術前に手術のイメージトレーニングをすることも立派な手術シミュレーションなのであるが，ここでは画像に関連するもの，とりわけ当院で行っている融合三次元画像による手術シミュレーションを取り扱うことにする．

図3 血管撮影における評価
A：内頚動脈の閉塞リスクも鑑み，MATASなどの評価も行った．
B：腫瘍への栄養血管がわかりにくい場合などは，その部分だけ骨とともに再構成するとわかりやすいこともある．本症例でも中硬膜動脈（MMA）から栄養血管が伸びていることがはっきりした．

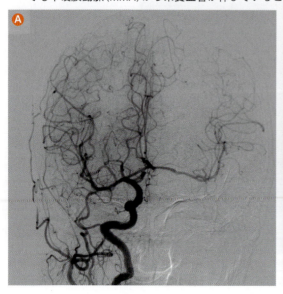
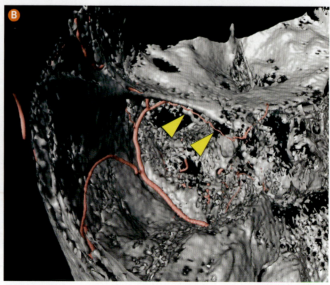

当院ではAvizo®(ThermoFisher, Waltham, USA)というソフトウェアを用いて融合三次元画像を作成して手術検討を行っている．これ以外のソフトウェアを使用している場合でも原則としては同じことなので，ここではソフトウェアの操作に関する詳細な説明は省き，原理を大まかに説明するにとどめる．なお，当院では脳神経外科医にとどまらない多くの人材に，このソフトウェアによる融合三次元画像作成を習得してもらう機会があるが，ほとんどの場合1週間以内にはすべての技術項目がクリアできている印象である．

● 相互位置合わせ

それぞれの画像は撮像したタイミングが違うだけですでに体動により違う座標に移動してしまっている可能性があり，ましてや違うmodalityであれば，違う座標系にあるのは明らかである．一種類の画像で手術検討に必要なすべての組織を抽出できるのであれば，このようなことは問題にはならないが，実際はそれぞれの組織に適した画像modalityやsequenceが存在する．しかし，それぞれの画像から一部の情報のみを抽出してしまった後では，お互いの情報に重なりがなくなってしまうので，位置を合わせることができない．従って，一部の情報のみを抽出した状態になる前のすべての情報を含んだ状態で，これらを重ね合わせる必要がある．

具体的な手法としてはいくつか提唱されているものがあるが，異なるmodalityの画像も合わせることができるという点において，正規化相互情報量法という方法が広く用いられている(図4)．ソフトウェアによって異なるが，半自動か自動で相互位置合わせを行う．

図4 相互位置合わせ(multimodality image位置合わせ前，位置合わせ後)
A：ここでは緑の造影TOF画像をCT画像などに位置合わせするところで，こちらは位置合わせ前．NMI(normalized mutual information：正規化相互情報量)法を用いた．
B：こちらは位置合わせ後．

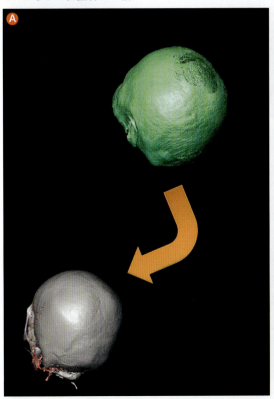
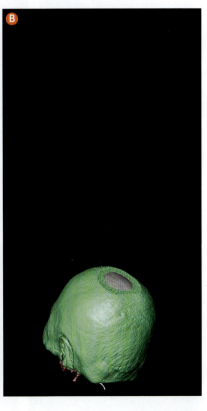

ただし，画像によってはartifactなどによって歪みが生じていることもあるので，位置合わせは万能でないことには留意する．そして，位置合わせ後には必ず位置が合っているか確認することが必要である．ずれたまま気づかずに検討を進めてしまうと，misleadしてしまうことがある．地味な過程であるが，重要な過程である．

● 組織抽出

位置が合ったら，次は各modalityの画像から組織を抽出する過程となる．ここが最も時間がかかることが多い過程である．抽出したい組織によって異なるmodalityを用いて抽出していく．この過程に用いられる手法は多岐にわたり，よく研究されている分野でもある．当院では，シンプルさとそれによる抽出過程の透明性から，閾値法という方法を主に使用している（図5）．

図5 組織抽出（骨の閾値法，腫瘍のseeded region growing法）
A：頭蓋骨を閾値法で抽出する場合の閾値調整前．
B：閾値調整後．
C：余分に描出されている部分（破線黄色部分）をマニュアルで削除後．
D：腫瘍をseeded region growing法で抽出しているところ．紫になっているところが腫瘍として抽出されている．

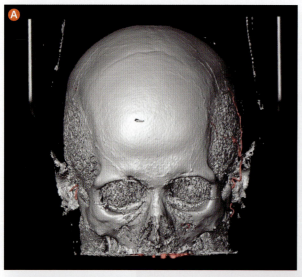
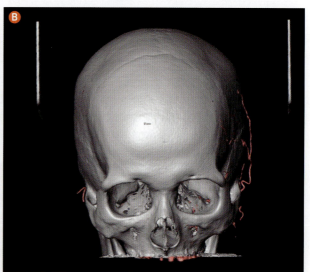
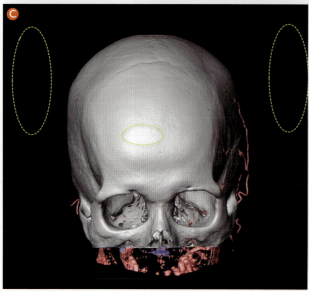
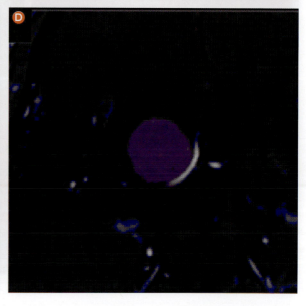

さて閾値法を説明するにあたって，まずは三次元で画像を「見る」方法について考える必要がある．二次元の画像が積み重なったことによって，三次元空間上に形成された輝度値の集合が三次元における画像の本体である．これを視覚化するにはいくつか方法があるが，肉眼的に観察した場合には表面の情報のみが得られることが多いため，表面の情報が重要となる．そのように輝度値から面を形成して画像データを表現する方法として，surface renderingという手法がある．このとき，輝度値に対してある閾値を選択することによって，その閾値の上下の境界を面として表示（等値面）することで，特定の面で画像を見ることができる．これは非常に直感的な手法であり，閾値を操作することで望みの等値面を抽出していくことができる．しかし，他方で抽出する目的としている組織以外の「ノイズ」というべき部分も容易に描出されてしまうので，これについては用手的に除去する作業が必要である．一般的には，より微細な構造物まで描出しようとするとノイズもそれに応じて増量していくので，描出しようとする構造物によって閾値を調節するのが肝要である．ほかにも当院では，後述するseeded region growing法やさまざまな方法で組織を抽出している．

抽出すべき代表的な組織として，血管（①動脈，②静脈），③脳，④脳神経，⑤脳室，⑥テント，⑦頭蓋骨，⑧皮膚，⑨腫瘍，⑩人工物などがあり，それぞれ組織ごとに抽出するのにある程度決まったパターンを用いている．

▶動脈

動脈は脳血管撮影による三次元回転撮影が得られれば，これを用いるのが最も高精度である．しかし，同時にカニュレーションした血管の末梢のみが撮像されるということは当然だが忘れてはならない．その点，CTAやMRAは精度こそ低くなってしまうが，そのような心配は不要である．加えて，CTAでは頭蓋骨近傍は信号値が比較的近くなってしまう（末梢ではpartial volume effectなどで血管の輝度値が低下する）ため，脳表近傍の情報が必要な場合は，骨の部分をsubtractionする過程が必要である．抽出する方法は，当院では基本的には閾値法で行っているが，中枢の血管はMRAで末梢は血管撮影を用いる，などということも検討される．

▶静脈

静脈も基本的には動脈と同様だが，動脈と比較してコントラストが得られにくい傾向があり，そのような場合は造影MRAなども検討される．ただし，造影MRAでは動脈も同時に描出されてしまうので，これをsubtractionするか，用手的に除去することが必要になる．同様に静脈を除去すれば動脈を描出することも可能で，脳血管撮影をしていない場合などに使用されることもある．

▶脳

脳を抽出するのには，当院では造影heavy T2を用いているが，T1WIなどでもだいたい同様の方法で可能である．脳を抽出するうえでまず邪魔になるのが，脳表と接着した頭蓋骨（正確には硬膜）であり，これを除去してから脳を抽出するというステップを踏むことになる．硬膜を除去するにあたっては，頭蓋骨の領域を抽出して（必要に応じてその領域を拡大して）subtractionすることによって得られる．その先の抽出はseeded region growing法という手法で抽出しているが，これは脳の輝度値の部分を二次元画像上で選択し，そこから輝度値の上限値と下限値（これはユーザーが指定する）の間という条件を満たす領域が接触している部分から広がるような形で選択されていくものである．

▶脳神経

脳神経については，cisternに接している部分に関してはheavy T2か造影heavy T2を使

用すれば描出可能である．ただし，前処理として脳のように骨をsubtractionする必要はないが，画像の解像度を高めることができればそのほうが望ましい．解像度がそのままでも描出はできるが，そもそも微細な構造物である脳神経を十分な長さにわたって描出するには望ましい．描出手法は閾値法かseeded region growing法を当院では用いている．

▶脳室

脳室はT1WIやT2WIなどを用いた閾値法で一般的に描出可能であるが，困難であれば，seeded region growing法を用いて描出する．通常ノイズとなる信号の除去も必要とならないことが多い．

▶テント

テントについては造影T1WIや造影TOFを用いて，閾値法で描出可能である．形状が薄く，立体的な形状をしているため，ノイズの除去に手数がかかることが多い．状況が許すならば左右どちらかなどとすると，飛躍的に時間を節約できる．

▶頭蓋骨

頭蓋骨は，単純CTを用いた閾値法（図5A〜C）で描出可能である．通常閾値を200前後にすると表面のdetailが得られやすいが，頭蓋底部分には骨が薄い部分もあり，別の閾値としないとよく描出できない場合もある．また金属artifactなどがあるときれいに描出できないこともあるので，要注意である．

▶皮膚

皮膚は単純CTで多くの場合描出可能であるが，信号値の分布次第では，うまくsurface renderingできないこともある．その場合はMRIでも閾値法で描出可能であることが多い．近年皮膚形状は特に個人情報に近いことから，これを編集して匿名化することが推奨されてきている．

▶腫瘍

腫瘍は非常に重要な抽出対象物であるが，当然腫瘍の種類によってかなり対応が異なる．よく造影されるような腫瘍であれば，造影T1WIなどで描出することが多いが，low grade gliomaなどではT2WIやFLAIRなどを用いることもある．組み合わせて描出することもまれならず経験される．いずれにせよ，閾値法かseeded region growing法（図5D）で対応可能である．

▶人工物

人工物も材質によって対応はさまざまである．金属であれば，単純CTなどを用いて閾値法を使用することが多いが，これをきれいに抽出するためには，綿密なノイズ除去過程が必要となる．他の人工物も基本的には描出しやすいmodalityで描出するという原則は変わらないのである．

加工とシミュレーション

開頭や頭蓋底操作などの加工を行い，それに基づいて手術のシミュレーションを行う．今回の症例においては，具体的には開頭・anterior clinoidectomyと脳変形を行う．今回はあえて比較的シンプルな症例を選んだが，いくつかのアプローチが検討されるような症例で特にシミュレーションは有効である．

完成した融合三次元画像では，検討が必要となりうるすべてのアプローチで観察するべき部位の構造物が描出されていることが好ましい．また当然そのように作成できるように撮像範囲などがあらかじめ検討されていることが必要となる．

通常は開頭部位や範囲の検討のため，頭蓋骨モデルを「削る」ことから始める．通常は

マウスなどの入力機器で，ある範囲を囲うとその内部の輝度値を0(ソフトウェアによっては他の数値にすることもできる)にすることで，「削る」わけである．時間がない場合は，実際の手術とまったく同じ状態をつくり上げることにこだわるよりも，局所的に必要な部分を確認するような使い方が実際的だと思われる．次に頭蓋底などの追加骨削除を行ったモデルも作成して，その是非や削除範囲などを確認する．さらに脳を「削」ったり変形させたモデルなども作成して，実際の術野に近い状態で観察する．本症例でも開頭→anterior clinoidectomy→脳圧排の流れを図6に示す．

　開頭の前方展開がどの程度必要か，anterior clinoidectomyによる術野のgainはどれほどか，といったことが検討課題に挙げられた．画像での検討で便利な部分はやり直しがきくことなので，随時再検討する．脳の変形については，脳の表面情報をある程度温存したまま脳圧排をシミュレーションしたい場合などに必要となるが，これは当院では別のソフトウェアを用いて実装している．リアルタイムに変形させる必要がなければ，Maya®(Autodesk, San Rafael, CA, USA)やModo®(The Foundry Visionmongers・London, UK)というソフトウェアで比較的容易に変形させることができ，必要に応じて血管などのほかの構造物も脳の変形に合わせて変形させることは可能である．ここではその詳細については触れないが，このようなことはMaya®以外の画像処理ソフトウェアでも可能である．なお，本症例では変形をMaya®で実装している．

図6 融合三次元画像によるシミュレーション(開頭→脳圧排→anterior clinoidectomy)
A：開頭のシミュレーション．骨片を半透明にして，MMAからの栄養血管(黄矢頭)が描出されている．
B：脳を圧排したモデルを作成して周辺構造を確認している．
C：前床突起除去後の術野を模擬している．内頚動脈や視神経(緑矢頭)が視認可能になる．
D：腫瘍を画面上除去してその深部を観察している．

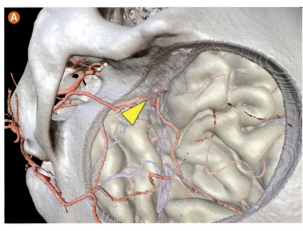
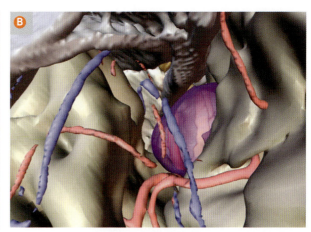
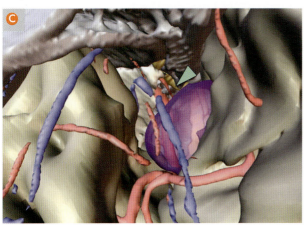
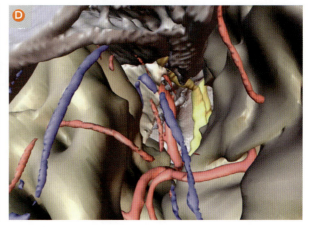

また，術者自ら作成した場合も他のスタッフに作成してもらった場合も，フィードバックが重要である．自ら作成した場合でも，術後のCTを相互位置合わせしてみて，骨削除範囲を再確認することは，特に経験の浅い脳神経外科医にとっては有効と思われる．このようなことを繰り返すうちに最適な骨削除範囲を学習できる．他のスタッフが作成した場合も，そのスタッフに実際の術野と一致していた部分や，一致していなかった部分などをフィードバックすることによって，次の症例の画像処理に生かせるのである．

　脳腫瘍手術シミュレーションにおいて忘れてはならないことは，冒頭でも触れたが，stereotypeにみえる症例でも，実際に腫瘍の組織を見るまでは組織型すら確定できず，たとえ組織型が推定できたとしても，個々の症例で部位や周辺構造との関係によってまったく手術戦略が異なりうるということである．特定の手術シミュレーションに頼りすぎずに，多様な可能性について想定しておく柔軟性が肝要である．本症例では，腫瘍の種類も術前想定どおりのmeningiomaであり，硬膜外からのanterior clinoidectomyを終了して腫瘍の内減圧に入った時点でほぼ出血はなく，feeding centerなども術前想定どおりと思われた．

　手術シミュレーション一般にもいえることであるが，経験のある脳神経外科医にとっては自明のことであっても，融合三次元画像として皆が容易に確認できる形にしてあげることで，チーム内あるいは科として議論や教育をfacilitateすることができるという点が重要である．逆に，一部の人間のみが融合三次元画像を作成する体制になると，若手の医師が自ら読影して頭の中で手術戦略を組み立てる作業などをするトレーニングの機会が得られにくくなる，という側面もある．もちろんこれは自助努力によって改善可能である．また，シミュレーション画像を作成するものは，その画像によって議論や教育などがmisleadされる可能性があることを肝に銘じて作業に取り組む必要がある．画像をつくってもらう立場となった場合にも，通常画像の読影や解剖学的知識を通じて融合三次元画像作成過程へcommitする気概が必要である．シミュレーション画像は万能ではなく，二重三重にチェックしていく運用が実際的である．

　いずれにせよ，手術シミュレーションは基本的に患者にとっては利益となるものであり，今後より多くの施設で行われることを願う．

> **! Level up technique**
>
> 　髄膜腫などの血流が豊富な腫瘍では，栄養血管の同定が重要となる．また，そのためには血管撮影が有効である．これができなければ，代替手段としてMRAやCTAでの評価が検討される．もちろん血管撮影のリスクと画像検討での有用性を天秤にかけてその是非を検討すべきだが，当院では血流が豊富な腫瘍は極力血管撮影を行うようにしている．
>
> 　一般に腫瘍栄養血管は非常に細いことが多く，融合三次元画像でもその同定は困難を伴う．しかし，これを手術の初期段階で遮断できれば，その後の操作が非常に楽になる．また，feeding centerを理解することで発生母地がわかり，画像上評価困難な解剖学的な関係が推察できることもある．従って，術前にこれを評価できることには特別に意義がある．これを描出するにあたって，当院で工夫していることは，multi-threshold/multi-resolutionでの組織抽出である（図7）．複数のthresholdでの結果を重ね合わせたり，複数の解像度を重ね合わせてより細かい構造物を描出する技法である．ソフトウェアにもよるが，これは原理的にはそれほど困難な作業ではなく，むしろsingle-threshold/single-resolutionで作業を続けるよりもノイズ除去などの手間が減って楽であることもある．

図7 multi-threshold/multi-resolution法（single-threshold/single-resolution, multi-threshold/single-resolution, multi-threshold/multi-resolution）

A：single thresholdで栄養血管（黄矢頭）を描出しているところ．この閾値設定では，「ゴミ」は少ないが，栄養血管が十分描出されていない．
B：同様にsingle thresholdだが，閾値を下げて栄養血管をより末梢まで描出しているところ．「ゴミ」が増えてしまい，これを除去する手間が出てくる．
C：栄養血管周囲のみ閾値を変更することで，「ゴミ」が減る．
D：さらに栄養血管周囲のみ解像度を2倍に補完したもの．実際にはこのような技術を組み合わせて描出している．

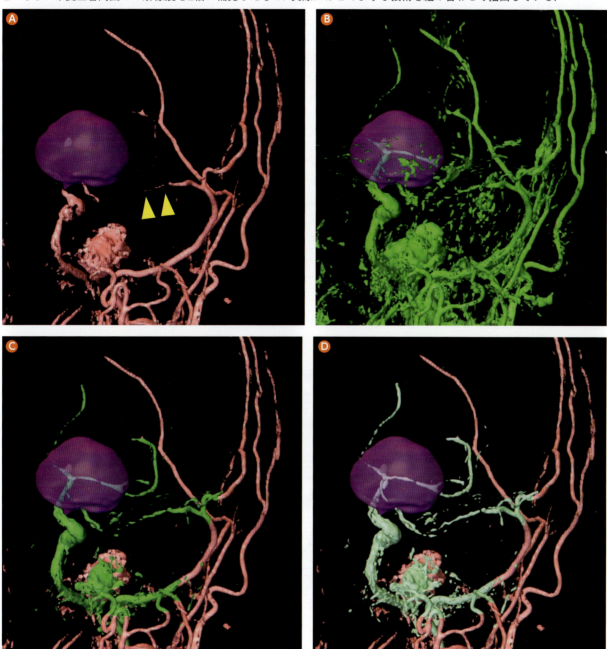

> **⚠ Pitfall**
>
> 　画像を融合して三次元で観察することによって，二次元では湧かなかった新たな知見が得られることもあるが，それ以上に融合によって得られるメリットは，二次元の情報の統合表示という側面である．これはつまり，二次元の所見をそれぞれのmodalityで別々に見て頭の中で統合することから，目の前に見える形で統合して表示するという形にわかりやすくすることである．ほかの誰にも見えない形で検討するよりは，誰にでも見える形で検討したほうが議論しやすく，安心感も得られる．逆にいうと，個々の所見は二次元でわかるものであり，結局二次元の読影が重要であるということである．
>
> 　本症例でも，癒着などの情報は結局二次元の読影からしか得られないものであったが，想定より強く血管と癒着している部分があり（図8），その部分のlacerationをきたした．結果的にはその場で血管形成を行い事なきを得たが，三次元で検討しているから大丈夫というような安易な考えは危険であることを再認識させられた症例であった．本文中でも触れているが，融合三次元画像は作成者が表現しようとしていないことまでときに表現しているように見え，少し大げさにいえば，これが結果的に手術進行をmisleadしていることもありうるのである．

図8 通常読影の重要性（癒着部分）
A：造影FIESTAで腫瘍周囲の癒着の程度を評価しているところ．比較的癒着が軽度にみえる．
B：同様の症例だが，腫瘍の部位が変わると癒着の程度は変わって見える．注意深い観察が必要となる．

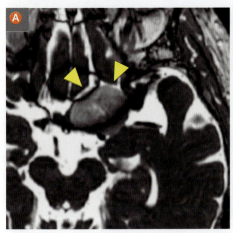
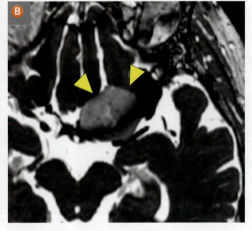

II 脳腫瘍手術の基礎と手術計画

脳腫瘍手術の術中モニタリング

東北医科薬科大学脳神経外科　佐々木達也，林　俊哲

> **Summary**
> 脳腫瘍手術においても機能温存が重視され，種々の術中モニタリングが行われている．本稿では使用頻度の高いモニタリングとして，経頭蓋および皮質刺激による拇指球筋の筋電図記録の運動誘発電位（MEP），正中神経刺激体性感覚誘発電位（SEP），視覚誘発電位（VEP），脳幹聴覚誘発電位（BAEP）のセッティングと注意点について述べる．その後，中心溝・皮質脊髄路・視覚路近傍病変，小脳橋角部病変の症例を呈示する．

はじめに

　脳腫瘍手術においても機能温存が重視される時代となり，種々の術中モニタリングが広く行われるようになってきている．脳機能としては運動，感覚，視覚，聴覚などのモニタリングが可能である．脳神経については，表1に示すようにすべてのモニタリングが可能であり，最近では経頭蓋刺激筋電図記録の報告も多い．しかし，モニタリングの種類は多岐にわたり，運動誘発電位（motor evoked potential：MEP）だけをとってみても刺激法や記録法の相違があり，網羅することは不可能である．そこで今回は使用頻度の高いモニタリングとして，経頭蓋刺激および皮質刺激による対側拇指球筋の筋電図記録のMEP，正中神経刺激体性感覚誘発電位（somatosensory evoked potential：SEP），視覚誘

表1 脳神経の機能とモニタリング法

脳神経	機能	モニタリング法
I 嗅神経	嗅覚	嗅覚誘発電位
II 視神経	視覚	視覚誘発電位
III 動眼神経	上直筋，下直筋，内直筋　下斜筋，上眼瞼挙筋	筋電図
IV 滑車神経	上斜筋	筋電図
V 三叉神経	咬筋	筋電図
VI 外転神経	外直筋	筋電図
VII 顔面神経	眼輪筋，口輪筋	筋電図，異常筋反応
VIII 聴神経	聴覚	脳幹聴覚誘発電位　蝸牛神経活動電位
IX 舌咽	茎突咽頭筋，咽頭収縮筋	筋電図
X 迷走神経	咽頭筋，喉頭筋	筋電図
XI 副神経	胸鎖乳突筋，僧帽筋	筋電図
XII 舌下神経	オトガイ舌筋	筋電図

発電位(visual evoked potential：VEP)，脳幹聴覚誘発電位(brainstem auditory evoked potential：BAEP)の4つのセッティングと注意点について述べる．脳神経のモニタリングについては紙面の関係で一部割愛するので文献を参照されたい[1]．その後，実例として中心溝近傍病変，皮質脊髄路近傍病変，視覚路近傍病変，小脳橋角部病変の症例を呈示する．

麻酔[2]

麻酔薬

　吸入麻酔薬のセボフルレンは，静脈麻酔薬のプロポフォールに比べて誘発電位への影響が大きい傾向にある点に留意する必要がある．麻酔薬はシナプス伝導を抑制するため，多シナプス経路の反応は抑制されやすい．吸入麻酔薬の影響を最も大きく受けるのがVEPで，吸入麻酔下では波形は得られるが波形の再現性がなくなり評価が困難となる．誘発筋電図を記録するMEPも吸入麻酔薬による抑制の程度が大きく，ある濃度以上では記録が困難となる．SEPも吸入麻酔薬により用量依存的に抑制されるが，消失することはなく，再現性のある波形を得ることができるのでモニタリングは可能である．BAEPや脳神経を電気刺激して得られる誘発筋電図は，麻酔剤の違いによる影響の差がほとんどない．

筋弛緩薬

　筋電図を記録するMEPは筋弛緩薬の影響が大きいので，筋弛緩薬は，導入時以外は使用しないか，筋弛緩のモニタリングで影響を確認しながら(T1を麻酔導入前の10〜20％，またはtrain of four(TOF)カウントが2程度[3])少量持続投与が望ましい．

各種モニタリングの方法と注意点

MEP[1,4-7]

　適応症例は皮質脊髄路の全経路に関連する腫瘍である．経頭蓋刺激および皮質刺激による対側拇指球筋の筋電図記録のMEPについて述べる．得られる波形は経頭蓋刺激でも皮質刺激でも基本的に同様である．中心溝近傍であれば皮質刺激，通常の前頭側頭開頭であれば皮質刺激と経頭蓋刺激，頭蓋底・脳幹部病変では経頭蓋刺激MEPを選択している．前脈絡叢動脈やレンズ核線条体動脈が伸展されたり巻き込まれているような症例でも有用である．

▶経頭蓋刺激MEPと皮質刺激MEPの同時記録（通常の前頭側頭開頭の場合）

　手術前に中心溝のラインを頭皮上にマッピングし，このライン上で正中から7cm外側の点が手指の運動領野上に相当するので，この点にコークスクリュー電極を設置する(国際10-20システムのC3, C4近傍)．刺激側を陽極，対側を陰極にして電気刺激する．これは通常，陽極のほうが刺激が深部に到達しやすく刺激閾値が低いためである．刺激はtrain of fiveで，経頭蓋刺激の強度は最大200mAとする．経頭蓋MEPの刺激閾値は術中に変動する[1]ため閾値を10分に1回検討し，刺激強度は刺激閾値＋20％で術中に変化させる．また，摘出操作に入る前には必ず閾値の再確認を行う．

　皮質MEPの刺激電極には16極のグリッド電極を用い，経頭蓋刺激用の電極を圧布の上から触れ，そこに向かって硬膜下腔に刺激電極を挿入する．Fpz(前頭部)に置いた電極

を陰極として単極刺激を行った．刺激はtrain of fiveで刺激強度は最大で30mAとしている．刺激電極の選択は，16極の電極1つずつを用いて順に刺激を行い，最も振幅の大きい筋電図が得られる電極を刺激電極とする．刺激電極を決定した後に刺激閾値を求め，閾値＋2mAの強度を用いる．記録電極として刺激と対側の拇指球筋に1対の針電極を刺入する．フィルターは20～3,000Hzとし，誘発される筋電図の最大振幅をモニターする．加算は不要である．再現性のある振幅低下が認められたときに警告を発する．通常は本法により痙攣が誘発されることはないが，われわれは刺激強度を30mA以下，測定回数は100回程度までとしている．

● 正中神経刺激SEP[1]

適応症例は感覚路の全経路に関連する腫瘍で，中心溝近傍腫瘍，頭蓋底・脳幹部腫瘍などである．

覚醒状態で行うルーチン検査では，刺激電極としてステンレス製棒タイプ電極や，電極先端をステンレスやフェルトに交換できる電極が主に用いられている．しかし，術中モニタリングは長時間に及ぶことが多く，これらの電極では正中神経を圧迫して障害をきたすおそれがあるため，前腕の手関節近傍の正中部分に陰極が中枢側にくるように2個の電極を約2cm離して設置する．電極の＋と－を逆にすると陽極の直下で電気刺激がブロックされ有効な刺激が得られにくい．最近は最も簡便な市販の銀塩化銀電極（日本光電）を使うことが多い．

電気刺激により拇指が動くことを確認し，これによって正中神経を刺激しているということがわかる．刺激強度は拇指が動き始める強度＋10～15％くらいで，通常は10～20mAの刺激強度で刺激する．記録電極はShagassの点，vertexから2cm後方7cm外側の点を探査電極とし，乳様突起部の皮下に針電極を刺入してこれを基準電極とする．

術中モニタリングの場合にはSEPの振幅が最大になる刺激強度，すなわちsupramaximalの刺激強度を用いるほうが軽微な変化をとらえることができる．実際には20mAでSEPを記録して，刺激強度を少しずつ下げていってSEPの振幅が低下しない最小の刺激強度（supuramaximal）に設定している．電気刺激の刺激幅は0.2msecの矩形波を用い，刺激頻度は2～5Hzで100回加算するので20～50秒で1回の記録ができる．記録の条件は，分析時間は50～70msecくらいに設定し，フィルターは80～1,500Hzとしている．これらの細かい条件は施設によって若干の差があり，ノイズ対策で変更する場合もあるが，モニタリング中には条件を変更せずに一定にすることが重要である．コントロール波形は重要で，必ず再現性を確認して，その振幅を100％として，何％なのかに注目する．

● VEPと網膜電図（electroretinogram：ERG）の同時記録[1,8,9]

適応症例は視覚路の全経路にわたる腫瘍で[9]，眼窩内腫瘍，視神経視交叉近傍腫瘍，側頭葉・後頭葉腫瘍などである．

麻酔はプロポフォールを用いた全静脈麻酔とし，吸入麻酔薬は使用しない．光刺激装置は赤色の高輝度LED（100mCd）を16個並べ，前頭部の頭皮を翻転した際に刺激装置の光軸がずれにくいように，LEDを固定する基板には柔らかい直径2cmの円形のシリコン材を用いている（ユニークメディカル，東京，薬事承認）．刺激装置の出力は可変式で，光刺激装置の表面の照度を500～20,000Lxまで変化させることができる．麻酔導入後に両側の眼瞼を閉じ透明なアイパッチを貼り，その上にLEDの光刺激装置を装着し，さらに透明なア

イパッチで密閉する．ERGの記録は外眼角皮下の針電極から導出し，対側の外眼角の電極を基準電極とする．VEPの記録電極は外後頭隆起より4cm上方，4cm外側の両側後頭部の皮下に針電極を刺入し，基準電極は両側乳様突起部の皮下に刺入した針電極とする．

左右の眼を別々に刺激し，コントロール波形を記録してから手術を開始する．必ず2回以上記録し，波形の再現性を確認する．刺激の持続時間は20msecで，刺激頻度は1Hz，加算回数は100回で，1回の記録には1分40秒を要する．分析時間は200msecで，フィルターは20〜500Hzとする．

術前から高度の視機能障害を認める症例では再現性のあるVEPが記録できないことが多く，本法の限界と思われる．これまでの経験では，矯正視力0.1以下の場合や中心視野を含む半盲の場合には，VEPは平坦または低電位で再現性が不良でモニタリングに使用できなかった．ERGを同時に記録することにより，網膜に十分な光刺激が到達していることを確認できる．これにより，VEPが記録できない場合に技術的な問題なのかどうか判断できる．

頬骨弓をはずすような手術では，皮弁の翻転によりERGとVEPが消失することがある．ERGの消失によってVEP消失の原因は光刺激が網膜に到達していないためと理解できる．頬骨弓の処置後に皮弁を徐々に戻してERGおよびVEPの再現性を確認してから手術を再開する．VEP変化の判断基準は，100msec前後の最大陰性波の振幅の50％以上の増加を改善，振幅の50％以上の低下を悪化としている．最大陰性波の頂点潜時も参考にするが，VEP悪化の場合には波形の再現性が不良となり，どこを頂点とすべきか判断が困難になることも多い．

● BAEP[1)]

適応症例は聴力が温存されている聴神経腫瘍や小脳橋角部髄膜腫などで，頭蓋底・脳幹部腫瘍なども適応となる．

市販されている術中モニタリング用のイヤホンを使用する．音源部分と外耳孔に挿入されるチップ部分に距離があるため，記録電極の設置や皮切の邪魔にならない位置に音源部分を移動できる利点がある．音源部分と記録電極の位置が近いと波形に混入する刺激ノイズも大きくなるので配置には気をつける．また，チップ部分は交換が可能であり，新生児用から成人用まで各種サイズが用意されているので，最適なものを選んで使用する．チップの外周と外耳孔が密着して音が漏れないタイプのイヤホンを選択することが大切なポイントである．無理に奥まで挿入すると鼓膜を傷つける可能性があるので注意を要する．

術中モニタリングでは立ち上がりの鋭いクリック音が刺激音として用いられる．波形形成に影響しているのはクリック音の主に2,000〜4,000Hzの高音域である．会話域では聴力があっても高音域が急激に低下しているような感音性難聴では，BAEPの結果も悪くなるので注意が必要である．聴力が残っていてもBAEPが記録できないこともあるので，術前に確認しておくことを勧める．

針電極は4本で，記録電極は両側の乳様突起と天頂部(vertex，Cz)または前頭部に装着する．BAEPは遠隔電場電位(far field potential)なので，記録電極の位置による影響は少ない．左のBAEPを記録する際には左乳様突起をアンプの(−)に，Czを(＋)に接続する．SEPやVEPの記録のように乳様突起の電極を(＋)にすると，上下が逆さまになった波形になるので注意が必要である．これはBAEPがfar field potentialで，陽性波を上向きに記録するという決まりがあるからである．SEPやVEPは近接電場電位(near field potential)で陰性波を上向きに表示することになっている．後頭蓋窩手術の際には皮膚切開の関係で

乳様突起の電極が邪魔になることがある．その際には基準電極を耳介前部に設置してもよいが，浅側頭動脈や顔面神経の走行に注意して設置しなければならない．

▶中心溝近傍病変(図1, 2)

症例①：40歳女性．中心前回の乳がんの転移性脳腫瘍．術前に左不全片麻痺(4/5)を認めた．正中神経刺激SEPと皮質刺激MEPを使用した．右前頭頂頂開頭を行い，中心溝と思われる脳溝の前後に銀ボール電極を設置し，正中神経刺激SEPを記録した．N20が逆転する脳溝を中心溝と同定した．次にMEP刺激用の16極のグリッド電極を脳表に設置し，最も大きな電位が得られた電極を刺激電極としてMEPのモニタリングを行った．運動領野側の剥離はMEPに変化がないことを確認しながら進め，腫瘍を肉眼的に全摘した．術後のMRIでは腫瘍陰影は描出されず，左不全片麻痺も改善した．

▶皮質脊髄路近傍病変(図3, 4)

症例②：11歳男児．左基底核(内包後脚近傍)の海綿状血管腫．術前に右不全片麻痺(4/5)と感覚性失語を認めた．皮質刺激MEPを用いた．手術は通常の左前頭側頭開頭を用い，左シルビウス裂から嚢胞内に入り，黄色調の内溶液を吸引した．実質性部分の一部を迅速診断に提出したところ海綿状血管腫であった．操作中に血管腫に繋がる穿通枝を認めた．この穿通枝が末梢で皮質脊髄路を栄養している可能性があるため，鑷子で軽くつまんで60秒間の血流一時遮断を行い，MEPに変化がないことを確認してから凝固切断した．また，内包側の剥離を行う際にもMEPに変化がないことを確認しながら操作を進め，血管腫を全摘した．術後右不全片麻痺および感覚性失語は完全に消失し，MRI上も血管腫は描出されなかった．

図1 症例①：術前造影MRIおよびSEPによるマッピング
A：術前造影MRI.
B：術野におけるマッピング上の中心溝とSEPの記録電極の位置.
C：SEPのN20の逆転.

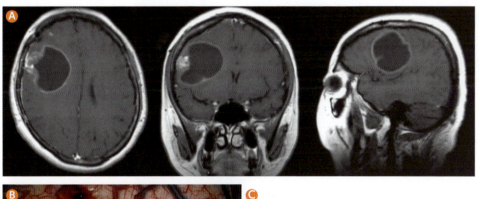
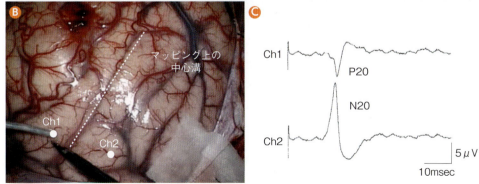

II 脳腫瘍手術の基礎と手術計画

図2 症例①：MEPモニタリングおよび術中所見
A：MEPの刺激電極．最も振幅の大きい電極をモニタリングとして使用する．
B：MEPのモニタリング．
C：腫瘍を摘出した．
D：腫瘍摘出後の中心溝．

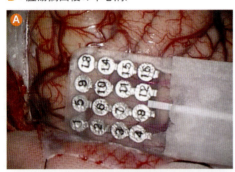
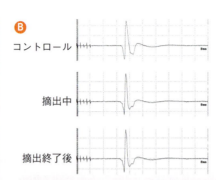

コントロール
摘出中
摘出終了後

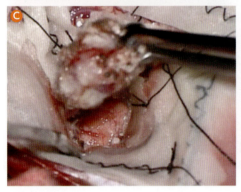
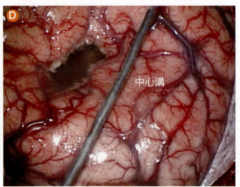

中心溝

図3 症例②：術前MRIおよび術中所見
A：術前MRI．
B：左シルビウス裂から嚢胞内に入り海綿状血管腫を露出した．
C：血管腫につながる穿通枝を鑷子にて一時遮断した．

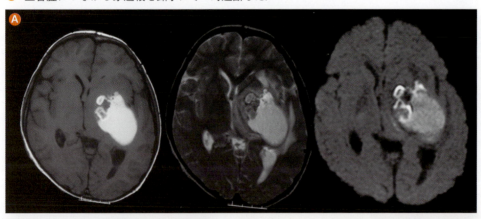

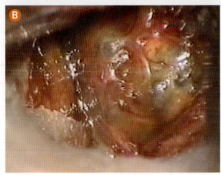
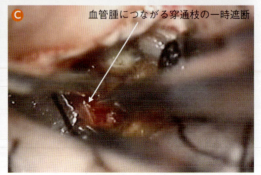

血管腫につながる穿通枝の一時遮断

図4 症例②：MEPモニタリングおよび術中所見
A：穿通枝遮断後60秒でMEPに変化を認めなかった．
B：穿通枝を凝固切断した．
C：血管腫摘出後．
D：術後MRI．

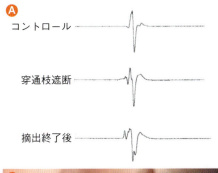
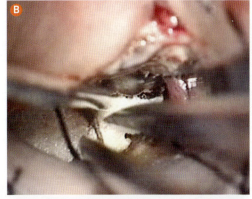
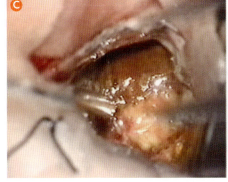
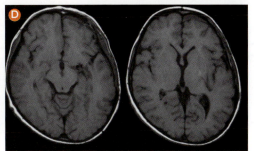

▶視覚路近傍病変（図5〜8）

症例③：39歳女性．鞍結節部髄膜腫．術前に高度の左視力視野障害を認めた．両側のVEPをモニタリングした．視機能障害が高度である左側からアプローチした．左刺激のVEPは低振幅でモニタリングに使用できるような再現性のある波形を得られなかった．右刺激VEPは再現性が良好でモニタリング可能であった．術中所見では左視神経は腫瘍により高度に圧迫され菲薄化していた．左視神経に圧力がかからないように注意しながら腫瘍の摘出を進め，右視神経を確認し，腫瘍の摘出を進めた．右視神経周囲の腫瘍の剥離の際に右刺激左記録のVEPの振幅の約50％の低下を認めたが，手術操作の休止により回復し，手術終了時にはコントロールとほぼ同様の振幅まで回復した．左視神経内側から視神経管に入る部分は無理に摘出せず弱い出力による凝固にとどめた．手術終了時には左刺激のVEPの振幅も確認できるようになった．術後に左視力視野はほぼ完全に回復し，右眼の視機能障害は認めなかった．本症例の結果は視機能障害が高度であればVEPのモニタリングができないこと，術中に振幅増大を認めれば視機能の改善を期待できること，また一側に高度の視機能障害がある場合に，絶対に温存しなければならない視機能障害がないか軽微な対側の視神経のモニタリングは，その機能温存のために有用であることを示している．

図5 症例③:術前造影MRIおよび視力・視野
A:術前造影MRI.
B:術前の矯正視力と視野.

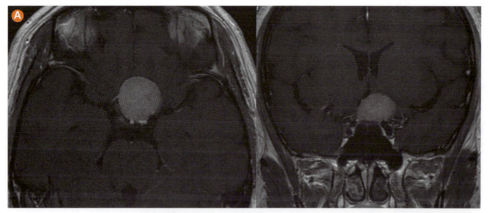

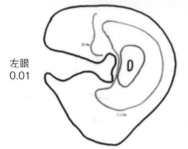
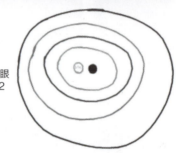

左眼 0.01　　　　　右眼 1.2

図6 症例③:術中所見
A:左から腫瘍にアプローチした.
B:腫瘍の内減圧により右視神経を確認した.
C:腫瘍の摘出を進め,視交叉を確認した.腫瘍に接する細い動脈の温存に注意した.
D:腫瘍付着部を凝固し腫瘍摘出を終了した.

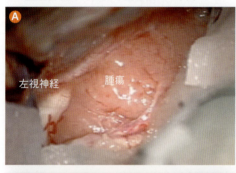
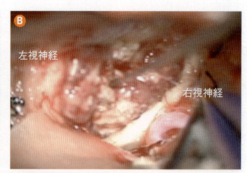
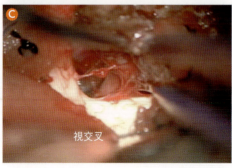
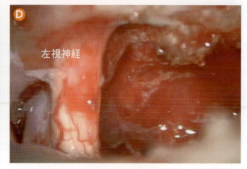

図7 症例③：腫瘍摘出中のVEPの変化

腫瘍の内減圧時に右刺激VEPの振幅低下を認めた（赤下線）ため，回復を待ってから手術操作を再開した．左刺激VEPの振幅の軽度増大（青下線）を認めた．

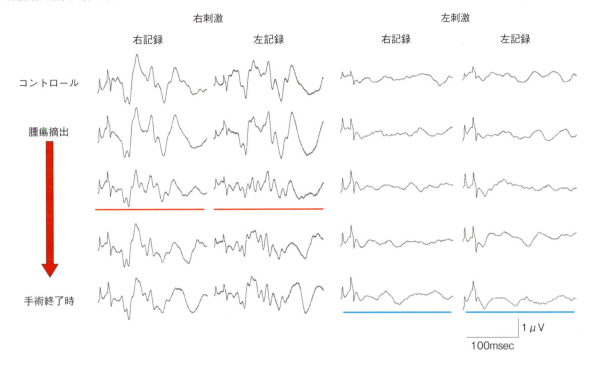

図8 症例③：術後造影MRIおよび視力・視野
A：術後造影MRI.
B：術後の矯正視力と視野.

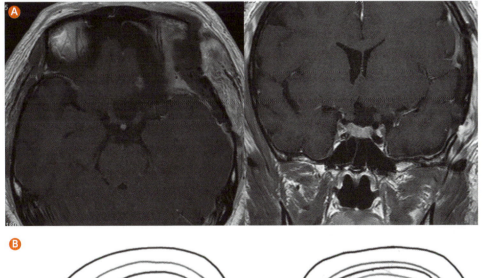

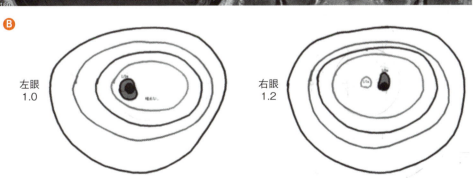

▶小脳橋角部病変（図9, 10）

症例④：53歳女性．聴力が温存されている左小脳橋角部髄膜腫．主訴は左顔面の違和感．BAEP，三叉神経，顔面神経，舌咽・迷走神経のモニタリングとして眼輪筋・口輪筋，咬筋，咽頭喉頭筋の筋電図をモニタリングした．

　まず，経頭蓋刺激のためにCzとC4にコークスクリュー電極を設置した．刺激は5連発のtrain刺激を用いるが，刺激幅を0.05msec，刺激頻度を1,000Hzにしてアーチファクトの混入を最小限にする[10]．刺激強度は経頭蓋MEPと同様に刺激閾値＋20％としている．その後眼輪筋，口輪筋，咬筋に針電極を2本ずつ刺入した．下位脳神経のモニタリングには市販されている記録電極付き挿管チューブ（メドトロニック）を使用した．腫瘍摘出前に腫瘍表面を2mAの刺激強度で刺激し，顔面神経が走行していないことを確認してから内減圧操作に入った．腫瘍を摘出していくと顔面神経と思われる神経を確認した．神経を直接刺激する際には刺激強度を0.2〜0.5mAとした．眼輪筋・口輪筋，咬筋，咽頭喉頭筋の筋電図を確認した．経頭蓋刺激は強すぎる刺激を用いると，反応が出ているのに術後に麻痺を生じるfalse negativeがあるので注意が必要である．BAEPは不変であった．BAEPが記録できない場合には蝸牛神経上に銀ボール電極を設置して蝸牛神経活動電位を記録する方法も有用である．本症例は術後に軽度の顔面神経麻痺が出現したが改善した．右顔面の違和感は術前と同様で，聴力障害，下位脳神経麻痺は認めなかった．

図9 術前造影MRIおよび筋電図電極の配置
A：術前造影MRI．
B：市販されている電極付き挿管チューブ（メドトロニクス）．
C：筋電図記録用電極の配置．

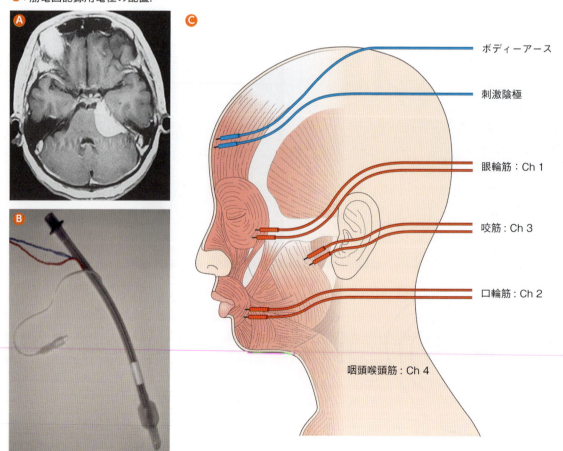

図10 症例④：術中所見および筋電図
A：腫瘍が露出されたところ．
B：腫瘍摘出中に各脳神経を確認した．
C：眼輪筋・口輪筋，咬筋，咽頭喉頭筋の筋電図を記録した．

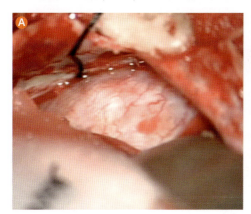
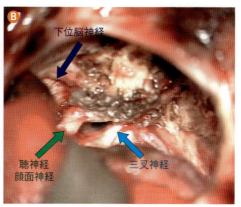
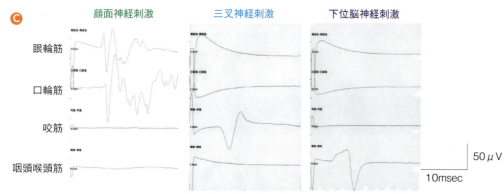

おわりに

　脳腫瘍手術の術中モニタリングについて，使用頻度の高いMEP, SEP, VEP, BAEPについて概説した．また，比較的頻度の高い腫瘍性病変のモニタリングについて症例を呈示し解説した．電気生理の基本と各種モニタリングの方法論を理解し，使用する機器にも習熟すれば，必ず有用なモニタリングを施行することができ，術後合併症を減らすことができる．本稿が脳腫瘍手術の術中モニタリングの一助になれば幸いである．

文献

1) 佐々木達也, 鈴木恭一, 他.「超」入門脳神経外科術中モニタリング（児玉南海雄, 編）. メディカ出版, 大阪, 2011.
2) Banoub M, Tetzlaff JE, et al. Pharmacologic and physiologic influences affecting sensory evoked potentials-Implication for perioperative monitoring. Anesthesiology 2003; 99: 716-37.
3) Sloan TB. Muscle relaxant use during intraoperative neurophysiologic monitoring. J Clin Monit Comput 2013; 27: 35-46.
4) Suzuki K, Kodama N, et al. Intraoperative monitoring of blood flow insufficiency in the anterior choroidal artery during aneurysm surgery. J Neurosurg 2003; 98: 507-14.
5) 阿部 誠, 佐々木達也, 他. 経頭蓋刺激運動誘発電位の刺激閾値の術中変動に関する検討. 青県病誌 2013; 58: 84-8.
6) 佐々木達也, 昆 博之, 他. 脳動脈瘤手術における術中MEPを用いた穿通枝梗塞回避の現状と限界. 脳卒中の外科 2014; 42: 347-52.
7) 佐々木達也, 阿部 誠, 他. 脳動脈瘤術後運動麻痺回避のための術中MEPモニタリング—経頭蓋刺激MEPと皮質直接刺激MEPの比較から—. 臨床神経生理学 2016; 44: 189-95.
8) Sasaki T, Itakura T, et al. Intraoperative monitoring of visual evoked potential: introduction of a clinically useful method. J Neurosurg 2010; 112: 273-84.
9) 佐々木達也, 西嶌美知春. 術中VEPモニタリングによる視機能の温存—VEPに変化をきたした手術手技の検討から—. No Shinkei Geka 2013; 41: 961-76.
10) Fukuda M, Oishi M, et al. Pharyngeal motor evoked potentials elicited by transcranial electrical stimulation for intraoperative monitoring during skull base surgery. J Neurosurg 2012; 116: 605-10.

II 脳腫瘍手術の基礎と手術計画

ナビゲーションの活用

京都大学大学院医学研究科脳神経外科　荒川芳輝

> **Summary**
> 脳腫瘍の摘出は，目的と手術戦略が要である．手術の目的を明らかにして，腫瘍局在と周囲構造物の3次元的な理解から戦略を立てる．腫瘍摘出に伴ってダイナミックに変化する周囲構造をイメージし，術前に手術を仮想体験する．ナビゲーションは，脳腫瘍手術の術前計画，術中支援，術後評価に必須のツールとなった．一方で，ナビゲーション精度の問題があり，過度な依存はリスクとなる．ナビゲーション活用と術者技量のバランスが，手術目的の達成に必要となる．

はじめに

　脳腫瘍手術の目的は，各要素に基づいて設定する．その要素には，①画像診断による腫瘍組織型，②周囲構造物との関係，③摘出可能範囲，④症状，⑤将来に予期される症状などがある．全摘出を容易に得られる腫瘍があれば，亜全摘，もしくは部分摘出で終わらせるべき腫瘍もある．近い将来に現れる症状の予防を目的とすることもあれば，症状改善を目的とすることもある．手術アプローチによっては目的が達成できない場合もある．さまざまな患者さんの病状と将来を見据えて手術の目的を明らかにする[1]．

　ナビゲーションは，より正確な目標の設定，目標達成のための術中支援に必須のツールである．ナビゲーション上の3次元構成画像から腫瘍および腫瘍周囲構造を立体的に理解し，手術プロセスをシミュレーションすることで，手術精度を高めることができる．本稿では，脳腫瘍手術におけるナビゲーション活用の基本から応用と注意したいピットフォールについて解説する．

ナビゲーションの基本

　手術用ナビゲーションの原理には，光学式と磁場式があり，それぞれの特徴がある（図1）．光学式は，光学的基準点となるリファレンス，ポインターからの反射マーカーの反射光を赤外線カメラでとらえて位置測定を行う．磁場式は，磁場発生装置，トラッカー，磁気センサーから構成され，磁場領域内の磁場センサーの位置測定を行う．光学式は，赤外線が遮られない場合には広い範囲で位置情報を提示でき，一般的な開頭術に利便性が高い．磁場式は，金属などで磁場が遮られない限りは狭い範囲で精確な位置情報を提示でき，経鼻手術，脳室内手術などの狭い内腔を操作する手術で有用である．

　ナビゲーションを行うには，リファレンスマーカーと画像から位置情報を整合させて

図1 手術用ナビゲーションの原理と特徴
A：光学式ナビゲーション．光学式は広い範囲をカバーできるが，赤外線が遮られると機能しない．
B：磁場式ナビゲーション．磁場式は狭く深い範囲をカバーできるが，磁場が遮られると機能しない．

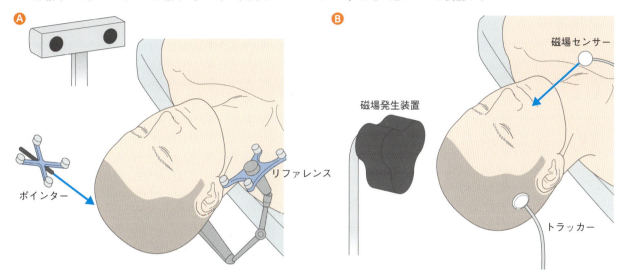

レジストレーションを行う．光学式のレジストレーションでは，これまでは術前に撮像したマーカーを装着したCT画像を用いていたが，最近では対象部の表面特徴情報を用いる方式が採用されており，より簡便になってきた．術前にプランニングワークステーションで各種画像を融合し，3次元画像を作り込むことで術中の支援の幅が広がる．「SYNAPSE VINCENT」，「ZIOSTATION」といった3D医用画像処理ワークステーションでも同様に術前計画を作成できるが，術中ナビゲーションとして用いるにはナビゲーション機器にインポートできるファイル形式にエクスポートする必要が生じる．

> **Pitfall**
> ナビゲーション精度には注意が必要である．皮膚上のマーカー，皮膚形状でのレジストレーションによるため，手術早期から精度が問題となることもある．術中のブレインシフトは特に開頭上部で生じやすい．常にメルクマールとなる太い皮質静脈や骨形状でナビゲーション精度を確認したほうがよい．

プランニングワークステーションで練る手術戦略

ナビゲーションのプランニングワークステーションを用いて，術中に確認したい画像を融合し，3次元的画像を作成する．基準となるCT撮影では，用いる体位での撮影がより適している．3mm以下のスライス厚で（スライス厚が薄いほどよい），Field of View（FOV）が顔面頭部を十分に含むような設定がよい．可能であれば3Dアイソトロピック撮像法が推奨される．脳実質は，T1WIのスライス幅1mm以下の画像，血管系は血管撮影，CTA，

CTV，MRA-TOF（time-of-flight）の画像，造影病変は造影T1WI，FLAIR（fluid-attenuated inversion-recovery）高信号病変は3D-FLAIRなどを用いて，腫瘍，周囲構造物，頭蓋骨をオブジェクト化する．手術の目的に応じた，①アプローチ経路，②開頭・骨削除範囲，③腫瘍切除範囲，④リスク部位の手術戦略を練る．腫瘍型によって必要となる情報は異なる．3次元的画像を用いて手術手順をイメージすることで，術前に頭の中で手術を経験しておく．類似症例の手術ビデオを術前に見ることも有用であるが，各症例でまったく同様の進展を示す腫瘍は少なく，個々の症例でのイメージトレーニングが重要である．

> **! Level up technique**
>
> プランニングワークステーションを電子カルテ内に構築すると，病院内のあらゆる端末でプランニングが可能になる．京都大学では，Planning Server，PACS Server，電子カルテサーバー（KUHP SBC）を接続することで，電子カルテ端末による術中ナビゲーション・プランニング環境を確立した（図2）．

経験したい手術：グリオーマ

● ナビゲーションの術前計画

　グリオーマは，実質性腫瘍であり，境界不明瞭であることも多い．造影病変を主体とする悪性神経膠腫と造影病変を認めない低悪性度神経膠腫では，手術スタイルが異なる．造影病変を主体とする悪性神経膠腫，特に膠芽腫では，造影病変が標的となる．しかし，周囲FLAIR高信号病変を摘出した症例群で予後が良いという報告もあり[2]，議論となっている．造影病変を認めない低悪性度神経膠腫は，FLAIR高信号病変が標的となる．グリオーマの術前計画では，脳実質内の腫瘍局在，神経線維，皮質機能，動静脈血管が必要となる．これらの情報をもとに，開頭範囲，摘出領域，機能領域・神経線維・血管群を決定し，手術手順を計画する．

　「症例①」（図3～6）は，てんかん発症の退形成性乏突起膠腫である．腫瘍は，FLAIR高信号病変であり，造影効果は認めなかった．腫瘍の主座は，上前頭回であり，中心前回へ

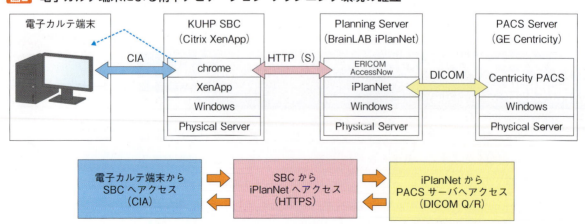

図2 電子カルテ端末による術中ナビゲーション・プランニング環境の確立

の浸潤は明らかでなかった．解剖学的に腫瘍内側が捕捉運動野と判断された（図3A）．和田テスト，functional MRIで言語，記憶の優位半球は左側であった（図3B）．frontal aslant tract（FAT）は腫瘍前方，corticospinal tract（CST）が腫瘍後方を走行し，2つの神経線維に挟まれる形状で腫瘍が進展している（図3C）．FAT，CSTを温存し，捕捉運動野を含む上前頭回の腫瘍を摘出することを計画した．脳血管撮影，造影CTから，内側前頭動脈が帯状溝を走行すること（図3D），腫瘍の前方と後方に架橋静脈が存在すること（図3E）が確認され，灌流範囲から剥離温存が必要と判断された．

　腫瘍摘出に伴って捕捉運動野障害による運動障害，FAT障害による言語障害が予想された．言語モニタリング，鋭敏な運動誘発電位（motor evoked potential：MEP）モニタリングのために覚醒手術とした．左前頭開頭範囲の決定には，内側面は下肢のMEPモニタリングを前頭葉内側面で行うために上矢状静脈洞を越えること，外側は運動性言語野を確認できること，腫瘍前後の架橋静脈の剥離を行えることを考慮した（図3F）．

図3 症例①：左前頭葉退形成性乏突起膠腫
A：FLAIR画像．
B：腫瘍とfunctional MRIの関係．緑：腫瘍，水色：しりとり，紫：reading．
C：腫瘍とFAT，CSTとの関係．緑：腫瘍，赤：FAT，赤紫：CST．
D：左内頸動脈撮影．腫瘍を貫通，底面走行する内側前頭葉動脈（矢頭）．
E：CTA，CTV融合画像（矢頭：架橋静脈）．
F：皮膚切開と開頭．赤：皮膚切開，濃紺：開頭範囲，青：中心溝，緑：腫瘍，赤：FAT，赤紫：CST．

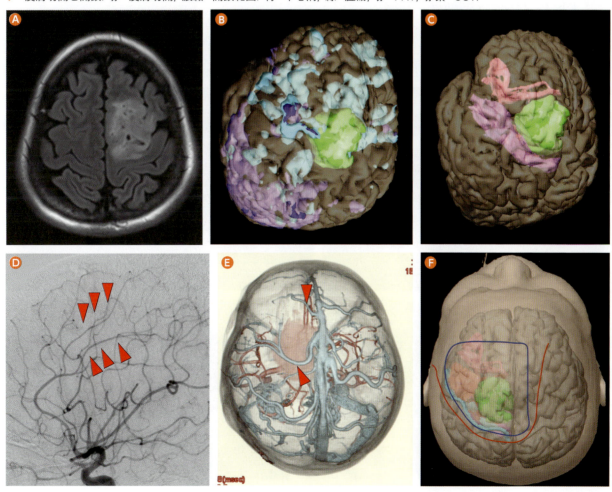

● 術中ナビゲーション活用の実際

　グリオーマの摘出術では，ブレインシフトの影響を大きく受けるため，硬膜切開後早期に腫瘍部位，機能部位のマーキングを行う．ナビゲーション精度を皮質静脈で確認するとよい．切除できる腫瘍領域，温存すべき動脈と静脈，言い換えれば腫瘍ともに切除できる栄養血管とドレナージ静脈，腫瘍周囲の温存すべき皮質・神経線維を早期に確認する．

　「症例①」では，仰臥位で頭部を正中位10°屈曲，上体挙上20°の体位とした．開頭後に開頭縁に沿った硬膜を切開し（図4A），硬膜を展開すると腫瘍となる膨隆した上前頭回，腫瘍前後に架橋静脈を確認した（図4B）．脳表に電極を留置し，体性感覚誘発電位（somatosensory evoked potential：SEP）を用いて中心溝を同定し，MEPで右上肢の運動野を同定した（図4B）．術前に作成した3次元画像を術野と同様の視点として（図4C, D），実際の腫瘍進展範囲と周囲構造物を確認した．顕微鏡とナビゲーションを連携し，術前に作成した腫瘍などのオブジェクトを術野にスーパーインポーズした．腫瘍前後の架橋静脈を腫瘍から剥離し（図5A, B），可動化すると十分な前頭葉内側面の展開が可能となった．前頭葉内側面にナビゲーションを用いて電極を挿入にし，下肢MEPを確認しモニタリングを開始した．覚醒下で言語モニタリングを開始した．前頭葉内側面から帯状溝を剥離し，内側前頭葉動脈を剥離温存した（図5C）．上前頭溝を剥離し，脳溝深部で腫瘍を確認し，腫瘍境界を超音波吸引器で確認しながら，腫瘍を起こして摘出した（図5D）．捕捉運動野の摘出に伴い，右上下肢の運動障害が明らかとなった．しかし，白質刺激で摘出腔壁後方

図4　症例①：グリオーマ手術の実際①
A：開頭後の硬膜切開（白腺）．
B：硬膜展開後MEPモニタリング開始．
C：手術視野に合わせた3次元融合画像．
D：腫瘍範囲と周囲構造物を3次元画像とオブジェクトのスーパーインポーズで確認．

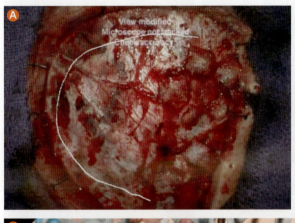
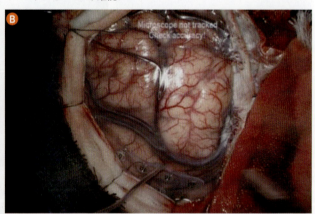
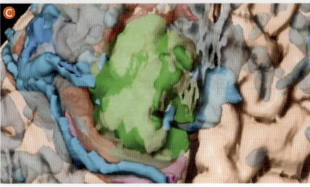
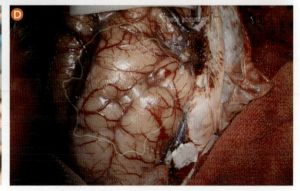

図5 症例①：グリオーマ手術の実際②

- **A**：腫瘍前方架橋静脈の剝離を下肢MEPモニタリング．
- **B**：腫瘍後方架橋静脈の剝離．
- **C**：passing動脈の剝離．
- **D**：腫瘍周囲剝離から腫瘍摘出．
- **E**：摘出腔後方底面の白質刺激でCSTとの距離を確認．
- **F**：摘出腔周囲の追加切除．
- **G**：側脳室前角の開放．
- **H**：最終画像．

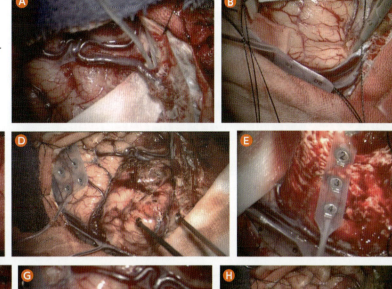
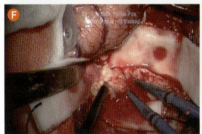
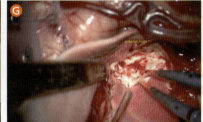
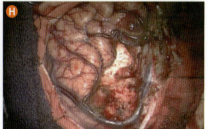

底面にCSTとの距離がまだ十分にあることから(図5E)，超音波吸引器で腫瘍と判断される部分の追加切除を行った(図5F)．側頭葉前角が確認され(図5G)，腫瘍最深部となる白質領域を十分に摘出したと判断した(図5H)．術中MRI撮影で予定したFLAIR高信号領域の摘出を確認し，腫瘍摘出を終了した．

> **! Pitfall**
>
> 特にグリオーマの手術の終盤は，ブレインシフトが大きくなっており，ナビゲーションの精度は低下するので，ナビゲーションは参考程度に用いる．CST近傍の腫瘍切除では，皮質刺激，白質刺激のMEPが必須である．CSTの損傷では，緩除にMEPが低下することが多いが，虚血によるCST損傷は突然MEPが消失する．

● 術後評価に活用

プランニングワークステーションで，術後撮像した画像を術前計画に融合し，手術の評価を行う．グリオーマの手術では，意外に術中に気づかなかった部分に残存することが多い．腫瘍自体のシフトによっても残存することがある．正常領域に過剰に切り込んでいることもある．虚血病変が出現した場合の灌流血管の同定にも役立つ．術後の3次元画像と手術ビデオを比較することで次の手術の機会に有用である．術中MRI撮像を用いるとすぐに自身の手術が評価できる．

術後FLAIR画像では，腫瘍は全摘出されていた（図6A）．FAT，CSTとの関係を3次元融合画像で確認すると，予定通り両神経線維面での腫瘍切除が行えていた（図6B）．術前の脳実質オブジェクトと術中MRIの画像を融合すると，ブレインシフトの特徴が理解できる（図6C，D）．仰臥位による前頭開頭では，前頭葉前方では，13.4mmの背側へのブレインシフトがあり，腫瘍摘出周囲では尾側に6.2mmのブレインシフトがあった．髄液排出に伴い脳室も50％程度縮小していた．

経験したい手術：錐体骨斜台部髄膜腫

● ナビゲーションの術前計画

　髄膜腫は，従来良性腫瘍の範疇で捉えられていたが，易再発性，悪性の経過を示すタイプもある．また，近年の次世代シーケンサー解析から異なる遺伝子異常に分類できることが明らかとなってきた[3]．髄膜腫は，一般的に硬膜に付着して栄養されながら増生するが，早い増殖を示す，または，新生血管要求の高い髄膜腫は，くも膜を破壊して栄養血管を構

図6　症例①：術後評価
A：術後FLAIR画像．
B：術後3次元画像．摘出腔とFAT，CSTとの関係．赤：FAT，赤紫：CST．
C，D：術前脳実質オブジェクトと術中MRI画像．ブレインシフトのパターンが理解できる．

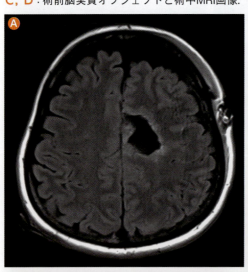
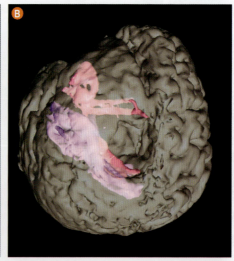
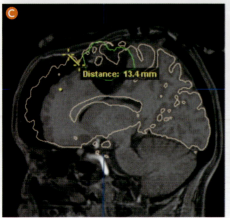
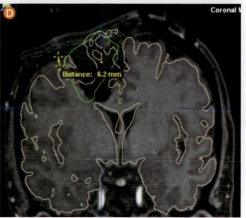

築することや脳実質に癒着，浸潤することもある．こういった髄膜腫の性質を知ったうえで，頭蓋骨と指標となる骨構造物，動静脈（特に栄養血管や重要なドレナージをもつ静脈），脳神経をもとに，開頭，骨削除範囲，処理すべき栄養血管，温存すべき静脈を決定し，手術手順を計画する．

「症例②」（図7～9）は，体幹失調，眼球運動障害，三叉神経障害で発症した左錐体骨斜台部髄膜腫である．腫瘍は主にテントに付着部位をもち，頭側は大脳脚，尾側は内耳道を超えて顔面神経，聴神経を尾側へ圧排していた（図7A, B）．栄養血管は，meningohypophyseal trunkからのtentrial arteryであった（図7C）．側頭葉底面に静脈が走行するが，硬膜内走行であり，腫瘍背側でsuperior petrosal sinus（SPS）に流入する静脈が確認された（図7D）．腫瘍はT2WIで高信号を示し，柔らかい腫瘍であること，周囲組織との浮腫がなく癒着が少ないことが予想された．そこで，anterior petrosal approachで栄養血管を処理し，錐体骨先体部の骨切除とテント切開のスペースから，内減圧を行いながら腫瘍を周囲から剥離し，摘出する計画とした（図7E, F）．腫瘍が予想より硬く癒着があり，尾側成分が残存した場合は，lateral suboccipital approachで追加切除を行うことを計画していた．

図7 症例②：左錐体骨斜台部髄膜腫

A，B：術前造影T1 WI画像．
C：MRA-TOF画像．meningohypophyseal trunkからのtentrial arteryからの栄養血管．
D：左内頚動脈撮影静脈相．
E：腫瘍，皮膚切開，開頭範囲．オレンジ：腫瘍，赤：皮膚切開，青：開頭．
F：開頭後の手術シミュレーション．赤：腫瘍，紫：小脳，緑：脳幹，黄色：脳実質．

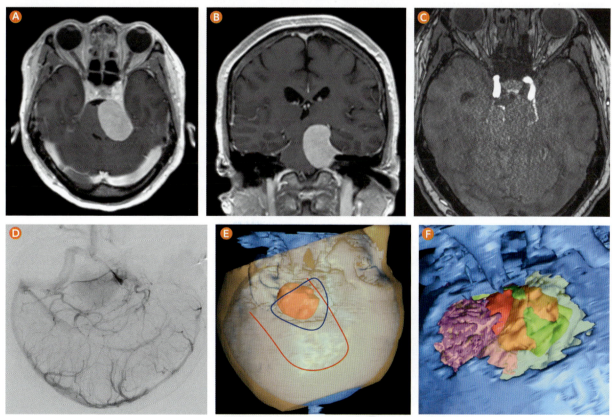

> **⚠ Level up technique**
>
> ナビゲーションのプランニングワークステーションでは，画像操作の制限があり，十分な手術シミュレーションが行えないことがある．特に骨削除や開頭のシミュレーションは，「SYNAPSE VINCENT」などが使いやすい．そこで，他のワークステーションで作成した画像をプランニングワークステーションにインポートすることで，より複雑な術前計画が可能となる．

● 術中ナビゲーション活用の実際

　髄膜腫の手術では，骨構造物や硬膜など術中に偏位しない周囲構造物があるため，ナビゲーションの有用性は高い．また，硬い髄膜腫は切除しても偏位しないため，ナビゲーションで摘出領域を容易に確認できる．開頭，骨削除においても，ナビゲーションは非常に有用であるが，常にその精度を骨構造物などで確認する必要がある．さらに開頭，骨削除後に硬膜上から，腫瘍進展領域，栄養血管，各脳神経の位置を確認する．硬膜切開後は，髄液が排出され，腫瘍周囲の構造物が偏位するし，腫瘍摘出に伴ってダイナミックに変化する周囲構造をイメージしながら，手術を進めていく．

　「症例②」では，全身麻酔後スパイナルドレナージを挿入した．仰臥位で頭部を右回旋90°，右側屈20°，上体20°挙上の体位とした．耳介前から，側頭部からmastoid後方へのU字状皮膚切開で，後方の骨膜を閉鎖時に有茎で使用できるように確保して側頭筋を展開した（図7E）．中頭蓋窩底までの側頭開頭を行った．適時ナビゲーションを使用しながら骨構造を確認した．硬膜外に中頭蓋底に入り，中硬膜動脈を凝固切断しforamen spinosumを確認した（図8A）．arcuate eminence，great superficial petrosal nerve，V3を確認し，Kawase triangle（posteromedial triangle）を同定した（図8B）．錐体骨先端部の骨削除を行い，内耳孔を確認し，ナビゲーションで確認しながら内側に骨削除を進めた（図8C）．側頭部の硬膜切開を行いSPSに沿った硬膜切開とした．後頭蓋窩の硬膜切開もSPSに沿って行った．テント面を確認したうえでSPSを結紮した．そこから，硬膜切開を進めてテントのフリーエッジまで切開を進めていく際に，滑車神経を確認した（図8D）．テント切開で大きく展開し腫瘍を確認し（図8E），栄養血管の処理も行えたために，腫瘍出血はほぼなかった．腫瘍上極で三叉神経が強く圧排されていた（図8F）．腫瘍内減圧を超音波吸引器で進めた．腫瘍内減圧を行いながら，腫瘍と三叉神経，滑車神経を剥離し温存した．ミラーを使って内耳道から顔面神経，聴神経の走行と腫瘍から剥離されていることを確認した（図8G）．内減圧を加えながら，肉眼的に腫瘍を全摘出した．ミラーを使って観察すると腫瘍テント面でpetrosal veinが流入し，残存腫瘍は認めなかったため，腫瘍摘出を終了した（図8H）．

> **⚠ Pitfall**
>
> 腫瘍性状，微小血管，脳神経走行を確認できるのは，実際の手術のときとなる．そのために計画していた術野展開が得られないこと，止血に難渋することなども経験される．術野深部になるとナビゲーション精度が低下することもある．術前計画とはかなり異なった術野状況となり，リスクが高いと判断した場合は，撤退する選択肢も忘れていけない．

図8 症例②：錐体骨斜台部髄膜腫手術の実際

A：中硬膜動脈とforamen spinosum.
B：acuate eminence, great superficial petrosal nerve, V3を確認し, Kawase triangle（posteromedial triangle）を同定.
C：錐体骨先端部の骨削除を行い, 内耳孔を確認.
D：滑車神経（矢頭）を確認.
E：テント切開で大きく展開し腫瘍を確認.
F：腫瘍上極で三叉神経を確認.
G：ミラーを使って内耳道から顔面神経, 聴神経を確認.
H：最終画像.

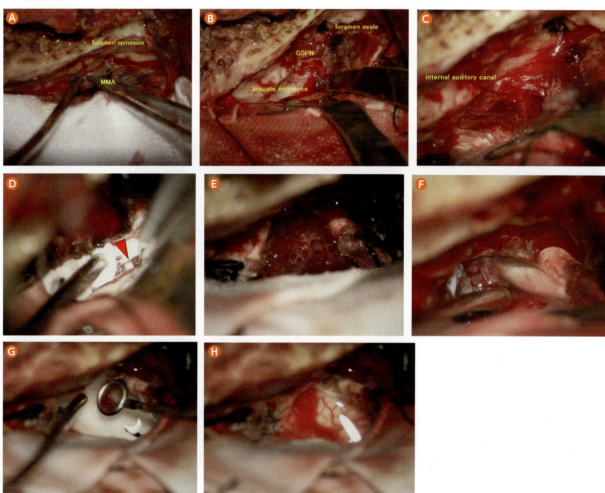

> **! Level up technique**
>
> ナビゲーション精度低下があった場合には, リレジストレーションを行うことで解決できる. 初回手術の場合には, 後頭蓋下および側頭骨の開頭であれば, 骨の特徴があり, 骨のサーフェイスレジストレーションは可能となる. 再手術の場合には, 開頭範囲のエッジにポイントを作成する. チタンプレートや骨縁にポイントを作成することでリカバリーが可能となる.

術後評価に活用

術後撮像した画像を術前計画に融合することで，開頭，骨削除，残存腫瘍などを評価する．腫瘍の性状や周囲構造物との関係が術前計画で予想できないこともあり，術中所見を交えて自身の手術を評価することは重要なプロセスである．術中に十分に削除したと思っていても，意外に骨削除が足りないために術野展開ができずに十分な腫瘍摘出が得られないこともある．目的とした摘出ができなかった要因を十分に検討することで，二期的に手術計画や類似症例の手術計画に生かすことができる．髄膜腫は，術後の組織診断によっては早期に再手術を計画したほうがよいこともある．

「症例②」では，予定した錐体骨先端部の切除が十分に行えたこと（図9），柔らかい腫瘍で内減圧が容易であり，周囲との剥離面を術野内に可動化できたこと，周囲組織と癒着が少なかったこと，主な付着部位がテントであったことから，安全に全摘出を行うことが可能であった．

最後に

脳腫瘍を摘出するにあたっては，その目的と戦略が重要であり，その過程におけるナビゲーションの活用法を解説した．術前計画から，術中支援，術後評価とナビゲーションの活用範囲は広がっている．実際の手術だけなく，術前，術後に3次元画像を用いて手術をイメージして体験することは，術者技量の向上に有用となる．脳腫瘍を手術するにあたっては，ナビゲーションを有効活用してもらいたい．

図9 症例②：術後評価
A：術前造影T1 WI，B：術前CT，C：術後造影T1 WI，D：術後CT．
赤：骨切除範囲．

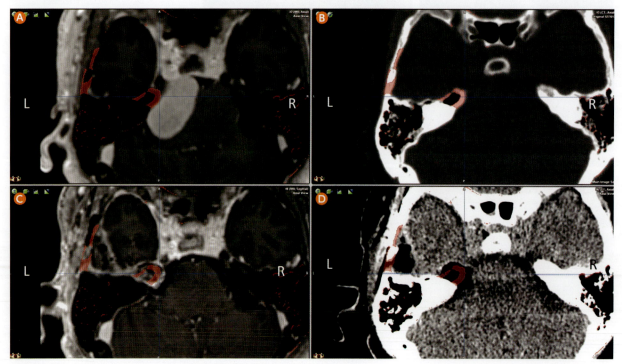

一方で，ナビゲーションは，脳腫瘍の手術に欠くことができないツールとなってきたが，精度の問題が常にある．また，術前予想できない事象もあり，術者の技量が必要となる場面が多いのが現状である．ナビゲーションへの過度な依存はリスクがあり，術者技量や「外科医としての感」を養うことが，手術目的の達成に必要となる．

文献

1) Arakawa Y. [Pre- and Intra-Operative Supporting Technology for Brain Tumors (8) Microsurgery and Endoscopic Surgery for Deep-seated Brain Tumor]. No Shinkei Geka 2017; 45 (6): 549-62. doi: 10.11477/mf.1436203547. Japanese. No abstract available.
2) Molinaro A, Hervey-Jumper S, et al. A novel risk model to define the relative benefit of maximal extent of resection within prognostic groups in newly diagnosed glioblastoma. Neuro Oncol 2018; 20: Issue suppl_6, vi250.
3) Clark VE, Harmanci AS, et al. Recurrent somatic mutations in POLR2A define a distinct subset of meningiomas. Nat Genet 2016; 48: 1253-9.

II 脳腫瘍手術の基礎と手術計画

基本手技

藤田医科大学脳神経外科　長谷川光広

> **Summary**
>
> 脳腫瘍手術の基本操作は，①必要かつ十分な開頭と骨削除，硬膜切開，腫瘍に到達するまでのルートの作成と腫瘍の露出，②早期のfeeder処理（遮断と離断：devascularization, detachment），続いて③安全かつ迅速な内減圧（debulking）と腫瘍切離面からの出血のコントロール，④周辺重要組織からの剥離（dissection），⑤これらの操作の繰り返しからなる．すなわち，腫瘍の摘出は"4D"（devascularization, detachment, debulking, dissection）の繰り返しと最終局面での腫瘍発生部位のmain feederの止血確認，加えて髄膜腫であれば付着硬膜と肥厚骨除去を加えることで完遂しうる．神経障害を起こさない正確な剥離操作が患者の術後performance statusを決定するため，単調になりがちな内減圧操作をいかに速やかに行うかが腫瘍摘出術のポイントとなる．バルサルバ手技などで確実な術野の止血を確認し，有茎骨膜弁などを用いて緻密な硬膜修復を行い，開放したair cellや死腔を閉鎖して髄液漏を防止し，皮膚の閉創に至る．

　脳腫瘍の摘出は，腫瘍露出の後，feederの遮断と離断→内減圧→周辺からの剥離→腫瘍露出部の拡大，摘出の繰り返しである．剥離はくも膜が存在すれば最大の道標となり，さらにこれを温存できれば，その深部の神経組織の損傷を防ぐことが可能となる．Epiarachnoid tumorの代表である髄膜腫は，深部のものであってもepiarachnoid spaceのみの操作で全摘が可能であることがある．脳腫瘍摘出度は，部位，intra-axial/extra-axial，大きさ，病理学的悪性度などの個々の腫瘍の特性と患者の目標とする術後のperformance statusを総合判断して目標を立てる．定位的放射線治療（SRS/SRT）は良性腫瘍のコントロールに非常に有効であるため，意図的に腫瘍を残存させることも手術計画の一つである．"過ぎたるは猶及ばざるが如し"であり，特に難易度の高い手術では，術者の摘出満足度と患者の許容できる神経学的後遺症の程度に，しばしば大きな乖離が起こりうることは念頭に入れておくべきである．

ルート作成，術野拡大のための静脈剥離

　架橋静脈と脳との境界面の剥離は術野拡大のために必須の手術手技である．例として，①前頭側頭開頭時のsphenoparietal sinusに流入する静脈と側頭葉先端の剥離，②大脳間隙への到達時における上矢状静脈洞に流入する架橋静脈の剥離，③側方からの小脳テント内側縁へ到達時の側頭葉下面と中頭蓋底硬膜の架橋静脈の剥離，④後頭極から経テント法で小脳テント縁への到達時の架橋静脈の剥離，などが挙げられる．
　特に大脳鎌髄膜腫の摘出時の架橋静脈の剥離は，術野確保のために最重要な操作の一つ

である．上矢状静脈洞に流入する上行静脈は正中に近づくと厚いくも膜組織に覆われるので，これを丹念に剥離することで大脳鎌に沿った腫瘍への進入経路が確保できる（図1）．上矢状静脈洞近傍で硬膜内に入りlateral lacunaeとなる部位は，lateral lacunaeに沿って硬膜を切離することでlateral lacunaeを温存，かつ硬膜翻転を正中に近づけることが容易になる．さらに脳表に続く部分の静脈を脳組織から剥離することで，牽引する脳の可動性をもたせることも可能となる．

剥離時の腫瘍牽引

腫瘍の剥離には吸引管もしくは鉗子で腫瘍の剥離面に適度な緊張をかけることで動脈，静脈，くも膜，軟膜などの周辺組織からの剥離が容易になる．①付着部中心，すなわち腫瘍発生部位方向へ腫瘍組織を牽引することで，腫瘍によって偏位している脳組織を元に戻す，②圧が直接あるいは間接的にでも脳組織に加わる方向，すなわち進展方向への牽引は避ける．③腫瘍中心の血管性結合組織からなる芯をバイポーラー鑷子で挟み込んで凝固させることにより，腫瘍全体が中心に向かって凝固縮小することで，周辺から剥離されることがある．

これらの操作により，進展，牽引された神経や穿通枝などにかかっている負荷を軽減できる．視神経，内頸動脈などが視野の妨げになるような症例では，これらの重要な組織を直接牽引したり重要組織越しにアプローチすることは，術後に大きな機能障害をもたらす危険性があるため避けることが賢明である（図2，3）．

図1　大脳半球間隙剥離
大脳鎌髄膜腫の症例．
A：頭頂側からみた3DCT．腫瘍到達のため上行静脈（★）の想定剥離ライン（矢印）．
B：上行静脈（★）の剥離と腫瘍露出．
C：腫瘍からの脳表静脈剥離．
D：腫瘍内減圧後に引き出した腫瘍表面．

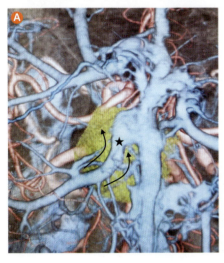
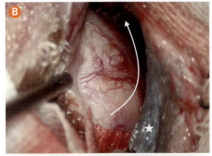
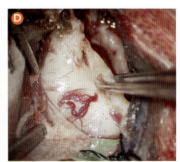
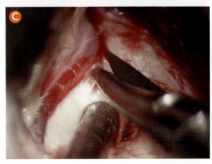

Ⅱ 脳腫瘍手術の基礎と手術計画

図2 腫瘍の牽引方向①
左側に変異して存在する鞍結節部髄膜腫症例（**A**）とほぼ左右対称の鞍結節髄膜腫症例（**B**）．両者とも視神経越しの操作と視神経に圧迫が加わることを避けるために半球間裂アプローチで全摘し，視機能は正常化した．矢印は腫瘍の牽引方向を示す．

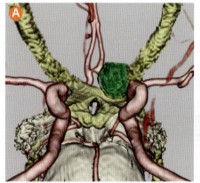
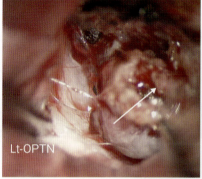
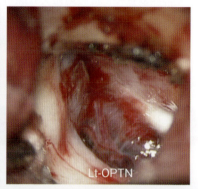
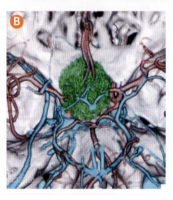
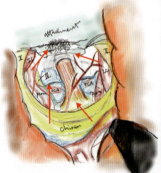
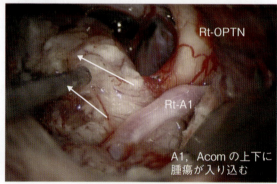

図3 腫瘍の牽引方向②
前床突起髄膜腫の症例．
A：術前の3DCT．
B：腫瘍付着部正中．
C：動眼神経（Ⅲ）露出と腫瘍牽引方向（矢印）．
D：左視神経と視神経の下に潜り込む腫瘍の牽引（矢印）．

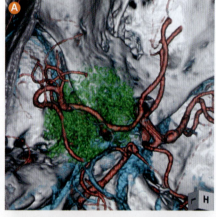
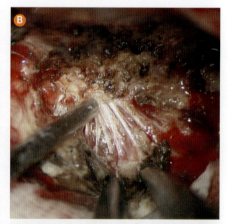
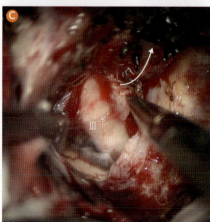
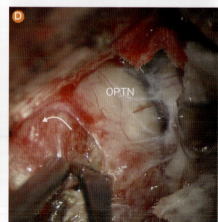

Devascularizationとdetachment

　できるだけ早期に腫瘍血管を処理することで，その後の操作の難易度を格段に軽減できる．円蓋部髄膜腫では，開頭時の硬膜処理でfeederの処理を終えれば手術の半分は終わったようなものである．大脳鎌や前頭蓋底髄膜腫では，硬膜切開の後に付着部に早期に向かい，devascularizationを行いながら腫瘍のdetachmentの操作を行うことが多い．また，devascularizationの手技として，アプローチによっては最深部にfeederが存在する深部髄膜腫の症例では，術中のfeeder凝固切断，腫瘍内血管凝固切離に加えて，術前の塞栓術がきわめて有用である．開頭時に処理可能なfeederには塞栓術は不要とする意見もあり議論の余地はあるものの，開頭時の出血の軽減ならびに腫瘍の残存を余儀なくされた場合の，残存腫瘍増殖抑制効果を期待する筆者の多用する手技の一つである．

> :exclamation: **Level up technique**
> **術前の塞栓術（図4）**
> 　近年，血管内手術の発達により，錐体斜台部髄膜腫の錐体下垂体動脈（meningohypophyseal trunk）のような内頚動脈系からのfeederも安全に塞栓することが可能になり[1]，適応があれば術前の塞栓術を汎用している．われわれの施設では，塞栓後の腫瘍の急激な腫脹や腫瘍内出血を考慮して，mass effectがある症例にはできるだけ摘出術の直前に塞栓術を行っている．特に，わずかな腫瘍の腫脹が神経症状の悪化をもたらしうる脳幹に接する巨大な深部腫瘍には，手術当日の早朝から塞栓術を行っているが，これには血管内治療班の理解と協力が不可欠である．

図4　内頚動脈系の塞栓
錐体斜台部髄膜腫の塞栓術．
A：術前の左内頚動脈撮影側面，テント動脈からのfeeding．
B：balloon（矢印）で内頚動脈を遮断した状態の内頚動脈撮影側面，すでに中硬膜動脈（MMA）はコイルで塞栓済み．
C：塞栓後の左内頚動脈撮影側面．腫瘍陰影はほぼ消失している．
D：塞栓術後の単純CT．造影剤の残存で塞栓部位がわかる．

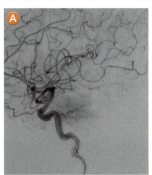 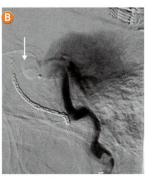 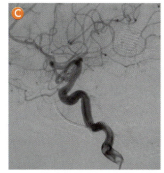 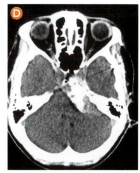

付着部硬膜の凝固

　腫瘍の硬膜付着部では太い径のfeederや，その周辺の細かいfeederが腫瘍表面に入り込んでいる．腫瘍表面でfeederのみを焼灼しようとすると腫瘍の中に入り込み，腫瘍が崩れてかえって出血のコントロールがしにくくなることがある．硬膜付着部は細い血管が入ろうとする硬膜の厚みを利用し，硬膜とともに焼灼し，組織全体を縮小させることを意図して，腫瘍表面組織とその中を走る複数の細いfeeder共々かたまりとして凝固・縮小すると，無血野の中で形の残った焼灼されたfeederを安全に切離できる（図5）．

> ⚠ **Pitfall**
> **バイポーラー鑷子による焼灼**
> 　バイポーラーであるため両鑷子の間に局所的に強い凝固作用が得られるが，凝固時間を長くするにつれ，髄膜腫のdural tailの凝固時などにその周囲にも思いのほか凝固作用が拡大することがある．鑷子間と周辺の重要構造への熱伝播を同時に十分に観察しながら操作を行う．

図5　硬膜凝固
A：付着硬膜凝固操作の模式図．
　青丸：硬膜ごとの凝固により，main feederとこれを起源とする複数のfeederが凝固されている模式図．
　赤丸：境界部の凝固の模式図．凝固の後の切開時に焼灼不足のfeederから出血することがある．
B, C：青丸，赤丸の拡大模式図

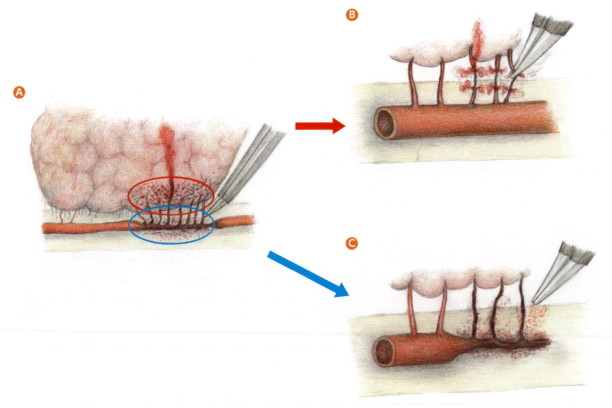

> **! Level up technique**
> バイポーラー鑷子（図6）
> 　鞍結節部髄膜腫や錐体斜台部深部の腫瘍付着部は，硬膜が視野と平行に近いため凝固に難渋する．細身で先端が上方に曲がった角度のついたバイポーラー鑷子（曲がりが固定されたものとmalleableで自由に角度を調節できるものの2種類がある）が操作性に優れるため筆者は愛用している．

図6 バイポーラー鑷子
A：全体像，B：先端の拡大像．

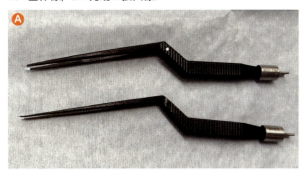 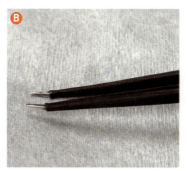

Debulking

　内減圧の意義は，狭い操作スペースを拡大し，腫瘍－正常組織境界部を中心に移動させて，直視下に緊張の軽減した剥離部位を観察することである．内減圧操作は，①吸引管や超音波吸引装置で腫瘍塊を破砕吸引する，②バイポーラー鑷子で凝固切離を繰り返し小片とする，③腫瘍鉗子ですくい取るように切るなど，腫瘍の部位ごとの硬さと性状に合わせた手技を用いるが，迅速に内減圧を達成することが手術時間の短縮ならびに出血量の軽減に直結する．硬い腫瘍には超音波吸引装置のパワー，吸引力，イリゲーションを適宜調節しながら，腫瘍内の血管を温存しながら内減圧を進める．線維性の硬い腫瘍にリング状のモノポーラーも有用である．

　いったん保存された腫瘍血管は適宜処理するが，腫瘍組織を貫通する動脈，穿通枝，脳神経の温存，保護には細心の注意を払う．迅速で安全な内減圧を達成するためには，開始時に腫瘍のだいたいの輪郭をシミュレーションした後に，適宜腫瘍の内外を交互に観察し，残存腫瘍の可動性，硬さの変化を吸引管，超音波吸引装置，バイポーラー鑷子の先端で感じながら腫瘍を切離する．深さが把握しにくいときに，正中から腫瘍を横断するように最深部に到達できれば，早期に腫瘍の深さと厚みを把握でき，かつ最深部のmain feederを処理できることは先人が述べているとおりである[3]．Neuro-navigation system，エコーなどの術中に簡便に用いられる診断装置で内減圧の程度をon-timeに把握することや，腫瘍内の石灰化病巣，線維化した腫瘍核などをランドマークとすることも有用である（図7，8）．

図7 feeder凝固

嗅窩部髄膜腫症例.
A：3D画像．矢印は剥離面．①腫瘍に到達，②腫瘍下面の剥離，③上面の剥離，④内減圧，⑤main feederの焼灼．
B：Aの②③の操作が困難な場合，これに先立って内減圧の後に直接main feederに到達する方法もある（矢印）．
C：main feederを焼灼．
D：最深部のくも膜を温存し，くも膜越しに左右視神経を確認（矢印）．

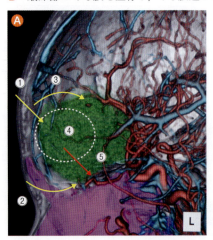
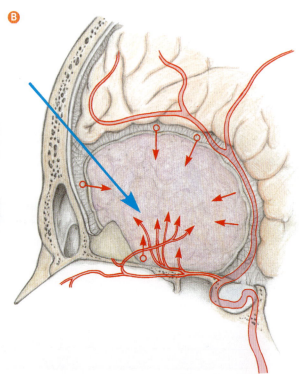
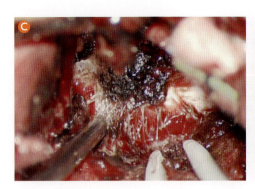
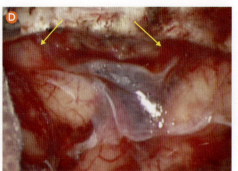

腫瘍内止血操作

　術中の腫瘍内出血コントロールの基本は，バイポーラー鑷子を用いた凝固止血操作である．出血点を素早く綿花で覆い，これを吸引することで，出血の程度と出血点を瞬時に判断し，feederをピンポイントで焼灼する．闇雲に熱を出血部位近傍にかけるのは，効果的な止血が望めないうえに周辺の重要組織を損傷しかねず，慎むべきである．腫瘍血管を挟み凝固熱で出血血管壁を焼き縮め，徐々に血管孔を塞いでいくような感覚で止血する

図8 腫瘍の割断
大孔部髄膜腫症例.
A：術前の3DCT画像.
B：腫瘍露出.
C：線維性で硬く，広い術野が確保できないため，腫瘍を腹側硬膜まで割断.
D：最終的に全摘出.

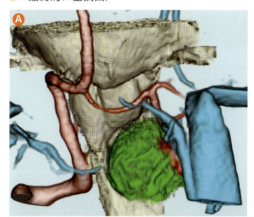
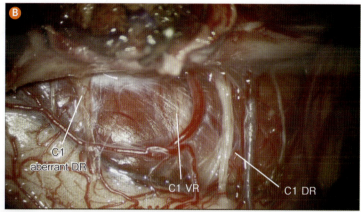
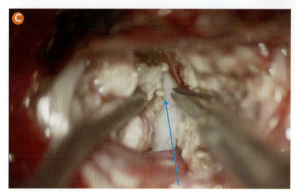
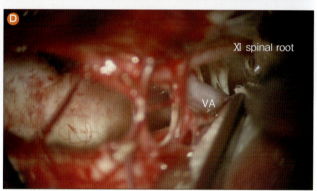

のがコツである．通電前にバイポーラー鑷子で挟むことで止血できていれば確実である．drainerなどの静脈性の出血は，縮めて閉塞させるだけの壁の厚みとサイズであれば凝固できるが，通常腫瘍血管は壁が薄いことが多く，凝固により爆発することもあり，酸化セルロース（サージセル®），ゼラチン製剤（ゼルフォーム®）にフィブリン糊を浸み込ませたものでパッチするように止血する．広範にoozingをきたした場合には，内減圧腔に酸化セルロースの小塊やこれに酸化コラーゲン製剤（アビテン®）をまぶしたものでパックして，他の操作をしながら自然止血を待つ方法もある．海綿静脈洞からの出血などには，小片の止血製剤をピンポイントに差し込むようにして止血する．近年，上市されたトロンビン含有ゼラチン粒子（フロシール®）は，止血をより簡便にする効果をもたらしている．

　バイポーラー鑷子の選択は手術の要の一つとなる．使い慣れた，術野にあった長さのバイポーラー鑷子を，場面場面に合わせて選択する．そのためには，各種バイポーラー鑷子の長さ，形のバリエーション（ストレート，バイオネット，ジュエラー，アドソン型など），先端チップの太さと性状（銀合金，金メッキなど），ディスポーザブル，リユーザブルなど，さまざまな市販されているバイポーラー鑷子の特徴を理解しておく必要がある．各々の特性を理解したうえで自分の好みと術野の性状に合わせて使用する．

腫瘍内の動脈の剥離

　正常血管が腫瘍内を走行する場合，血管を確保した後に，腫瘍塊の外でその血管の中枢側，末梢側を確保しこれに沿って剥離する．それが困難な場合には，穿通枝の分岐しない血管壁側を腫瘍内で慎重に露出し，丁寧に穿通枝の走行を同定し，くも膜を利用して穿通枝を外すようにする[4]（図9）．Al-Mefty[2]のclinoid meningiomaの分類のGr Iのように，内頚動脈の外膜に硬い線維性の被膜が移行している場合には，内頚動脈の損傷をきたしうるので，被膜と血管の外膜の移行部の剥離には細心の注意を払う．

> **! Level up technique**
>
> **視神経管の開放（図10）**
> 　視神経管の開放は，視神経の減圧，視神経管に進展した腫瘍の除去，視神経に可動性をもたせるために，前頭蓋底手術において必須の手術手技である．視神経は長径が10 mm，直径5〜6 mmの骨性の管であり，この中を幅5 mm厚み3 mmの視神経と眼動脈が走行する．視神経管開放の際には，術前に視神経管上壁，前床突起，optic strutのpneumatization，眼動脈の走行などのバリエーションを評価することが肝要である．視神経管の下方に腫瘍が進展し，視神経を持ち上げて視神経が菲薄化している場合は，視神経上壁の直下に脆弱化した視神経が走行しているので，減圧操作と熱発生に細心の注意が必要である．

図9　血管の剥離
A：血管剥離のコンセプト．
B：前床突起髄膜腫腫瘍摘出後の術中写真．間隙にはくも膜が温存され，その奥にPcom，前脈絡膜動脈と穿通枝を確認した．

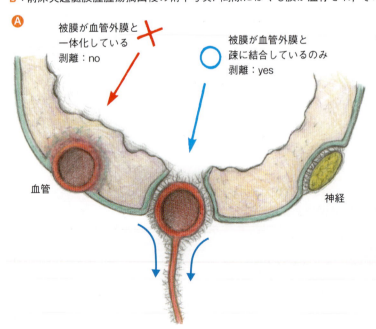
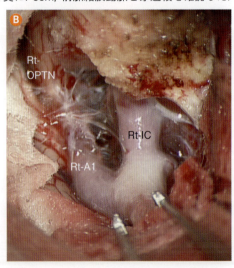

図10 視神経管の開放と腫瘍剥離
A：ほぼ全長にわたる右視神経管開放後，管内の腫瘍を郭清．falciform ligamentによる圧痕（矢印）．
B：視神経の下にも腫瘍が進展（矢印），視神経全周にわたり腫瘍が存在していた．

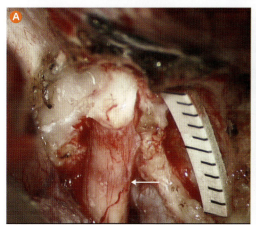
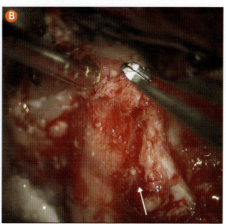

> ⚠ **Pitfall**
> **全周性の神経剥離**
>
> 　視神経，動眼神経，外転神経などの，全周にわたって腫瘍が取り巻いている場合の腫瘍からの剥離は要注意である．慎重な操作を行っても神経表面の細血管を障害することがあり，術後に重篤な機能障害をきたさないように細心の注意を払い，機能温存のためには無理な剥離は避け，必要時に最善の補助療法を選択すべきと考える．

> ❗ **Level up technique**
> **上錐体静脈洞の止血処理**
>
> 　上錐体静脈洞の切離とテント切開は前方経錐体骨法での術野確保の最大のポイントとなる．後頭蓋窩硬膜，側頭部硬膜，小脳テントの交点でそれぞれの方向に血管壁に緊張が加わるため，止血クリップのみの処理では閉塞が不十分となりやすい．深部持針器とプッシャーなどを使って正確に結紮することで，迅速に十分な止血が可能となる．縫合結紮は2点で行った後にその間を離断し，2本の縫合糸を牽引することで前後方向への術野展開に用いることができる．

Ⅱ 脳腫瘍手術の基礎と手術計画

> **! Level up technique**
>
> **脳の牽引**
>
> 　狭く深い術野におけるテクニックの一つに，吸引管による脳の牽引を強調したい．吸引管で深部の術野を吸引しながら，酸化セルロースで保護した脳に綿花を当てた手前の脳を軽く牽引することで術野を確保する．自分の左手に脳の反発力を感じることができるので，その強さは調節でき，かつ間欠的な牽引となる．右手のバイポーラー鑷子も同様に操作可能である（図11）．

図11　バイポーラー鑷子の牽引
バイポーラー鑷子，吸引管の'はら'で，手前で術野に覆い被さろうとしている脳を軽く牽引することにより，視野を確保できる．

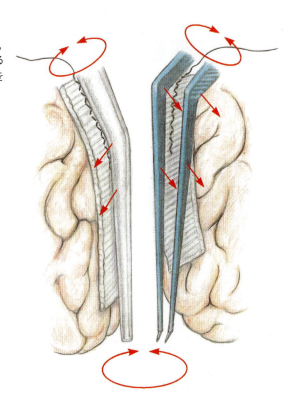

文献

1) Adachi K, Hayakawa M, et al. Modified Balloon Protection Technique for Preoperative Embolization of Feeder Arteries from Internal Carotid Artery Branches to Skull-Base Tumor. Technical Note. J Neurol Surg A Cent Eur Neurosurg 2016; 77(2): 161-6. doi: 10.1055/s-0034-1543961. Epub 2015 Sep 10. PMID: 26356540
2) Al-Mefty O. Clinoidal meningiomas. J Neurosurg 1990; 73(6): 840-9. Review. PMID: 2230967
3) Yasargil MG. Microneurosurgery IVB, Georg Thieme, Stuttgart, New York.
4) Yoshimoto K, Nakamizo A, et al. Surgical techniques for the dissection of encased perforators in giant clinoidal meningiomas. Acta Neurochir (Wien) 2013; 155(8): 1409-12. doi: 10.1007/s00701-013-1750-9. Epub 2013 May 19.

II 脳腫瘍手術の基礎と手術計画

神経内視鏡
セットアップと基本テクニック

東京女子医科大学脳神経外科　天野耕作, 川俣貴一

> **Summary**
> 頭蓋内最深部に位置する下垂体病変に対する経蝶形骨手術(transsphenoidal surgery：TSS)は, ハイビジョン内視鏡の導入後, 目覚ましい進歩を遂げている. しかしながら合併症率の高さからいったんは廃れてしまったTSSを, 安全確実に行い, 合併症を軽減させるためには, 内視鏡下手技向上の工夫, さまざまな周辺機器の導入, 手術器具の工夫・開発が必要である. 当科での経験によって培われた内視鏡下TSSに必要なセットアップおよび基本テクニックを供覧する.

はじめに

　下垂体病変に対する画期的アプローチ法である経蝶形骨手術(transspehoidal surgery：TSS)は20世紀の初頭にSchloffer, Cushingらによって創始されたが, その合併症率, 致死率の高さから普及することなく1920年代後半には開頭術へと移行した. 光学機器が未発達だった当時, 狭く深い術野で十分な可視化が得られなかったことが原因の一つと考えられる. それから数十年の歳月を経て, 1960年代にHardyらがTSSに顕微鏡と透視装置を導入[7]し, その安全性を確立したことにより, TSSは再び脚光を浴び, 世界中に広まり標準的な手術となった. さらに1990年代には神経内視鏡が導入され, 拡大TSSが行われるようになりその手術適応は広がっている. TSSが新たな局面を迎えているなかで, われわれは合併症をできるだけ軽減し, より安全確実な手技を確立して, それをTSSの基本テクニックとしなければならない.

　当科では1998年にTSSをsublabialから経鼻孔に変更するとともに, 神経内視鏡を導入した. その後腫瘍摘出率の向上, 合併症の軽減を目指して[2], 内視鏡下手技向上の工夫, さまざまな周辺機器の導入, 手術器具の工夫・開発などを行ってきた. また2011年にはStorz製ハイビジョンタイプの内視鏡を導入し, TSSの質の向上に努めている. 当科における1,500例を超えるTSSの経験によって培われたTSSに必要なセットアップおよび基本手技を概説する.

セットアップ

● 体位

　静脈洞からの出血を軽減させるため, 患者の上半身はベッド上で15～20°挙上させる(図1A). 頭部は光学式ナビゲーションでは3点固定を行い, 磁場式ナビゲーションでは馬

蹄に固定する．後頭部に褥瘡ができないよう馬蹄には軟布を巻いておく．また頭部は術者の立つ側と反対側に約15°傾け，術者が正対しやすくする（図1B）．水平に固定するのが基本であるが，腫瘍の上方進展が著明な場合はやや頭頂部を下げ，斜台側に進展している場合はやや頭頂部を上げる（図1A）．

　基本的には患者の右側に立ち右鼻孔よりアプローチするが，腫瘍の右方進展が著明な場合は，対角線を利用して少しでもworking spaceを確保するために，左側に立ち左鼻孔よりアプローチする．その際術者がより患者に近接できるように，左上肢は前胸部に三角巾で吊り上げ，上腕分のスペースをかせぐ（図1C）．また拡大TSS，上方側方進展例の場合は反対側鼻中隔粘膜に水平方向の切開を入れ，両側鼻孔経由とする．吸引管，モノポーラー，バイポーラーなどのコード類はむき出しのままにしておくと邪魔になる（図1D）ため布で覆っておく（図1E）．

● 消毒

　鼻腔内の消毒は綿棒を用いてベンザルコニウム塩化物液（プリビーシー®液0.05％），次いでポビドンヨード（ネオヨジン外溶液®10％）で行う．鼻腔内を完全に滅菌消毒することは困難で，かつ肝心な蝶形骨洞内に綿棒は届かないので鼻糞を拭い取るように消毒すればよい．鼻孔周囲，腹部（脂肪採取用）もポビドンヨードで消毒しておく．

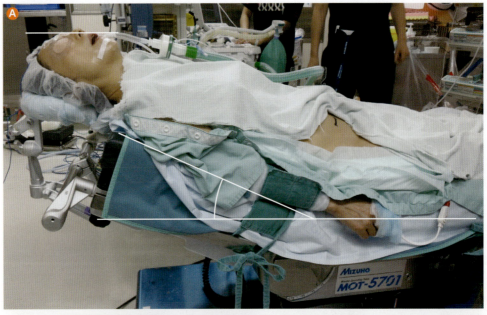

図1　セットアップ
A：体位
B：頭位
C：術側上腕の位置
D, E：コード類の処理

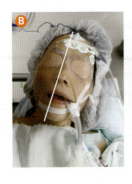
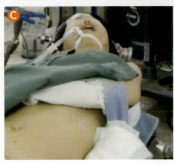
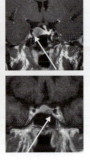
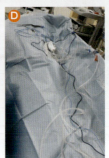
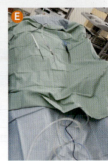

● 機器の配置

　モニターは術者用，助手用の2種類をそれぞれが正対できるように配置する．ナビゲーションの使用頻度は低いので，術中視野外の側方に配置する．Two hands surgeryの際は，必要に応じて三鷹光器製ユニアームを用いて内視鏡を固定して使用するが，左右前後自在に移動できるよう術者の左側に配置する．看護師は術者の右後方に位置し，顕微鏡手術と同様に道具の手渡しを行う（図2）．左側からアプローチする際にはすべての器材配置は逆になる．

● 内視鏡

　顕微鏡と内視鏡にはそれぞれに優れた点があり甲乙つけがたい．顕微鏡は解像度，立体感，操作性において優れ，われわれ脳外科医が使い慣れた光学機器である．一方で内視鏡の特性は何と言っても広い視野角にある．また対象物に近接させることができ，斜視鏡を用いることで顕微鏡では見えなかったものを可視化できるようになった．内視鏡の特性を生かして徐々に内視鏡へ移行するなかで2010年代にハイビジョン内視鏡が普及[3,4,6,10]し，内視鏡の優位性は顕著になった．

　当科で2011年に導入したハイビジョン（HD）内視鏡はSTORZ社製で，スコープに脱着するカメラヘッドは従来型よりも大型化しているが，口径，長さ，形状の異なる三種類のスコープがラインアップ（図3）する．0°のほかに30°，45°，70°の斜視鏡を有し，摘出状況・操作用途に応じてこれらを使い分ける．HD内視鏡（$1,920 \times 1,080 = 2,073,600$ pixel）は，従来型（$640 \times 480 = 307,200$ pixel）の6.75倍の画素数を誇る．その飛躍的に向上した解像度を術中モニターを介して見ると，画像の鮮明さは驚嘆に値し，手術顕微鏡と遜色がないと言っても過言ではない．その結果，従来型よりも対象物の境界が明瞭化し，スコープをこまめに動かし多角的に観察することによって，立体感をつくり出しやすくなった．また3タイプの形状のスコープを使い分けることにより操作性も向上した．視野角の広さは従来型と変わらず優れており，さらに内視鏡を対象物に近接させて用いることで，デジタルカメラの接写モードと同様の使い方ができ，腫瘍および周囲正常構造物の微細構造をより鮮

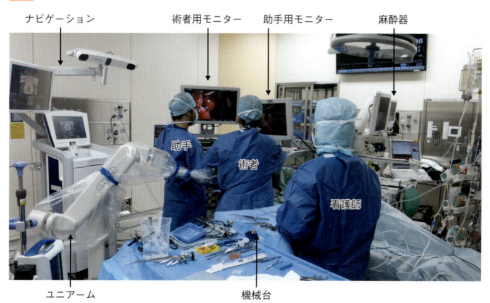

図2 機器の配置

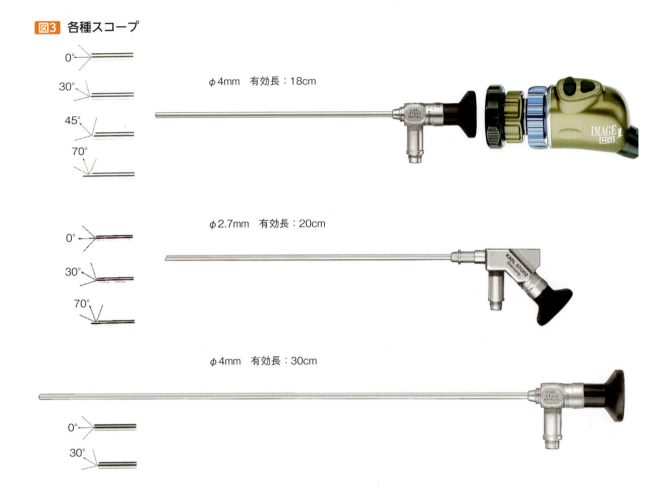

図3 各種スコープ

　明に確認できるようになった．その結果，拡大TSSにおいて微小血管，下垂体茎，視神経などの周囲重要構造物の識別能力は格段に向上し，これまで以上に腫瘍の積極的な摘出が可能となった[3,4]．

　消毒はすべての内視鏡を一括して行うのではなく，個別に包装して必要に応じて開封することにより，未使用内視鏡を徒に消毒して劣化させないようにしている．

　内視鏡の欠点の一つは2D画像であることである．3D内視鏡がいまだ一般化していない現在，その対策としては，内視鏡を前後に動かし距離感を掴む，斜視鏡で多方面から観察し疑似立体感をつくり出す，などの工夫が必要である．これは内視鏡手術の経験を積むに従って自然に身につく基本テクニックである．

● 周辺機器・摘出器具

　トルコ鞍を開窓するまで使用する鼻鏡は，長さ，先端形状の異なるさまざまな種類のものを適宜状況に合わせて使用する（図4A）．また内視鏡操作中，先端に血液が付着したり結露して視界が妨げられた際には，内視鏡用送水吸引システムを使用する．内視鏡イリゲーションシースにSurgiwand™ II（COVIDIEN）を点滴チューブでつなぎ，温生理食塩水を加圧バックで送水する（図4B）．助手がirrigation, suctionの操作をこの装置を用いて行えば，内視鏡先端が汚れた際にいちいち内視鏡を鼻腔外に出す必要がないので，術者はストレスなく集中力を保ったまま操作を継続できる．深く狭い術野のTSSでは，助手が生理食塩水を的確に術野へかけることができないので，洗浄機能付き吸引管は必須である．TSS用の長いもの，側方では先曲りのものを使用する（図4C）．

図4 周辺機器
A：鼻鏡
B：洗浄機能付き内視鏡
C：洗浄機能付き吸引管

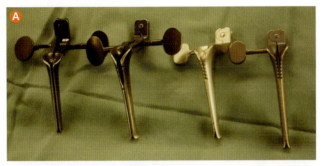
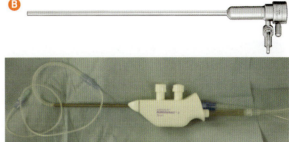
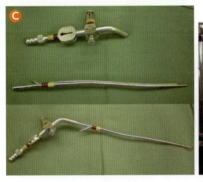
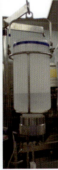
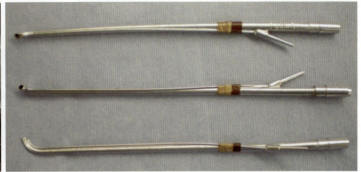

　モノポーラーは粘膜切開用の先端鋭（UAニードル®・メディカルユーアンドエイ），粘膜凝固用の先端鈍（フジタ医科）の2種類を使い分ける．バイポーラーはTSS用の長いタイプで先端直・曲のものを使用する．腫瘍摘出はモノシャフトタイプのものが有用であるが，従来"見えているが道具が届かなかった"，側方および上方に進展した腫瘍に対しては，当科で開発した自在鉗子[8]，先曲がり吸引管＋延長チューブ，屈曲リングキュレット，自在吸引管などを使用して摘出を行う（**図5**）．

基本テクニック

　下垂体・傍鞍部病変に対するTSSは20世紀初頭に創始された画期的アプローチ法であるが，鼻腔・蝶形骨洞，トルコ鞍，第三脳室内という狭く深い空間で操作を行わなければならないという点において，動作制限が最も大きな問題，障害となる．特に内視鏡下TSSでは，顕微鏡操作と異なり内視鏡そのものが術野の一部を占有することになり，ただでさえ狭い操作空間はさらに限定されることになる．また摘出道具，吸引管が操作中に内視鏡に当たって滑ることによって起きる予測不能な動き（flick現象）にも最大限の注意を払う必要がある．手術操作の際には，動きづらいことよりも，予期せぬ動きをしてしまうことのほうが，血管・神経損傷の危険性は高くなる．危険につながる操作を行う前には必ず予行演習を行い，どの道具が入るか，道具がどこまで届くか，どこまで繊細な操作が可能か，どのような対処ができるかをあらかじめ確認したうえで本操作に移らなければならない．

図5 摘出器具
A：摘出器具，バイポーラー
B：自在鉗子
C：先曲がり吸引管＋延長チューブ
D：屈曲リングキュレット
E：自在吸引管

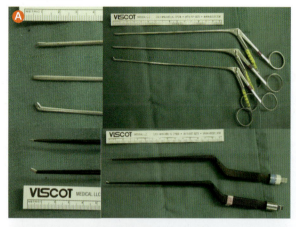
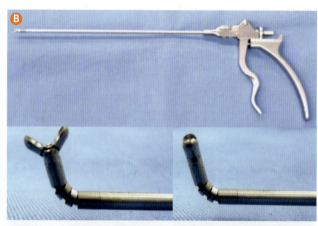
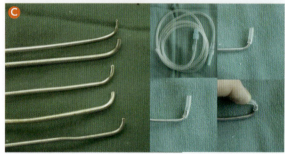
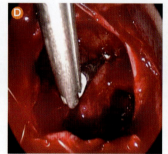
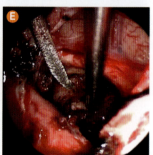

　またこの問題を解決するためには，限られた空間の中でいかにworking spaceをつくり出し，より繊細で意図的・合目的な操作を可能にできるかを工夫することが重要である．
　可能な限り広範なworking spaceをつくり出すためには，鼻鏡の存在も妨げとなる．鼻腔内，蝶形骨洞入り口を開窓する際には鼻鏡を用いてもよいが，トルコ鞍内，鞍上部での操作時には鼻鏡をはずす必要がある．鼻鏡を使用すれば，吸引管，摘出器具，内視鏡を挿入する際に，鼻腔内構造物に引っかからず（損傷しない），内視鏡先端に血液が付着しづらい，などの利点があり，ストレスなく道具の出し入れができる．
　しかしより繊細な動きが必要となるトルコ鞍内・鞍上部での操作の際は，working spaceの確保を優先する．欧米人と比較して鼻孔の小さいアジア人ではあるが，鼻孔は意外に伸縮性に富み，幼小児であっても鼻鏡をはずせば成人と変わらぬworking spaceが確保できる．しかし長時間にわたる局所的な鼻孔の圧排は，術後の鼻孔のひきつれや変形をもたらすので注意が必要である．
　トルコ鞍内・鞍上部の操作の際にworking spaceを確保するためには，内視鏡を置く位置が重要である．操作の対象物（腫瘍や血管，剥離面）と対角線に内視鏡を置けば，腫瘍と内視鏡の間にworking spaceが生まれる．内視鏡を置く位置を確保するためには，蝶形骨洞入口のvomer boneをドリルで広く開窓することが大切である．いくらトルコ鞍底を広く開窓しても，内視鏡の置く位置を確保しておかなければ意味はない．

腫瘍を摘出する順番も大切である．下垂体腺腫の場合，まず初めに①トルコ鞍内中央部を摘出する．次いで側方の②海綿静脈洞に浸潤した腫瘍を摘出する．最後に③鞍上部の腫瘍を摘出する．②の前に③を摘出すると上方進展していたくも膜・正常下垂体が下方に脱転して，②摘出の際に操作の妨げとなる（図6）．

　それぞれの操作で有効なworking spaceを確保するためには，①0°の内視鏡を上方に置き，見下ろす形で操作を行う．そうすれば内視鏡の下方にworking spaceが生まれるので，吸引管，摘出器具は内視鏡の下方から挿入する（図7）．②30°，45°，70°の内視鏡を腫瘍の対角線上反対側に置く．すると内視鏡と腫瘍の間にworking spaceが生まれるので，吸引管，摘出器具は内視鏡の側方から挿入する（図8）．③30°，45°の内視鏡を蝶形骨洞最下端に置き，見上げる形で操作を行う．吸引管，摘出器具は内視鏡の上方から挿入する（図9）．

　次に鼻孔入口から鞍上部まで，各部位別操作の手順・注意点を挙げる．

図6　腫瘍摘出の順序

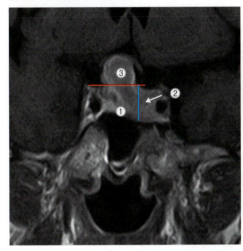
Coronal

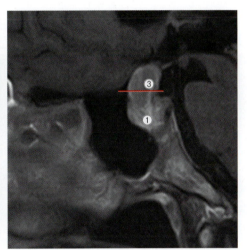
Sagittal

図7　working spaceの確保：内視鏡を腫瘍の上方に置く場合

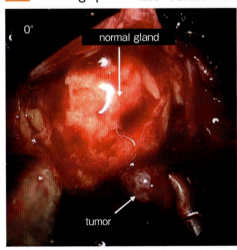

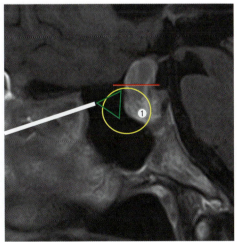
Sagittal

図8 working spaceの確保：内視鏡を腫瘍の対側に置く場合

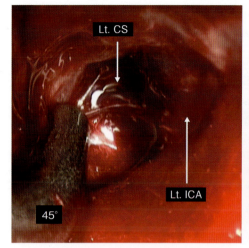
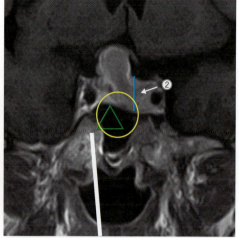

図9 working spaceの確保：内視鏡を蝶形骨洞下端に置く場合

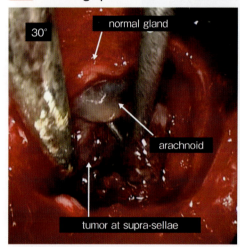
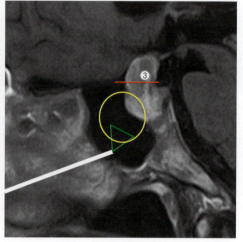

● 鼻腔内

先端鋭のモノポーラーで皮膚粘膜移行部より約5mmの部位に切開を置く．硬膜剥離子で鼻中隔軟骨・骨と粘膜を剥離する．先端が閉じた平らな鼻鏡を挿入し，粘膜と骨を剥離しながら蝶形骨前面に到達する．鼻中隔軟骨は残し，硬骨のみを鞍底形成に必要量採取し，生理食塩水に浸しておく．先端の開いた鼻鏡に交換し，蝶形骨前面を摘出する．大きな開窓が必要な際には，TSS用のドリルが必要である．中鼻甲介は鼻鏡により側方へ圧排されるので，よほど側方にアプローチしない限り摘除する必要はない．

● 蝶形骨洞内

術後の修復過程を鑑み，蝶形骨洞内の粘膜はできる限り温存する．特にトルコ鞍前面の粘膜は丁寧に剥離して，有茎弁として残す[1,5]．蝶形骨洞内の隔壁骨も摘出して鞍底形成時に利用する．

● トルコ鞍底

　蝶形骨洞内の含気化が不十分な場合にはドリルが必要であり，各社よりTSS用のドリルが市販されている（図10A）．特にconchal typeの場合にはナビゲーション下に慎重に骨削除を行わなければならない（図10B）．通常の薄いトルコ鞍底の場合にも，inter-cavernous sinusの損傷・出血を防ぐためには卵殻のように薄く削り，硬膜を傷つけないようにする．また腫瘍が側方進展し（図10C, D），内頚動脈隆起（図10E, F）を削る際にも同様に海綿静脈洞壁前面の硬膜を傷つけないように慎重に露出させなければならない（図10G～I）．

　硬膜を切開する前には必ず蝶形骨洞内を，洗浄機能付き吸引管を用いて生理食塩水で繰り返し洗浄する（数百cc）．ドリルで生じた骨屑除去と術前消毒できなかった蝶形骨洞内の消毒の代わりとなる．その目的は術後感染，特に髄膜炎の予防である．硬膜は基本的にはH字に切開する．この方法が，より短い切開距離で広い開窓範囲が得られる．硬膜は開頭時と同じようにテンティングを行う．flapとなった硬膜が摘出操作時に邪魔にならないように，また斜視鏡下操作の際に上下左右の目印にもなる．

● トルコ鞍内

　TSS用の長い道具を使用することが前提条件であるが，特にモノシャフトの摘出道具は，狭く深い術野で繊細な操作を行うには必須である．腫瘍摘出操作の際，いわゆるpull down surgeryは厳に戒めるべきである．内視鏡の利点は自由自在に対象物を画面内に収められることにあり，剝離面を常に視野の中において操作を行わなければならない．

図10 トルコ鞍底の操作

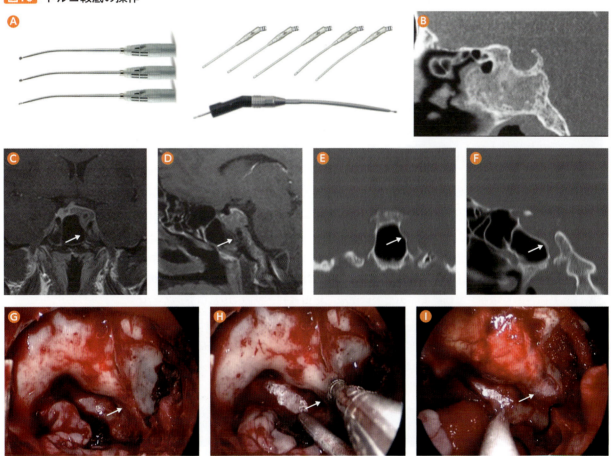

開頭腫瘍摘出術と同様に吸引管でカウンターを当て，適宜鋏で切開を加えながら剥離・摘出を進める．主幹動脈や穿通枝を損傷した場合，開頭術と異なり動作制限のある内視鏡下では，その修復はきわめて困難である．重要な操作を行う前には必ず道具がどこまで届くか，どのくらい繊細な操作ができるかを確認する必要があり，常に安全域を意識して操作を行わなければならない．特に内頚動脈損傷はときに致命的となるため，ドップラー，ナビゲーションを用いて常にその位置を確認しておくことが大切である．さらに視神経，外眼筋神経などは，丁寧な剥離操作を行っても機能低下をきたすことがある．視覚誘発電位(visual evoked potential：VEP)，外眼筋モニター[9]などの術中モニタリング併用が望ましい．

● 閉創

硬膜は基本的に全例6-0 モノナイロン系で縫合する．縫合を行う目的は，①硬膜にtensionをもたせてトルコ鞍底部に固い支持組織をつくる，②硬膜の癒合を促進する，③脂肪，筋膜などを併用してwatertightに閉じる，ことにある[1]．開頭術では全例硬膜は縫合するのであるから，当然TSSでも硬膜は縫合すべきであると考える．確かにTSS下で硬膜縫合を行うことは困難であるが，鍛錬を重ねることで可能となり，またTSSで硬膜縫合ができればそのほかの難しい手技も容易にできるようになる．苦労して縫った糸は，あらかじめ鼻孔外で結び目を2つつくり，これを順次硬膜まで送り込み，糸にtensionをもたせたまま緩ませることなくしっかり緊縛する．その道具としてknot tightener®(メディカルユーアンドエイ)が有用である．

トルコ鞍底は，摘出保存しておいた鼻中隔骨を硬膜外，トルコ鞍内にはめ込み形成する．1つの骨片で足りない場合はパズルのように複数の骨を用いる．再手術例で鼻中隔骨が欠損している場合は，チタンメッシュプレート，骨セメントなどを用いる．トルコ鞍底の硬性再建を行う目的は，術後遅発性に生じる髄液漏の予防である．遅発性髄液漏は，髄液の拍動による圧が漏孔閉鎖部にかかり続け，徐々に瘻孔が生じること，粘膜の増生を妨げること，などが原因で起こる[1]．従って，髄液の拍動およびその圧がかかってもトルコ鞍底が動揺しないように硬性再建は必要である．もともとトルコ鞍は骨で覆われているので，それを元の状態に戻すのは自然の理である考える．次に剥離しておいた蝶形骨洞内の有茎粘膜弁でトルコ鞍を覆い，ゼラチンスポンジ，サージセル®，フィブリン糊で固定する．粘膜癒合，自然修復能を促進するのが目的であるが，拡大蝶形骨手術，再手術，放射線施行例などで術後髄液漏の発生が高率に予想される場合には，鼻中隔粘膜弁の使用が望ましい[5]．

摘出保存しておいた鼻中隔骨は元の位置に戻す．術後に生じる鼻中隔穿孔を予防するのが目的である．この手技は耳鼻科で行う鼻中隔彎曲症の手術と同じである．開窓時側方に除けておいた中鼻甲介と鼻粘膜も元の位置に戻す．損傷された粘膜，中鼻甲介の左右にはアルギネート創傷被覆材(ソーブサン®)を貼付する．術後粘膜同士が癒着し，鼻腔内の空気の流路が変わることを防ぐためである．最後に抗生物質入り軟膏を塗布したメローセル®を鼻腔に挿入して手術を終了する．

結語

摘出器具，周辺機器の進歩・開発，HD内視鏡の導入によってTSSは目覚ましい進歩を遂

げてきた．しかしそのことが即ち摘出率の向上，安全性の向上に直結するわけではなく，常に手術機器の操作領域と可能な操作性を意識し，その限界を見極めつつ手術を行うことも大切である．TSSの歴史は合併症との闘いの歴史であったことを忘れることなく，HD内視鏡の高解像度によって得られた視認性を生かすことのできる摘出器具の開発を行い，さらには3D内視鏡，ICG内視鏡などの新たな機能が付加された内視鏡が導入されることによって，TSSは今後さらなる発展が期待できるものと考えられる．

下垂体・傍鞍部腫瘍の70～80％は顕微鏡だけで全摘出が可能だと思われるが，20～30％は内視鏡がなければ安全確実に全摘出を行うことは難しい．しかしその20～30％に対してのみ内視鏡手術を行っていては，内視鏡下の操作技術・基本テクニックはなかなか向上しない．すなわち20～30％の腫瘍摘出を安全確実に行うためには，全症例100％内視鏡で手術を行い，日々鍛錬に努めなければならない．そのうえで安全確実な手術を遂行するためのセットアップを確立し，内視鏡下TSSの基本テクニックを身につけることが肝要である．

文献

1) 天野耕作, 川俣貴一, 他. 総説-経蝶形骨洞手術における髄液漏修復術. No Shinkei Geka 2010; 38 (7): 599-611.
2) 天野耕作, 川俣貴一, 他. 合併症のシステマティック・レビュー—経蝶形骨手術. 脳神経外科 2012; 40 (12): 1119-29.
3) 天野耕作, 岡田芳和. 神経内視鏡—ハイビジョン・3D内視鏡. 臨床医のための最新脳神経外科, 先端医療技術研究所, 東京, 2014, p140-3.
4) 天野耕作, 他. 経鼻前頭蓋底手術—ハイビジョン内視鏡による可視化. 脳外誌 2015; 24: 99-107.
5) Amano K, Hori T, Kawamata T, et al. Repair and prevention of cerebrospinal fluid leakage in transsphenoidal surgery: a sphenoid sinus mucosa technique. Neurosurg Rev 2016; 39 (1): 123-31.
6) Conrad J, et al. High-definition imaging in endoscopic transsphenoidal pituitary surgery. Am J Rhinol Allergy 2011; 25 (1): e13-7.
7) Hardy J. Transsphenoidal microsurgery of the normal and pathological pituitary. Clin Neurosurg 1969; 16: 185-217.
8) Kawamata T, Amano K, et al. Novel flexible forceps for endoscopic transsphenoidal resection of pituitary tumors: technical report. Neurosurg Rev 2008; 31 (1): 65-8.
9) Kawamata T, Ishii N, et al. A novel simple real-time electrooculographic monitoring system during transsphenoidal surgeries to prevent postoperative extraocular motor nerve dysfunction. Neurosurg Rev 2013; 36 (3): 371-6.
10) Schroeder HW, et al. Value of high-definition imaging in neuroendoscopy. Neurosurg Rev 2009; 32 (3): 303-8.

III

手術の実際

III 手術の実際／テント上浅部腫瘍

円蓋部および傍矢状洞髄膜腫

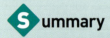

埼玉医科大学総合医療センター脳神経外科　大宅宗一

> **Summary**
>
> 円蓋部髄膜腫，傍矢状洞髄膜腫は脳表の浅い部位に存在するため，腫瘍への到達は容易である．そのため若手の脳神経外科医がまず始めに執刀する腫瘍の1つである．しかしこれらの髄膜腫は決して手術リスクが低いわけではないことを肝に銘じる必要がある．大きな腫瘍で術後に静脈灌流障害をきたせば術後出血や脳腫脹のリスクがある．また運動野や言語野直上に存在する場合も四肢の麻痺や失語症をきたしうる．特に脳表へ癒着している症例や浮腫をきたしている症例では術後にてんかん発作が生じやすい．本稿では円蓋部・傍矢状洞髄膜腫の基本的な手術操作・戦略と，やや応用と思われる手術技術について詳説する．

手術のポイント

● 円蓋部・傍矢状洞髄膜腫のまとめと最新のエビデンス

　経験的にも理解しやすいが，文献上円蓋部髄膜腫はSimpson Grade I の摘出を最も達成しやすい腫瘍であるといわれる．Simpson Grade I の摘出の長期成績に関して，再発率はほぼ0％であり[8]，術後10年から20年を経てもそれは変わらない[5]．従って，基本的には正常硬膜に切開線をおいた完全な腫瘍摘出を目指すべきである．

　また円蓋部髄膜腫は完全に摘出することによって最も恩恵を受ける髄膜腫であるともいえる．近年では，髄膜腫の発生部位とその生物学的な挙動との間に関連があることがわかってきている．円蓋部髄膜腫ならびに傍矢状洞や大脳鎌髄膜腫などの"非頭蓋底髄膜腫"ではMIB1-標識率が頭蓋底髄膜腫よりも有意に高く[4]，またWHO Grade II/IIIの非定型あるいは悪性髄膜腫は非頭蓋底髄膜腫に有意に多い[7]．髄膜腫の遺伝子異常として最も頻度が高い22番染色体に存在するNF2遺伝子変異は，良性・悪性の髄膜腫双方でみられることから早期のドライバー変異であると考えられている．このNF2異常型の髄膜腫は部位的には非頭蓋底髄膜腫に多くcell atypiaを呈することが多い．従って円蓋部などの非頭蓋底髄膜腫は再発率が高く，頭蓋底髄膜腫よりも摘出度が高いことが理想的であり，摘出度を高める工夫によって再発率を低下させることができるといえる．円蓋部髄膜腫では腫瘍の浸潤によりしばしば頭蓋骨の肥厚あるいは破壊性の変化をきたす．蝶形骨の肥厚を伴う蝶形骨縁髄膜腫では肥厚した骨内にも腫瘍細胞が浸潤して存在することが示されているが[2]，円蓋部髄膜腫もこれに準じて広範に骨病変を含めて削除する必要がある．

　一方，傍矢状洞髄膜腫ではSimpson Grade I の摘出を達成することがしばしば難しい．特に上矢状洞が開存している場合には腫瘍付着部である上矢状洞の外側壁ごとの切除は，静脈灌流障害のリスクがきわめて高い．上矢状洞の前方1/3は摘出可能であるとする報告もあるが，一定の確率で前頭葉の静脈梗塞のリスクは免れない．架橋静脈も含めると特に

静脈灌流障害のリスクが高いのは上矢状洞の中央1/3の領域である．腫瘍が中央1/3に存在して上矢状洞が開存している場合は，初回手術においては静脈洞ごとの摘出は控えて，浸潤を受けた上矢状洞壁をバイポーラーで焼灼するに留めるべきであろう．しかし，静脈洞内に腫瘍が浸潤してすでに上矢状洞が閉塞している場合には静脈洞ごとの摘出を検討すべきである．こうした上矢状洞閉塞例における静脈の側副血行路に関しては通常の3D-CTVなどの静的な画像検査による評価には限界があり，依然として脳血管撮影によって得られる動的な情報が重要である．

> **! Pitfall**
> 上矢状洞が閉塞している腫瘍では，側副血行路が発達した板間静脈に依存している場合がある．このような症例で開頭時に板間静脈を損傷すると予想外の脳腫脹を生じることがあり注意が必要である．

他部位の髄膜腫と同様に定位放射線治療には一定の腫瘍制御効果があるが，おそらくは病変が浅くアクセスが容易であるため，円蓋部・傍矢状洞髄膜腫に対しては腫瘍摘出術が選択されることが多い．よってこれらの髄膜腫に対する放射線治療の治療成績についての報告は多くない．円蓋部・傍矢状洞髄膜腫に対する初回治療としての放射線治療の成績に関して腫瘍制御率は5年間で86～97％と報告されている[3]．一方，開頭術における5年間無再発はほぼ100％に近い[5,8]．もちろんこの2つの数字の単純比較はできないが，この部位の髄膜腫における開頭手術の意義は高いレベルで確立しているといえる．さらに周囲に浮腫を伴う場合，定位放射線治療は浮腫の増悪をきたすおそれがある．すでに浮腫のある2～3cm以上の円蓋部傍矢状洞髄膜腫では放射線治療ではなく摘出を第一選択とすべきである[3]．その一方で上矢状洞が閉塞していない状況で残存腫瘍の増大がみられた場合は上矢状洞ごと摘出するリスクは非常に高く，定位放射線治療の有効性は高い．放射線治療を併用しながら長期間経過観察を行って上矢状洞が緩徐に閉塞した症例では，ほとんどの場合側副血行路が発達している．従って比較的低リスクで上矢状洞ごとの摘出が可能な状態に変化していることも多い．

円蓋部髄膜腫ではしばしば脳浸潤が認められる．2007年以降のWHO分類では，脳浸潤が認められればGrade Ⅱと診断することになっている．術前のMRIにて強い浮腫を示す髄膜腫などではしばしば軟膜浸潤あるいは軟膜との強い癒着が示唆される．しかし，WHO分類の診断基準における脳浸潤とは光顕における組織学的な浸潤を指し（図1），定義上は

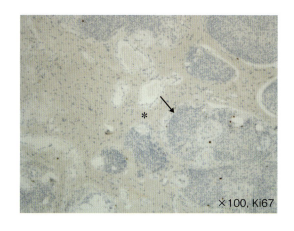

図1 脳浸潤
矢印：髄膜腫
＊：脳実質

術中所見における軟膜への強い癒着や浸潤のことではない．最近では，組織学的にWHO Grade Iの良性髄膜腫であっても軟膜への浸潤が生じることがあり，かつ軟膜浸潤がみられる場合には再発率が高いという報告がある[1,9]．このことからは，特に若年の円蓋部髄膜腫では，たとえsubpial dissectionとなったとしても徹底的な切除が長期的な予後を改善する可能性があり，治療方針を決定する際に参考にすべきである．一方で長期的な腫瘍制御よりも機能保存が優先される高齢者髄膜腫などでは，軟膜浸潤を伴う部分については意図的に脳表へ残す，などの選択肢もあるだろう．

● 手術に必要な解剖学的知識など

もともと髄膜腫"meningioma"という名称は，軟髄膜"leptomeninges"に発生する腫瘍ということでHarvey Cushingにより名付けられた．現在では，くも膜顆粒を構成するくも膜帽細胞"arachnoidal cap cell"から発生すると考えられている．2009年の脳腫瘍全国統計では，髄膜腫発生部位のうち，円蓋部は25.6％，傍矢状洞部は11.6％，と多いほうから2つを占めており，これらは最もしばしば遭遇する髄膜腫ということになる．

円蓋部・傍矢状洞髄膜腫の摘出において栄養動脈の把握は重要である．円蓋部髄膜腫では，中硬膜動脈・浅側頭動脈・前大脳鎌動脈などが栄養動脈となる．また傍矢状洞髄膜腫では，前半部では中硬膜動脈や前大脳鎌動脈，後半部では中硬膜動脈のほか椎骨動脈の硬膜枝から栄養動脈が向かうこともありうる．なお本稿では紙面の関係から詳述は避けるが，小脳円蓋部の髄膜腫では上行咽頭動脈硬膜枝，椎骨動脈の後硬膜枝，後頭動脈の硬膜枝などが関与する．こうした栄養動脈に対して選択的にカテーテルを挿入して血管撮影を行うと，腫瘍内にmicrodrainageが発達していない症例ではperitumoral edemaが強いことが多い[10]．術前に血流が豊富な腫瘍が疑われる場合には，血管内栄養動脈塞栓術を検討する．本邦における髄膜腫の塞栓術の合併症率は1％と，一般的な報告である0～9％に比較して非常に低い[6]．しかし，円蓋部髄膜腫などではそもそも外頚動脈系の栄養動脈は開頭時に容易に処置が可能であることもあり，塞栓術の必要性は術前に十分に検討して不要な塞栓術は行わないようにする．

そのほか手術に際しては，腫瘍の存在部位に応じてさまざまな皮膚切開を使い分ける必要がある．皮膚切開は，①その切開で十分な開頭範囲を得ることができるか，②皮弁への血流は保たれるか，③整容的に問題がないか，などを考慮して決定する．しばしば用いられる皮膚切開の例を示す（図2）．

図2 皮膚切開の種類
STA：浅側頭動脈，OA：後頭動脈

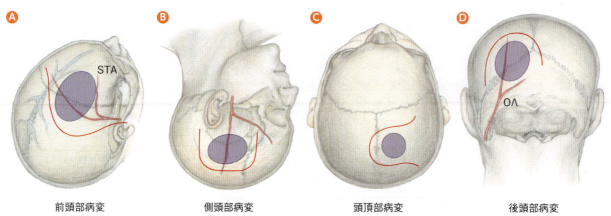

A 前頭部病変　B 側頭部病変　C 頭頂部病変　D 後頭部病変

手術の実際

● 体位

　基本的には摘出部が最も高い位置となるように上体や頭部の角度を設定する．頚部を屈曲する場合は過度に屈曲して静脈灌流が阻害され脳圧亢進をきたさないようにする．前頭部病変では仰臥位，後頭部病変では腹臥位を用いる．頭頂部病変でも比較的外側の病変ではいわゆる仰臥位で肩枕を利用したいわゆるsupine lateral positionも簡便で操作もしやすい．しばしば頭頂部で正中に近い病変が問題となる．頭頂円蓋部髄膜腫では，仰臥位で上体挙上と頚部屈曲で対応するよりは，腹臥位にして頚部を軽度進展させて頭部を固定したほうが術者にとっては楽な姿勢で手術ができる（図3）．上体を挙上し頭部が心臓からかなり高い半座位に近い体位は，術者にとって両腕を挙上し続ける姿勢になりがちで，また患者にとっても上矢状洞などの静脈洞が露出されると空気塞栓のリスクがある．

> **! Level up technique**
>
> 　傍矢状洞髄膜腫では腫瘍のある側へ少し頭を傾けて脳が自重で下がることにより，脳への牽引損傷を回避する方法がある．Occipital interhemispheric approachと同様の原理である．ただし架橋静脈が過度に引っ張られると静脈損傷が生じうるため，静脈に負荷がかかっていないかを術中にこまめに確認する必要がある．

図3　頭頂部病変に対する体位
仰臥位（A）では顕微鏡の視軸（矢印）が寝ることになり術者の腕も疲労しやすいが，腹臥位（B）では顕微鏡の視軸（矢印）が立つため，操作が楽になる．

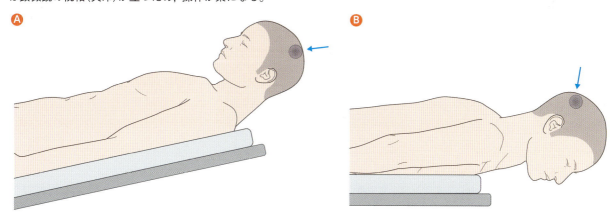

● 手術手技

> **手技のステップ**
> ❶ 皮膚切開と開頭手技
> ❷ 硬膜切開
> ❸ 内減圧
> ❹ 腫瘍と脳表の剥離
> ❺ 硬膜形成と閉頭

❶ 皮膚切開と開頭手技

　皮膚切開は上述の基準に基づいて決定し頭皮上にマーキングする．頭部X線やCTと，患者のinionやnasionあるいは縫合線などの解剖学的なメルクマールを利用した古典的な腫瘍位置の同定法も重要であるが，実際にはナビゲーションが便利である．

　この部位の髄膜腫は，しばしば骨浸潤および側頭筋や頭皮への浸潤，などが認められる（図4）。皮弁を翻転して浸潤を受けた組織が確認されたら確実に除去する。円蓋部髄膜腫では開頭範囲はMRIから予想される硬膜摘出範囲よりも少なくとも各方向で1〜2cm以上大きく開頭したほうがよい（図5A）．皮膚切開の大小は，創部を丁寧に縫合すれば大きな問題とはならないと考えている．

図4 浸潤を受けた頭皮，骨の処理

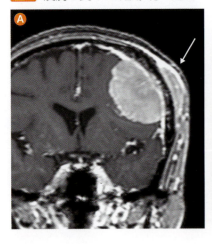
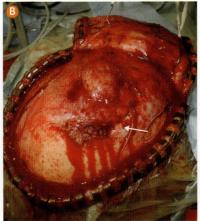
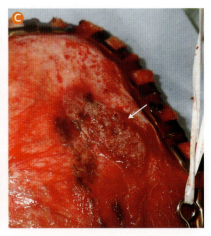

図5 骨窓の範囲
A：腫瘍の付着部外に1〜2cm以上のマージンを取る。
B：傍矢状洞髄膜腫では矢状洞を越えて対側まで開頭する。骨縁が操作のじゃまをせず，また上矢状洞に生まれるわずかな可動性が操作を楽にする。

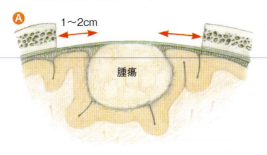
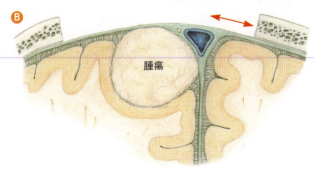

> ⚠️ **Pitfall**
> 一度開頭してから付着部の露出が不十分である場合，開頭範囲を追加することになるが，この操作により骨片がtwo pieceに分かれることになり，チタンプレートで固定したとしても強度や整容の観点から問題となることがあるためできるだけ避ける．

> ⚠️ **Level up technique**
> もしあと数ミリだけ硬膜の露出を拡大したい，という程度であるならば，骨切りバーあるいは4mmダイヤモンドバーなどを用いて，頭蓋骨の外板の骨皮質のみを残して，斜めに頭蓋骨を削るという方法がある（図6）．

　浅側頭動脈や後頭動脈から腫瘍へと栄養動脈が向かっている場合は皮膚切開の時点でしっかり止血しておく．傍矢状洞髄膜腫もこれに準ずるが，開頭範囲は上矢状洞を越えて対側まで開頭することを基本とする（図5B）．上矢状洞を露出しない片側のみの開頭を行うと，上矢状洞部を覆う骨縁がじゃまとなり，バイポーラなどの道具が入りにくい．また骨縁でのテンティングが行えないため硬膜外からの出血が止まりにくく出血の垂れこみで後に苦労することになる．むしろしっかりと上矢状洞を露出して確実に止血材や綿片で止血したほうが容易であり，摘出操作中の視認性も確保できる．

❷ 硬膜切開

　円蓋部髄膜腫においては，腫瘍付着部の周囲を取り囲むようにぐるりと一周に渡って硬膜切開を行って腫瘍へ向かう外頸動脈系栄養動脈を完全に遮断する．硬膜の止血はしっかりとバイポーラで硬膜を挟んで焼灼し，かつ長い距離に渡って焼灼することで，万が一にも術後出血が生じないようにする．この操作によって腫瘍からの出血は激減し，白色に近くなるはずである．もし腫瘍からの出血が持続するようであれば，脳表の動脈からのpial feederが入っている可能性が高く，のちの腫瘍剥離操作を一層慎重に行う必要があることを意味する．

　傍矢状洞髄膜腫の硬膜切開もほぼ同様であるが，上矢状洞近傍では腫瘍によって圧迫された脳表静脈が，腫瘍の前縁や後縁，あるいは直上に引き延ばされた状態で存在することが多い．この静脈を損傷しないよう，硬膜の切開は慎重に硬膜下腔をのぞき込みながら直視下に行う．

図6 Level up technique
数ミリは硬膜の露出を広げることができる。

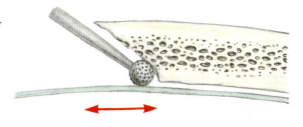

> **⚠ Pitfall**
> 脳表の静脈は静脈洞に近づくと架橋静脈となり硬膜内に早期に流入して，venous pouchあるいはvenous lakeとよばれる拡張した静脈路を形成していることがある（図7）．不用意に上矢状洞近傍の硬膜を切断してこの部分を大きく開放してしまうと縫合しても静脈灌流を保存できないおそれがある．特に頭頂部の傍矢状洞髄膜腫では要注意である．

❸ 内減圧

　摘出の原則は他の髄膜腫と同様であり，付着部硬膜からの切離によって栄養動脈を遮断(devascularize)し，腫瘍を付着部から切り離し(detach)，出血を抑えてから腫瘍の内減圧を行い(debulk)，最後に腫瘍外で周囲組織から剥離する(dissect)．

　円蓋部髄膜腫の場合は，このうちのdevascularizeとdetachが手術のごく初期に終了している形となることが特徴的であり，これらの段階は必ずしも手術用顕微鏡は必要ではない．

　内減圧の目的は，腫瘍を安全に周囲の脳組織から剥離するためである．従って，どこまで内減圧を行うかの1つの目安は，腫瘍の外で腫瘍を中心側へ押した際にその対側の腫瘍がまったく動かない（脳を押さない）状況が得られれば，内減圧としては十分である（図8）．大きな円蓋部髄膜腫では，腫瘍の剥離が腫瘍の赤道からさらに奥へと向かう際に再度内減圧を要することが多い．常に現在の操作が対側の脳を押すような状況になっていないかを注意する．また顕微鏡下での摘出は視点が固定されるため，腫瘍の赤道より奥の操作中に気がつかないうちに大きく腫瘍を動かしてしまっていることがある．そのような操作は腫瘍周囲の浮腫をきたしている脳組織へさらに圧迫を加えることになる．これを回

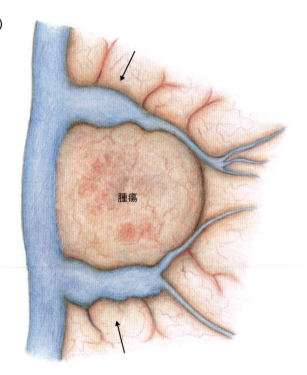

図7 Pitfall：venous pouch（矢印）

避するためには円蓋部髄膜腫といえども手術用ベッドを傾けるかあるいは顕微鏡の視軸を十分に振って，腫瘍の裏をのぞき込むような角度を得ることが大切である．

> **! Pitfall**
> 腫瘍が大きくどうしても裏が見えにくい場合には，顕微鏡を外して肉眼で確認することも重要である．顕微鏡手術にこだわりすぎて，術野を拡大する利点と視軸が固定される欠点とのバランスを忘れてしまわないようにする．

内減圧操作に有効な道具としては，太めの吸引管，超音波吸引破砕装置，ループ型のモノポーラー，などがあるが，腫瘍被膜内で操作するのであれば好みの道具をなんでも用いてよい．

❹ 腫瘍と脳表の剥離

剥離の段階では，脳表のくも膜，軟膜と動静脈の保存に努める．特に動脈は死守するつもりで慎重に剥離する．脳表への癒着が少ない腫瘍では吸引管で軽く腫瘍を持ち上げながら，鈍的あるいは鋭的に剥離を進める．ときに腫瘍周囲のくも膜は厚く肥厚していることがありその中に動脈や静脈が含まれていて見えないことがある．このような厚いくも膜も少しずつ切開していくことによって血管を損傷しないように注意する．

弱い静脈性の出血をそのままにして操作を進めると視認性が低下し新たな血管損傷を招く可能性があるため，丹念に止血を繰り返す．止血はできるだけ焼灼を避けたほうがよく，止血剤や綿片を使用した圧迫止血が基本となる．筆者は静脈性の出血では生理食塩水やトロンビンに浸した極小のゼルフォーム®を好んで使用している．先の細い鑷子で止血点にピンポイントで止血剤を当て数秒から十数秒じっと当てておき，水をかけながら鑷

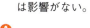
図8 内減圧
A：内減圧が不十分な場合，一側の腫瘍を押す動きが対側へ伝わり，周囲の脳組織を押してしまう．
B：十分な内減圧を行っておくと，腫瘍を中心方向へ押してもその圧は吸収され，周辺の組織には影響がない．

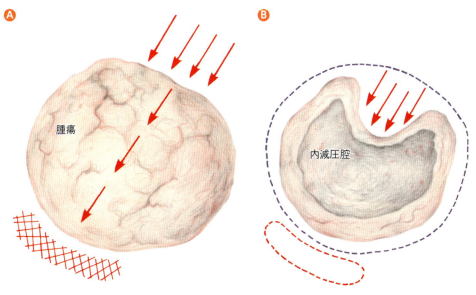

子をゆっくりと離すと止血される．止血剤は小さければ小さいほどその後の剥離操作の際にじゃまにならない．少なくとも不必要に大きな止血剤を用いて剥離面を覆ってしまうような使い方は避けなくてはならない．

　腫瘍によって太い皮質静脈が圧排を受けていることがある．円蓋部髄膜腫では腫瘍の下敷きになって摘出の最後の段階になって重要な脳表の静脈が現れることもあるため，剥離せずに腫瘍を大きく引っ張って損傷したりしないように注意する．特に傍矢状洞髄膜腫は腫瘍の前後で上矢状洞に流入する直前の架橋静脈が腫瘍の圧迫を受け細くなっていることがあるが，こうした静脈の保存は重要である．具体的には腫瘍の内減圧を行って腫瘍内にスペースをつくった後，静脈に接する腫瘍をそのスペースへと引っ張りこみ，腫瘍と静脈の間の圧を減じて両者を剥離することが肝要で，常にこうした静脈にさらに張力が加わることのないように留意する．

　脳表の動脈から腫瘍にごく細い動脈が入っていたりあるいは癒着したりするなどして引き抜けてしまうことがある．切り株状にバイポーラーで焼灼する部分が残されている場合には先の細いバイポーラーを使用してピンポイントに低出力で凝固止血してもよい．もし動脈が細くてバイポーラー先端で挟めるような部分が出血部の周囲に残されていない場合には，一時的に遮断して10-0ナイロンで1針縫合したほうがよい．軟膜浸潤などによる脳実質の損傷はその局所の障害に留まるが，血管との剥離操作の際には，動脈や静脈の損傷は腫瘍が直接接していない遠隔部位にまで損傷が及ぶことを念頭におかねばならない．

　腫瘍が軟膜に浸潤している場合は，腫瘍を動かすと軟膜下の脳実質が露出されてしまうことがある．このような場合で取るべき対応は2つで，もしeloquent areaに位置する腫瘍である場合には超音波吸引破砕装置などでできる限り腫瘍を薄くして意図的に残存させるか，もしnon eloquent areaであった場合にはsubpial planeに切開線をとって摘出度を優先させる方針，である．後者の場合もできる限り残存させる脳組織に対して愛護的な剥離を目指すべきであるが，その場合厚めの綿片を用いて腫瘍表面を擦るようにするblunt dissectionが有効である（図9）．結局のところ髄膜腫の手術は髄膜腫を付着部方向へと

図9 軟膜浸潤に対する綿片を使用したblunt dissection technique
A：右手のバイポーラーで腫瘍を引き出しつつ，左手の吸引管を使って綿片を擦るようにして境界を取っていく．
B：腫瘍の周囲をまんべんなく剥離し，適宜腫瘍被膜は焼灼する．脳組織は綿片によって保護され，脳実質の損傷を必要最低限に留めることができる．

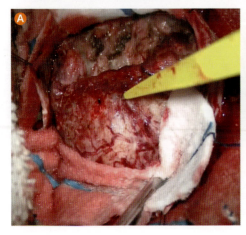 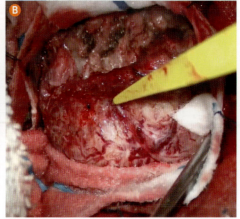

引き戻す手術であり，安全に引き出せる状況をつくる手段として内減圧と剝離の操作が重要となる．

> **⚠ Level up technique**
> きわめてpial feederが発達した症例や周囲の脳浮腫が高度で圧が高いような症例では，いかに脆弱な周囲脳を保護するかが重要となる．その際に有効な方法として「限局的硬膜切開法」がある（図10）．最初から大きく硬膜を切除するのではなく腫瘍付着部から硬膜をpiece by pieceに切断して正常な脳表を摘出終了時まで露出しない方法である．常に正常脳を硬膜が覆っているので，脳組織に操作による挫傷性変化が及びにくい．

❺ 硬膜形成と閉頭

硬膜欠損部は，初回手術であれば，骨膜弁や側頭筋膜弁などで形成できる．欠損が大きい場合や再手術などでは，大腿筋膜を用いて再建する．

> **⚠ Pitfall**
> 近年では大きな硬膜欠損部に使用できる非生体性の人工硬膜も利用可能であるが，つり上げをしっかりと行わないと脳側へ落ち込んで，術後に脳を圧迫することがあるので注意する．

腫瘍が頭蓋骨浸潤している場合は浸潤部を6mmスチールバーなどで削開し正常骨の面まで露出してから骨弁を戻す．閉創は通常どおり行う．

図10 Level up technique：限局的硬膜切開法
A：硬膜はpiece by pieceに切除し，腫瘍周囲の浮腫をきたした脆弱な脳組織を露出しない．
B：少しずつ硬膜開窓部が拡大されていくが，硬膜が脳を覆って保護してくれている．

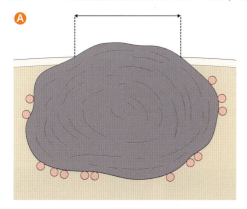
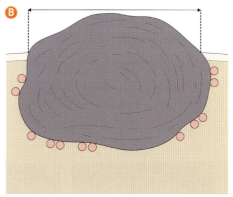

症例提示

症例1　円蓋部髄膜腫（図11）

手術動画①

83歳男性で約2ヵ月前からの右上肢の不全麻痺と認知症様症状にて発症。MRIにて左前頭円蓋部に最大径4.4cmの髄膜腫と思われる腫瘍性病変を認めた（図11A, B）。病変の頭頂葉側には軽度の浮腫を伴っていた。高齢ではあるが症候性であるため開頭腫瘍摘出術を施行した。

仰臥位にて頭部を右へ70°回旋し3点ピンにて固定。ナビゲーションを使用して腫瘍の位置を同定し，腫瘍周囲の約3cmの範囲を露出すべく，大きな弧状の皮膚切開を左前頭頭頂部に置き，4 burr holeにて開頭した。

まず硬膜上で腫瘍へ向かう拡張した中硬膜動脈を認めたため，焼灼した。次いで"柿のへた"のように付着部周囲の硬膜を残しながらぐるりと一周硬膜を切開することにより，腫瘍を孤立させ血流を断った。この操作により腫瘍からの出血はその後ほぼみられなくなった。

内減圧を開始。腫瘍は非常に柔らかく吸引管にてsuckableであった。腫瘍の外側で脳表との剥離操作が行えるだけのスペースが得られたことを確認し，脳表との剥離に移った。厚く肥厚したくも膜を切開していく。周囲にはやや拡張した静脈が網の目のように走行しており，これらも極力保存する。これらの血管によるにじむような静脈性の出血には，極小のゼルフォーム®片による圧迫止血を行った。脳表との癒着がやや強いところでは綿片で腫瘍を擦る剥離テクニックで脳実質の損傷を最小限にするよう心がけた。太い皮質静脈上に癒着する腫瘍は静脈損傷を懸念し，高齢でもあることから意図的にごく薄く残存させた。結果的にSimpson GradeⅢの摘出を達成した。最後に硬膜切開線に沿って，残す硬膜の裏を直視下に観察し，それが正常な硬膜で残存腫瘍組織がないことを確認した。硬膜欠損部は骨膜で補填し骨弁の裏に浸潤する腫瘍をドリルで削除してから再固定して手術を終了した。術後MRI上は全摘出されており（図11C），摘出腔周囲に梗塞などを認めなかった（図11D）。術後神経学的異常やてんかん発作を認めず，経過良好にて自宅へ独歩退院した。

症例2　傍矢状洞髄膜腫（図12）

手術動画②

76歳女性，2年前からの左半身のしびれと半年前から左上下肢不全麻痺にて発症。MRIにて右前頭葉内側に最大径4.8cmの傍矢状洞髄膜腫を認めた（図12A）。周囲には広範な浮腫を伴っていた（図12B）。腹臥位，頚部を進展する形で頭部を3点ピンにて固定しナビゲーションにて開頭範囲を決定した。骨弁を外す際に頭頂骨に浸潤した腫瘍がともに剥がれて腫瘍が一部露出し，上矢状洞から大量の出血が生じたが，平板状のゼルフォーム®を当てその上から綿片とたたんだガーゼを重ね用手的に圧迫することによって止血を得た。腫瘍の内減圧を進めていくが非常に硬いうえに易出血性であり摘出は難渋した。脳表との癒着も強かったが，綿片による剥離を行って可及的に脳実質を保存しながら，静脈や動脈損傷をきたさないように注意しながら腫瘍を脳表から剥離していった。腫瘍は上矢状洞の側壁が付着部であり，上矢状洞は開存し

図11 症例1

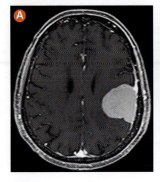
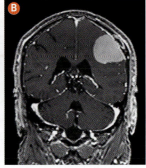
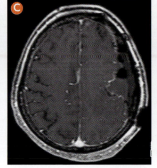
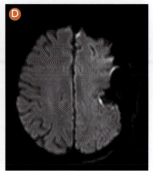

ていたため，上矢状洞の閉塞は健側の左前頭葉の灌流まで阻害するおそれがありリスクがきわめて高いと判断し，浸潤を受けた上矢状洞壁は焼灼するに留めた。最終的に上矢状洞壁に浸潤する部分を残したSimpson GradeⅣの摘出となった。術後に腫瘍は画像上は残存しておらず(図12C)，拡散強調画像でごく小さな高信号を認めたが(図12D)，幸い新たな神経学的異常所見は認められなかった。約3ヵ月のリハビリテーションにて運動麻痺は消失した。

症例3 ［応用編］中大脳動脈から強くpial supplyを受ける円蓋部髄膜腫(図13)

77歳男性，約半年前から右不全麻痺と失語症状を発症し緩徐に進行。MRIにて最大径6.2cmの辺縁がやや不整な左前頭円蓋部髄膜腫を認めた(図13A)。周囲には広範な浮腫を伴い(図13B)，脳血管撮影では外頚動脈のみならず中大脳動脈からの栄養動脈が多数認められた(図13C)。本腫瘍のように脳実質と腫瘍の間で動脈や静脈の共有が疑われる腫瘍では硬膜から腫瘍を切り離して外頚動脈系からの栄養動脈を遮断しても腫瘍からの出血がコントロールできず，視認性

手術動画③

が悪いまま摘出すれば重大な脳損傷をきたすおそれがある。こうした腫瘍での応用的な摘出法として，先に紹介した限局的硬膜切開法に加えて腫瘍をen blocに摘出するという方法がある。腫瘍内部に切り込まないため出血を最小量に抑えることができる。まず腫瘍付着部の直上で硬膜に切開を置き，硬膜を少しだけ切開する。丹念に止血を行って完全に止血が果たされたら，付着部縁へ向かって少しずつ同じ操作を繰り返す。正常な脳組織が少しだけ露出されたらそれ以上は外側へと切開は広げずに，腫瘍の辺縁をぐるりと回るようにする。重要なポイントは正常な脳表を覆う硬膜は切開せず正常脳を露出しないことである。これにより正常の硬膜により保護され，腫瘍のみが露出される。このような大型の出血性腫瘍では周囲の圧が高まっているため，硬膜の切開部分から腫瘍が押し出されるように盛り上がってきて，結果的に腫瘍をen blocに摘出できた。実際の操作は動画を参照していただきたい。本症例も摘出腔周囲にまったく梗塞や脳挫傷を生じることなくSimpson GradeⅠの摘出が可能であった(図13D)。あくまで髄膜腫の摘出は内減圧を行うことが基本であるが，それを理解したうえで限られた症例で本法を応用として用いることはオプションの1つとなりうる。

図12 症例2

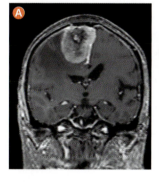
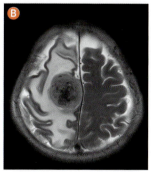
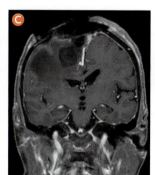
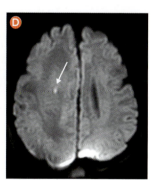

図13 症例3

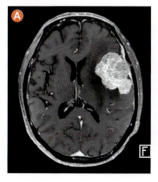
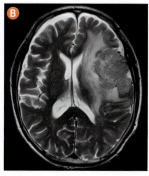
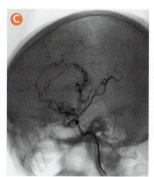
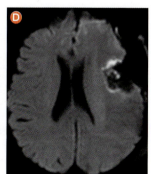

文献

1) Alvernia JE, Dang ND, Sindou MP. Convexity meningiomas: study of recurrence factors with special emphasis on the cleavage plane in a series of 100 consecutive patients. J Neurosurg 2011; 115: 491-8.
2) Bikmaz K, Mrak R, Al-Mefty O. Management of bone-invasive, hyperostotic sphenoid wing meningiomas. J Neurosurg 2007; 107: 905-12.
3) Hasegawa T, Kida Y, Yoshimoto M, et al. Gamma Knife surgery for convexity, parasagittal, and falcine meningiomas. J Neurosurg 2011; 114: 1392-8.
4) Hashimoto N, Rabo CS, Okita Y, et al. Slower growth of skull base meningiomas compared with non-skull base meningiomas based on volumetric and biological studies. J Neurosurg 2012; 116: 574-80.
5) Hasseleid BF, Meling TR, Rønning P, et al. Surgery for convexity meningioma: Simpson Grade I resection as the goal. J Neurosurg 2012; 117: 999-1006.
6) Hishikawa T, Sugiu K, Hiramatsu M, et al. Nationwide survey of the nature and risk factors of complications in embolization of meningiomas and other intracranial tumors: Japanese Registry of NeuroEndovascular Therapy 2 (JR-NET2). Neuroradiology 2014; 56: 139-44.
7) Kane AJ, Sughrue ME, Rutkowski MJ, et al. Anatomic location is a risk factor for atypical and malignant meningiomas. Cancer 2011; 117: 1272-8.
8) Oya S, Kawai K, Nakatomi H, et al. Significance of Simpson grading system in modern meningioma surgery: integration of the grade with MIB-1 labeling index as a key to predict the recurrence of WHO Grade I meningiomas. J Neurosurg 2012; 117: 121-8.
9) Spille DC, Heß K, Sauerland C, et al. Brain Invasion in Meningiomas: Incidence and Correlations with Clinical Variables and Prognosis. World Neurosurg 2016; 93: 346-54.
10) Tanaka M, Imhof HG, Schucknecht B, et al. Correlation between the efferent venous drainage of the tumor and peritumoral edema in intracranial meningiomas: superselective angiographic analysis of 25 cases. J Neurosurg 2006; 104: 382-8.

III 手術の実際／テント上浅部腫瘍

大脳鎌髄膜腫

岡山大学大学院医歯薬学総合研究科脳神経外科　**安原隆雄, 伊達　勲**

Summary

大脳鎌髄膜腫は，深部に存在する腫瘍ではないが，重要血管が周囲にあり，摘出術においては，適切な術前シミュレーション，架橋静脈・静脈洞の温存のためのくも膜剥離・硬膜処置などの操作，主として大脳鎌からの栄養血管の適切な遮断，内減圧，脳実質との剥離（くも膜が温存されている部分と軟膜下に腫瘍が伸展している部分の違いを意識），深部における剥離操作，発生母地である大脳鎌の処理，止血操作，硬膜形成など，注意すべきステップが連なっている．

手術のポイント

髄膜腫は良性脳腫瘍の代表であり，高齢者症例，無症候性症例などに遭遇することも多く，まず，手術適応が重要と考えられる．運動障害やてんかん発作がある症例は一般に手術適応がある．2013年の本邦からのレビューには，合併症の発生率や自然歴の報告ならびに手術適応に関するポイントが述べられている[1]．例えば無症候性髄膜腫を経過観察した報告から，進行性増大を示すものと，ほぼ大きさが変わらないものが約半数ずつに分かれると推察される．腫瘍増大のリスク因子は若年者・石灰化がないもの・MRI T2強調画像で高信号を示すもの・発見時に大きいもの・浮腫を伴うものなどであり，慎重に手術適応が検討されなくてはならない．傍矢状洞・大脳鎌髄膜腫としてまとめられて報告されることが多いが，同部の術後合併症率は高く，5～30％と報告されている．その理由としては，重要な脳回近傍の手術操作になることに加え，上矢状静脈洞・架橋静脈の存在が挙げられる．静脈洞の再建や静脈バイパスなどを併用し摘出度を高める報告もみられるが，10％以上という高い静脈性合併症の発生率の問題もあり[2]，意見の分かれるところである．近年の定位放射線療法の発達により，特に頭蓋底に存在する，小さい，WHO grade I の髄膜腫ではきわめて良好な治療成績が報告されている．一方で，WHO grade II，III の髄膜腫では腫瘍制御が困難なことがあり，サイズが大きいものや円蓋部・大脳鎌髄膜腫では放射線による合併症について留意する必要がある[3]．

　大脳鎌髄膜腫は，大脳鎌という正中構造物から発生するので，オリエンテーションはつきやすいが，一方で静脈灌流障害などによるトラブルもありうるので，架橋静脈の温存を常に意識した術野確保が大変重要である．また，大脳鎌髄膜腫に対する手術摘出に際して，腫瘍の栄養血管は通常脳表に露出しておらず，円蓋部髄膜腫と比べると深部に存在する．大脳鎌髄膜腫の伸展様式による分類も提唱されていて，それぞれに対する摘出方法・アプローチに関する論文も散見される．例えば，片側に存在するもの，静脈洞に関係するもの，両側に伸展するものに分類した最近の論文では，タイプごとに摘出ルートを分けて考え

たほうがよいとしており[4]（図1），反対側からのアプローチが安全・有用なケースもある．後述するが，われわれは髄膜腫のサイズと伸展様式によっては，両側にまたがった開頭を行い，腫瘍摘出に際して，複数のルートを用いることができるようにしている．

大脳鎌髄膜腫の手術のポイントとして，

①架橋静脈が温存できる，腫瘍に到達するルートを決める（図2）．

図1 大脳鎌髄膜腫の部位分類と進入側に関する考え方の一例
腫瘍が片側大脳半球に存在するtypeⅠ，上矢状静脈洞部付近にも存在するtypeⅡ，両側に存在するtypeⅢと分け，さらに図のごとくサブグループに分けた．それぞれに対するアプローチの考え方の一例とともに提示する．

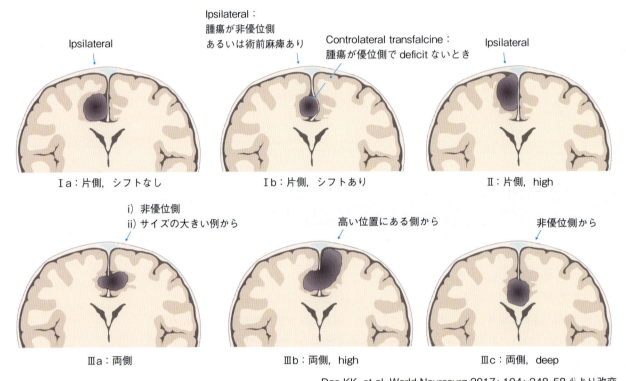

Das KK, et al. World Neurosurg 2017; 104: 248-58.[4] より改変

図2 腫瘍に到達するルートの決定
架橋静脈の疎な部位からアプローチをする．多少，腫瘍への距離が遠くなるとしても，架橋静脈をなるべく温存できるアプローチがよい．

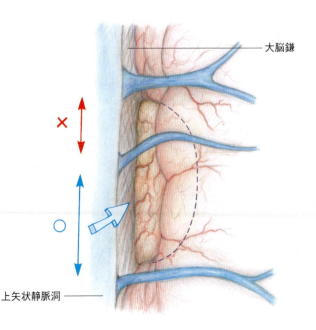

②腫瘍到達後，大脳鎌から栄養血管を処理しながら切りはずす（図3）．
③適宜内減圧を行い「饅頭の皮」の状態にした腫瘍と脳実質を剥離する（図4）．
④下矢状静脈洞・前大脳動脈など重要血管を確実に温存する．
などが挙げられる．

図3 腫瘍栄養血管の処理

腫瘍を大脳鎌の発生部位から離断する．バイポーラー凝固後に鋏で切りはずす．

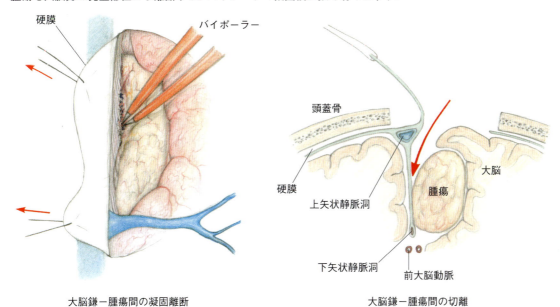

大脳鎌－腫瘍間の凝固離断

大脳鎌－腫瘍間の切離

図4 腫瘍と脳実質の剥離

ある程度大脳鎌からの離断ができた後，腫瘍を内減圧（饅頭の餡を抜く）し，「饅頭の皮」の状況をつくり，腫瘍にテンションをかけ，摘出腔に落とし込むようにしながら，脳実質と剥離を行っていく．

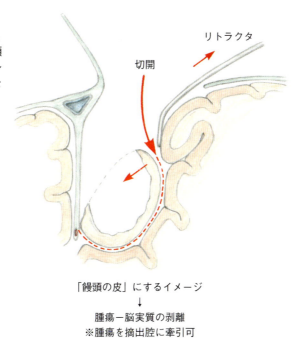

「饅頭の皮」にするイメージ
↓
腫瘍－脳実質の剥離
※腫瘍を摘出腔に牽引可

手術手技

術前準備

架橋静脈，上下矢状静脈洞，前大脳動脈などと腫瘍の位置関係の把握は術前に十分行っておく必要がある．主として，その結果によりアプローチする部位やサイドが決定される．術前の血管撮影，3DCTA，MRIを十分に検討する必要がある．特に中1/3あるいは後ろ1/3に腫瘍が位置し，架橋静脈を絶対温存しなくてはいけない場合，顕微鏡下の深度は深くなるが，架橋静脈の疎な前方から腫瘍に到達したり，場合によっては反対側からのアプローチを検討したりしなくてはいけない（図5）．大脳鎌・傍矢状静脈洞髄膜腫切除の術前画像のチェックリストが，豊富な経験を有する術者により提示されている[5]．

▶上矢状静脈洞の開存の確認（MRV）

開存が認められれば亜全摘出を目標にして，完全閉塞が見込まれれば血管撮影による確認をする．真に完全閉塞が確認されれば，上矢状静脈洞も再建を要することなく，切除可能である．

▶板間静脈の発達程度の確認（造影T1強調画像・冠状断，およびMRV）

開頭範囲や切除範囲の決定に有用である．

▶血管原性浮腫

脳－腫瘍境界が破綻しており，腫瘍の剥離に際して軟膜下に入り込むと新たな機能障害をきたす可能性がある．

▶対側への伸展

体位・開頭範囲を決める際にも重要である．

▶腫瘍の位置と機能を有する脳回との位置関係

どの方向への剥離・展開が危険かあらかじめ理解する必要がある．

また，小さな腫瘍では必要ないが，大きな腫瘍・血流の豊富な腫瘍の場合，手術の1～2日前に太い栄養動脈を塞栓することで術中出血量を減らし，手術時間の短縮を図ることも可能である．髄膜腫では，他の腫瘍に対する塞栓術と比べて比較的安全に行えることが本邦から報告されており[6]，一つのオプションとして考えておくとよい．

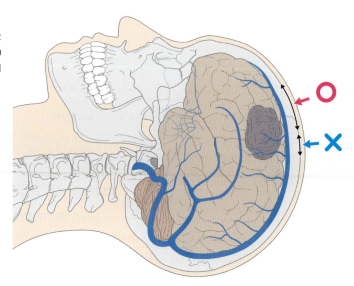

図5 アプローチの検討
架橋静脈，腫瘍局在から，頭位・体位を決定する．この場合，vertexをややup，chin downとし，頭部のopen spaceから視軸がとれる頭位とする．

● 手術体位・頭位

　正中位で，腫瘍が上矢状静脈洞の前1/3にあるときは仰臥位，中1/3にあるときは仰臥位でvertex up，後1/3にあるときは伏臥位で体位をとる(図6)．

　頸部の屈曲や頭の高さによっては，静脈灌流が障害され，術中出血が増加する因子になりかねない．下顎と前頸部の間に最低，二横指は隙間があるように留意する．逆に頭位が高すぎると，空気塞栓の可能性もゼロではないことを知っておかなくてはならない．他の手術でも同様であるが，頭位・体位をとる際だけでなく，少し間をとって清潔手洗いにいく直前にも遠目にみて，違和感のない体位であることを最終で確認したい(図7)．

図6　腫瘍局在と体位の例

一般に，前1/3　中1/3，後1/3と分けて考えられる．顕微鏡の視軸・術者の体勢・患者の頸部にかかる負担など総合的に判断される．

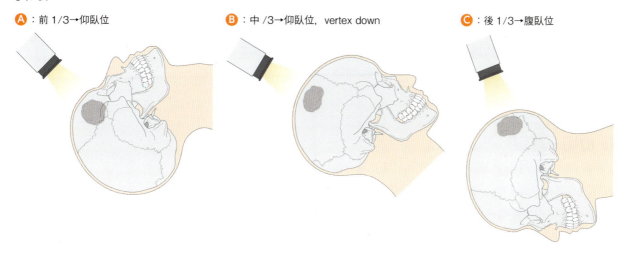

Ⓐ：前1/3→仰臥位　　Ⓑ：中1/3→仰臥位，vertex down　　Ⓒ：後1/3→腹臥位

図7　体位における注意点

静脈灌流障害が生じないように留意する．頸静脈は怒張していないか，下顎の下に二横指が入るか，頸部に無理な負荷がかかっていないか確認する．Head upする場合も，体への負担を考えて下肢は少し挙上するV字状にベッド台をセットしたほうがよい．また，頭と心臓の位置関係も重要である．外側伸展が大きい例ではベッドのrotationを用いる場合があるので，少なくとも20°程度のrotationには対応できるように準備する．

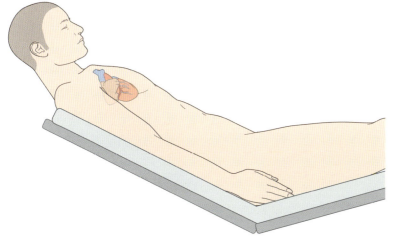

- 頸静脈は怒張してないか？
  →下顎の下に指は二横指入るか
- ベッド台：下肢も少し挙上
- 頭と心臓の位置関係
  →頭が下がれば出血しやすい
  　上がりすぎれば空気塞栓のリスクも
- Rotationも20°程度できる体位か？
- 腰椎ドレナージは術中管理できるか？

大きな腫瘍の場合，脳の緊張度も高く，髄液が意外に抜けずに，大脳半球間裂を大脳鎌に沿って腫瘍に到達するまでに時間がかかってしまう状況を目にすることがある．髄液はやがて抜けていき，手術ができないようなことはないが，時間短縮には，全身麻酔がかかった後で体位をとる前に腰椎ドレナージを挿入しておくのがよい．開頭後，状況に応じて髄液を20～50cc程度抜くことで，脳の緊張度が下がり，剥離操作がずいぶんと楽になる．急がば回れであり，ドレナージ挿入の10分を惜しまない心のゆとりも大切であろう．なお，髄液は開頭がなされる前には極力排出せず，開頭が行われてから排出するように注意する．

● 手術手技

手技のステップ
1. 皮切～開頭
2. 大脳半球間裂の剥離と腫瘍への到達
3. 腫瘍付着部の凝固切離
4. 周囲脳との剥離
5. 内減圧
6. 腫瘍の全周性剥離と摘出
7. 腫瘍付着部大脳鎌の処理
8. 両側にまたがる腫瘍の場合
9. 閉頭

❶ 皮切～開頭

　腫瘍が前1/3，中1/3，後1/3それぞれにある場合の代表的な皮膚切開・開頭範囲を示す（図8）．皮膚は骨膜まで一層で切開して翻転する．骨膜は腫瘍摘出後，硬膜穿頭はアプローチ側では腫瘍の外側縁より2cm程度外側まで少し大きめに開頭できるようにデザインし，正中から1.5～2cm離して傍正中に左右対称に穿つ．傍正中の穿頭に際してはくも膜顆粒や静脈の損傷がありうるが，フィブリン糊，サージセル®スポンゼル®やタコシール®，最

図8 代表的な腫瘍局在による開頭範囲と皮膚切開の例
腫瘍の位置から必要なcraniotomyの範囲を決定し，皮膚切開が確定される．上矢状静脈洞側を牽引する，あるいは場合によっては対側からものぞき込むことができるように，特に両側に伸展した腫瘍に対しては体側にまたがった開頭を推奨したい．片側に局在する小さめの腫瘍では純粋な片側の開頭でも対応可能である．中1/3あるいは後1/3にある場合，血流支配が考えられていれば皮膚切開はレ状でもコ状でもよいが，視認性と操作性のうえで，腹背側方向（↔）がしっかり長めにデザインされるべきである．

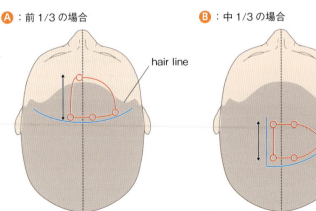
Ⓐ：前1/3の場合　　Ⓑ：中1/3の場合
hair line
浅側頭動脈（STA）からの血流を意識する

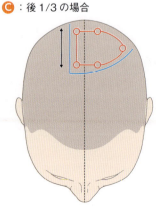
Ⓒ：後1/3の場合
後頭動脈（OA）からの血流を意識する

近ではフロシール®を用いた圧迫により止血可能であり，静脈洞内に骨蝋や酢酸セルロースなどを詰め込むようなことは絶対してはならない．圧迫に際しても，その下には静脈洞があり，脳を循環している静脈血が流れていることを意識して，盲目的に力いっぱい圧迫するようなことがないように注意する必要がある．もし，出血が多い場合も，慌てずに水をかけて空気塞栓を起こさないようにしつつ頭を挙上することで出血を制御できる．開頭は，ハイスピードドリルで外側から骨切りを進め，最後に上矢状静脈洞を横切るような順番にする(図9)．硬膜は上矢状静脈洞側に茎を有するコ状の切開とする．硬膜切開時に正中近くでは，少し離れた硬膜に流入する架橋静脈をみることがあるが，いたずらに出血を起こさないように，小さい綿片を先行させてから硬膜切開を進めると，より安全である(図10)．片側開頭で十分処理が可能な腫瘍も多いが，ここではすべて反対側に少し広がった開頭を示した．経験の浅い術者には特に，上矢状静脈洞をまたいだ開頭を選択することをお勧めする．手が入りやすくなり，大脳鎌側にも軽く脳へらをかけることができ，術野

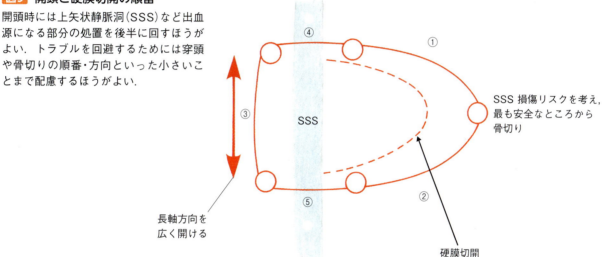

図9　開頭と硬膜切開の順番
開頭時には上矢状静脈洞(SSS)など出血源になる部分の処置を後半に回すほうがよい．トラブルを回避するためには穿頭や骨切りの順番・方向といった小さいことまで配慮するほうがよい．

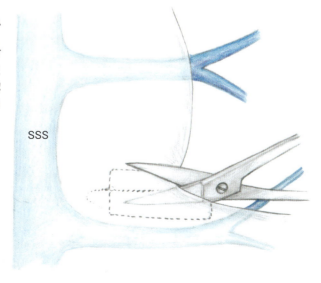

図10　硬膜切開時の配慮
硬膜の裏面をしっかりとのぞき込み，小さい綿片を先行させ切開を行うことで，架橋静脈の根元を損傷するリスクを下げることができる．特に経験の浅い術者には「盲目的に押し込む」のではなく，「視認してスペースを確保する」ためにお勧めの方法である．

が広がる．さらに，大脳鎌切除の際に対側からのぞき込むことも可能であり，手術の難易度を下げることができる．"皮膚切開や開頭範囲が大きくなることで侵襲が大きくなるのでは？"という意見もあるかもしれないが，広く浅い術野の展開に有利であり，脳に加わる侵襲はむしろ小さくなる．安全確実な手術に有用な方法と考える．

> **⚠ Level up technique**
>
> 硬膜切開時，架橋静脈が突っ張って，上矢状静脈洞ぎりぎりまで切り込めないことがあり，架橋静脈の十分な剥離やフィブリン糊による補強を用いても架橋静脈の損傷をきたしてしまうことがある．このような場合，架橋静脈に沿って硬膜を切開することにより，簡単に架橋静脈にかかる圧をなくすことができる場合もある（図11）．硬膜切開後，顕微鏡下に腫瘍へ向かう前に，術野全体を見渡して，安全に手術が進められそうかを確認してからマイクロ操作に移る．

[マイクロ操作]
❷ 大脳半球間裂の剥離と腫瘍への到達

架橋静脈の温存に気をつけながら剥離を進めるのだが，前後方向（術野の上下方向）をしっかりと開けて，前方から腫瘍へ向かうと自然に脳が落ちてきて術野が広がる．脳に対する圧迫がかからない状態で，腫瘍付着部の凝固切離を進める．

❸ 腫瘍付着部の凝固切離

腫瘍付着部は凝固切離をしながら深部へ進む．1ヵ所だけ深く入り込まないように，前後方向に栄養血管をなるべく腫瘍よりで凝固切離していく．大脳鎌に近いところでうまく凝固できないと，栄養血管断端が大脳鎌側にめり込んでしまい，止血に難渋する可能性

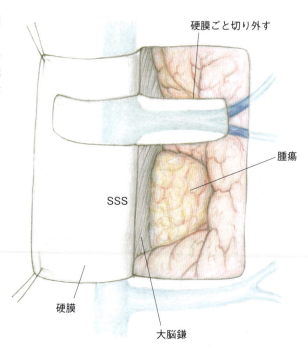

図11 架橋静脈温存のための硬膜切開の工夫
架橋静脈が硬膜と一体化しているような場合には，周りの硬膜ごと切開して脳表に残し，切り外した硬膜を翻転するという方法が有用なこともある．

が出てくる（図12）．栄養血管の処理が進むにつれて，腫瘍の緊張度が低下し，操作が容易になる．剥離が済んだところには綿片を挿入して，操作空間を広げる．

❹ 周囲脳との剥離

周囲脳と腫瘍の間で，腫瘍の軟膜下への伸展がない部には，くも膜が存在しているので，くも膜を脳側に残すようにして腫瘍との剥離を進める．正しい剥離面をみつけたらそれを逃さないようにするだけでなく，くも膜を見失った場合には1ヵ所に固執せずにわかりやすい部位に操作を移すことも大切である．また，剥離の際には綿片を挿入してスペースを徐々に広げていく．（図13）　多少バルキーではあるが，ノンスティーナXV®という片面が脳表に癒着しないように加工された綿片が大変有用である．長時間綿片が接触し，脳表と癒着した綿片をはずすときに，脳をいためてしまう可能性を低減することができる．

> **! Level up technique**
>
> 大脳鎌髄膜腫の手術において重要なことの一つに，「手術における強弱」があると感じる．術前シミュレーションにおいて，この部分はかなり安全に進められると予測される部分は弱拡大で，太め（0.6mm先端）のバイポーラーでどんどん凝固を行う．一方で，例えばピンポイントで凝固が必要な場合には強拡大で細め（0.25mm，0.3mmの先端）のバイポーラーを要する．鋏についても，場面ごとにサイズなどを変えるが，浅い術野では短めの鋏で，剥離も切離も行えるものが有用である．吸引も好みがあるが，出血点の確認や出血の洗浄，熱のクーリングのためにも，圧をかけて水を射出することのできる福島式吸引管は大変有用である．集中力を切らしてはいけないが，最大集中で長時間の手術を乗り切ることはきわめて困難であり，集中力の強弱も考えて手術を組み立てることが重要と考える．

図12　腫瘍栄養血管は稲刈りの要領で処理

Falx内に栄養血管断端が埋まり込むと止血に難渋することがあるので，稲刈りの基部を残すイメージで断端を処理していくと，止血が得られやすい．

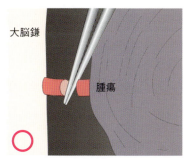

大脳鎌からの栄養血管の処理は，"稲刈り"のように大脳鎌側に基部を残す

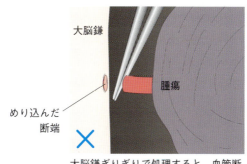

大脳鎌ぎりぎりで処理すると，血管断端が大脳鎌内にめり込んで止血が難しくなる

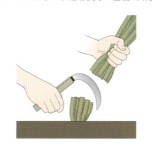

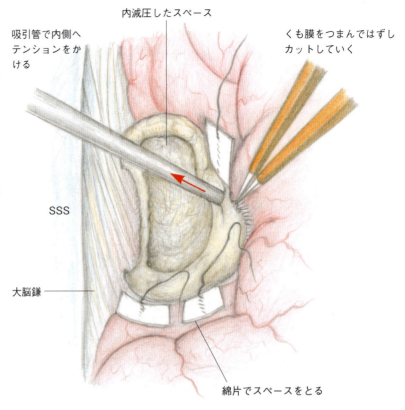

図13 腫瘍切除の一コマ

腫瘍のサイズや覆いかぶさる脳実質の量にもよるが，大脳鎌とある程度切りはずし，内減圧も進めつつ，脳実質との境界を剥離する．境界が得られた部分はノンスティーナXV®などの綿片でスペースを確保しておく．腫瘍は内減圧後，脳を圧迫することなく，そのスペースに腫瘍を牽引することができる．鋏での剥離・切開から鑷子によるくも膜を温存した剥離までシーンごとに有効な手段を用いていく．一部分にこだわることなく回るように進めることも大切である．

❺ 内減圧

　腫瘍の硬度，サイズにもよるが，内減圧を行うことにより，腫瘍があった部分に「饅頭の皮」となった腫瘍を落とし込むことができるので，脳実質に対する圧迫を少ないものにして腫瘍を剥離していくことができる．安全な部分の内減圧をスピーディーに有効に進めることができれば，手術そのものがスムーズに進んでいく．腫瘍の硬さによるが，吸引とバイポーラー凝固によってどんどん減圧が進んでいくものから，通常はきわめて有効なツールであるCUSAやSONOPETでは歯が立たないほど硬度の高いものまでさまざまである．CUSAにおけるtissue selectは組織を選択して比較的安全に血管を残して減圧することが可能な場合もある．いずれにしても，1例1例，手術ごとに，また，部位ごとに腫瘍の性状，それに適する内減圧の方法も異なるので，術中に見極めながら，内減圧をリズムよく進めることが手術成功の1つのコツといえるだろう．

❻ 腫瘍の全周性剥離と摘出

　腫瘍の下端を前大脳動脈や下矢状静脈洞が走行していることがあり，特に大きな腫瘍ではこれらを巻き込んでいることもある．前大脳動脈を完全に巻き込んでいて，腫瘍と剥離できない場合や動脈壁そのものに浸潤しているような場合には腫瘍摘出度を下げて安全に摘出を進めるしかないが，下矢状静脈洞を巻き込んでいる場合は閉塞のうえ，切除が可能なことも多く，術前の評価が必要である．全周性にある程度剥離が進んだところで，腫瘍には糸がかけられて剥離の残っている方向が見やすいように引くことが可能となる．また，腫瘍の牽引には昔からある熊手型リトラクタが有用な場合もあり（図14），助手が剥離面を追いかけながら術者と協働して腫瘍摘出を進めていける．

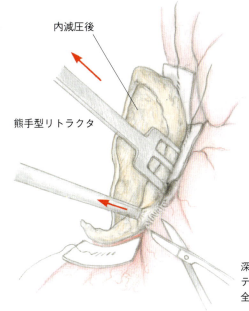

図14 腫瘍の全周性剥離
血液供給をほとんど遮断し，内減圧を進め可動性を高めたら，全周性の剥離を行い摘出する．裏面に動脈・静脈がくっついていることがあるので，盲目的に強い力で牽引せず，綿片などで浮かせながら1ヵ所に拘泥することなく，複数の角度から摘出を慌てず進めることが重要である．

（図中ラベル：内減圧後／熊手型リトラクタ／深部にて境界を剥離，テンションをかけて全周性の剥離を行う）

❼ 腫瘍付着部大脳鎌の処理

　腫瘍付着部硬膜が正常な形で残せた場合は，WHO grade Iの髄膜腫であれば，十分に凝固する（Simpson grade II）だけで再発することは少ない．しかし，残存腫瘍が断端に残る場合には大脳鎌を正常部で切離する必要がある．通常は片側からの操作で処理できるが，対側に及ぶ開頭を行えば対側脳を保護しながら操作することも可能になる．

❽ 両側にまたがる腫瘍の場合

　両側に大きくまたがる場合は，両側を同じように開けて腫瘍を摘出することもある．しかし，一側の腫瘍が小さい場合には両側を大きく開けなくても，大きく張り出した腫瘍の摘出後，大脳鎌を切開すると対側に残る腫瘍の摘出が可能である．この場合，腫瘍栄養血管を処理できた後に腫瘍を摘出していくこと，および，手前のスペースがしっかりあることから，比較的容易に腫瘍摘出を進められる．ベッドをローテーションすることで剥離面を追いかけながら手術を進められるため，術前にローテーションが20°程度は行えるように四肢体幹の固定にも留意したい．

❾ 閉頭

　完全に止血していることを確認したら，硬膜はwatertightに縫合して，皮下ドレナージをおいて，layer-to-layerに縫合して手術を終える．硬膜への腫瘍浸潤がある場合には，残しておいた骨膜を採取すれば硬膜形成に用いることもできるし，小さな硬膜欠損であり，再手術になる可能性が低ければ，dura wave®を用いた硬膜形成でも良好な成績が得られている．

術中・術後合併症対策

　大脳鎌髄膜腫で問題になるのはやはり静脈灌流障害であるため，焦点を絞って記載する．

▶術中架橋静脈損傷

先述しているが，術前画像評価から，無理のないアプローチルートを考える．その場合に，やや遠くなるルートや反対側からのアプローチも考えなくてはならない．術中においては架橋静脈をできるだけフリーにすること，上矢状静脈洞との合流部はフィブリン糊・サージセル®などで補強すること，さらには硬膜切開をうまく組み合わせることにより，まず引き抜かない・損傷しないことを最優先する．それでも術中出血に見舞われた場合には，損傷程度にもよるが，フィブリン糊・サージセル®の圧迫で多くの場合は止血される．タコシール®やフロシール®も利用しうるが，いずれの場合も静脈や静脈洞を閉塞しないことが重要である．大きな静脈に小孔が開いた場合には先端の細いバイポーラーで孔をつまんで低出力の凝固を行うことで止血できる．この場合，やみくもに凝固することなく，一度の凝固で必ず孔を塞ぐ「一焼必塞」の心意気で臨むべきである（図15）．これらの努力の甲斐なく，結果として静脈閉塞が生じた場合には，静脈性梗塞，それに続く出血・脳浮腫が生じる可能性がある．静脈性梗塞では，一時的に重大な障害が生じても，経時的に回復が得られることも多く，急性期の脳浮腫を比較的長期にわたり管理し，十分な栄養管理・リハビリテーションを行うことが重要である．万が一，術前開存していた上矢状静脈洞が，後半1/3部などで完全閉塞し，さらに，側副血行路の発達が不良の場合には，術中に著明な脳腫脹も生じ，重篤な合併症をきたす可能性が高く，再開通あるいは血行再建を考えなくてはならない．

図15 静脈性出血に見舞われたとき

基本は圧迫止血であるが，大きな孔が上矢状静脈洞（SSS）や太い架橋静脈の付け根に生じたときは小さくカットされたタコシール®片などで蓋をするイメージで数秒あてがうと止血が得られる．動脈性のものであっても静脈性のものであっても，血管が引き抜けたような場合は，親血管の血流を阻害しないように，小孔を低出力でピンポイント凝固する方法も有用である．

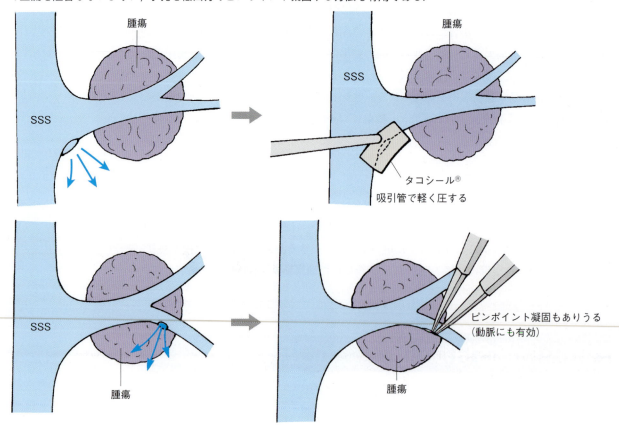

症例提示（図16～18）

　64歳女性．頭重感あり，ややボーっとすることが増えたと家族からはいわれていた．ほぼインシデンタルに頭部CT（図16A, B）で発見された60 mmの右大脳鎌髄膜腫と診断された．脳浮腫もあり，腫瘍境界の脳軟膜は一部破綻していることが予測された．MRI T2強調画像（図16C）で低信号を示し，硬い腫瘍であると予測された．造影MRI冠状断（図16D）では大脳鎌のシフトだけでなく，大脳鎌を越えた反対側への伸展があると判明した．CISS画像（図16E）では脳表－腫瘍境界面に髄液が介在する部分，介在しない部分があることが明らかになった．手術は，右に大きい，対側にまたがる開頭とした．腫瘍に関連した部位に問題となる架橋静脈はなく，静脈洞側に茎を有するコ字状の硬膜切開を右側に置いた．腫瘍からくも膜を正常脳側に残すように剥離し腹側背側外側において腫瘍境界を得た後，腫瘍と大脳鎌との境界を凝固離断した（図17A）．大変硬い腫瘍であり，腫瘍の内減圧にERBE高周波手術装置（エルベ）が大変有用であった（図17B）．減圧を進めるたびに，深部における大脳鎌と腫瘍の切りはずしを続けるのが容易になった（図17C）．腫瘍の離断を進め，覆いかぶさった脳実質を剥離しはずしていった（図17D）．右側の腫瘍を切除した後，大脳鎌に開いた孔を拡大し，容易に引き出せる腫瘍部分を摘出した（図17E）．さらに大脳鎌を大きく開放し，対側および腹側に伸びる残存腫瘍を全摘出した．大脳鎌内に腫瘍がen plaqueに伸展

図16 術前画像
A, B：造影CT．大脳鎌を越え対側に伸展した腫瘍が確認される．
C：T2強調画像で，低信号は硬い腫瘍を示唆し，大脳実質には脳浮腫が広がる．
D：造影冠状断では大脳鎌に一部孔があき，対側に伸展している腫瘍が認められる．
E：CISS画像では，腫瘍－脳表面に髄液のスペースがあるところとないところが認められる．

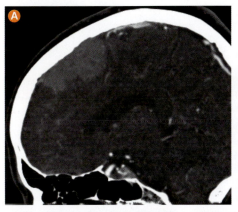
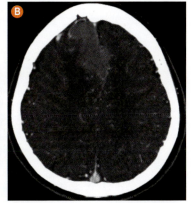
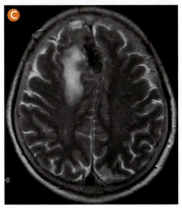
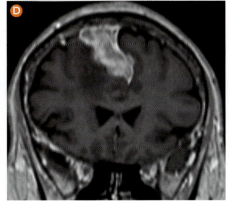
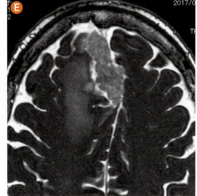

図17 術中画像とイラスト

A：大脳鎌と腫瘍の切離．大脳鎌最上端部－腫瘍をバイポーラ凝固し，切りはずしていく．
B：エルベでの内減圧．大脳鎌－腫瘍を少しはずし，エルベにて内減圧を行っている．
C：内減圧を進めた後，大脳鎌深部で栄養血管の凝固・切離．腫瘍の頭側深部にてfeederを凝固切離．広く大脳鎌が腫瘍から離断されている．
D：腫瘍最背側で脳実質と剥離．しっかりと減圧された摘出腔内に腫瘍を吸引管で圧しながら剥離を進められる．
E：大脳鎌の孔を拡大し，対側の腫瘍を摘出．大脳鎌から対側にはみ出した部分の腫瘍の一部がうまく剥離でき摘出できている．大脳鎌の深部である．
F：大脳鎌を最尾側から大きく開放し，残存腫瘍を除去した．

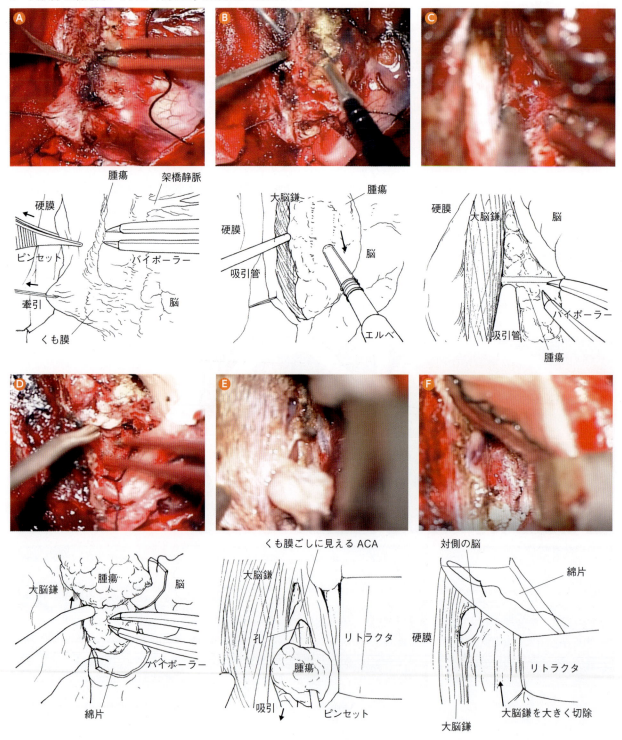

していたので，大脳鎌を大きく切除し，腹側にくも膜越しに前大脳動脈を確認した（図17F）．腫瘍が浸潤した部分の硬膜は一部切除し，骨膜で硬膜形成を行った（手術時間6時間30分，出血量300 mL）．術後腫瘍は全摘出されていて（図18），WHO grade I の髄膜腫であり，再発も生じなかった．

> **! Level up technique**
>
> 本症例でも当てはまるが，CUSAの最大出力でも歯が立たない腫瘍にときに遭遇する．このような場合は，バイポーラー凝固と大きな鋏を組み合わせて切り崩していくか，エルベによる内減圧が有効である．エルベは，完全に石灰化した腫瘍以外ではきわめて有効に内減圧を進めていくことができる．一方で発生する熱が問題であり，絶対に周囲の脳実質にダメージを与えないように細心の注意を払う必要がある．間欠的なエルベの使用，冷却と休息をしっかりと行いながら摘出を進めなくてはならない．まれに遭遇する，完全に石灰化した腫瘍に対しては骨SONOPETやドリルが減圧に有効であるが，発熱や圧迫に留意しなくてはならない．

図18 術後画像
造影MRI．大脳鎌は切除され，腫瘍は全摘出されている．

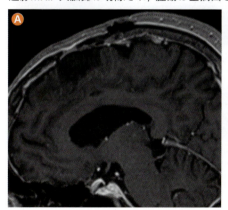
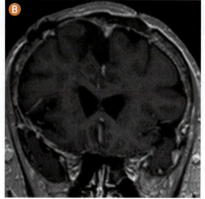
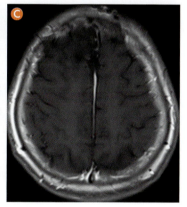

文献

1) 越智 崇, 斉藤延人. 合併症のシステマティック・レビュー―適切なInformed Consentのために―(7)髄膜腫手術・2－convexity, parasagittal, falxの髄膜腫. No Shinkei Geka 2013; 41: 361-9.
2) Sindou MP, Alvernia JE. Results of attempted radical tumor removal and venous repair in 100 consecutive meningiomas involving the major dural sinuses. J Neurosurg 2006; 105: 514-25.
3) Jacob JT, Link MJ, et al. Role of stereotactic radiosurgery in meningiomas and vestibular schwannomas. Curr Treat Options Neurol 2014; 16: 308.
4) Das KK, Gosal JS, et al. Falcine meningiomas: analysis of the impact of radiologic tumor extensions and proposal of a modified preoperative radiologic classification scheme. World Neurosurg 2017; 104: 248-58.
5) Magill ST, Theodosopoulos PV, et al. Resection of falx and parasagittal meningioma: complication avoidance. J Neurooncol 2016; 130: 253-62.
6) Hishikawa T, Sugiu K, et al. Nationwide survey of the nature and risk factors of complications in embolization of meningiomas and other intracranial tumors: Japanese Registry of NeuroEndovascular Therapy 2 (JR-NET2). Neuroradiology 2014; 56: 139-44.

三角部髄膜腫

III 手術の実際／テント上深部腫瘍

香川大学医学部脳神経外科　田宮　隆

Summary

テント上深部腫瘍のなかでも三角部髄膜腫は，腫瘍に到達するために必ず正常脳組織を犠牲にしなければならず，種々の到達方法が報告されている[1]．栄養血管や腫瘍陰影，静脈還流，脳室拡大の状況によって適切な到達方法を選択し，神経脱落症状を少なくして全摘出する必要がある．ここでは，superior parietal transcortical approach, middle (inferior) temporal gyrus transcortical approach, parieto-occipital interhemispheric precuneus approachの手術方法について解説し，代表症例を提示する．

手術のポイント

手術適応

側脳室三角部髄膜腫の場合，直径3〜4cm以下，無症状で脳浮腫など伴わない場合は経過観察とし，増大するようであれば摘出術を考慮する．また，脳室拡大や脳浮腫，局所神経症状や頭蓋内圧亢進症状などを呈している場合は，摘出術を行う[2]．

優位半球三角部に腫瘍が存在する場合，手術アプローチによって生じる可能性のある神経症状について十分考慮し手術アプローチを決定する必要がある．

手術戦略

側脳室三角部の腫瘍の摘出に関しては，適切な手術アプローチを選択する必要がある．手術アプローチは，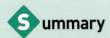に記載しているように，①Superior parietal transcortical approach, ②Occipital transcortical approach, ③(④)Middle (Inferior) temporal gyrus transcortical approach, ⑤Distal transsylvian transinsular approach, ⑥Parieto-occipital interhemispheric precuneus approach, ⑦Occipito-temporal sulcus approachなどが挙げられる[1]．

アプローチの決定には，腫瘍の発生部位，大きさ，栄養動脈の走行，脳室系およびアプローチ側の静脈還流，脳室拡大の状態，優位半球などを十分考慮する必要がある．このため，術前に腫瘍と周囲構造物，特に腫瘍と脳室との関係をCTやMRIなどを用いて十分に検討する．栄養動脈が発達し腫瘍陰影が著明な場合は，塞栓術も考慮するが，前脈絡叢動脈，後脈絡叢動脈ともに神経症状の出現や走行上，塞栓が容易ではないと考えられる．また優位半球の同定や術前の高次脳機能の評価も重要である．

各アプローチの利点と欠点を列挙すると，superior parietal approachでは，操作空間が比較的広く確保でき，大きな腫瘍に対しても対応が可能である．しかし，前脈絡叢動脈，外側後脈絡叢動脈の処理が最後になるため，腫瘍の栄養動脈や腫瘍陰影の状態を十

分把握しておく必要がある．また，皮質切開を加えるための術後痙攣，lower quadrant hemianopsia, Gerstmann症候群（優位半球）などの神経症状の合併リスクがある．

Middle temporal gyrus approachは，前脈絡叢動脈を確保しやすいという利点があるが，痙攣や視野障害などに加え，優位半球では失語症の合併が懸念される．特に大きな腫瘍の場合，middle temporal gyrusの皮質切開を後方に延長しなければならないので注意が必要である．Inferior temporal gyrus approachは，視野障害や失語症の合併を少なくできる可能性があるが，middle temporal gyrus approachよりも腫瘍までの距離が長く操作空間が狭くなる．Occipito-temporal sulcus approachは，三角部というより下角に対するアプローチとして考えるべきである．Parieto-occipital interhemispheric precuneus approachは，角回障害による失語やGerstmann症候群および視野障害が出現しにくいとされている．また，内側後脈絡叢動脈の処理が容易である一方，前脈絡叢動脈，外側後脈絡叢動脈の処理が最後になり，腫瘍の外側部の視野がとりにくい[3]．そのほか，low parietal approachやoccipital transcortical approachなどが考えられるが，それぞれ皮質切開を行わなければならず，視野障害などの神経症状が必発のため，脳室拡大などのスペースが利用でき，神経症状などがすでに存在し，手術でむしろ軽減できる場合に考慮されるアプローチである．

いずれのアプローチを選択するにせよ，腫瘍に到達するためには脳を切開する必要があり，神経症状が出現する可能性が高く，正確に腫瘍に達し必要最小限の神経障害にするためには，術中ナビゲーションシステムの併用が必須である．また重大な障害を起こさないためにも，視覚誘発電位（visual evoked potential：VEP）や運動誘発電位（motor evoked potential：MEP），体性感覚誘発電位（somatosensory evoked potential：SEP）などのモニタリングも有用である．

● 手術に必要な解剖学的知識

側脳室三角部の構造は，頭頂葉，側頭葉，後頭葉移行部の内部に位置し，前方では側脳室体部，側方で下角，後方で後角と交通し，周囲は，脳梁，鳥距皮質，視床枕，脳弓，視放

図1 側脳室三角部に対する手術アプローチ
①Superior parietal transcortical approach, ②Occipital transcortical approach,
③Middle temporal gyrus transcortical approach, ④Inferior temporal gyrus transcortical approach, ⑤Distal taranssylvian transinsular approach, ⑥Parieto-occipital interhemispheric precuneus approach, ⑦Occipito-temporal sulcus approach.

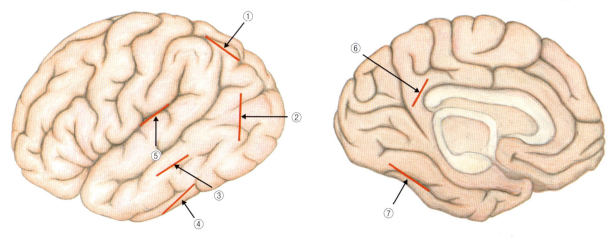

線に囲まれている．そのため，手術アプローチの選択にもよるが，同名半盲や反対側身体失認などに加え，優位半球ではGerstmann症候群などの高次脳機能障害，失読などの症状が出現しやすい[4]．

重要な血管系の解剖としては，動脈では，前脈絡叢動脈，内側・外側後脈絡叢動脈があり，相互の吻合もしており，術前の十分な検討が必要である．特に髄膜腫の場合，術前栄養血管の把握と処理（術前塞栓，あるいは手術での早期処理）が重要である．静脈系は，深部静脈系として，上衣下静脈，視床線条体静脈，透明中隔静脈，内大脳動脈，ガレン大静脈，内大脳動脈，内側・外側側脳室房静脈，脈絡叢静脈などの走行および温存に注意が必要である．特に深部静脈系の損傷による基底核部の静脈性脳梗塞は致命的な合併症となりうる可能性がある．

さらに，最近では，大脳白質解剖やMRI tractographyなどの進歩により，大脳ネットワークや連合線維束が明らかとなってきた．側脳室三角部に対する手術アプローチにおいてもより適切な手術アプローチの選択を行うために，脳室と白質連合束の関係を詳細に理解することが重要となってきている[5]．

手術手技

側脳室三角部腫瘍に対するアプローチのなかから，比較的選択される機会が多い，superior parietal transcortical approach, middle (inferior) temporal gyrus transcortical approach, parieto-occipital interhemispheric precuneus approachの手術手技について説明する．

● Superior parietal transcortical approach

手技のステップ

1. 術前準備
2. 手術体位，頭囲
3. 手術手技（皮切〜開頭）
4. 術中・術後合併症対策

❶ 術前準備

このアプローチは，操作空間が比較的広く確保でき，大きな腫瘍に対しても対応が可能であると思われる．しかし，前脈絡叢動脈，後脈絡叢動脈の処理が最後になるため，腫瘍の栄養動脈や腫瘍陰影の状態を十分把握して，必要に応じて栄養動脈の塞栓術を考慮する．ただし，前脈絡叢動脈，後脈絡叢動脈ともに走行が複雑であり，カテーテルの末梢への挿入は難しく，近位閉塞では神経症状の合併も考えられるので，十分注意が必要である．中心後回，角回，後頭葉に囲まれた上部頭頂葉に切開を加えるので，必要最小限の切開を加え，正確に腫瘍に到達するためには術中ナビゲーションシステムの併用が必須である．

❷ 手術体位，頭囲

手術体位は，腹臥位あるいは半腹臥位が選択される．腹臥位のほうがオリエンテーションがつきやすく，患者の頭側と側方の両方から顕微鏡が使用できる．開頭部位が高くなる

ように，上体を挙上して頸部を後屈する．開頭は，図2のように正中から6～8cm程度の頭頂開頭を行う．

❸ 手術手技（皮切～開頭）

　頭頂開頭術においては，開頭部の頭蓋骨，上矢状静脈洞（superior sagittal sinus：SSS）とそれに流入するvein of Trolardなどの太い脳表静脈，架橋静脈，venous lacuna，くも膜顆粒の構造物の状態を個々の症例ごとに詳細に検討しておく．正中は上矢状静脈洞近くまで開頭するが，露出する必要はない．脳表の静脈が架橋静脈を介して直接SSSに流入する場合もあれば，硬膜内に存在するvenous lacunaを介してSSSに流入する場合もある．Venous lacunaは特に頭頂部付近のSSS近傍で発達している．硬膜は，SSSを基部としたコの字状に切開するが，脳表静脈はSSS近傍で硬膜と強く癒着していたり，venous lacunaを介してSSSに流入していることもあるため，その部分の硬膜を静脈側に残して硬膜を切開することもある[6]．

　皮質切開は正中から約3cm外側で中心後回より約1cm後方から，皮質静脈を温存するように矢状面に平行に約2～3cm程度行う．術中ナビゲーションシステムを用いて，側脳室三角部に達し腫瘍の表面を露出する（図3A）．

　腫瘍を露出した後，腫瘍からの出血が脳室系に回らないように綿シートで周囲をカバーする．腫瘍に切開を加え超音波吸引器にて内減圧を行う（図3B）．栄養動脈の処理が最後になるので術中出血には十分注意する．内減圧を十分行った後，腫瘍被膜を脳室壁から剥離する．脳室上衣や上衣静脈をできるだけ温存するように剥離を行う．剥離部分には綿シートを挿入する（図3C）．また脈絡叢組織に十分注意し，腫瘍との癒着部分（栄養動脈が存在）は直視下で凝固切断する必要がある．脳ベラを外側，前方，内側，後方と順次方向を変え，腫瘍の内減圧，剥離，綿シート挿入，部分摘出を繰り返しながら腫瘍を小さくし，直視下に最後まで剥離できたことを確認して摘出する（図3D）．腫瘍を摘出したら，人工髄液で十分洗浄し血腫などの残存がないように止血を確認する．皮質切開部を吸収性綿片（サージセル®）とフィブリン糊で形成する．

図2 Superior parietal approachのときの腹臥位の体位と開頭範囲
A：腹臥位で上体および下腿を10～20°程度挙上する．さらに頭部を後屈し，開頭部ができるだけ高くなるようにしてピン固定する．
B：コの字型に皮膚切開し，SSSの左側に複数のburr holeを穿ち開頭する．

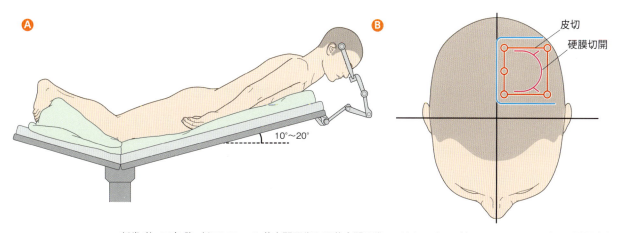

新堂 敦，田宮 隆. 新NS Now 3 基本開頭術と頭蓋底開頭術. メジカルビュー社, 2015, p84-95.[6] より引用改変

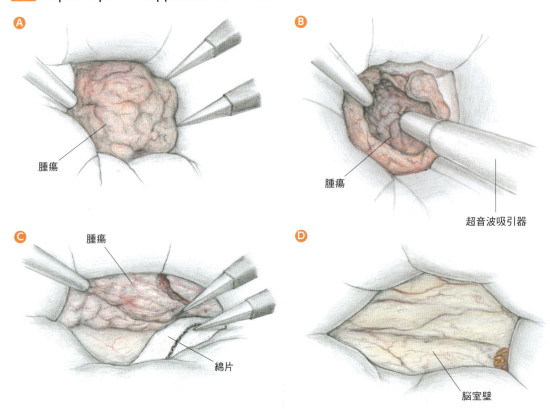

図3 Superior parietal approachの術中イラスト

❹ 術中・術後合併症対策

このアプローチは，優位半球の場合，Gerstmann症候群や失読などの言語障害などの高次脳機能障害，lower quadrant hemianopsia，皮質損傷による術後痙攣発作の出現などの合併症が挙げられる．皮質切開を必要最小限とし，静脈，動脈を避けるようにし，脳ベラも1方向に用いて順次方向を変えて使用し，周囲の脳への圧迫を必要最小限とする．

● Middle（inferior）temporal gyrus transcortical approach

手技のステップ
1. 術前準備
2. 手術体位，頭囲
3. 手術手技（皮切〜開頭）
4. 術中・術後合併症対策

❶ 術前準備

Middle temporal gyrus approachは，腫瘍の栄養血管となっていることが多い前脈絡叢動脈を最初に確保できるアプローチである．しかし，上同名性四半盲（upper quadrant hemianopsia）の視野障害などに加え，優位半球では失語症の合併が強く懸念される．大きな腫瘍の場合，皮質切開を後方に延長しなければ摘出できないと思われる．視野障害や失語症の合併を少なくするためにinferior temporal gyrus approachも選択されるが，前脈絡叢動脈の確保は十分可能であるが，middle temporal gyrus approachよりも腫瘍までの

距離が長く操作空間がさらに狭くなる．前脈絡叢動脈の確保が早期に必要な場合に用いるべきアプローチと思われる．また，正確に腫瘍に到達するためには術中ナビゲーションシステムの併用が必須である．

❷ 手術体位，頭囲

手術体位は，仰臥位（術野側に肩枕を挿入）あるいは側臥位が選択される．開頭部位がなるべく高くなるように上体を10〜20°挙上し，頭囲は真横に水平にして，ややvertex downとする．皮切はU字型あるいは耳介前部からのクエスチョンマーク型で行い，開頭は，中頭蓋底を十分露出した側頭開頭を行う（図4）．

❸ 手術手技（皮切〜開頭）

皮質切開は中側頭回に水平に約2〜3cm程度行う．術中ナビゲーションシステムを用いて，側脳室下角に達し脈絡叢を確認し腫瘍の底部を露出する．腫瘍の栄養動脈である前脈絡叢動脈あるいは外側後脈絡叢動脈を確認し（図5A）凝固切断する（図5B）．腫瘍を摘出する場合，他のアプローチと同様，内減圧を十分行った後，腫瘍被膜を脳室壁から剥離し，綿シート挿入，部分摘出を繰り返しながら腫瘍を小さくし，直視下に最後まで剥離できたことを確認して摘出する．優位半球の場合，上側頭回，後方の側頭回への侵襲が，失語症などの合併につながるので注意が必要である．

図4 Superior parietal approachのときの仰臥位の体位と開頭範囲

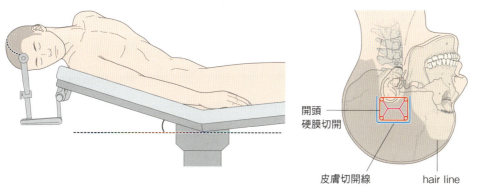

幸治孝裕, 他. 新NS NOW 3 基本開頭術と頭蓋底開頭術. メジカルビュー社, 2015, p72-83.より引用改変

図5 Middle (Inferior) temporal approachの術中イラスト

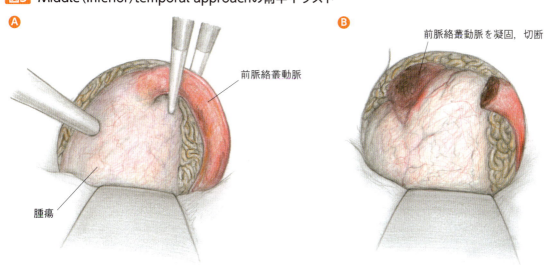

❹ 術中・術後合併症対策

このアプローチは，優位半球で，皮質切開を後方にしなければならない場合は，同名半盲は必発であり，さらに失語症の合併が強く懸念される．前脈絡叢動脈が栄養血管の場合には，非常に有用である．

● Parieto-occipital interhemispheric precuneus approach

> **手技のステップ**
> ❶ 術前準備
> ❷ 手術体位，頭囲
> ❸ 手術手技（皮切～開頭）
> ❹ 術中・術後合併症対策

❶ 術前準備

Parieto-occipital interhemispheric precuneus approachは，角回障害による失語やGerstmann症候群および視野障害が出現しにくいとされている．また，内側後脈絡叢動脈の処理が容易である一方，前脈絡叢動脈，外側後脈絡叢動脈の処理が最後になり，腫瘍の外側部の視野がとりにくい．筆者らの経験では，優位半球の場合は，Gerstmann症候群や視野障害が出現せず，内減圧が可能な腫瘍であれば脳への侵襲が少ない手術アプローチと思われる．また，視野を十分得るためには，早期の髄液排除が必要であり，脳室ドレナージを併用するのが有用である．

❷ 手術体位，頭囲

体位は半腹臥位で，開頭側を下にして，上体は10～15°挙上し，頭部は，垂直から約30°傾いた状態で固定する．右頭頂後頭開頭の場合，皮切はU字形とする（図6）．Parieto-occipitalであるが，架橋静脈の関係で後頭葉よりからアプローチするほうが視野が広くとれる．

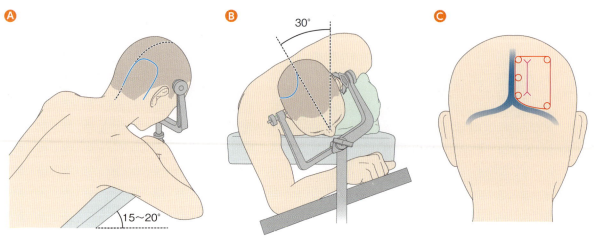

図6 Lt. Parieto-occipital interhemispheric precuneus approachのときの半腹臥位の体位（A, B）と開頭範囲（C）

❸ 手術手技（皮切～開頭）

　開頭範囲は，上矢状静脈洞，架橋静脈の走行を十分確認し，上矢状静脈洞の辺縁が一部見える程度に開頭を行う．反対側までは開ける必要はない．ナビゲーションで十分静脈洞の走行を確認し開頭し，最後はハイスピードドリルで丁寧に削除するのも一つの方法である．

　硬膜切開は，図6のように上矢状静脈洞の外側約1.5cm程度のところを上矢状静脈洞に平行に切開する．後頭葉を外側に圧排する場合は，髄液排除をドレナージから行い，少し切開を外側方向に加え，できるだけ後頭葉を硬膜とともに圧排するようにする．脳ベラのかかる内側の後頭葉表面には，サージセル®でカバーした後，綿シートを使用し脳ベラをかけると長時間手術でも脳表が正常に保たれることが多い．硬膜を十分開けて後頭葉を露出して圧排するよりも，むしろ後頭葉をあまり露出せず髄液排除を十分しながら硬膜とともに圧排するほうが挫滅を予防できる．

　術中ナビゲーションシステムを利用しprecuneus gyrusを確認し，約2～3cmの皮質切開を加える（図7A）．このとき，脳梁を確認するとprecuneus gyrusを同定しやすい．三角部に到達し腫瘍に達し腫瘍被膜を露出する．前述のように，腫瘍の内減圧（図7B），剥離，綿シート挿入，部分摘出を繰り返しながら腫瘍を小さくし，脈絡叢との癒着部は凝固，切断し（図7C）直視下に最後まで剥離できたことを確認して摘出する．

　このアプローチの場合，皮質切開部分は深く狭いが，手前のinterhemisphericの空間をうまく利用すると術者の手の自由度は広い（図7D）．腫瘍の外側部分も髄液排除と十分な内減圧で比較的大きな腫瘍にも対応可能と思われる．

図7 Lt. Parieto-occipital interhemispheric precuneus approachの術中イラスト

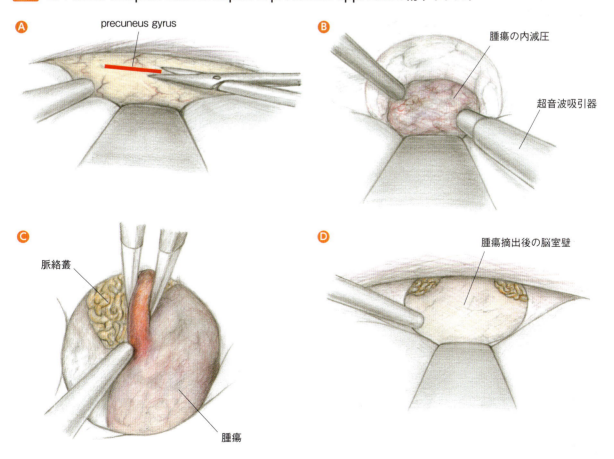

❹ 術中・術後合併症対策

　このアプローチの利点は，優位半球でも頭頂葉症候群などの高次脳機能障害や同名半盲などの神経症状が出現しにくいことである．しかし，以前報告したが，一過性であるが3ヵ月ほどの記銘力障害のみを呈した症例を1例経験した．自験例の他の2症例では経験していない．

　記銘力障害の機序は不明であるが，腫瘍の前方内側にfornixが存在し，腫瘍摘出時のfornixの障害が考えられた．また，precuneus gyrusの機能は不明な点が多いが，conscious memory recallに関係するといわれており，その障害も一つの誘因と考えられた[7]．

> **⚠ Level up technique**
> **腫瘍摘出時のPitfall**
> 　術中の出血が脳室系を充満しないように注意する．特に腫瘍からの出血には，被膜をうまく利用し腫瘍内で圧迫止血できるようにし，また腫瘍周囲は綿シートなどで囲み，脳室系に回らないように注意する．出血が強く脳室系を充満すると思わぬ脳腫脹が出現する可能性がある．また，髄膜腫の場合，脈絡叢から動脈が栄養血管となっており，脈絡叢と腫瘍部の癒着部分では必ず直視下で焼却，切断し，脈絡叢から剥離することが重要である．剥離層に綿シートを挿入し，腫瘍の内減圧，被膜をpiecemealに摘出，縮小させ，腫瘍がすべて剥離されたことを十分確認して摘出することが重要である．

症例提示

症例：52歳　女性
主訴：頭痛
既往歴：特記すべき事項なし
家族歴：特記すべき事項なし
現病歴：頭痛が出現し，近医で頭部CT施行，脳腫瘍が認められ，当科入院となった．
入院時神経学的所見：異常なし
入院時神経放射線学的所見：頭部MRI（図8），頭部DSA（図9）
入院後経過：外側後脈絡叢動脈からの栄養動脈の塞栓術を試みたが，施行できなかった．そのため栄養動脈の処理を目的に，左側頭開頭によるinferior temporal gyrus approachを施行した．術中ナビゲーション下にinferior temporal gyrusから腫瘍前部の側角にチュービングを行い，顕微鏡下で側角部の脈絡叢と腫瘍を確認し，栄養動脈である脈絡叢動脈の焼却と切断を施行した（図10）．術後，腫瘍は造影MRIでring enhancementに変化していた（図11）．2回目の手術を，parieto-occipital interhemispheric precuneus approachで施行した．Interhemisphericにprecuneus gyrusを切開し（図12A），腫瘍に達し，腫瘍はほとんど出血せず，超音波吸引器による内減圧（図12B）と周囲の脳室壁との剥離を繰り返し，脈絡叢との癒着部は直視下に焼却，切断し（図12C），腫瘍を全摘出した（図12D）．術後，神経脱落症状はなかったが，3週間後に軽度の失語症が出現しentrapped temporal hornを呈していたため，VPシャント術を施行し神経脱落症状なく独歩退院となった．

図8 術前頭部MRI
A：T1 Gd axial
B：T1 Gd coronal
C：T1 Gd sagittal
D：T2

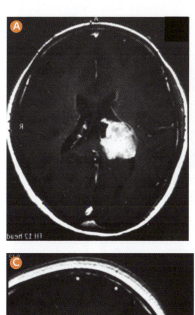
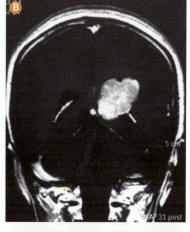
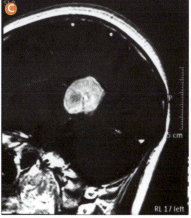
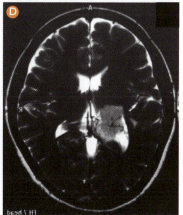

図9 術前脳血管撮影
A：Rt. VA AP, B：Rt. VA lateral, C：Lt. ICA.

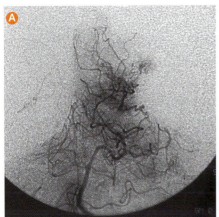
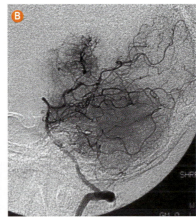
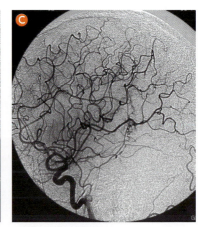

図10 Middle (Inferior) temporal approachの術中写真
A：術中ナビゲーション下にinferior temporal gyrusから側角部の脈絡叢と腫瘍に達した．
B：栄養動脈である脈絡叢動脈の凝固と切断．

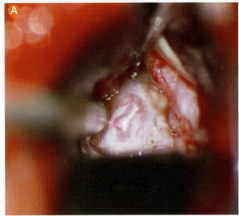
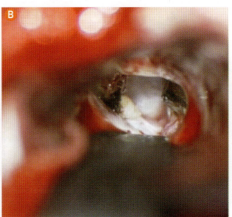

手術動画①

図11 術後の頭部MRI
A：T1 Gd axial, B：T1 Gd coronal, C：T1 Gd sagittal.

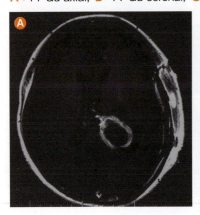
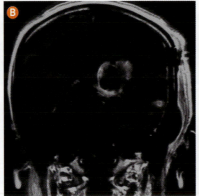
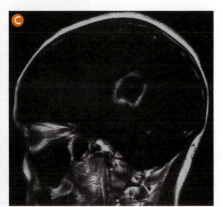

> **⚠ Pitfall**
> **Postoperative entrapped temporal horn（PETH）**
> 　三角部腫瘍の術後に下角から三角部の局所的な水頭症をきたすことがある．それによって，頭蓋内圧亢進症状や優位半球であれば失語症を含む神経症状を呈し，処置が必要となる．新たなシャントシステムの挿入は，異物による感染のリスクを増加させる．内視鏡などによる脳室壁の開放は，再閉塞の可能性や手術による新たな脳への損傷のリスクを増加させる．Wangらは，121例の三角部髄膜腫の手術例を検討し，PETHの発生率は約19％であり，そのリスク因子は3ヵ月以上の臨床経過，術後神経脱落症状の出現，脳室ドレナージの3日以上の留置，術後髄膜炎の合併であることを明らかとした[8]．

図12 Lt. Parieto-occipital interhemispheric precuneus approachの術中写真
A：precuneus gyrusを切開，**B**：超音波吸引器による内減圧，**C**：脈絡叢との癒着部を凝固，切断，**D**：腫瘍を全摘出．

手術動画②

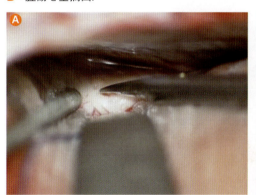
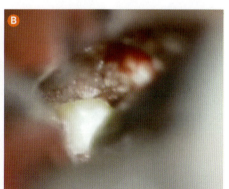
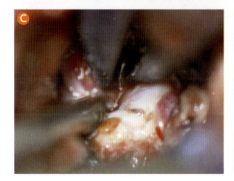
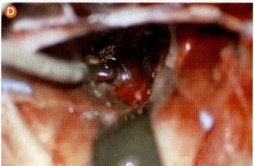

図13 術後頭部MRI

A：T1 Gd axial, B：T1 Gd coronal, C：T1 Gd sagittal, D：T2.

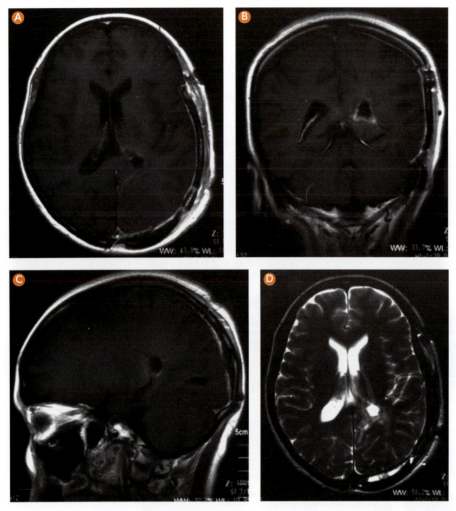

文献

1) Timurkaynak E, Rhoton AL, et al. Microsurgical anatomy and operative approaches to the lateral Ventricle. Neurosurgery 1986; 19: 685-723.
2) 田中雄一郎. 側脳室三角部腫瘍へのアプローチ. 新NS Now 13 脳室を征服する. メジカルビュー社, 東京, 2018, p82-93.
3) Yasargil MG. Intraventricular Tumors. Microneurosurgery of CNS tumors Vol IVB. Georg Thieme Venlag, Thieme, 1996, p313-23.
4) 藤井清孝, 岡 秀宏, 他. 側脳室三角部の微小解剖と手術アプローチ. 脳外誌 2009; 18: 196-204.
5) Gungor A, Baydin S, et al. The white matter tracts of the cerebrum in ventricular surgery and hydrocephalus. J Neurosurg 2017; 126: 945-71.
6) 新堂 敦, 田宮 隆. 頭頂開頭術の基本とバリエーション. 新NS Now 3 基本開頭術と頭蓋底開頭術. メジカルビュー社, 東京, 2015, p84-95.
7) Tokunaga K, Tamiya T, et al. Transient memory disturbance after removal of an intraventricular trigonal meningioma by a parieto-occipital interhemispheric precuneus approach: Case report. Surg Neurology 2006; 65: 167-9.
8) Wang Y, Lin Z, et al. The incidence and risk factors of postoperative entrapped temporal horn in trigone. World Neurosurg 2016; 90: 511-7.

III 手術の実際／テント上深部腫瘍

側脳室腫瘍内視鏡手術

千葉県済生会習志野病院脳神経外科　村井尚之

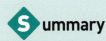

　内視鏡単独で摘出できる腫瘍は限られている．嚢胞性のもの，2cm程度までの小さいもの，吸引可能な柔らかいもの，あまり出血しないものなどは良い適応になるが，術前にこれらの性質を予想することは必ずしも容易ではない．手術シミュレーションを十二分に行い，必要十分な器材を用意する．内視鏡では困難と感じたらためらわず顕微鏡を入れて，安全な手術を心がける．再度内視鏡に戻って摘出具合を確認するのも良い方法である．

手術のポイント

　まずは手術の目的を考える．腫瘍は生検でよいのか摘出を目指すのか，水頭症を合併しているとしたらどう治療するかなどである．本項では，摘出術について述べることとし，生検および水頭症の治療についてはメジカルビュー社発行の『NS NOW 2 神経内視鏡手術』[1]などを参考にしていただきたい．摘出を目的としたら，内視鏡で何ができて，何が難しそうなのかを考える．内視鏡単独で摘出は可能か，摘出に先立って腫瘍を回り込んで栄養血管を焼灼できるか，顕微鏡の死角を観察するにとどまるか，顕微鏡下の摘出後の脳室洗浄などなどである．

　2005年から2008年の脳腫瘍全国統計 第14版[2]によると，側脳室内腫瘍は多い順に，髄膜腫・リンパ腫・中枢性神経細胞腫・膠芽腫・germinomaで，中枢性神経細胞腫が第13版[3]に比べて順位を下げている．そのほか前角からモンロー孔近傍に発生するsubependymal giant cell astrocytomaなどがあり，腎がんの転移はときに孤立性に側脳室に発生し，一見髄膜腫に類似することなどは覚えていてよい．ちなみに同統計で，第三脳室に多い腫瘍は，順に頭蓋咽頭腫・germinoma・リンパ腫・毛様細胞性星細胞腫・上衣腫である．モンロー孔近傍にできるcolloid cystは日本人ではとても少ないが，突然死の原因になるので少し後述する．これらの病理をある程度予想して手術の準備を行うとよい．リンパ腫やgerminomaは生検で十分なことが多い．中枢性神経細胞腫は充実性で出血しやすいが柔らかくある程度吸引可能で，内視鏡単独でも十分摘出できる場合もあるが，海綿状を呈し少し固めである場合などでは，内視鏡単独での摘出に限界がある．幸い後者の場合の中枢性神経細胞腫は，さほど出血は多くなく増大もあまりしないことが多いが，MIB-1 indexを調べて追加治療について検討する必要がある．膠芽腫は髄液が抜けただけでも出血することがあるので，生検にとどめる場合は細心の注意を要する．高齢者の単嚢胞性の第三脳室内頭蓋咽頭腫は嚢胞を大きく開窓しただけでも経過の良い場合があり，経脳室での治療を考慮してもよいと思われる．

側脳室腫瘍摘出術での合併症の多くは，術中にオリエンテーションを失い正常領域を還流している深部静脈を損傷してしまうことに起因している．図1に側脳室の解剖を示す．モンロー孔の後端より前方を前角，後ろが体部（または中心部），体部と後角，側頭角につながる場所を三角部（または側脳室房）という．図2に側脳室の静脈系を示す．外側直接静脈が発達している場合，視床線条体静脈を損傷しても障害が出ないこともあるが，

図1 側脳室の立体構造

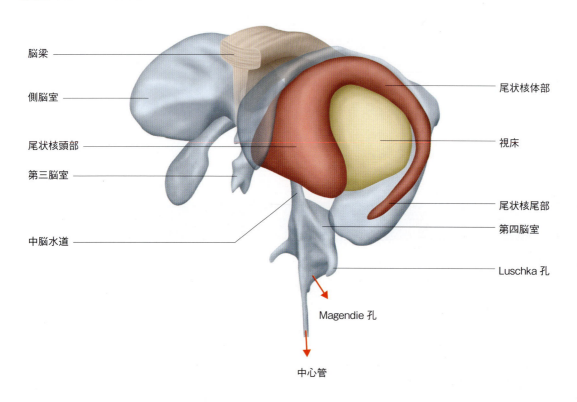

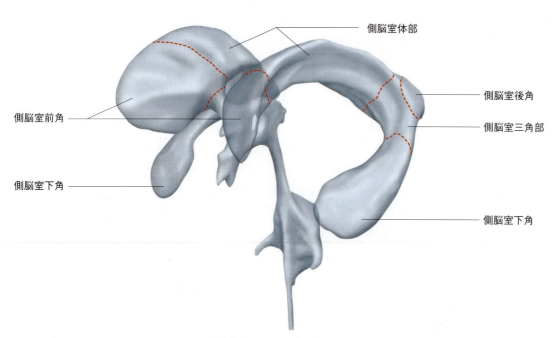

上川秀士．ビジュアル脳神経外科 4 脳室・松果体．メジカルビュー，2011，p187.[4]より引用

図2 側脳室の静脈系

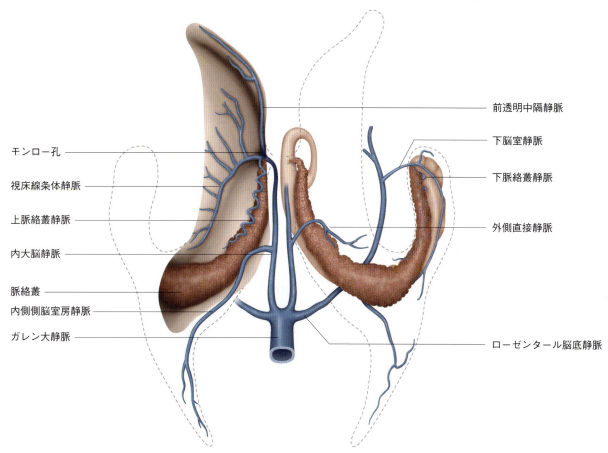

溝井和夫. ビジュアル脳神経外科 4 脳室・松果体. メジカルビュー, 2011, p75.[4] より引用改変

　側脳室を主に還流しているこのGalen大静脈系は吻合が少ないので，内大脳静脈やGalen大静脈が閉塞すると深刻な障害を生じ，ときに死に至る．側脳室腫瘍が増大して脈絡裂を開大させると内大脳静脈が腫瘍に近接していたり，腫瘍の中をpassingしていたりすることもあり，損傷しないように注意を要する．また，腫瘍の進展とともに一部の静脈が閉塞しCT血管撮影などでも描出されず，側副路が発達していることもあるが，閉塞した血管は索状物として腫瘍に付着あるいは埋まっているので，腫瘍の摘出時に一緒に引き抜いてしまうと思いがけず多量の出血を生じる場合がある．

　栄養血管は脈絡叢動脈か脳室壁からの細かい血管になるが，腫瘍が大きくなったり，脈絡裂にはまりこんで脈絡裂を開大させていたりするような腫瘍では，栄養血管が多数かつ複雑であるため内視鏡単独手術の良い適応にはならない．脈絡叢動脈から主に栄養されている場合，これを早期に焼灼することで術中の出血を減らすことができる．脈絡叢動脈からは視床への穿通枝が出ているので，その際にはなるべく腫瘍近くで焼灼するようにする．

　腫瘍を摘出する際には，ポートの大きさによってどの程度の大きさにまで分断するかはあらかじめ決めておく必要がある．ポートの径よりも大きな腫瘍塊はポートに引っかかって取り出せないと，後角まで落下してしまい，サルベージに余計な時間を要することがある．

手術手技

● 手術準備

▶術者の準備

　技術の習得にはlearning curveがあり，内視鏡下腫瘍摘出術の前に，水頭症手術で脳室内のオリエンテーションに，生検術で止血に，嚢胞病変で切開について慣れておく必要がある．内視鏡下下垂体腫瘍摘出術や脳内出血手術などでcylinder手術や硬性鏡操作に慣れていることなどはメリットになる．夢は大きくみつつ自分の足元をみることを忘れずに，慎重に症例を選んで欲しい．手術が成功するかどうかは準備にその9割がかかっている．

▶画像の読影と手術シミュレーション

　CTやMRIの造影3D画像を撮影し手術シミュレーションをしておく．図3は右視床から第三脳室，側脳室に進展する膠芽腫で，腫瘍の部分摘出と第三脳室底の開窓と開窓部へのステント留置のシミュレーションである．また，4DCTで，脳血流量（cerebral blood flow：CBF）や脳血液量（cerebral blood volume：CBV）画像，血管画像なども検討しておくとよい．図4に髄膜腫と腎がんの転移の画像を示すが，CBVの画像ではあまり差がないが，CBF画像は腎がんでよりhotで，術中の出血の予測に役立つ可能性がある．図5に図4Aの髄膜腫の3D造影CT画像を示す．腫瘍を下から見たもので，術中にこの像を見ることはできないがシミュレーションでは種々の角度から検討できる．静脈構造に左右差があり，腫瘍により左視床線条体静脈は閉塞し外側直接静脈が発達している可能性がある．閉塞した血管は術前の画像検査で見えなくても索状物として残り，出血の原因にはなるので注意が必要である．大き目の腫瘍では栄養血管も多くなるので，脳血管撮影，vaso-CTなどで十分に術前シミュレーションしておく．次に，腫瘍のどの面から順番にアプローチし，剥離ないし摘出を進めるかを決めておく．

図3 簡易3Dソフトによる手術シミュレーション
膠芽腫に対して，部分摘出，第三脳室底開窓，開窓部へのステント留置をシミュレーションしている．

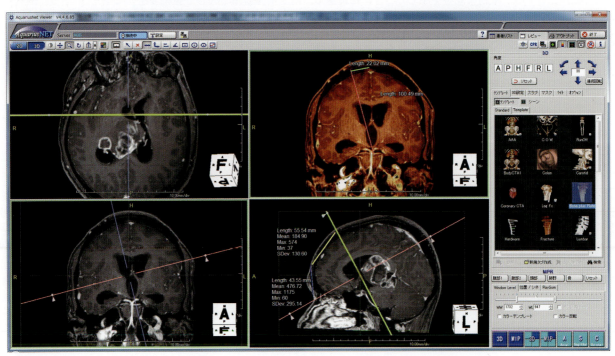

図4 4DCTのCBF/CBV画像

髄膜腫（A）も腎がん（B）も均一に造影され，CBV画像での差は少ないが，CBF画像は大きく異なっている．CBF画像が，手術時の易出血性の参考になる可能性がある．

Ⓐ 髄膜腫

Ⓑ 腎がん転移

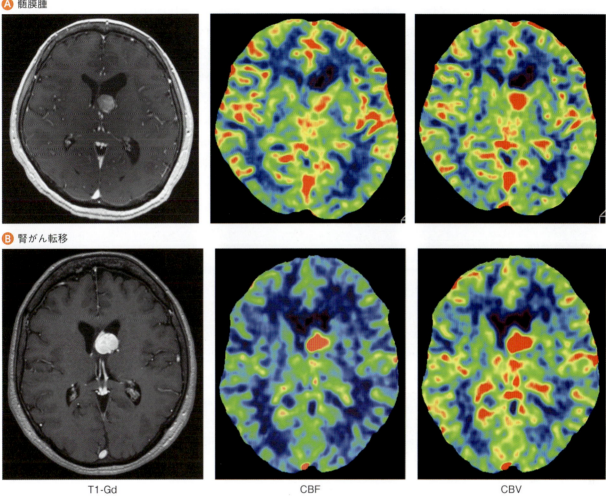

T1-Gd　　　　　　CBF　　　　　　CBV

図5 図4Aの髄膜腫の3D造影CT画像

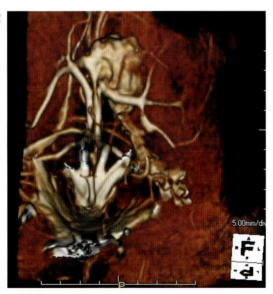

内視鏡手術ではburr holeまたは小開頭の位置が重要で，入念に検討する．側脳室前方の腫瘍に経皮質でアプローチする場合は最短のルートを選ぶことが多いが，脳室に入らないで最初に腫瘍に当たることになるので，オリエンテーションが難しくなる．モンロー孔から体部の病変ではnasionから8〜10cm程度の前寄りの位置にして，脳室の長軸に近づける．中隔穿孔術を置く必要がある場合は，正中から4.5〜5.5cm側方に離れているほうがやりやすい．colloid cystの場合はさらにより外側で，前寄りの穿頭のほうが第三脳室天井部の付着部を確認しやすい．三角部や下角の病変では頭頂部または後角からの穿刺となりナビゲーションを用いる．図6に前角アプローチの場合の穿頭または小開頭の図を示す．burr holeの位置は手術シミュレーションにより自ずと決まってくるが，血管構造をよく検討し，正常血管の損傷を避けるようにする．例えば，Aを10cm，B1を2cm，B2を5cmで直径3cmの小開頭を行うなどのように決定しておく．内視鏡単独または内視鏡・顕微鏡併用の手術では，通常直径3cm大の小開頭で十分なことが多いが，腫瘍が大きく少しポートに可動性をもたせたい場合はさらに少し大きな開頭で，4×4cmなどの四角い開頭になることが多い．

▶器材の準備

　内視鏡でできることと限界を十分に検討し，十分な器材を用意する．切開と凝固止血の準備は最低限必要である．軟性鏡では使用できる器材がかなり限られており，表1に切開と凝固止血に使える器材をまとめておいた．図7は軟性鏡での止血操作ができる機械で，マイクロターゼ™は切開には不向きで，サージマックス™はプローブと出力の調整で切開にも使用できる．切開用プローブでは，町田製作所製のバイポーラーは薄いものであれば切開できる．ME2™は生産を終了しており在庫も少ない．最近発売となったサージマックス™用の切開用針型プローブは，ME2™と同じく十分に切開できるが，針先の格納機構は現時点ではないので，内視鏡内部を傷つけないように専用のシースとともに発売されている．レーザーは出力を調整することで切開にも止血にも使えるが，国内ではあまり普及していない．

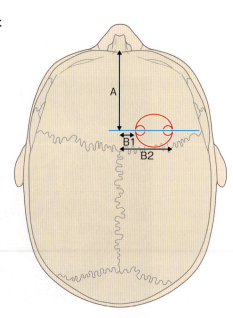

図6　前角アプローチの場合の穿頭もしくは小開頭の位置
A：nasionからの距離
B1：正中から小開頭内側端までの距離
B2：正中から小開頭外側端までの距離
赤線：皮膚切開

表1 軟性鏡での切開と凝固の条件と現在使用可能な主な器材

切開にはME2™が使用されてきたが，生産終了で在庫も少ない．最近サージマックス™用の切開用プローブ（ワイヤー型）が発売された．マイクロターゼ™は小さく凝固し切開できないので狭い脳室で安全に使用できる．

	切開	凝固止血
物理的要件	急速に加熱し蒸散や爆発で消滅させる	徐々に加熱して蛋白を乾燥・凝固させる
器材の至適条件	連続した出力，高出力，高周波，鋭利な先端	断続した出力，低または中等度の出力，面積のある先端
主な器材	ME2™（生産終了）	マイクロターゼ™
	レーザー（出力で調整）	レーザー（出力で調整）
	サージマックス™ 切開用RAFプローブ（ワイヤー型）	サージマックス™ 凝固止血用RAFプローブ（ボール型）

図7 軟性鏡で凝固・止血が可能な機械
A, B：マイクロターゼ™（A：旧マイクロターゼ™，B：新マイクロターゼ™）は安全に粘膜などの焼灼ができるので，婦人科や心臓血管外科などで使われていて，すでに手術場にある可能性があるので探して欲しい．
C：サージマックス™はプローブを替えれば切開にも使える．

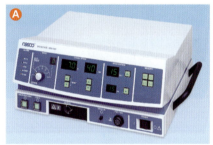
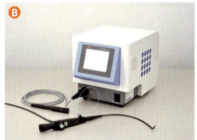
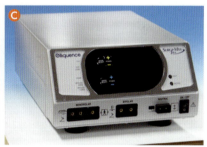

Wet fieldにしておいて軟性鏡で腫瘍に近接して摘出することができれば，手術の侵襲は小さくすることができる．軟性鏡単独での腫瘍摘出のテクニックを後述する症例のなかに提示したが，必ずしも容易ではないので，軟性鏡単独にはこだわらなくてよいと思われる．軟性鏡よりも口径が少し大きくなるが，ハサミやバイポーラも使える硬性鏡があり，少し大きめのポートを選べば硬性鏡を固定して器具を2つ入れて両手で操作することができるし[5]，顕微鏡との切り替えもスムーズに行うことができるので，手術によっては硬性鏡や顕微鏡の用意もしておいたほうがよい．

図9に各種ポートを挙げたので，手術に合わせて選んでおく．図9AのViewSite™は各種サイズが選べて手元が漏斗状に広がっているので，脳表から腫瘍までの距離＋2cmのサイズを選ぶとよい．ViewSite™を蛇腹に固定する際には，図9Bのextension armを間に入れると操作が楽になり，蛇腹と頭皮にかけた開創器とが当たるのを防いでくれる．

▶麻酔

頭蓋内圧が高く特に水頭症を伴っている場合，わずかな容量負荷でも致死的になる場合があり，頭蓋内圧を上げない麻酔や，BISモニターを麻酔導入から使用してもらうなどの配慮が必要である．すでに出血しているか出血のリスクが高い腫瘍などの場合は，速やかな覚醒よりも術後の血圧の安定のほうがより重要になることがあるので，担当の麻酔科医とよくコミュニケーションをとっておく必要がある．

図8 軟性鏡用プローブ
A：先端ワイヤータイプの切開用プローブが最近発売となった．
B：止血用の先端ボール型プローブ．
C：町田製作所製バイポーラ．
D：マイクロターゼ™のプローブ．

Ⓐ サージマックス™
RFAプローブ先端ワイヤー（切開＞止血）

Ⓑ サージマックス™
RFAプローブ先端ボール（止血＞切開）

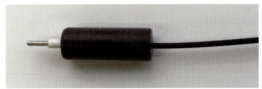
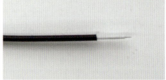
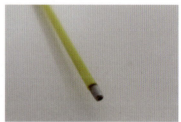

Ⓒ 町田製作所製バイポーラ
（止血・切開）

Ⓓ マイクロターゼ™
脳神経内視鏡用専用電極
（止血）

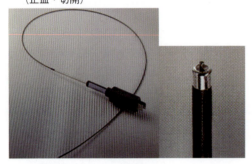
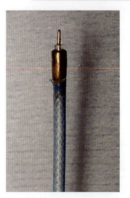

図9 各種のポート
A：ViewSite™
B：ViewSite™用extension arm
C1・2：ニューロポート™レギュラーとミニ
D：町田製作所製クリアガイド™
E：メディキットピールオフイントロデューサー
　　ニューロシース™

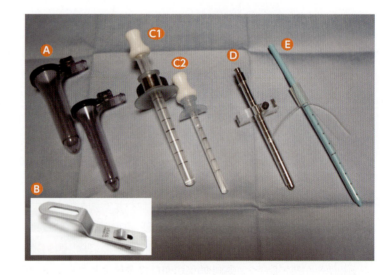

● 手術体位，頭位

アプローチする部位が側脳室のどの部位かによって体位と頭位は変わってくるので，次項「側脳室腫瘍：開頭手術」(p.146)を参考にしていただきたい．基本的には，開頭術と同じ体位・頭位なので，内視鏡と顕微鏡との交換はあまり苦にならない．

● 手術手技

> **手技のステップ**
> ❶ 穿頭または小開頭
> ❷ 脳室穿刺，シースなどの挿入
> ❸ 脳室内と病変部の観察，栄養血管の焼灼（可能な場合）
> ❹ 中隔穿孔
> ❺ 摘出
> ❻ 止血の確認，脳室内洗浄とシース（ポート）などの抜去．
>   脳室ドレーンやOmmayaリザーバーの留置（必要時）
> ❼ 閉創

❶ 穿頭または小開頭

　硬性鏡では直線的なアプローチとなるし，軟性鏡であったとしても直線的なアプローチができたほうが首振りでの切開など種々の操作が行いやすいので，穿頭位置の決定は重要である．直線的なアプローチを行うと自ずと経脳梁ではなく，経皮質アプローチとなることが多くなる．前方の腫瘍にアプローチする場合は，冠状縫合上かその直前といった後ろ寄りの穿頭位置に，第三脳室後方から第四脳室にいく場合はnasionから8～10cm程度の前寄りの位置にする．中隔穿孔術を置く場合は，正中から4.5～5.5cm程度とする．Colloid cystの場合は，さらにより外側で前寄りの穿頭のほうが第三脳室天井部の付着部を確認しやすい．三角部や下角の病変では頭頂部または後角からの穿刺となり，ナビゲーションを用いる．

　内視鏡または内視鏡・顕微鏡併用の手術では，直径3cm程度の小開頭までの大きさで十分なことが多い．図6のような小開頭の大きさを，術前シミュレーションで図内のA，B1，B2の値を決めておく．多くの場合，穿頭2個を丸くつなぐことで十分で，皮切はその中央に線状に置くことで，皮膚縁の盛り上がりが術中の邪魔になりにくくなる．

❷ 脳室穿刺，シースなどの挿入

　腫瘍摘出術では大き目のコリドーが必要で，ニューロポートレギュラー™またはViewSite™などを選択する．ニューロポートレギュラー™は，先端が脳実質内にあると内筒を引き抜くときにポート内に陰圧がかかり脳実質を吸引してしまうリスクがあり，内筒内には内視鏡を入れることができるようになっているので，先端を内視鏡で見ながら確実に脳室内に入ったことを確認してから内筒を抜くようにする．ViewSite™の場合は，皮質切開または脳溝の剥離をポートの大きさに合わせて行う必要がある．

　脳室が小さい場合や，穿刺がcriticalな場合はナビゲーションやエコーを用いる．アロカ™のクランク型の穿頭用プローブでは，ビームはクランク面と同一水平面に出るので，左手でプローブを持って，右側に穿刺用の溝を向ける（図10）．脳室穿刺針でテストタップを行い，ダイレーターまたは皮質に小切開を加えて目的のシースを挿入する．

❸ 脳室内と病変部の観察，栄養血管の焼灼（可能な場合）

　硬性鏡を振りながら脳室内を観察すると組織を損傷するので，より広く観察する場合は，30°や70°の角度のついたものを用いる．軟性鏡なら，どこへでも行けるというわけではないので決して無理をしない．まずどちらの側脳室に入ったのか確認する．モンロー孔

図10 術中エコー利用による後角穿刺
A：穿刺針が右にくるようにエコープローブを持つ．
B：術中のエコー画像．脈絡叢がhighに映るので参考になる．扇の要の右の点から真っ直ぐ下に向かって穿刺針が入る．
C：術後のCTで，ほぼエコーどおりであることが確認できる．

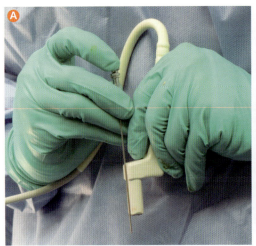
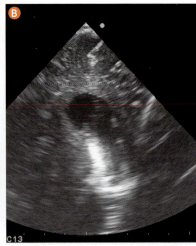
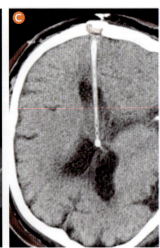

を見てseptal veinのあるほうが中隔側である．モンロー孔に過大な力がかかると静脈損傷をきたすので，内視鏡はモンロー孔を通過してもすぐには首振りをせず，少し中に押し込んでから首振りをする．

　腫瘍摘出術の場合は，最初のうちは腫瘍と脳室壁の一部しか見えないことが多い．腫瘍を回り込むように，可能な限り周囲構造との関係を把握する．側脳室内では脈絡叢が重要なランドマークになる．軟性鏡ではより回り込んで観察できるので，腫瘍の血管構造，正常血管との合流部を可能であれば観察しておくとよい．三角部髄膜腫では腫瘍を軟性鏡で回り込んで，栄養血管である脈絡叢動脈を焼灼することができる．脳室内播種の有無や腫瘍内の血管の豊富さは，Narrow Band Image (NBI) を用いると観察しやすい．

❹ 中隔穿孔

　対側側脳室の確認が必要な場合や同側の中枢性神経細胞腫が大きくてモンロー孔が開放できないと思われる場合などで，中隔穿孔を置く．鈍的に開窓してバルーンで拡大させるか，鋭的に切開するが，脳弓や中隔静脈を避けて行う（図11）．水頭症が改善し脳室が小さくなるとともに開窓部も小さくなるので，バルーンで拡大した場合は閉鎖しやすいので，開存を期待する場合は大きめまたはL字に切開するか，穿孔部にステントになるように脳室カテーテルを留置してもよい．

❺ 摘出

　Colloid cystなどの嚢胞病変の場合，穿刺して内容を出して嚢胞を縮小させて付着部を確認し，鈍的または鋭的に切断する．嚢胞が大きい場合は，内視鏡を嚢胞内に進めると嚢胞内から解剖学的構造が確認できることがあるので試してみてよい．例えば第三脳室の嚢胞性頭蓋咽頭腫などで嚢胞壁ごしに乳頭体を確認できたり，透明中隔腔から第三脳室が確認できたりすることがある．嚢胞壁は生検鉗子で把持し回転させてちぎり取ることも有用だが，無理しない．多くの場合，付着部に嚢胞壁が残っても問題ない．付着部周囲に重要な構造物がなく，安全に焼灼や切開できる場合は試みてもよい．

実質性腫瘍でcentral neurocytomaなどの柔らかい腫瘍では，吸引管で摘出が可能な場合があり，内視鏡が非常に有用である．吸引して残った血管を焼灼して手術を終了できる場合もある．吸引できない腫瘍では，周囲脳との剥離を進めながら（図12A），正常血管を損傷しないように腫瘍血管や付着部を焼灼・切開する．図12Bでは栄養している脈絡叢動脈を切断している．太い静脈や動脈が（位置については術前に十分把握しておく）腫瘍と癒着している場合（図12C），顕微鏡手術へ移行する．小さい腫瘍であれば1本の軟性鏡で摘出可能なこともあるが，ある程度の大きさの腫瘍では髄液を抜いてdry fieldとして硬性鏡を用いる方法[5]や，髄液を抜かずに2ポートで一方から腫瘍の牽引や把持を行い，他方で切開していく方法などがあり，後で症例を提示したい．

　内視鏡でも硬性鏡では，顕微鏡と同じようにバイポーラーなどで焼灼して切開を繰り返し，debulkする方法ができる．最近では細径の超音波吸引装置などもあり，海外では硬性鏡に装着可能なものもある．軟性鏡での切開では，切開のプローブを出力低めで飛び石状に凝固しておいて出力を上げて切開する方法と，凝固止血用のプローブを高めの出力で凝固しながら切開していく方法があり，後者では吸引はできないがある程度柔らかい

図11 中隔穿孔術
穿孔部はモンロー孔近傍で脳弓および中隔静脈を避けて行う．

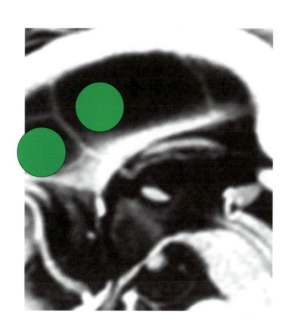

図12 図4Aの髄膜腫での内視鏡処置
内視鏡で周囲の脳室壁（左側）から腫瘍（右側）を剥離し（A），栄養している脈絡叢動脈（＊）を焼灼・切断し（B），引き続き外側直接静脈（＊＊）の剥離を試みたが（C）腫瘍に強く癒着していて出血したので顕微鏡手術に移行した．

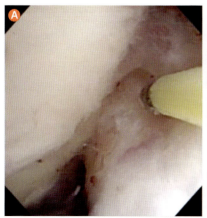 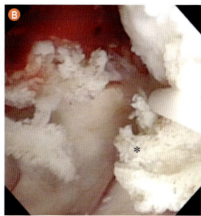 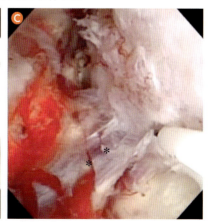

腫瘍で特に有用である．軟性鏡単独の手術では，超音波破砕装置などのdebulkのための装置は今のところない．

❻ 止血の確認，脳室内洗浄とシース（ポート）などの抜去．脳室ドレーンやOmmayaリザーバーの留置（必要時）

摘出術が終了したら，脳室内を再度観察しながら十分量のアートセレブ™で洗浄する．出血部位があれば止血し，血腫があれば可及的に吸引する．血腫が多く明らかに残っている場合や水頭症の解除に疑問がある場合は，脳室ドレーンを挿入する．古い脳室ドレーンを抜去して入れ替える場合は，古い脳室カテーテルの先端に組織が入り込んでいることがしばしばあるので，入り込んだ組織は切開用プローブで切離する必要がある．ドレーンは残さないが，脳室内にカテーテルを残してステントや緊急時の髄液排除用として使う場合，Ommayaリザーバーに接続して頭皮下（骨膜上）に設置する．脳室カテーテルの長さと追加する側孔の数と位置を決めておき，Ommayaと接続する前に十分に皮下ポケットを作成しておく．Ommayaの試験穿刺を行う場合は，25G以上の細い翼状針を用意しておく．

シースの抜去は内視鏡でトラクト内部の止血を確認しながら行う．シース抜去後のトラクトをサージセル®の大きさを調整してpluggingする．ただし大きなポートではpluggingはできない．

❼ 閉創

穿頭だけでポート径が1cm以下であれば，トラクトにサージセル®でpluggingしてburr hole部分にサージセル®を敷いて十分なことが多いが，可能な限り硬膜は糸をかけて寄せておく．Burr holeボタンを置くか，または骨弁にミニプレートをつけて頭蓋骨に固定する．ドレーンを出す場合は，皮下トンネルを設けて骨窓から少し離すようにする．骨膜，帽状腱膜，頭皮と多層に縫合して手術を終了する．

● 術中・術後合併症対策

▶術中の出血に対する対応

軟性鏡でwet fieldで手術を行っている場合は，出血が多いと画面全体が赤くなってなにも見えなくなるいわゆるred-outの状態になることがある．まずは内視鏡を抜かず灌流を続ける．内視鏡を一度抜いてしまうと出血点に近づくことはできないと考えてよい．出血前の操作などから予想される出血点に内視鏡をなるべく近づけて水圧をかけると出血が弱まることがある．可能であればシースも出血点まで近づけることができれば，血液が回る容積を減らし血液を効率よく排出することができる（small-chamber irrigation technique，図13）．また，灌流液は人工髄液のほうがより止血効果が高いことが知られている[6]．十分に灌流すると出血は減ってきて，解剖構造がわかりやすくなり止血器具を使うことができるようになるが，灌流だけで止血ができる場合も多い．ある程度の出血をwet fieldで繰り返すと灌流して待つ時間が増え，あまり効率のよい手術ができないので，dry fieldでの硬性鏡または顕微鏡手術への変更を考慮する．

図12Cのように髄膜腫などで太い血管が腫瘍と強く癒着している場合などでは，軟性鏡単独での手術は難しいので，出血をきたす前に顕微鏡手術に変更する．このように軟性鏡では腫瘍に近接して脳室壁や血管との剥離を試みることができるので，顕微鏡や硬性鏡の上からの視野に加えて，多視点の手術にすることで手術の安全性を増すことができる．

図13 small-chamber irrigation technique
内視鏡が出血点から遠いと出血は脳室内に広がってしまう(**A**)が，内視鏡を近づけてさらにシースも近づけると出血はシースを通って排出されるようになる(**B**)．すると出血点に，水圧もより効率的にかかるので比較的短時間で止血できるようになる．

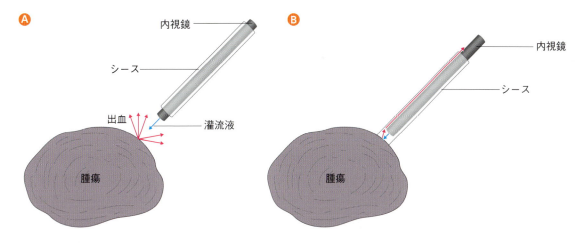

　腫瘍摘出の最終局面となり腫瘍の可動性が増したら，心のブレーキを一度かけてギアを一つ二つ落とす．最後の付着には血管が入っているかもしれないので，急いで引き出さずにじっと我慢して，腫瘍を回転させて最後の付着部をよく確認して焼灼・切断するようにする．

▶術後の髄液皮下貯留

　術後に髄液が皮下貯留を起こすと感染症のリスクが上昇したり，burr holeボタンが浮いたり移動してしまったりするので注意を要する．内視鏡のトラクトは可能であればサージセル®などでpluggingしておく．小児では号泣されても髄液が漏れないように硬膜を縫合するので，縫合しやすいように硬膜切開を1つの線条切開にとどめておくのもよい．もともと水頭症がある場合などは水頭症が解除されていない可能性や，第三脳室底を開窓していても髄液吸収が十分でない適応期である可能性を考慮して，まずは腰椎穿刺をしてみるとよい．皮下貯留液を直接穿刺することは，感染のリスクが上昇するので勧められない．術後髄液皮下貯留のリスクが高い場合は，穿頭部を脂肪片などで充填しチタンプレートで固定してしまう方法もある．

▶術後の頭蓋内圧亢進

　術中に出血などがあった場合などでは，脳室ドレーンを置いて術後の髄液圧管理を行うが，早期に抜去を考える．

　脳室が大きく開いて脳表と交通している場合，術後頭蓋内圧が上昇しても脳内外の圧が均衡してしまい，脳室が大きくならない場合がある[7]ので，頭痛や意識レベルの低下などの頭蓋内圧亢進症状があるのに血腫などの占拠性病変がない場合は，腰椎穿刺で髄液圧を測定するなどの注意が必要である．第三脳室底開窓術を加えた場合，開窓部が閉塞してもすぐには症状が出ずにしばらくしてから急激な症状を呈することがあり，定期的に画像（正中矢状断T2強調画像など）フォローし，開窓部の状態を確かめておく．

症例提示

　症例は4歳9ヵ月の男児で，3歳1ヵ月時に頭部打撲の際に偶然脳室内腫瘍を指摘されていた．他院にて皮疹と合わせて結節性硬化症と診断され経過をみていたが，腫瘍の増大を認めた．母親は看護師で両親ともに内視鏡で摘出できる医師を希望したいということで紹介されてきた．当初，脳室は拡大しておらず経過観察としていたが，一側の脳室が拡大してきたところで，頭痛・てんかん・精神発達遅滞などの症状をまったく認めなかったが手術適応と判断した．結節性硬化症に伴う脳室内腫瘍ということでsubependymal giant cell astrocytomaが強く疑われ，エベロリムスなどのmTOR阻害薬で腫瘍縮小が期待される[8]が腫瘍消失はしないことと，将来できるかもしれない腎腫瘍などのために薬は温存することとして全摘出を目指すこととした．

　図14に示すように，頭部MRIでは左尾状核近傍に付着し左モンロー孔にはまり込み第三脳室に進展する28×25×14mm大の腫瘤とcortical tuberを認めた．ポートの大きさ以上の腫瘍片を摘出することは困難なので，腫瘍を図15Aのように赤線の2ヵ所で切断して大きく3つに分けて，丸付き数字の番号順に摘出することを想定した．腫瘍が左thalamostriate veinに覆いかぶさるようになっていたので，右から腫瘍を引いて左から静脈構造を確認できるように，左右の前頭部に計2ヵ所のburr holeを設けた．左右の穿頭部は上下にも高さを変えることにより，単に視野が広がるばかりでなくより腫瘍を前に引いて，横から腫瘍付着部を観察・処置しやすくすることを想定し，実際そのとおりにできた．右の穿頭部にはメディキットの17.5Frのニューロシース™を入れて右側から腫瘍を把持して持ち上げて，もう一方の左には外径10mmのニューロポート™を挿入し，腫瘍の剥離と摘出に用いた．穿頭部の決定と穿刺には，ナビゲーションを用いた．

　内視鏡は町田社製4LとOlympus社製VEF-Vとの軟性鏡2本と，硬性鏡はOi Handy Pro™を用意し，適宜2本の組み合わせで手術できるようにした．Biportal approachによって一方から腫瘍を牽引することで，腫瘍からのred veinがthalamostriate veinに合流するところがよく観察でき（図15C），PAL-1™でred veinを焼灼切断することができた．また，一方で腫瘍を把持しながら，もう一方で切開や止血することも容易となった（図15D）．

　最初の切断（図15Aの①と③との間）はME2™で切断線上の複数の点で電極を刺して低出力（20W程度）で組織を凝固させてからME2™を高出力（30W程度）に変えて凝固点をつなぐように切開した（動画参照）．これはすでに肝臓の切開などで用いられている手技である．ME2™は現時点では生産を終了しているので，サージマックス™のワイヤー電極かレーザーで同様の操作を行うことができる．最初の切断で切断した腫瘍（図15Aの①）が後角まで落下し回収することになったが，普段から後角まで軟性鏡で観察することは行っていたので，落下した腫瘍片を回収することはあまり問題にはならなかったが，硬性鏡のみであれば後角端までいくのは難しいので，綿片を後角方向に入れておくなど後角端までは落下させない注意が必要となる．次の切断（図15の②と③との間）では，PAL-1™の出力を上げて焼灼しながら切開を行った（動画参照）．現時点ではPAL-1™は生産を

手術動画

図14　症例：術前MRI
subependymal giant cell astrocytoma，4歳男児で，biportal approach（赤・黄矢印）で全摘出を目指す．

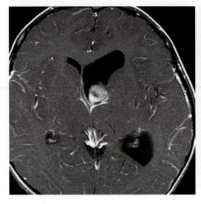 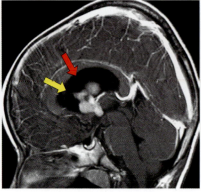 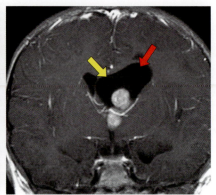

終了しているので，サージマックス™のボール電極か，PAL-1™の後継機で間もなく上梓されるユニポイント™かが使用できる．ME2™で切開した最初の切断のほうが途中で止血することが多く途中で止血を何度かしたために，PAL-1™で切開した2番目の切断よりもより多くの時間を要した．柔らかい腫瘍では，ボール型の電極を高めの出力で切開するほうが，同時に止血もできて効率が良いようである．

この手術ではbiportal approachにて内視鏡を2本同時に使うことにより，より広い視野を得るとともに，一側で把持して，他方で腫瘍と脳室壁との間を剥離・切開したり止血したりすることができ，thalamostriate veinに付着したごく一部を除いて腫瘍を安全に摘出することができた（図15B）．

今日ではViewSite™などの少し大きめのポートと硬性鏡を中心に使うことで，血腫除去術のようなcylinder手術に経鼻手術の手術器具などを組み合わせて，一側からだけのアプローチでも摘出可能になったと思われる．この際には目が一つなので，腫瘍は引かずに剥離して回転させ，適宜切断と超音波破砕装置などでdebulkingを行いながら血管を引き抜かないように細心の注意を払い，腫瘍血管のみを焼灼切断することが求められる．硬性鏡中心であっても軟性鏡で近接して血管構造を観察しておくことは，より安全な摘出に有用であると思われる．

図15 症例：術前後MRIと術中内視鏡像

Subependymal giant cell astrocytoma, 4歳男児．赤線で3つに分断し数字の順に摘出した．

A：術前矢状断造影MRIで，腫瘍を2ヵ所で切断し丸付き数字の順に摘出することを想定した．
B：術後のMRI造影．
C：右から腫瘍を牽引，左からred veinを確認し凝固切断する．
D：右から把持して，左から止血．

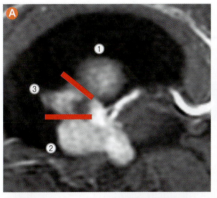
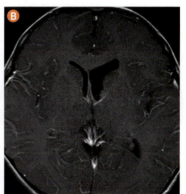
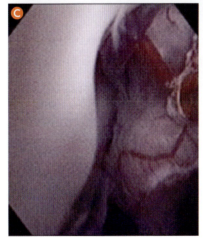
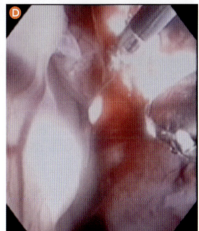

文献

1) 寺本 明, 編. NS NOW 2神経内視鏡手術 技術認定から応用まで. メジカルビュー社, 東京, 2008.
2) Brain tumor registry of Japan (2005-2008). Neurol Med Chir (Tokyo) 2017; 57 (Suppl-1): 9-102.
3) Brain tumor registry of Japan (2001-2004). Neurol Med Chir (Tokyo) 2014; 54 (Suppl): 9-102.
4) 富永悌二, 編. ビジュアル脳神経外科 4 脳室・松果体. メジカルビュー社, 東京, 2011.
5) 渡邉 督, 永谷哲也, 他. 脳室内および脳室近傍腫瘍摘出に必要な内視鏡手術解剖. 脳外誌 2013; 22: 340-8.
6) Kozuma Y, Yamamoto T, et al. Sodium Bicarbonate Facilitates Hemostasis in the Presence of Cerebrospinal Fluid Through Amplification of Platelet Aggregation. Neurosurgery 2016; 78 (2): 274-84.
7) Morita A, Kelly PJ. Resection of intraventricular tumors via a computer-assisted volumetric stereotactic approach. Neurosurgery 1993; 32 (6): 920-6.
8) Franz DN, et al. Efficacy and safety of everolimus for subependymal giant cell astrocytomas associated with tuberous sclerosis complex (EXIST-1): a multicentre, randomised, placebo-controlled phase 3 trial. Lancet 2013; 12: 381 (9861): 125-3.

III 手術の実際／テント上深部腫瘍

側脳室腫瘍開頭手術

北里大学メディカルセンター脳神経外科　久須美真理，岡　秀宏

> **Summary**
>
> 側脳室腫瘍は比較的まれであり，全頭蓋内腫瘍の0.1〜1％程度である．側脳室内へのアプローチは主に6つあり，腫瘍のサイズ，広がり，付着部により，適切なアプローチを選択する．側脳室腫瘍の種類は多彩であるが，大部分（85％）は良性腫瘍であり，髄膜腫，脈絡叢乳頭腫，類上皮腫，中枢性神経細胞腫などが占め，残りは神経膠腫（星細胞腫，上衣腫，上衣下腫）などである．ここでは，経皮質もしくは経脳梁の15mmの狭いコリドーを通して行う，顕微鏡下での最小限侵襲腫瘍摘出のテクニックについて述べる．

脳室の解剖と6つの手術アプローチ

　6つの手術アプローチについて述べる．側脳室は視床を取り巻く2つのC型の空間である．側脳室を3つの部位に分類する．前角(anterior horn)と体部(body)，三角部(trigon)と後角(posterior horn)，側角(temporal horn)である（図1A）．手術アプローチはトラジェクトリーから，通常，3つのカテゴリーに分類する．Anterior, posterior, inferior approachである．前角，体部，モンロー孔へ向かう2つのanterior approachがあり，frontal transcortical approachとhigh-frontal paramedian transcallosal approachである．側角，迂回槽に向かうinferior approachは，mid-temporal transcortical approachとtranssylvian medial temporal approachがある．三角部と後角へ向かうposterior approachは，occipital interhemispheric parasplenial approachとparieto-occipital supra-angular transcortical approachがある．腫瘍の大部分が前角と体部か三角部に存在するため，多くの手術はanterior approachかposterior approachとなる（図1 A, B）．

▶前角と体部に対して(anterior approaches)
①Frontal transcortical approach：大型の前角部に主座を保つ腫瘍
②Frontal paramedian transcallosal approach：前角からモンロー孔，体部に広がる腫瘍

▶側角に対して(inferior approaches)
③Mid-temporal transcortical approach：大型の側角の腫瘍
④Transsylvian medial temporal approach：側角に限局した病変(hippocampectomy cavernomas, gliomas)

▶体部に対して(posterior approaches)
⑤Occipital interhemispheric parasplenial approach：視床の正中より内側で後方の病変
⑥Parieto-occipital supra-angular transcortical approach：三角部の腫瘍

図1 Definition of lateral ventricle and direction of surgical approaches

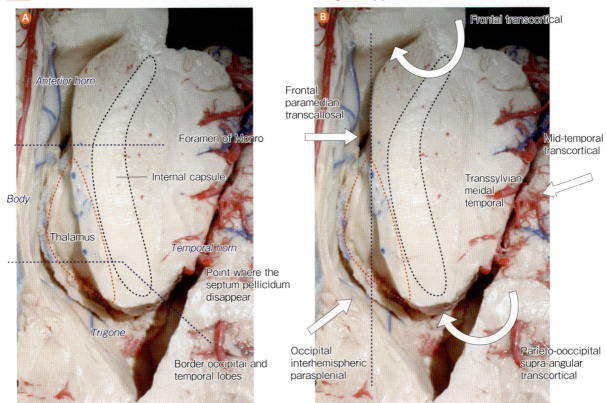

手術のポイント：側脳室腫瘍手術における侵襲を最小限にする工夫

1) くも膜を鋭的に切開し架橋静脈をゼルフォーム®とフィブリン糊で硬膜に固定して温存する．
2) 4Dストラテジーで腫瘍を摘出する：Devascularize, Detach origin, maximum Debulking, and final Dissection
3) 15mmの皮質切開で進入し，2本の2mm先細脳ベラでトラジェクトリーを確保する．
4) thalamostriate veinsを温存する．
5) 脈絡叢内の脈絡叢動脈を温存する．
6) 側脳室の外側壁は内包に近いため保護し温存する．
7) 視放線，脳弓，視床，言語野を温存する．
8) 術中超音波とナビゲーションはトラジェクトリーを決めるために有効である．まず超音波ガイド下に脳室穿刺針にて穿刺し，トラジェクトリーを作成する．
9) 術中モニターを使用する．体性感覚誘発電位(somatosensory evoked potential：SEP)，運動誘発電位(motor evoked potential：MEP)，視覚誘発電位(visual evoked potential：VEP)が術後神経所見悪化予防に有効である．
10) 経皮質アプローチの際には，皮質切開は，脳回に，もしくは脳溝を剥離して血管を避けて置く．特に腫瘍が側角や三角部に位置するときに経皮質アプローチは安全で簡便である．

手術手技

● Frontal transcortical approach

伝統的なfrontal transcortical approachは大型の前角腫瘍に適している．また視床の外側から第三脳室前半部に広がり水頭症を呈している病変に対して最適である．

> **手技のステップ**
> ❶ 体位と皮切
> ❷ 開頭と硬膜切開
> ❸ 皮質切開

❶ 体位と皮切（図2A）

体位は仰臥位で頭位は水平位とする．必要に応じて，頭位は若干対側へ傾ける．皮切はbregmaより1cm前を両側冠状切開で，皮弁は1層もしくは有茎骨膜弁を含んだ2層とする．有茎骨膜弁は前頭洞が解放した場合の閉鎖や硬膜欠損時の補填に使用する．

❷ 開頭と硬膜切開（図2B）

正中から手術側に4×4cm程度の開頭を行う．開頭の中央は経皮質の進入する部位であり，通常は正中から3cm外側，冠状縫合から3cm前方である．硬膜は上矢状静脈洞に対してU字切開を行う．

❸ 皮質切開（図2B）

皮質切開は運動前野の中前頭溝を剥離して行うか，もしくは中前頭回に行う．正中の3cm外側で冠状縫合の3cm前に行う．まず，超音波ガイド下に脳室穿刺で穿刺した後，1.5cmの小切開を中前頭回の長軸に沿って行い，穿刺の経路に沿って広げる．

図2 Frontal transcortical approach

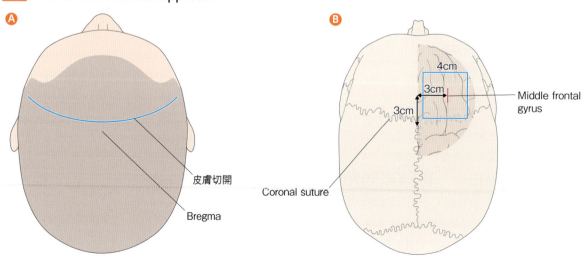

● Frontal paramedian transcallosal approach

同アプローチは前角，モンロー孔，体部に広がる病変に適している．

> **手技のステップ**
> ❶ 体位と皮切
> ❷ 両側前頭開頭と硬膜切開
> ❸ 大脳半球裂の解放と脳梁切開
> ❹ Transchoroidal (suprachoroidal) dissection and septectomy

❶ 体位と皮切（図3A, B）

仰臥位で，頭位は水平とし軽度頚部を屈曲させる．冠状縫合の1cm前で両側冠状切開を置く．皮弁を1層もしくは有茎骨膜弁を作成した2層で挙上する．有茎骨膜弁は硬膜欠損時の補填もしくは前頭洞開放時の閉鎖に利用する．側頭筋膜，側頭筋は温存する．腫瘍のあるほう（右または左）の傍正中で脳梁を切開し側脳室へ入る．皮弁は45°の方向へ鈍フックで牽引し，眼球圧迫がないように注意する．

❷ 両側前頭開頭と硬膜切開（図3B）

5×5cm程度の正方形か長方形の開頭を行う．通常，上矢状静脈洞が出るように1/3を対側に，2/3を同側に開頭する．上矢状静脈洞を障害しないように注意を払う．通常，前頭洞が解放されることはないが，開いた場合は有茎骨膜弁で閉鎖する．硬膜は上矢状静脈洞に対してU字に切開する．硬膜切開部の静脈洞に架橋静脈が入る場合，架橋静脈上の硬膜を葉状に残す．硬膜は静脈洞辺縁ぎりぎりまで切開する．

❸ 大脳半球裂の解放と脳梁切開（図3C〜F）

冠状縫合の前方で，架橋静脈が比較的少ない部分で行う．通常，架橋静脈はくも膜を剥離し，可動性をつくり温存する．2mmの先細り脳ベラを半球間裂にかけて，大脳鎌に沿ってくも膜をマイクロ剪刀にて鋭的に切開し，帯状回を剥離し，脳梁と両側のpericallosal arteries（A2 A3）を露出する．ほぼすべての症例で，左右の前大脳動脈分岐部（A2-A3 junction）は癒着している．このくも膜の癒着を鋭的に切開し，患側のA2 A3 segmentsを外側へ優しく牽引する．

脳梁切開は，正中より患側寄りで行う．前大脳動脈は引っ張られ閉塞することがないように注意を払う（図3D）．患側の傍正中の脳梁縦切開はgenuから1〜1.5cm後方で行う（図3C）．脳梁切開はバイポーラ凝固装置とマイクロ剪刀で行い，1.5〜2cm程度の長さにとどめることが推奨される．傍正中の脳梁切開により，側脳室天井である膜様物を確認することができる．この膜を開けて，脳室内へ入り，モンロー孔を確認する（図3E, F）．この傍正中切開は脳弓の損傷を避け，velum interpositumへの迷入を避ける．内包膝部はモンロー孔外側の側脳室壁約5mm程度に存在しているため，この部位を牽引する際には注意が必要である．

重要な構造物はモンロー孔，脈絡叢（medial posterior choroidal artery），anterior septal vein, thalamostriate vein, anterior caudate vein, 脳弓，視床である．anterior caudate vein, anterior septal vein, superior choroidal vein, thalamostriate veinは，通常，モンロー孔近傍でinternal cerebral veinに流入する．しかし，これらの静脈はモン

図3 Frontal paramedian transcallosal approach

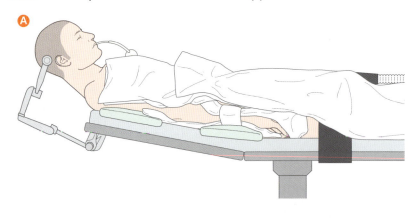
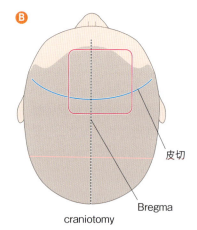
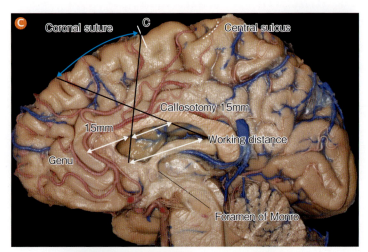
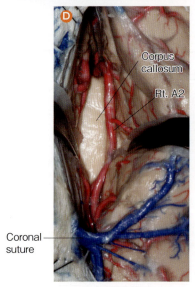
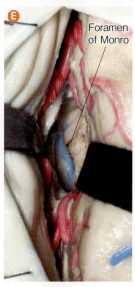
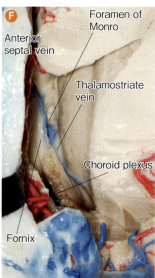

ロー孔の後方の脈絡裂を通り，velum interpositumに入り，internal cerebral veinに流入する前にある程度並走してから流入することもある（図3F〜H）．モンロー孔近傍のthalamostriate veinsの閉塞は，意識障害，片麻痺，失語，基底核の出血性梗塞を起こす可

図3 Frontal paramedian transcallosal approach（続き）

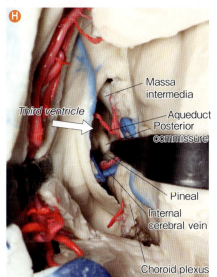

能性がある．経験上，不可避ならanterior septal veinは犠牲にしても臨床的に症状は出にくい．

❹ Transchoroidal（suprachoroidal）dissection and septectomy（図3G, H）

モンロー孔の後方内側の側脳室底に沿って，脈絡裂（choroidal fissure）は存在し，脳弓と脈絡叢が付着する視床の内側で細いC型を呈する．脈絡叢はモンロー孔から視床の上内側面から後下面へ，inferior choroidal pointに終息する．脳弓は脈絡裂と視床内側縁から側脳室体部外側縁を縁どる．側脳室の脈絡叢は第三脳室の天井の2列の脈絡叢に続く．脈絡裂は，teniaeという小さな稜がある．Teniaにはtela choroideaという脈絡叢が付着する膜が付いている．視床側のteniaはtenia thalamiまたはtenia choroideaといい，脳弓側のteniaはtenia fornicisというが，側角ではtenia fimbriaeとよばれる．側脳室体部から脈絡裂を開けると，velum interpositumと第三脳室が露出する．

第三脳室内の腫瘍を露出するには，transforaminal route（モンロー孔経由）は十分でなく，transchoroidal（suprachoroidal）approachが適切である．これはモンロー孔をtenia fornicis（脳弓と脈絡叢の間のtelaを切開する）に沿って剥離することによって広げることを意味する．この方法は，視床を保護し内大脳静脈と付着するthalamostriate veinと視床腹側に流れる静脈を温存する．Tenia choroideaを剥離する（視床と脈絡叢の間のtelaを切開する）方法では，これらが障害される可能性がある．

対側の側脳室内に進展した腫瘍に対しては，septostomyが有効である．透明中隔に開窓することによって，対側の前角と体部へのアクセスが可能となる．また，片側のモンロー孔が閉鎖した症例においては，左右側脳室の交通をつけることで，術後の孤立脳室を予防する．手技的には，脳弓体部に注意を払う必要がある．脳弓の障害は短期記憶障害を後遺する．不可避なら，anterior septal veinは犠牲にしてよいが，thalamostriate veinは温存する．静脈還流障害と静脈性梗塞の予防のためである．

● Mid-temporal transcortical approach

　このアプローチは，中側頭回もしくは中側頭溝から側角の病変にアクセスする．皮質切開は，側頭葉先端から2.5～3cm後方となる．これは視放線の損傷を避けるためである．

　視放線のanterior bundleは下角の天井を前方へ向かって通り，後方へ曲がり，側角の先端周囲でMeyer's loopをつくり，側角の天井と側面に沿って後方へ進む．Meyer's loopは側頭葉先端の15～30mm後方にかかる．そのため，中側頭回もしくは中側頭溝からのアプローチは，後方に皮質切開を広げた場合，対側の1/4盲のリスクがある．下側頭回もしくは下側頭溝からのアプローチはMeyer's loopの損傷のリスクが低いが，術野を確保しようとするあまりに牽引が強くなり，側頭葉挫傷を引き起こす可能性がある．

> **手技のステップ**
> ❶ 体位と皮切
> ❷ 開頭と硬膜切開
> ❸ 皮質切開
> ❹ 側角の解剖とtemporal transchoroidal (suprachoroidal) dissection

❶ 体位と皮切（図4A, C）

　体位は仰臥位に肩枕もしくは側臥位とし，頭位は横向き水平とする（図4A）．皮切は耳介前の頬骨弓（耳珠の10mm前）から開始し，耳を越えて後方へ短い距離でカーブしtemporal lineへ向けて前へ向かう（temporal question mark incision）（図4C）．通常，皮弁は一層で側頭筋とともに前方へ反転する．複数の鈍フックで側頭筋を保持し，pterionと側頭骨下部の前方部分を露出する．

❷ 開頭と硬膜切開（図4B, C）

　蝶形骨大翼の前側方を開頭する．側頭骨をできるだけ中頭蓋窩底面で，ダイアモンドドリルで切削する．Burr holeを2～3個作成し，クラニオトームにて開頭を完成させる（図4C）．硬膜は側頭葉を露出するように切開する．中側頭回はだいたいsquamosal sutureの下に存在する．

❸ 皮質切開（図4B, C）

　上側頭回からのアプローチは，第一聴覚領域であるHeschl's gyrusが上側頭回の後方上面に存在し，島が内側に存在し視放線が通過するため避けるべきである．われわれは，側角への距離が短く側頭葉の牽引がわずかで済むため，中側頭回もしくは中側頭溝経由を好んでいる．中側頭回または中側頭溝の皮質切開は，precentral sulcusより外側（側頭葉先端から約3～3.5cm後方）へ伸ばしてはならない．優位半球では，皮質切開を前方に心がけて，Wernicke's areaの損傷を避けなければならない．臨床的には，ナビゲーションと術中超音波を使用し，側角へうまく入るようにtrajectoryを計画する．通常，trajectoryは側頭葉面に垂直になる．1.5cmの皮質切開を，側頭葉先端の約2.5cm後方に作成し，側角に到達する深度は2～2.5cmとなる．側角の先端は側頭葉先端の約2.5cm後方で終わる．

❹ 側角の解剖とtemporal transchoroidal(suprachoroidal) dissection(図4C)

　側角の最も後方を観察するには，顕微鏡の視野角を頭部と側角の前後軸に沿って前から後ろに傾ける必要がある．有用なランドマークはcollateral eminence，海馬，海馬采(fimbria)，脈絡叢，尾状核尾部である．これら重要な構造物は側角の底面で観察される．前脈絡叢動脈はinferior choroidal pointで脈絡叢に入る．脈絡叢に沿って後方で腹側へ走行し，ときどきモンロー孔へ到達する．側角において，脈絡裂は，海馬頭の内側で扁桃体の後方に位置するinferior choroidal pointから起始する．Inferior choroidal pointは側頭葉先端部の後方約4.0cmに位置する．前脈絡叢動脈は脈絡裂に入る前に，視索，外側膝状体，内包後脚を栄養する．前脈絡叢動脈より後方で，外側後脈絡叢動脈がP2またはP3から分岐し，側方で前方へ走行し脈絡裂に入る．外側後脈絡叢動脈は1～6本の分枝をもつ．脈絡裂をtenia fimbriaeで剥離し脈絡叢とfimbriaの間で解放すると，前脈絡叢動脈と後大脳動脈のP2が迂回槽(ambient cistern)とcrural cisternの後方を走行するのが露出される．脈絡裂の脳弓側のteniaはtenia fornicisとよばれるが，側角ではtenia fimbriaeとよばれる．Tenia fimbriaeの剥離は，tenia thalamiを通る視床との間を横切る動静脈の損傷を避けることができる．

　Inferior choroidal pointはhippocampectomy時の後方のborderとして有用である．扁桃体切除の上方のborderは，内頚動脈のbifurcationとinferior choroidal pointをつないだ線であるcarotid-choroidal lineである．

図4 Mid-temporal transcortical approach

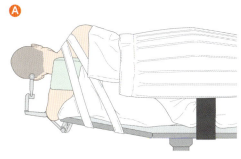
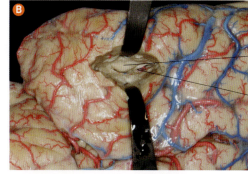
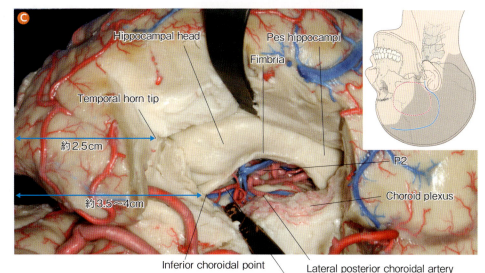

● Transsylvian medial temporal approach (via limiting insular sulcus)

このアプローチは側角の内側面に位置する病変に対して最も適している．前述したmid-temporal transcortical approachと比べての最大の優位性は，視野障害のリスクの低さと特に優位半球において高次脳機能や言語野のある外側側頭葉皮質の障害のリスクの低さである．欠点は狭い術野のため高い手術技術を要することと，temporal stem（anterior half）の離断である．また，側角の天井の皮質切開が後方すぎた場合，外側膝状体から分岐した視放線の損傷の可能性がある．

> **手技のステップ**
> ❶ 体位と皮切，開頭，硬膜切開
> ❷ シルビウス裂の解放と皮質切開
> ❸ 下角の解剖とtranschoroidal（suprachoroidal）dissection

❶ 体位と皮切，開頭，硬膜切開（図5A）

体位は仰臥位で頭位は30〜45°対側へ回旋する．シルビウス裂にアクセスしやすい角度にする．皮切，開頭，硬膜切開は前述のアプローチ（mid-temporal transcortical approach）とほぼ同じであるが，開頭が前頭側頭開頭になる．蝶形骨稜の側面は骨鉗子とダイアモンドドリルにて除去する．

❷ シルビウス裂の解放と皮質切開（図5A, B）

シルビウス裂はpars triangularisの2cm後方から開始し近位側へ向かって剥離する．視交叉，内頸動脈，crural cisternが出るまで広く行う．島と，中大脳動脈がシルビウス裂に入るため屈曲する部位であるlimen insulaを露出する．中大脳動脈のinferior trunkは島のinferior limiting sulcusからlateral striate perforating arteriesを剥離し内側へ移動させる．1.5cmの皮質切開をinferior limiting sulcusに沿って行い，側角へ向かい下外側45°に入る．この皮質切開はlimen insulaeから2cm以内で行う．視放線がlimen insulaの2cm後方に存在するためである．側角へ入る最も安全な皮質切開はlimen insulaのレベルか，inferior insular sulcusの数ミリである．Limen insulaの後方2.5cmを超えての皮質切開は，外側膝状体の直外側を通り視放線を横切ってしまう．また，側角に沿ってinferior limiting sulcusを後方へ完全に切開することは，temporal stemを完全に損傷するため，神経精神的合併症を起こす可能性がある．また，島の後方の辺縁の近くである内包後脚の損傷によって片麻痺を起こす可能性がある．また，視放線のanterior bundle（Meyer's loop）の損傷にて1/4盲を起こす可能性がある．

❸ 下角の解剖とtranschoroidal（suprachoroidal）dissection
（図5A, B）

前述した「Mid-temporal transcortical approach」の項に記載した（図4C）．

● Occipital interhemishperic parasplenial approach

後頭葉内側は通常，上矢状静脈洞に対して架橋静脈がない．一方で，頭頂葉では太い

図5 Transsylvian medial temporal approach

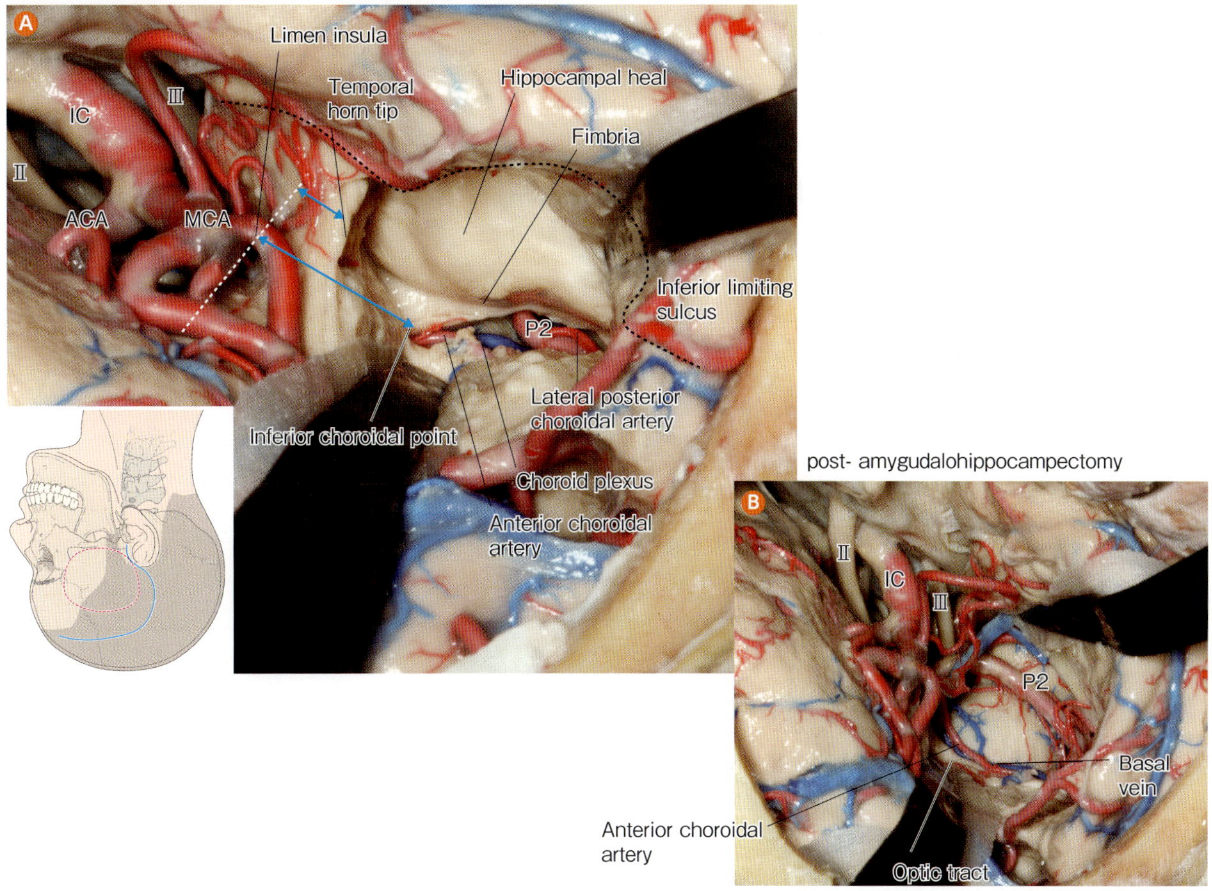

架橋静脈が存在する．そのため，parieto-occipital interhemispheric approachを避けて，occipital interhemisheric approachを好んで選択する．このoccipital interhemispheric paraslenial approachは三角部の内側で，小型の病変に対して適している．腫瘍が大きく，視床の正中を越えて外側に進展している場合，次項で述べるtranscortical approachが適している．後頭葉の牽引は愛護的に行うべきである．後頭葉内側面はサージセル®，ゼルフォーム®，綿花にて保護し，鳥距溝の皮質損傷を予防する．

> **手技のステップ**
> ❶ 体位と皮切
> ❷ 開頭と硬膜切開
> ❸ Interhemispheric fissureの剥離と皮質切開

❶ 体位と皮切 (図6A)

体位は術野を下にする側臥位(park bench position)とし，頭位を屈曲，挙上する．大脳鎌を水平面から45〜60°の角度になるように調整する．この体位は，術側の後頭葉が重力によって大脳鎌から下垂し牽引なしで術野のスペースをつくる．皮切は馬蹄形とし下方茎をつくる．皮質切開の最下端は，通常，inionの1〜2cm上になる．皮弁は通常，血流を保つため5×8cmとする．皮弁は1層もしくは2層とし，下方へ反転する．

❷ 開頭と硬膜切開（図6A）

　Burr holeを上矢状静脈洞の上に2つ作成し，長方形型の開頭を行う．上矢状静脈洞をまたいだ病変側に広い両側開頭を選択する．硬膜はU字状に切開し，上矢状静脈洞に対して反転する．

❸ Interhemispheric fissureの剝離と皮質切開（図6B）

　後頭葉の内側面は愛護的に牽引する．髄液を吸引し，大脳鎌，小脳テント，直静脈洞を確認する．小脳テントの内側縁で直静脈洞から10mm外側で，1〜2cmの切開を置く．直静脈洞はvenous lakeを多数伴っているため，テント切開は直静脈洞から10mm離して行うべきである．テント切開によって，ガレン大静脈，内後頭静脈，vein of Rosenthalと脳梁膨大部を露出しやすくする．2mmの先細脳ベラにて後頭葉を牽引し，脳梁膨大部の外側をみつける．脳梁膨大部の終わりに約15mmの皮質切開を入れ，帯状回（cingular gyrus）を牽引し，三角部の内側に入る．帯状回から三角部までの距離は約1〜2cmである．症例によっては，transcingularまたはsupra-cingular accessが三角部病変をよりよく露出する．帯状回の皮質は腫瘍が大きいとき，薄くなる．ナビゲーションは，最適な皮質切開を置き，最適なtrajectoryを決めるため有用である．

● Parieto-occipital supra-angular transcortical approach

　このアプローチは三角部と後角の病変に対して，非常に有用である．特に，髄膜腫や脈絡叢乳頭腫の全摘に際して使用することが多い．皮質切開は言語障害，視放線損傷，頭頂葉高次機能障害を避けて行わなければならない．

図6 Occipital interhemispheric parasplenial approach

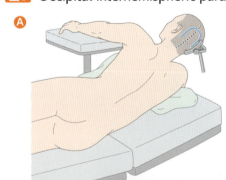
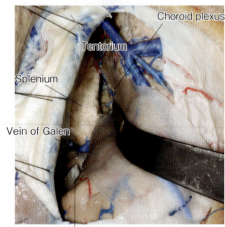
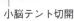
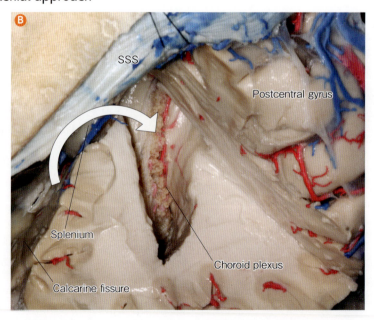

> **手技のステップ**
> ❶ 体位と皮切
> ❷ 開頭と硬膜切開
> ❸ 皮質切開
> ❹ 三角部の解剖とtranschoroidal dissection

❶ 体位と皮切（図7A）

ほとんどの症例で，術野を上にした側臥位（park bench position）とし，頭位を床に対して45°回旋し，若干，頸部を屈曲し，頭位を挙上，術野が最も高くなるように調整する．直線かもしくは馬蹄切開とする．開頭の中央（皮質切開部）はinion-transverse sinus lineから8cm上，正中から4cm外側である．術側を茎とする馬蹄形の皮切を置き，複数の鈍フックにて牽引する．

❷ 開頭と硬膜切開（図7A）

約5cmの正方形の開頭をする．2～4つのburr holeを作成し，クラニオトームにて骨片をつくる．硬膜はU字型に切開し，皮質切開は上頭頂葉に置き，inionより8cm上で正中より4cm外側になるため，同部位が正中にくるように開頭する．最適な位置は術中エコーとナビゲーションにより決定することが望ましい．

❸ 皮質切開（図7A～D）

ナビゲーションと術中超音波のガイド下で，脳室穿刺針を三角部の腫瘍に対して皮質切開部から挿入する（図7D）．顕微鏡下で，trajectoryはバイポーラー凝固と吸引にて穿刺針に沿って広げる．三角部に入ったら，穿刺針を抜去し，2mmの先細り脳ベラにて術野を確保する．皮質切開は上頭頂葉の長軸に沿って行い，postcentral gyrusの後ろで，angular gyrusの上で行う．この部位はinterhemispheric fissureから3～3.5cm外側で，occipital poleより7cm上方である．皮質切開は頭頂葉を横切る視放線と，頭頂葉と側頭葉の間にある言語野を避ける．

❹ 三角部の解剖とtranschoroidal dissection（図7B, C）

脈絡叢は位置を確認するランドマークとなる．脈絡叢は視床の上面と後面に付着するフリンジで，脳弓の外側縁に存在する．三角部において，脈絡叢は三角形に膨らみ，glomusとよばれる．このアプローチは鳥距溝（calcarine sulcus）の最深部に横たわる丘であるcalcar avisと，脳梁膨大部を内側壁として，視床枕を前壁として，collateral trigonを下壁として，露出する．

脈絡叢と脳弓の間でtenia fornicisに沿って，脈絡叢を開放すると，velum interpositumの中の内大脳静脈の後端と，四丘体槽のgreat veinを露出する．また，後大脳動脈や外側後脈絡叢動脈を露出する．外側後脈絡叢動脈は迂回槽と四丘体槽を走行し，後大脳動脈またはその枝から分枝する．これら分枝は前脈絡叢動脈の分枝の後ろから脳室内へ入り，視床枕の周囲を外側へ走行し，側角，三角部，体部の脈絡裂を通る．視野欠損を予防するため，視覚野が存在するcalcar avisの過度な牽引はしてはならない．優位半球において，視床枕の損傷は言語，発語の障害につながる可能性がある．腫瘍を露出し摘出するとき，血管構造は鋭的に剥離し，栄養血管のみ切断し，移動させる．このアプローチは前脈絡叢動脈や

外側後脈絡叢動脈の栄養血液が手術の最終まで確認できないが，出血コントロール可能である．愛護的牽引も重要であり，優位半球ではsub-angular gyrusの白質線維を保護する．この部位はGerstmann症候群を起こす可能性がある．優位半球では，脳弓を傷つけないようにする．これは永久的な記憶障害を起こす可能性があるためである．

　三角部の腫瘍は，まず腫瘍付着部の腫瘍被膜を通して栄養血管を凝固する．時間をかけてハサミ，バイポーラー，腫瘍鉗子，SONOPET®などを使用し，piecemealに摘出する．十分な内減圧をしたら，最終的に腫瘍被膜を周囲から剥離し，摘出を完了する．側脳室壁の静脈や脈絡叢内の動脈の温存は片麻痺を避けるために大事な要素である．

図7 Parieto-occipital supra-angular transcortical approach

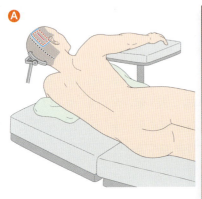
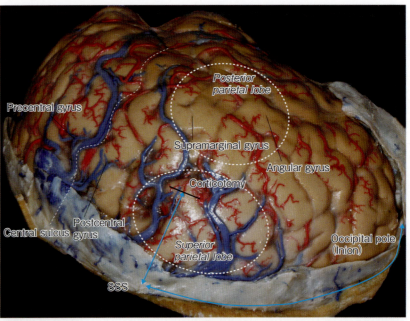
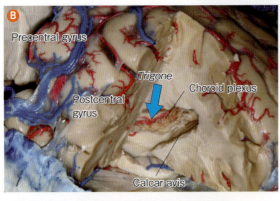
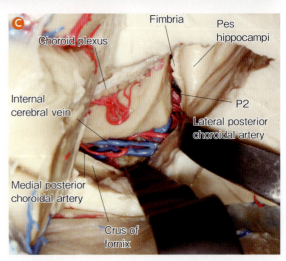
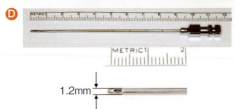

症例提示

症例1 側脳室三角部髄膜腫（trigon meningioma）(図8)

50歳，女性．頭痛，ごくわずかの左同名半盲で発症し，側脳室三角部に6cm台の髄膜腫を認めた．固い腫瘍であることが予想された．血管造影で栄養血管は主に前脈絡叢動脈でわずかな造影であった．右利きであり，すでに視野障害を認めることから，上述した方法とは異なり，mid-temporal transcortical approachを後方で行うことにし，右中側頭溝の後方部分から経皮質で三角部に入り，腫瘍を肉眼的に全摘出した．術後，視野障害の悪化を認めず経過良好で独歩退院された．

症例2 側脳室から第三脳室に広がる松果体奇形腫の再発(図9)

39歳，男性．11歳時に松果体奇形腫にて摘出術とVPシャント術を受けているが，5年の外来通院後，フォローなし．短期記憶障害にて発症し，側脳室体部〜第三脳室に広がる腫瘍と診断された．二期的手術予定とし，まず，左側脳室体部前半部〜第三脳室内の腫瘍摘出のため，上述したfrontal interhemispheric paramedian transcallosal approachにて手術を施行した．第三脳室内へは腫瘍を取りながら，特にtranschoroidal dissectionせず入ることになった．目的の前半部腫瘍を摘出し，病理の結果，今回はgerminomaと診断されたため，放射線化学療法施行中である．

図8 症例1
A：皮切．
B：開頭．
C：硬膜切開後，ナビゲーショントラジェクトリー確認．
D：皮質切開し，腫瘍を露出．
E：腫瘍摘出後．
F, G：術前MRI（F：axial，G：coronal）．
H, I：術後MRI（H：axial，I：coronal）．

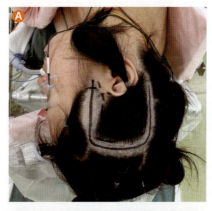
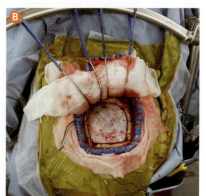
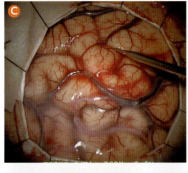
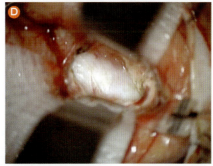
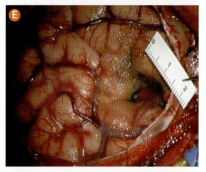
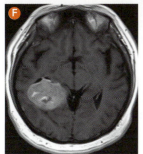
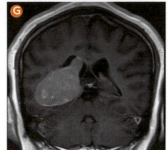
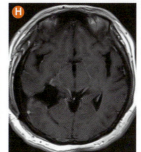
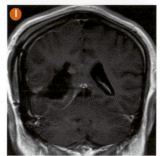

図9 症例2

A：皮切，B：皮弁挙上，C：開頭後，D：硬膜切開，E：interhemispheric dissectionで脳梁露出，F：transcallosalに腫瘍摘出後，G, H：術前MRI（G：axial, H：sagittal）．I, J：術後MRI（I：axial, J：sagittal）．

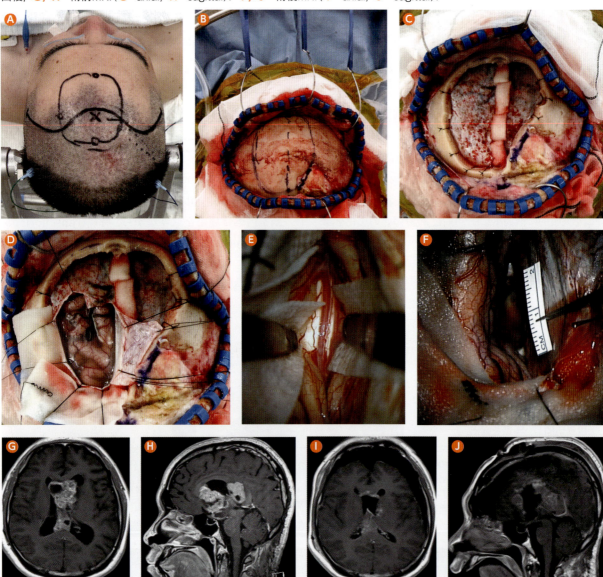

文献

1) Choi C, Rubino PA, et al. Meyer's loop and the optic radiations in the transsylvian approach to the mediobasal temporal lobe. Neurosurgery 2006; 59: ONS228-35; discussion ONS235-6.
2) D'Angelo VA, Galarza M, et al. Lateral ventricle tumors: surgical strategies according to tumor origin and development-a series of 72 cases. Neurosurgery 2005; 56: 36-45; discussion 36-45.
3) Figueiredo EG, Deshmukh P, et al. Anterior selective amygdalohippocampectomy: technical description and microsurgical anatomy. Oper Neurosurg (Hagerstown) 2010; 66: 45-53.
4) Fukushima T, Nonaka Y, ed. Fukushima Manual of Skull Base Dissection 3rd edition, AF-neurovideo. Inc. : Exercise 15 Microanatomy and keyhole operative approaches to lateral ventricle lesions. 2011, 388-422.
5) Fujii K, Lenkey C, et al. Microsurgical anatomy of the choroidal arteries: lateral and third ventricles. J Neurosurg 1980; 52:165-88.
6) Kasowski HJ, Nahed BV, et al. Transcallosal transchoroidal approach to tumors of the third ventricle. Neurosurgery 2005; 57: 361-6; discussion 361-6.
7) Nayer VV, Foroozan R, et al. Preservation of visual fields with the inferior temporal gyrus approach to the atrium. J Neurosurg 2009; 110: 740-3.
8) Nishizaki T, Ikeda N, et al. Occipital inter-hemispheric approach for lateral ventricular trigone meningioma. Acta Neurochir (Wien) 2009; 1717-21.
9) Rhoton AL Jr. The lateral and third ventricles. Neurosurgery 2002; 51: S207-71.
10) Siwanuwatn R, Deshmukh P, et al. Microsurgical anatomy of the transcallosal anterior interforniceal approach to the third ventricle. Neurosurgery 2005; 56: 390-6; discussion 390-6.

III 手術の実際／テント上深部腫瘍

松果体部腫瘍

島根大学医学部脳神経外科　秋山恭彦

Summary

松果体部腫瘍に対する手術アプローチは，occipital transtentorial approach(OTA)とinfratentorial supracerebellar approach(ISA)が代表的である．松果体部腫瘍の手術においては，この2つのアプローチを経験することが理想である．しかしこの部の腫瘍の希少性から，両アプローチを習得するための十分な症例を経験することは一部の術者に限られる．本項では，汎用性の面からOTAをとりあげ，手術体位，開頭，病変への到達，および腫瘍摘出のポイントを記載する．

手術のポイント

● 脳神経外科専門医試験に必要な知識のまとめ

松果体部腫瘍に対する代表的手術アプローチには，occipital transtentorial approach (OTA)と，infratentorial supracerebellar approach(ISA)とがある（図1）．

OTAは，後頭開頭により後大脳半球間裂から四丘体槽に到達し，小脳テントを切開して，対側およびテント上下にわたる術野を得る．第三脳室後半部，脳幹上部背側部および小脳正中上面を占拠する腫瘍が適応となり，大きな腫瘍に対応できる．術野を斜め後方から観察するために手術オリエンテーションがやや難しく，腫瘍とガレン深部静脈群の全貌を十分に視野に収めることが安全な手術を行うためのポイントとなる．

ISAは，横静脈洞上下に及ぶ正中後頭・後頭下開頭を行い，小脳上面を通って四丘体槽へ到達する．正中から病変にアプローチするために手術オリエンテーションが容易で，松果体腫瘍では深部静脈群が手術操作の制限にならないメリットがある．小脳上面のテント架橋静脈は，小脳の静脈還流を維持するために基本的に温存する必要があることから，外側への術野展開が制限される．このためISAには，比較的小さな腫瘍が適応となる．

両アプローチの特徴について表1にまとめた[1,2]．

● 手術に必要な解剖学的知識

松果体腫瘍手術には，四丘体槽部の脳構造と動脈および静脈の解剖を立体的に理解することが必要である（図2）．また，松果体部腫瘍をつかむように存在する手指のようなガレン深部静脈群，手術アプローチに必要な後頭蓋窩の静脈群について，それぞれの静脈の還流路と連絡路を理解する必要がある（図3）．

図1 OTAとISA

松果体部腫瘍摘出術の代表的アプローチであるOTA（右からアプローチ）とISAについて，それぞれのアプローチで，腫瘍と脳および脳血管がどのような位置関係で観察されるかイラストで表した．

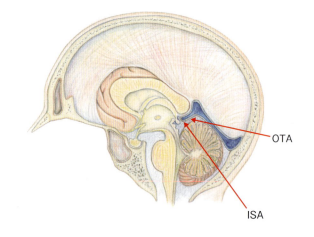

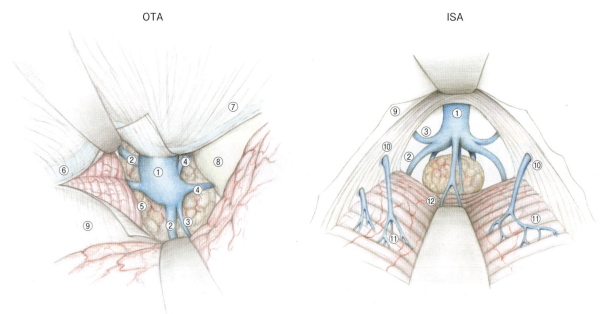

①vein of Galen, ②basal vein of Rosental, ③internal occipital vein, ④internal cerebal vein, ⑤precentral cerebellar vein, ⑥straight sinus, ⑦inferior sagittal sinus, ⑧splenium, ⑨tentorium, ⑩tentorial sinus, ⑪bridging veins on the superior cerebellar surface, ⑫superior vermian vein

表1 OTAとISAのアプローチの特徴

	OTA	ISA
適応病変	第三脳室後半部，四丘体槽部，視床，脳幹上部背側部，小脳上面正中部	比較的小さな腫瘍 第三脳室後半部，四丘体槽部，小脳上面部
特徴（利点）	斜め後方からの手術オリエンテーション テント上下にわたる広い術野が確保できる 大きな腫瘍に対応可能	左右対称の手術オリエンテーション 松果体腫瘍では深部静脈群が視野の制限にならない
視野制限	第三脳室天井部，同側視床枕	中脳被蓋上部（第三脳室後下方）
欠点	松果体部腫瘍の前上方視野が得られ難い	テント急峻例では病変部到達が困難
合併症	後頭葉牽引損傷 脳梁牽引損傷（subsplenial approach） 深部静脈および直静脈洞損傷	小脳牽引損傷 小脳架橋静脈損傷（小脳灌流障害） 脳弓損傷 空気塞栓症（座位手術の場合）

図2 四丘体槽部の脳および脈管の手術解剖

小脳テントを除去し，脳梁膨大部と内大脳静脈を一部切り外して，松果体領域を上方から観察したイラストを示す．

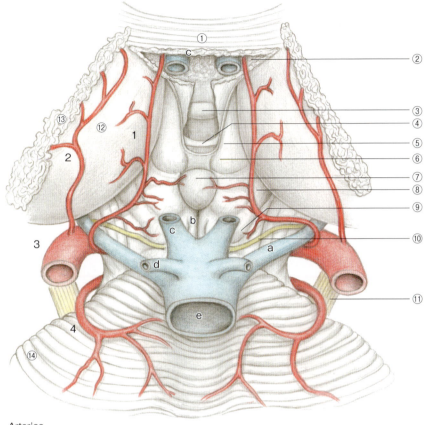

Arteries
1　medial posterior choroidal artery
2　lateral posterior choroidal artery
3　posterior cerebellar artery
4　superior cerebellar artery

Brain and Nerves
①corpus callosum
②velum interpositum
③massa intermedia
④posterior commisure
⑤habenula
⑥habenula trigom
⑦pineal body
⑧superior colliculus
⑨inferior colliculus
⑩trochlear nerve
⑪trigeminal nerve
⑫thalamus
⑬choroid plexus
⑭cerebellum

Veins
a　basal vein
b　pineal vein
c　internal cerebelal vein
d　internal occipital vein
e　vein of Galen

図3 松果体部腫瘍手術のための静脈解剖

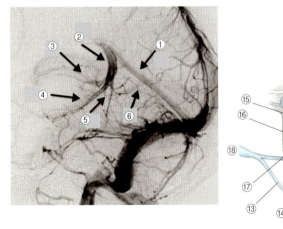
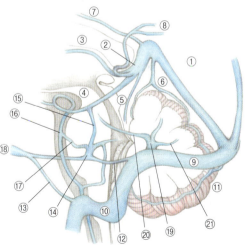

①straight sinus, ②vein of Galen, ③internal cerebral vein,
④post. mesencephalic vein（basal vein of Rosental）, ⑤precentral cerebellar vein,
⑥superior vermian vein, ⑦inferior sagittal sinus, ⑧internal occipital vein, ⑨transeverse sinus,
⑩sigmoid sinus, ⑪inferior vermian vein, ⑫superior petrosal sinus, ⑬inferior petrosal sinus,
⑭petrosal vein, ⑮lat. mesencephalic vein, ⑯ant. mesencephalic vein, ⑰transverse pontine vein,
⑱cavernous sinus, ⑲lateral tentorial sinus, ⑳vein of Labbé, ㉑occipitobasal vein

手術手技

● 術前準備

- CTやMRI画像により腫瘍進展範囲を確認し，手術アプローチの選択を検討する．OTAを採用した場合，左右どちらの大脳半球からアプローチするかをさらに検討する．
- 脳血管撮影やCT血管造影検査を行い，主に以下の5点について確認する．

①上矢状洞へ導出する後頭葉脳表の架橋静脈の有無と発達
②lateral tentorial sinusへ導出する後頭葉の皮質静脈（occipitobasal veinなど）の有無と発達
③後頭極での上矢状洞の偏位の程度
④静脈洞交会の位置
⑤脳深部静脈群の還流状態

　①，②は左右のどちらからOTAを行うかを決定する要素となる．③，④は開頭範囲を正しくマーキングするうえで重要である．⑤はOTAで斜め後方から観察される腫瘍と深部静脈群との立体的位置関係を理解するうえで必要になる．

- CTやMRIにより腫瘍の硬さや石灰化の程度，可能であれば，脳血管撮影により腫瘍内の血管増生を評価しておく．

　腫瘍は，深部静脈群や周囲脳組織と強く癒着している場合も多く，安全に腫瘍を摘出するためには，最初にある程度腫瘍の内減圧を行って，腫瘍を周囲組織と剥離する必要がある．腫瘍の硬さや易出血性の程度により，腫瘍の内減圧や摘出に要する手術時間は大きく異なる．

> **⚠ Level up technique**
>
> **右からアプローチするか？ 左からアプローチするか？**
>
> 　個々の解剖学的構造や病変の伸展方向を評価し，アプローチするサイドを症例ごとに選択することで，本手術法の利点が最大限に発揮できる．筆者は以下の1）～5）の要素を勘案してアプローチ側を選択している．
>
> 1) 架橋静脈：半球間裂への進入を妨げる架橋静脈がない側を選択する．
> 2) 病変の伸展範囲：本アプローチでは，①同側視床枕と対側四丘体の視認が制限される．②第三脳室内病変では対側のinternal cerebral veinの外側（対側の視床）がガレン静脈と大脳鎌に遮られて視認できない．①②の視認制限領域を勘案しプローチを選択する．なお，②の場合，ガレン静脈の前方で，大脳鎌と下矢状静脈洞を切開し，occipital transtentorial/falcine approach（OTFA）法に展開し，対側視床へ到達する手段もある．
> 3) 後頭極の発達および後頭部上矢状洞の偏位：後頭葉が非対称な場合，発達の低い後頭葉は脳ベラでの牽引が不要なことも多い．上矢状洞も多くの場合，後頭葉の発達の低い側に偏位しているため，後頭葉の発達の低い側を選択する．
> 4) 利き手：第三脳室内腫瘍および小脳上面の腫瘍では，両側のbasal veinあるいは切開小脳テントの間隙から腫瘍を摘出するため，右利き術者には左側アプローチのほうが腫瘍摘出操作は容易となる．
> 5) 腫瘍栄養血管：松果体部腫瘍の主な腫瘍栄養血管である内側後脈絡叢動脈は，腫瘍の後外側面で視認できる．アプローチ側では腫瘍の後外側面の剥離の際に比較的容易に同定できるので，片側の栄養血管が発達している易出血性の腫瘍には，血管発達の強い側を選択する．

● 手術体位，頭位

OTAでは，術者によってさまざまな体位が選択されており，体位に応じて機器のセッティングは異なり，手術法にもバリエーションが生まれる．一般的に採用されている体位は，おおよそ以下のとおりである．

1) Sitting position：小脳の下垂が得られることが特徴で，ISAでは特に好まれる体位である．術者の手術姿勢負荷が大きいほか，術中の空気塞栓症への対応が必要となる．
2) Prone position：煩雑な体幹固定が不要であり，後頭開頭術には最も基本的な体位となる．
3) Semiprone あるいはthree-quarter prone position：腹臥位よりも体幹を若干横向きとすることで，胸腹部の圧迫が軽減される．
4) Lateral-semiprone position：modified lateral positionともいわれる．体幹を腹臥位と側臥位の中間に固定し，頭部を背屈とし，術者は患者の背部に位置して，後方から座位手術に近い術野を得る．Sitting positionにおける術中空気塞栓リスクや術者の姿勢負荷の低減，prone positionでの胸腹部圧迫が軽減されるメリットがある．
5) Lateral position：患者の体幹を側臥位に固定し，患者の頭部を背屈させないで，術者は患者頭部の側方から，病変部を真下にとらえて手術を行う．病変をほぼ直下に見ることで術者の手術姿勢の負荷が少ない．側臥位では，手術台を大きく回旋させることができ，半球間裂深部で外側伸展する病変に対応しやすいメリットがある．

頭位は，2) ～5) の体位では，下向き正中，あるいはアプローチサイドへ軽度回旋させた位置に固定する．頭を回旋させるメリットは，アプローチサイドの後大脳半球が脳の自重で下垂し，後頭葉の牽引損傷のリスクが低減されることにある．

本項では，側臥位で行うOTA[3)]について詳述する．

> ### ⚠ Level up technique
> **筆者の採用している手術体位と機器セッティング**
>
> 　上体を20°程度挙上した側臥位とする．頭部をメイフィールド3点固定器で固定し（図4A），アプローチサイドの大脳半球が自重で下垂するように頭部を15°程度回旋する．頭位は，術者の反対側に軽度側屈させる．頭部を側屈させることで，第三脳室上壁方向の深部術野を背側方から観察する際に，患者の肩や体幹が，側臥位でも干渉しないメリットがある．頭部の前後屈は病変部位に応じて調節する．側臥位のメリットは，手術台が左右に大きく回旋でき，術野内で外側視軸を得やすいことである．患者に覆布を掛ける前に，手術台を左右に十分に回旋させて，体幹が確実に固定されていること確認する（図4B）．
>
> 　機器のセッティングとして，術者は患者側方に座り，観察したい位置に応じて，顕微鏡の視軸を頭・尾側に振る．術者の手の固定にも使えるようにエレファントアームを術者側に設置し，大脳半球に左右から脳ベラを挿入できるように脳ベラ固定器を装着する（図4C）．

図4 手術体位と機器セッティング

A：手術体位（側臥位）：Lateral positionによるOTA．上体を20°程度挙上した側臥位とする．頭部をメイフィールド3点固定器で固定し，アプローチサイドの大脳半球が自重で下垂するように頭部を15°程度回旋する．頭部の前後屈は病変の位置に応じて調節する．

B：手術台の回旋：身体に覆布をかける前に，ベッドを回旋し十分な体幹固定ができているか確認する．ベッドの回旋により，術者の観察姿勢を変えないで病変の外側進展部位を観察することができる．

C：手術機器のセッティング：術者は患者側方に座り，エレファントアームは術者の手の固定にも使えるように術者側に設置し，大脳半球に左右から脳ベラを挿入できるように脳ベラ固定器を装着する．患者の頭部を若干対側に側屈させると，術野を背側方からする際に，側臥位の患者の肩や体幹が干渉しない．顕微鏡を左右に振ることで，深部術野の観察角度を調整できる．

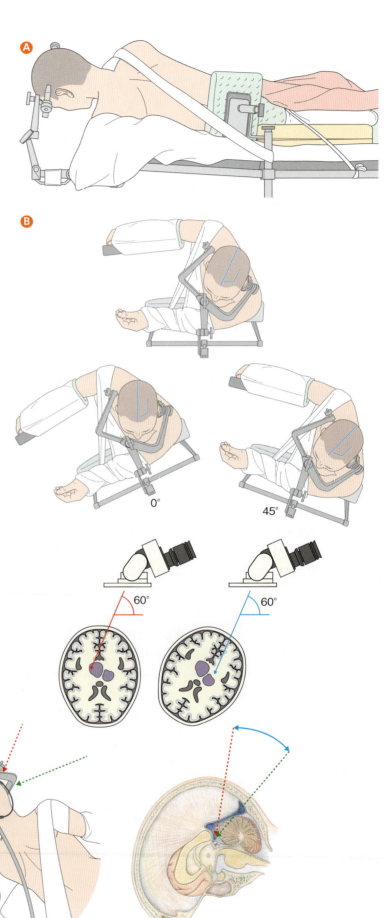

> **! Level up technique**
>
> **乳児のOTA手術体位**
> 　3歳以下の乳幼児では頭蓋が薄く，メイフィールド3点固定が使用できず，体幹もしっかり固定することは難しい．筆者は，3歳以下の患児には腹臥位で手術を行い，頭部は患児の頭のサイズに合わせて作成したスポンジ馬蹄形ヘッドレスト上に正中位に置いている．手術中には，頭部と体幹の除圧処置(特に前額部の圧迫による皮膚障害の予防)を2時間ごとに行っている．この際には頭部の位置が多少変化するが，頭部を固定していないので，小さな乳幼児の頭部を覆布越しに修正できる．
> 　後方大脳半球の開放は，頭部が回旋していない分，脳室ドレナージからしっかり脳脊髄液を排出する必要がある．しかし乳幼児では，四丘体槽が開放され脳脊髄液が排出されると，後頭葉の牽引は不要になる．

● 手術手技

手技のステップ

- ❶ 皮切と開頭
- ❷ 硬膜切開
- ❸ 小脳テントの切開
- ❹ 深部静脈の同定と剥離
- ❺ 腫瘍の摘出
- ❻ 閉創

❶ 皮切と開頭

　皮膚切開は開頭範囲を囲む馬蹄形の皮膚切開が基本であるが，上矢状洞に沿った傍正中線状皮膚切開を好む術者も多い(図5)．

　開頭範囲は，横静脈洞上縁部を開頭の下縁とし，アプローチサイド外側へ5cm，正中対側へ2cm，上方へ約5cmが開頭の目安となる．第三脳室内病変の手術では，開頭下縁とガレン静脈の下端を結ぶライン(confluence-galenic line)がOTAで得られる視野の上限となるため[4](図6)，静脈洞交会が露出されるまで，リュエルなどを用いてcraniectomyを下縁一杯まで追加する(図6)．開頭の上縁付近に架橋静脈がある場合，術中の脳脊髄液排出による脳沈下による架橋静脈の緊張の程度を直接観察できるよう，架橋静脈を術野に収めるように開頭を広げる．

　小児例での注意点として，小児ではinionを連想させる隆起点よりも静脈洞交会がかなり下方に存在することが多い(図7A)．また，後頭円蓋が左右非対称で上矢状洞が後頭極付近で片側に大きく偏位している症例がある．安全な開頭操作のため，術前に静脈洞の位置を画像検査で十分確認しておくことは必須である(図8B, C)．

❷ 硬膜切開

　高度な水頭症を呈する症例では，硬膜切開により後頭葉が硬膜切部からせり出し，脳実質を損傷することがある．脳の緊張が強い場合には，硬膜切開に先立って脳室ドレナージ

図5 OTAの皮膚切開と開頭および硬膜切開

第三脳室内腫瘍では，sinus confluenceとtransverse sinusの上面を露出するように後頭葉下縁まで開頭を追加する.
青実線：定型的馬蹄状皮膚切開
青点線：傍正中線状皮膚切開
赤点線：硬膜切開線

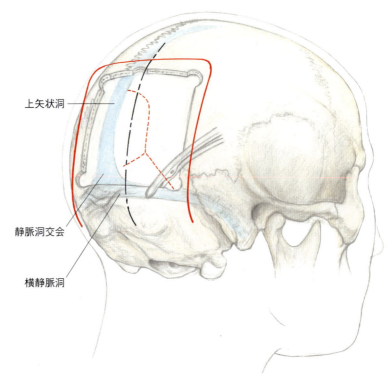

図6 confluence-galenic line

静脈洞交会とガレン静脈下端を結ぶラインで，OTAで第三脳室内を顕微鏡下に直接観察できる上縁の目安とされる．後頭下縁の開放が不十分であると，第三脳室上方の観察はさらに制限される．腫瘍がこのラインよりも上方に進展する場合，腫瘍摘出には，狭義のOTAから，Subsplenial approachやTranssplenial approachに展開することも念頭において手術にあたる必要がある.
A：症例1：OTAにより腫瘍上部の直接視認が可能
B：症例2：OTAによる腫瘍上部の直接視認が困難

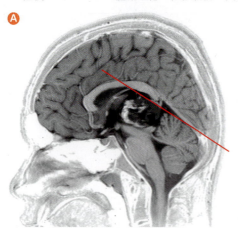
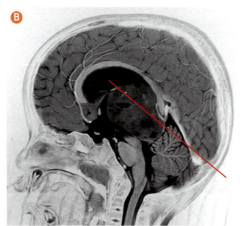

を行う．硬膜切開は，上矢状洞が底辺となるような半弧状切開を行う（図5）．第三脳室内上方へ進展している腫瘍では，静脈洞交会から出血を生じる下縁ギリギリまで切開する．もし静脈洞が開放され出血を生じても，静脈洞瘻孔端の縫合により止血は容易である．必要に応じて，硬膜弧状切開の頂点付近から横静脈洞へ向けて切開を追加して，上矢状洞側と横静脈洞側に硬膜を翻転する．

図7 小児例での開頭に際しての注意
A：静脈洞交会が，頭皮上inionを連想させる隆起（白矢頭）よりもかなり下方にある（黄矢頭）．
B：後頭極部で上矢状洞が，著しく右へ偏位している．
C：脳血管造影検査で上矢状洞が著しく右へ偏位している．

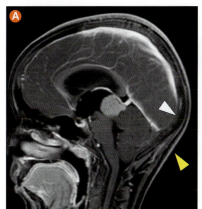
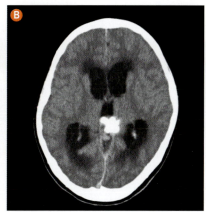
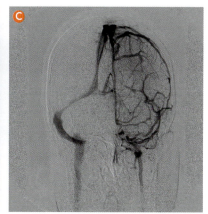

> **❗ Level up technique**
>
> 水頭症が高度でない場合には，脳室ドレナージを挿入しないで，まず半球間から脳梁膨大部へ到達して，脳梁上のpericallosal cisternを開放する．ここで脳脊髄液を排出することで，脳の緊張を低下させることができる．また，脳梁上のくも膜を切開することにより，半球間裂は開きやすくなり，以降の手術操作では後頭葉牽引の必要性が低減される．

❸ 小脳テントの切開

　硬膜切開後，脳室ドレナージなどの処置により，脳の緊張を十分に調節した後に，第一視覚野を避けた頭頂寄りの部分（parieto-occipital sulcusが目安）から半球間裂に入る（図8A）．最短距離でまず脳梁膨大部へ到達し，脳梁膨大部の後方でテント縁と直静脈洞の起始点を確認する．そして直静脈洞を後方にたどって静脈洞交会に戻るように術野を展開し，テント切開ラインを確認する（図8B）．

　直静脈洞やテント内のsinus lake（sinus lacunae）の判別が難しい症例もあり，この場合にはICG（インドシアニングリーン）蛍光血管撮影で確認する．

　小脳テントの切開は，静脈洞交会の前方部分で直静脈洞から5mm程度外側に離した位置に尖鋏刀でテント切開開始の小切開を置き，テント裏側の小脳上面のくも膜が視認できたら，このくも膜を温存するようにマイクロ鋏刀を挿入し，テント縁に向かって前方へ切り進めて行く（図8C）．テントを手前側から奥へ向かって切開するメリットは，テントから出血を生じた際に，バイポーラをマイクロ剪刀と同方向に挿入して，出血点をテント硬膜の両面から挟んで止血できる点が挙げられる．切開したテントは，4-0ナイロンで吊り上げて上方へ翻転させる．糸の牽引が強すぎるとガレン静脈が直静脈洞との移行部分から微小ながらも裂けて，oozingを生じるので注意が必要である（図8D）．

図8　小脳テントの切開

A：頭頂寄りの後大脳半球から脳梁膨大部に到達し，pericallosal cisternからCSFを排出する．
B：脳の緊張が低下したら，直静脈洞を観察しながら静脈洞交会に戻るように術野を展開する．この際にテント切開部位の状態を確認しておく（本例では，直静脈洞の外側にvenous lacunaeが近接して存在している）．
C：小脳テントを手前から奥へ切り進める．出血点を止血しやすいメリットがある．

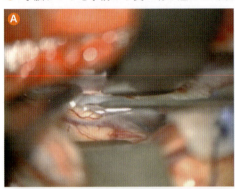
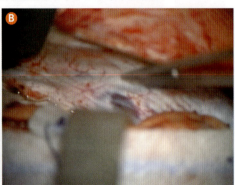
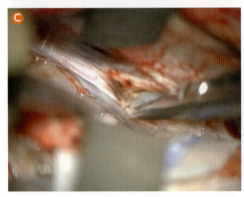
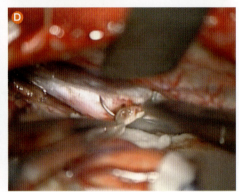

> **⚠ Pitfall**
> 　半球間裂へアプローチする場合，後頭極から直静脈洞と小脳テントを同定し，これを深部にたどってテント縁に到達する方法を記載している成書もあるが，直静脈洞の勾配角度はバリエーションに富んでいる．勾配の強い症例では，後頭極から進入を開始すると，松果体までの術野が著しく深く，また，手術オリエンテーションを失うことも多い．病変に到達するまでに時間を要することは，後頭葉損傷の要因となりうる（図9）．

図9　直静脈洞の急峻な症例

このような症例では，後頭極から半球間を経由して松果体へ到達すると，著しく術野が深くなり，不要な後頭葉圧排操作を行う結果となる．頭頂寄りの後頭葉半球間裂を経由して脳梁膨大部まで最短距離で四丘体槽へ向かうことは手術時間の短縮にもつながる．

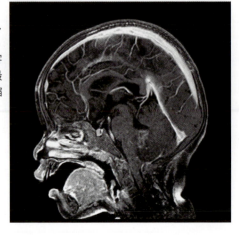

> **! Pitfall**
> **小脳テント切開**
> 　小脳テント切開の意義は，術野を上下方向に展開するほかに，対側半球構造物を観察することにある．腫瘍摘出の際には，対側のbasal veinを視野に収めたほうが安全な腫瘍摘出ができる．対側のbasal veinを視野に収めるには，直静脈洞を対側に牽引することが必要で，このためにはテントは十分後方（静脈洞交会の近傍）から縦方向に大きく切開し，直静脈洞を大脳鎌ごと対側に牽引移動させやすく処理しておく．テント切開を外側寄りで行うと，小脳上面からテント裏面に導出するtentorial bridging veinを損傷し，小脳の静脈性梗塞を生じるので注意が必要である．

❹ 深部静脈の同定と剥離

　小脳テントを切開してテント遊離縁を吊り上げると，厚いくも膜に覆われた四丘体槽が観察される．ガレン静脈還流深部静脈群と松果体部腫瘍は四丘体槽を形成する厚いくも膜に覆われており，静脈群と腫瘍を露出同定するには，この部のくも膜層を切開しなければならない．四丘体槽のくも膜切開のコツは，四丘体槽の尾側（小脳側）のくも膜層はやや粗で薄く，この正中部分を吸引管で上方に吸い上げて，もち上がってきたくも膜を，マイクロ剪刀で摘むように切開する．四丘体槽の尾側を小さく開放し，開放部から脳槽内の奥を覗くように観察すると，表面からは透見できないbasal veinとinternal occipital veinが同定される．松果体部腫瘍は，手指のような深部静脈群で握られたボールのような状態で存在しており，この手指のような静脈の1本1本を長めに周囲くも膜から剥離し露出させると，腫瘍も広い面で露出され，腫瘍摘出操作が容易になる（図10）．

図10　深部静脈の同定と剥離
深部静脈群は，それぞれがくも膜から長く露出されるように剥離露出すると，深部術野が広く確保できる．また，腫瘍摘出面が広くなり静脈自体にも可動性が生まれ，腫瘍の摘出操作が容易になる．

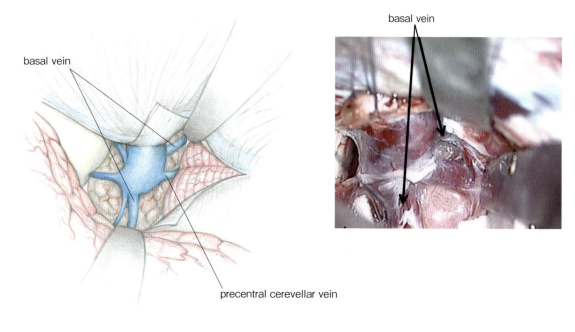

正中を走行するprecentral cerebellar veinは，OTAが斜め後方から観察する術野であるために，術中には，正中よりも対側寄りの位置に観察されるので留意が必要である．また，対側のbasal veinを観察するにはテント切開をあらかじめ前後方向に広く切開しておき，直静脈洞を牽引する必要がある．ただし，直静脈洞の強い持続牽引は静脈洞を閉塞させうる危険性もあり，注意が必要である．

❺ 腫瘍の摘出

　直静脈洞の牽引により両側のbasal veinの位置を確認し，precentral cerebellar veinをガレン静脈から少し余裕をもたせた位置で凝固切断すると，腫瘍背側中央に広い腫瘍摘出面を確保できる（図11 A, B）．この部からまず可及的に腫瘍の内減圧を行う（図11 C）．内減圧により可動性が生まれ，腫瘍が上下方向に動かせるようになったら，腫瘍を四丘体上丘および菲薄化した後交連から剥離する（図11 D）．次に，剥離面をアプローチ側の腫瘍外側面に広げる．アプローチ側の腫瘍外側表面は視野の直下にとらえられるが，対側外側面は，吸引管などで腫瘍を第三脳室内に押し下げる，あるいは，ガレン静脈を上方へ押し上げる操作を行って，腫瘍表面に癒着した深部静脈を確認し，静脈と腫瘍の接合面をたどって腫瘍の剥離を進める（図11 E）．また，腫瘍外側後方の剥離面の比較的浅い位置に，腫瘍の栄養血管である内側後脈絡叢動脈がとらえられる．この血管から腫瘍を栄養する

図11　腫瘍の摘出
A：深部静脈群を周囲くも膜から十分に剥離する．
B：precentral cerebellar veinを焼灼切離．
C：両側のbasal veinの間隙から，腫瘍を可及的に内減圧する．
D：腫瘍に可動性が生まれたら，腫瘍を周囲組織と剥離する．まずは，腫瘍を上丘および後交連から剥離すると，第三脳室が同定でき，手術オリエンテーションの助けになる．
E：ガレン静脈を牽引挙上し，腫瘍は第三脳室内へ落とし込む操作により，対側のbasal veinなどの深部静脈と腫瘍の接合面を確認し剥離する．
F：腫瘍が全摘出された．

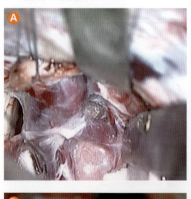
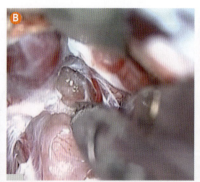
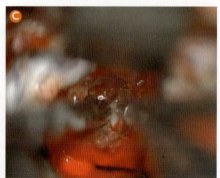
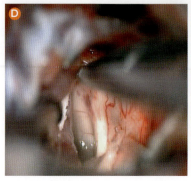
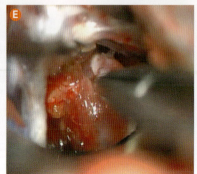
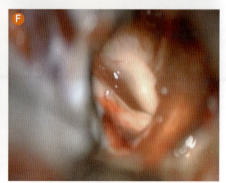

分枝が観察できれば，腫瘍栄養分枝のみを処理する．腫瘍の前面の剥離操作は，第三脳室内へ進展している腫瘍では，subsplenial approachに展開させる．脳梁膨大部を吸引管などで軽く牽引し，脳梁膨大部とガレン静脈の間から腫瘍の内減圧を追加した後，腫瘍を内大脳静脈下面およびガレン静脈から剥離する．

　腫瘍が両側内大脳静脈と，ガレン静脈の裏側に存在するpineal veinから剥離ができたら，腫瘍をガレン静脈の下を通して後方向に移動させ，両側basal veinの間から腫瘍を引き出す（図11E, F）．あくまで全摘出が望ましいが，内大脳静脈や第三脳室側壁（視床），さらには後交連に腫瘍が強く癒着している場合には，機能予後を考慮し全摘出に固執しない．

> **! Level up technique**
> **Occipital transtentorial approachと展開のバリエーション**
>
> 　OTAは，①小脳テントを切開して，両側basal veinの間から第三脳室内に展開する基本的なOTAを起点に，②脳梁膨大部を挙上してガレン静脈と脳梁の間から第三脳室内に展開するsubsplenial approach（infrasplenialあるいはretrocallosal approachと同義），③脳梁を切開して第三脳室内および視床内側に展開するtransplenial approach（transcallosal approachと同義），④ガレン静脈前方で大脳鎌および下矢状洞を切開し，対側視床へ展開するoccipital transtentorial/falcine approach（OTFA）へ展開することができる．これらの展開操作により，狭義のOTAでは視認が制限される領域に補足的に術野を拡大することができる（図12）．

図12　OTAと展開のバリエーション

① Occipital transtentorial approach
② Subsplenial (Retrocallosal) approach
③ Transcallosal approach
④ Occipital transtentorial falcine approach

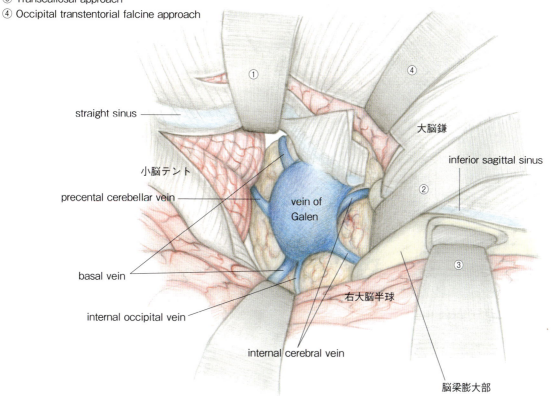

❻ 閉創

　脳室内に使用したサージセル®は必ず取り除き，手術中に第三脳室内に流れ込んだ血液をしっかり洗浄する．切開した小脳テントは再縫合する必要はなく，硬膜を型どおりwatertightに縫合し，頭蓋は頭頂側へ接合面を合わせてチタンプレートで固定する．craniectomyを追加した骨欠損部には，開頭時に採取した骨粉を充填する．

　術後放射線治療を行う場合も想定して，骨膜，皮下，表皮ともに丁寧に縫合する．脳室ドレナージを留置している場合，ドレナージを閉鎖したまま1晩管理し，翌日のCT検査で水頭症や腫瘍摘出腔内の出血などの異常を生じていないことを確認してから抜去する．

● 術中・術後合併症対策

　OTAにおける代表的な手術合併症は，後頭葉の障害による術後の同名性半盲である．後頭葉損傷は，後頭葉を還流するinternal occipital veinやoccipitobasal veinなどの静脈の障害も原因となるが，多くは大きな腫瘍の摘出の際に，長時間あるいは強く後頭葉を牽引することによる牽引損傷が原因と思われる．

　対策としては，
1) 半球間裂から病変にアプローチする際は，あらかじめ脳室穿刺あるいは脳室ドレナージ留置により，十分に脳脊髄液を排出させて脳の緊張を調節する．
2) 頭位を15°程度アプローチ側に回旋させ，アプローチ側の後大脳半球を自重で下垂させ，レトラクタによる脳の牽引圧迫を低減させる．
3) 深部静脈群を周囲のくも膜から十分に剝離することで，術野深部に広い術野を得ることができ，後頭葉牽引操作を不要とさせる[3]．

筆者は，上述の1)〜3)により合併症を回避している．

　最近報告されている対応策として，
4) レトラクタなどの脳固定機器を使わない後頭葉操作手術法[5]．
5) 半球間裂に柔らかいコットンボールを留置し，レトラクタを使用しないで半球間のスペースを維持する手術法[6]．
6) MR tractographyなどから視放線の位置を考慮し，架橋静脈に留意しつつ主に後頭葉下面を牽引する手術法[7]．
7) 内視鏡支援による手術法[8]．

などが報告されており，詳細については論文を参照いただきたい．

　いずれにしても，本アプローチにおいては，深部の操作の際に，後頭葉に無理な緊張を生じさせていないか，手術中に十分に配慮した手術操作を行うことが後頭葉障害の回避のために肝要であろう．

> **⚠ Pitfall**
> **内側後脈絡叢動脈損傷による灌流領域の虚血障害**
> 　内側後脈絡叢動脈は，松果体部腫瘍の主な栄養血管で，OTAでは四丘体外側部で本血管が観察される．本血管は四丘体より遠位では，松果体のほかに視床内側を灌流している．安易に腫瘍栄養血管と判断し焼灼すると，視床内側部などに梗塞を生じて，術後の眼症状（上方あるいは側方注視障害）が遷延することが報告されている[9]．本血管は十分に観察し，腫瘍への栄養分枝のみを処理することが望ましい．

症例提示

症例：20歳代の男性．起床時の頭痛を主訴に頭部CT検査を受けたところ，松果体の腫瘍性病変が診断された（図13）．約半年間の経過で腫瘍の増大を認め，頭痛時には嘔気を伴うようになったため手術を行った．

手術（手術動画供覧）：左側からのOTAを行った．体位は左側臥位とし，頭位は下向きで正中位よりも15°左に回旋させてメイフィールドで固定した．開頭は，正中を右側に1横指超える左後頭開頭とし，開頭の下縁は静脈洞交会の上縁で，上方および左側方へそれぞれ4cmの範囲の開頭を行った．皮切は開頭範囲を囲む馬蹄型の皮膚切開を行った．開頭後に硬膜を切開翻転し，左大脳半球間裂へ頭頂寄りの後頭葉半球間より進入した．脳梁膨大部へまず到達し，pericallosal cisternを解放して脳脊髄液を排出させ，脳の緊張が十分低下するまで待った後にテント縁と直静脈洞を確認した．半球間を後頭極に向けて術野を展開し，直静脈洞を静脈洞交会までたどり，テント切

手術動画①
（テント切開まで）

手術動画②
（腫瘍摘出[1]）

手術動画③
（腫瘍摘出[2]）

図13 術前MRI
A：axial T1 WI，B：T2 WI，C：sagittal T1 MI，D：T1 WI（Gd）

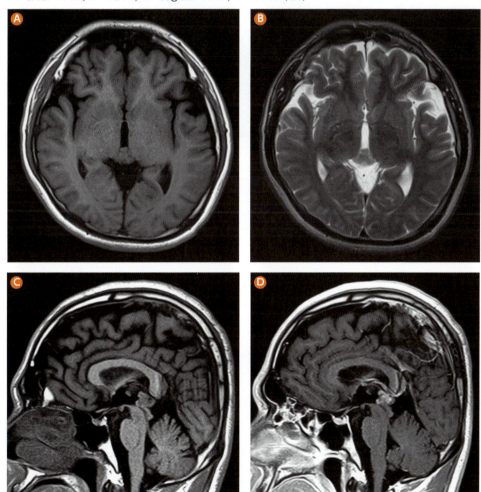

開ラインを確認した．本症例では，直静脈洞に近接する静脈湖(sinus lake)が認められたため，切開に伴う出血を避け，テント切開はこの部分よりも前方で行った．四丘体槽のくも膜を切開開放し，ガレン静脈およびアプローチ側の脳底静脈および内大脳静脈からくも膜を剥離し露出させた．続いてprecentral cerebellar veinを剥離し切断した．小さなサイズの腫瘍であるが，テント切開線が短く，対側のbasal veinが十分に観察できないために，やむなくテント切開を延長し，直静脈洞を大脳鎌とともに対側へ牽引した．対側のbasal veinと対側のmedial posterior choroidal arteryから分枝する腫瘍の栄養血管を処理した．腫瘍を両側のbasal veinの間から可及的に内減圧し，腫瘍が縮小したところで，腫瘍を四丘体の上丘から剥離，続いて後交連から剥離し，腫瘍の摘出を進めた．最終段階で，半球間裂の糸付き綿花を敷き直したうえで，confluence-Galenic lineに沿うように上方へ視軸を変え，ガレン静脈の裏側部分の腫瘍摘出を行って，腫瘍の摘出を完遂した．術後は定型どおりに閉創し手術を終了した(図14)．

図14 術後MRI
A：axial, B：sagittal

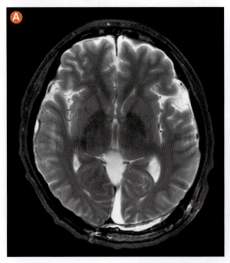
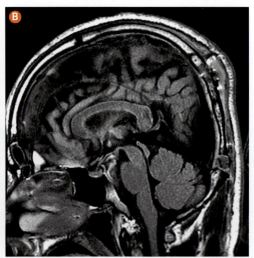

文献

1) 岩間 亨, 矢野大仁, 他. Posterior interhemispheric approach(occipital transtentorial approach: OTA). 脳外誌 2010; 19: 817-22.
2) Hart MG, Santarius T, et al. How I do it－pineal surgery: supracerebellar infratentorial versus occipital transtentorial. Acta Neurochir(Wien) 2013; 155: 463-7.
3) Akiyama Y, Miyazaki T, et al. Occipital Transtentorial approach－The surgical technique and its tips and pitfalls－. In; Kalangu K, ed. Essential Practice of Neurosurgery. Hishigen Co., Ltd. Aichi, Japan, 2009, pp1602-13.
4) 有田和徳. 後頭経天幕アプローチ手術(OTA)－安全な松果体手術のためのガイダンス－. No Shinkei Geka 2008; 36: 207-22.
5) Nakao N. Retractorless surgery for a pineal region tumor through an occipital transtentorial approach. Neurosurg Focus 2016; 40(Suppl1): V2.
6) Moshel YA, Parker EC, et al. Occipital transtentorial approach to the precentral cerebellar fissure and posterior incisural space. Neurosrgery 2009; 65: 554-64.
7) Matsuo S, Baydin S, et al. Prevention of postoperative visual field defect after the occipital transtentorial approach: anatomical study. J Neurosurg 2018; 129: 188-97.
8) Liu JK. Endoscopic-assisted interhemispheric parieto-occipital transtentorial approach for microsurgical resection of a pineal region tumor: operative video and technical nuances. Neurosurg Focus 2016; 40(Suppl1): V13.
9) Saito R, Kumabe T, et al. Medial posterior choroidal artery territory infarction associated with tumor removal in the pineal/tectum/thalamus region through the occipital transtentorial approach. Clin Neurol Neurosurg 2013; 115: 1257-63.

III 手術の実際／テント下腫瘍

第四脳室腫瘍

東京女子医科大学脳神経外科　藍原康雄，千葉謙太郎，川俣貴一

> **Summary**
> 今回は，第四脳室近傍に発生母地をもつ，髄芽腫，上衣腫，非定型奇形腫様/ラブドイド腫瘍（AT/RT），脈絡叢乳頭腫などの摘出術の術野において，実践応用できる正中後頭下開頭（suboccipital midline approach）のポイントについて述べる．

　第四脳室内に主座を置く脳腫瘍摘出術においては，発生母地に応じた外科的摘出術の戦略の立案が重要であり，これまでも，多くの先人の師が当領域の外科的手技について貴重な経験をまとめてこられている．

　適切な摘出術を完遂するにあたり正常解剖構造を理解することが必要不可欠であるが，それだけを熟知していても実際の術野では術操作を体系づけて進めることができない．なぜか．その理由は，術野において腫瘍と対峙した際に，「まず，どの部位から摘出を始め，どういう手順で腫瘍境界をとらえて摘出を進め，最終的にどのような術野を得ることを目指すか」という摘出術の段階的プランニングの立案が習得できていないからである．

　大切なことは，「腫瘍塊を摘出する」ことではなく，腫瘍塊に埋もれた「正常解剖をいかに損傷せずに発掘する（取り戻す）か」にある．

　今回は，第四脳室内腫瘍の摘出術を通じて，「努力（解剖学的知識の習得）と工夫（摘出術プランニング）のもと，感性を研ぎ澄ませる」ことにより，術野での実践応用技術の一助となることを願っている．

手術のポイント

● 脳神経外科専門医試験に必要な知識のまとめ＆最新のエビデンス

- 第四脳室とは，脳幹と小脳半球で構成された脳室であり，上方は中脳水道，側方は外側陥凹，下方正中部はMagendie孔，下方外側端はLuschka孔にて脳室，脳槽系と交通構成している基本的解剖学的構造を，三次元的にとらえて理解する必要がある．
- 第四脳室蓋（roof）は，室頂より頭側は上髄帆と上小脳脚，室頂より尾側は下髄帆と脈絡組織によって形成されている．
- 外側陥凹の前下面には，下位脳神経〔舌下神経（Ⅸ），迷走神経（Ⅹ），副神経（Ⅺ）〕が局在しており，外側伸展した上衣腫摘出時にはこれらの温存が必須となる（図1）．
- 第四脳室底は，髄条により上下に，正中溝により左右に分けられた菱形窩である．髄条

は橋-延髄の境界に位置し，頭側には内側隆起と顔面神経丘を，尾側には舌下神経核，迷走神経背側核，疑核が局在している．

● 手術に必要な解剖学的知識（図1～3）

基本的な，第四脳室内腫瘍へアプローチする際に必要な解剖図を示すが，当然なことながら，これらの正常構造（特に第四脳室底）は当然，腫瘍に覆われて開頭時には確認することができない．腫瘍摘出には，<u>この正常解剖をどう術野中にとらえていくかが最も重要なポイントの一つとなる</u>（図2）．

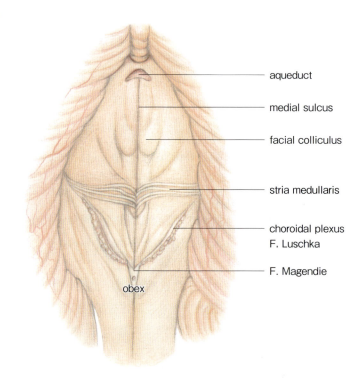

図1 第四脳室底（floor of IVth ventricle）の解剖

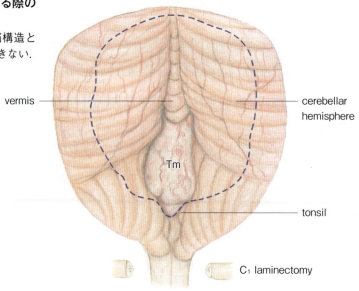

図2 第四脳室内腫瘍へアプローチする際の正常解剖

開頭時，術野には背側に圧排された小脳構造と腫瘍の背側面のほんの一部しか確認はできない．

図3 第四脳室底の血管系の解剖学的走行

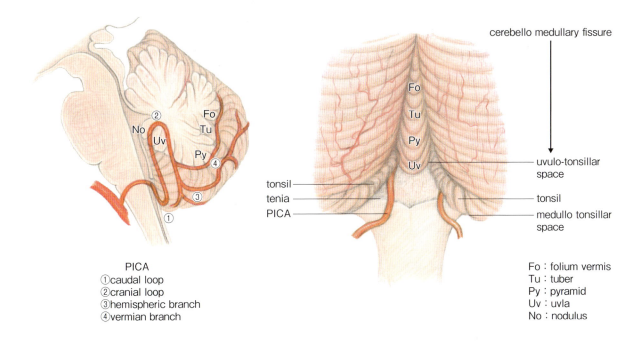

PICA
①caudal loop
②cranial loop
③hemispheric branch
④vermian branch

Fo：folium vermis
Tu：tuber
Py：pyramid
Uv：uvla
No：nodulus

　小脳背側面の構造は，虫部葉（folium vermis：Fo），虫部隆起（tuber：Tu），錐体（pyramid：Py），虫部垂（uvla：Uv）へと腹側へと続くが，通常虫部小節（nodulus：No）は，腫瘍摘出前には直視できない．

　第四脳内腫瘍を摘出する際に，血管系において，その解剖学的走行を把握しておかなければいけないのが後下小脳動脈（posterior inferior cerebellar artery：PICA）である．椎骨動脈から分岐し延髄外側部（lateral medullary segment）は，Obex近傍でループを形成（図3①）した後，cerebellomedurally fissureの正中部を上行し，室頂付近で方向転換（図3②）しcranial loopとなる．その後，小脳半球を灌流するtonsillohemispheric trunk（図3③）と小脳扁桃（tonsillar segment）で小脳虫部を灌流するvermian trunk（図3④）とに分かれて走行する．

手術手技

● 術前準備

　小児と成人症例とで多少異なるが，術前のMRI画像読影においては，腫瘍種の鑑別ばかりでなく，腫瘍の発生母地の見極めが重要である．脳幹外側まで伸展している場合には，上衣腫，AT/RTなどの可能性が高いが，一般的には，髄芽腫や脈絡叢乳頭腫では第四脳室内スペースに限局することが多い．腫瘍の発生部位を確認するにあたり，T2矢状断が脳幹側，小脳側間の髄液腔スペースを確認することにより，発生母地の見極めに有用である．

　乳幼児症例においては特に，後頭蓋窩の硬膜切開をする場合に，静脈洞（特に後頭静脈洞：occipital sinus）の発達程度や走行部位を確認することが重要である．

　術前MRI矢状断にて腫瘍サイズが大きく，脳幹を前方に，小脳組織を後方に圧排することによりtonsil herniation様所見を認める場合には，必要に応じてC1椎弓切除術をプラン

ニングしておくべきであろう．

　腫瘍の発生母地に応じて，術中モニタリングを選択準備する．特に上衣腫などで脳幹背側部や下位脳神経への癒着が強いことが予測される場合には，体性感覚誘発電位（somatosensory evoked potentials：SEP），運動誘発電位モニタリング（motor evoked potential：MEP），聴性脳幹反応（auditory brainstem response：ABR）のほか，外眼筋モニタリング，顔面神経モニタリングに加えて，下位脳神経モニタリングの口腔内電極留置も準備する必要がある．特に，延髄周辺発生母地の腫瘍の場合には，体外ペーシングの準備も忘れてはならない．

　小児の第四脳室内腫瘍は，急性水頭症を伴って緊急入院での対処を必要とされることが多い．一定の見解がないが，来院時が救急時間帯であっても一期的に摘出術を行うべきとの意見も多いが，一期的な摘出術体制が不十分な場合には，脳室ドレナージのみにて水頭症を回避してから，二期的に摘出術に臨むことが余儀なくされる場合もある．初診時の患者の状態と，治療体制の準備状況において決断しなければならない．

　脳室ドレナージ施行時に，最も注意すべきことは急激にテント上の脳圧減圧による上行性ヘルニアの合併である．そのため，第三脳室底開窓術を行い，脳室ドレナージ回路はsafety closed systemとする場合もある．しかし筆者らの経験では，第四脳室内腫瘍がある程度の大きいサイズの場合には，脳幹本体が前方斜台側へ圧排されており，脳底動脈も前方に偏位していることから，第三脳室底開窓術の手技それ自体がハイリスクとなる場合が多いので注意を要する．

　今回筆者が強調しておきたいのは，術前画像から開頭時の術野を予測し，術前にシミュレーションした腫瘍局在から，どのような手順で摘出術を進めていくかという，段階的な手技プランニングの立案が重要ということである（図4）．

図4　段階的な手術プランの立案

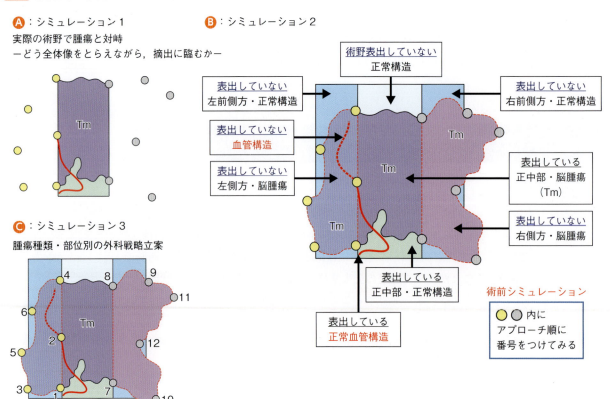

手術体位，頭位

体位は腹臥位固定となるが，特に小児症例では術台のどの位置（正中，左寄，右寄）に固定するかは，術者の立ち位置によって，綿密にアレンジしなければならない．筆者らは，基本的に第四脳室腫瘍（腫瘍が中心部に局在していてlateralityがない場合）に対して，腹臥位では，患者の足側に立ち，尾側からアプローチするため，右側アプローチの際には腹臥位の身体（右肩）を極力ベットサイドぎりぎりまで寄せる．小児の場合には，肩を抜かずに固定しても右肩越しでのアプローチでも術野までの距離は遠くないが，成人で肩幅がある場合には，腕を前方に抜いてやや術者側にローテーションする形にて頭部固定する場合もある（図5）．

腹臥位，前屈位とする際に，前胸壁と下顎骨間に2横指ほどはあけ，静脈灌流の悪化に注意を払う．また，その際に挿管チューブの先端位置が，気管分岐部近傍であると，頭部固定時の前屈曲により深めに移動し呼吸換気障害を合併したり，または浅くなることによりair leak合併もあるため，必ず腹臥位固定した際には，麻酔科に頼らずに両側胸部の換気を聴診にて確認することが重要である（図6）．

3歳未満の幼児の場合には，三点ピン固定は困難にて，円座にて褥瘡ができないように工夫して固定する必要性がある．

図5 手術体位のアレンジ

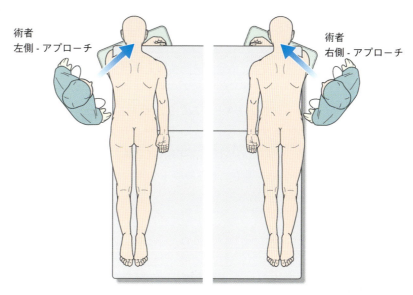

図6 頭囲固定

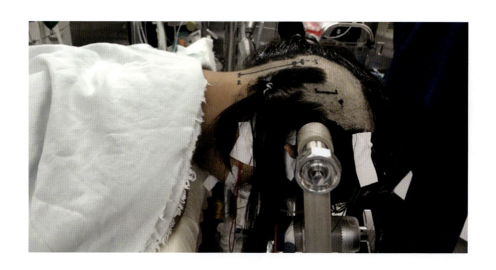

● 手術手技（皮膚切開〜開頭）

> **手技のステップ**
> ❶ 皮膚切開
> ❷ 後頭骨開頭

❶ 皮膚切開

　基本的には，皮膚切開は後頭部正中部のストレート切開にて十分に術野の展開は可能である（図7）．上縁は，外後頭隆起より1〜2cm上方，下方は（筆者らは）第2頚棘突起までで正中切開を行うが，成人で頚が太く，後頚筋群が厚く発達している症例では，皮膚切開下端が下方から術野を見上げる際に妨げになることがあるため，皮膚切開を下方に延長できる準備はしておく．

　外側後頭隆起からC1棘突起までは，正中部である項靱帯（nuchal ligament）に沿って切開することにより，後頚筋群に流入出する動静脈の損傷を避けることができる．その際，筆者らはoccipital nuchal lineで，僧帽筋（trapezius）はリトラクトのみで温存し，頭半棘筋（semispinalis capitis muscle）の筋付着部位を1cmほど残して（閉創の際，この縫い代を残すことが，術後髄液漏を予防するポイントとなる），開頭範囲をより効率的に広範囲に展開できるようにY字切開（頭半棘筋の2/3ほどで十分）する．その後，後頭骨より剥離しゲルピーを用いて左右にリトラクトすると，十分な開頭範囲を露出することができる．頭半棘筋をY字切開する際，切開ラインに，マーキングスーチャーを行っておくと，閉創時に正しい部位と筋層で行うためのランドマークとすることができる（図8）．

　重要なことは，術者が患者の背側下方からマイクロで術野を見上げる場合に，筋層が術野の妨げにならないことであり，そのためには通常下端はC2棘突起上縁が露出する程度まで，大小後頭直筋，上頭斜筋を同様に左右にリトラクトできれば十分である．

図7　皮膚切開　―― 皮膚切開ライン

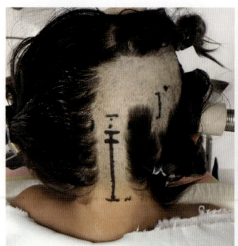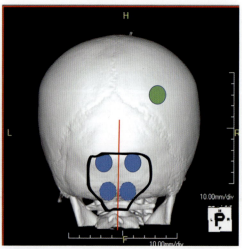

● 開頭用　頭蓋穿頭
● 脳室ドレナージ用　頭蓋穿頭
 開頭範囲

図8 頭半棘筋のY字切開

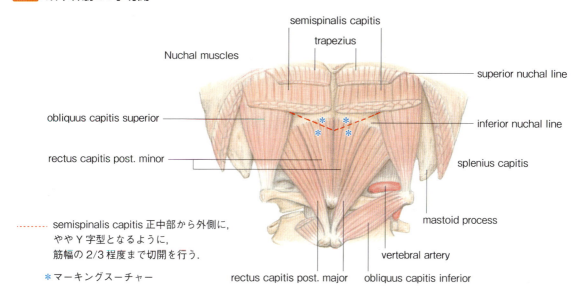

semispinalis capitis 正中部から外側に，
ややY字型となるように，
筋幅の2/3程度まで切開を行う．

＊マーキングスーチャー

❷ 後頭骨開頭

後頭骨開頭は，基本的には正中を挟み左右に2，4個のburr holeを行いreconstructive free bone flap craniotomyを行うが，筆者らは通常C1後弓切除を行い，大後頭後縁から，高さ3〜4cm，幅5〜6cmで骨切除を行い基本的には術後骨形成は行わないことが多い．

事前に第三脳室底開窓術もしくは，側脳室前角から脳室ドレナージが行われていない症例では，必要に応じて側脳室後角から脳室ドレナージを穿刺できる準備をしておく．その際，急激に髄液排出を行ってしまうと，上行性脳ヘルニアのリスクが上がるため，手順的には後頭蓋窩開頭を行い後頭蓋窩の減圧を行った後，硬膜を開放する前に，脳室ドレナージチューブを挿入してゆっくりと髄液の排出を行ったうえで，後頭蓋窩開頭部位の硬膜を開放するとよい．

術前準備でも述べたが，Y字硬膜切開を行う際には後頭静脈洞(occipital sinus)や辺縁静脈洞(marginal sinus)の走行に注意する．術前画像所見に頼るだけではなく，術中ドップラーやインドシアニングリーン(ICG)を用いて静脈洞の走行を確認することも有用である．

術中・術後合併症対策

● 術中

一般的な第四脳室内腫瘍の発生母地は，小脳（虫部，上髄帆，下髄帆），第四脳室底，外側陥凹，脳幹，小脳脚である．術前シミュレーションでも述べたが，大切なことは，腫瘍本体の摘出にとらわれすぎずに，正常構造を損傷することなく，cerebellomedurally fissureなどを剥離し，手順よく小脳虫部や小脳扁桃，小脳体部の可動性をつけて，術野を展開して腫瘍の発生母地に到達することにある．

術中モニタリングについては，脳幹部，小脳脚に発生母地がある場合には，SEP，MEPをはじめとして外眼筋，顔面神経モニタリングが重要となる．特に，上衣腫など外側伸展

をきたしやすい腫瘍で，下位脳神経がすでに腫瘍塊に癒着している場合には，剥離操作時に下位脳神経モニタリングの準備が必要である．

第四脳室内腫瘍の摘出術操作では，第四脳室の正常構造に真後ろから確認する術野へのマイクロアングルから，中脳水道までを尾側見上げるまでのマイクロアングルの切り替えを念頭において，摘出術野を確保して進めることが重要となる（図9）．

そこで今回，筆者らが術中に意識的に用いているX軸（術野横幅）－Y軸（術野上下幅）－Z軸（術野depth）法について述べる（図10A）．

▶X軸（術野横幅）－Y軸（術野上下幅）－Z軸（術野depth）法

術者は，術野で第四脳室腫瘍が正常解剖間から露出している場面に対峙した場合，まずその腫瘍塊の奥（底部）に位置している第四脳室底（菱形窩）の左右幅，上下幅・方向・傾きなどをシミュレーションする．そして，そのシミュレーション像に合うようにマイクロ下に腫瘍塊と第四脳室底部分にX-Y-Z軸を想定設定するのである．

そこで，正常解剖（脊髄，延髄背面，小脳虫部錐体，小脳扁桃）と腫瘍塊の辺縁部分がマイクロ下に確認できる箇所（キーポイント）こそが，摘出術で最初にとりかかる（1stアタッチ）部位である．筆者らは，通常右側からアプローチすることが多いため，延髄背面，左外側に存在する小脳扁桃（tonsil）と腫瘍境界部に脳ベラをかけて1stアタッチ部位とする．そ

図9 展開

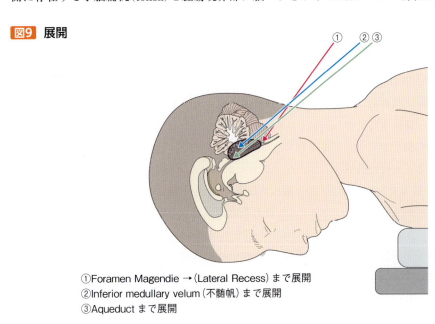

①Foramen Magendie →（Lateral Recess）まで展開
②Inferior medullary velum（下髄帆）まで展開
③Aqueductまで展開

図10 X軸（術野横幅）－Y軸（術野上下幅）－Z軸（術野depth）法

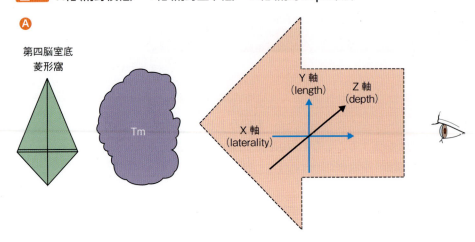

して，そこにX-Y-Z軸の中心点を設定し，その3(X-Y-Z)軸を意識しながら，第2，第3の摘出拠点部位を設定していく(図10B).

通常，腫瘍塊本体が第四脳室底をパッキングしている状態ではあるが，髄芽腫であれば腫瘍を尾側からわずかに引き上げれば，Obex-Magendie孔がすぐに確認できて第四脳室底までの角度と距離感(depth)が認識できる．ただし，腫瘍種類が上衣腫や脈絡叢乳頭腫などでは，延髄周辺が発生母地になっていることも多いため，そこで無理して第四脳室底の確認を試みると，下小脳脚からのより多数の栄養血管が流入していることもあり，第四脳室底組織を損傷するリスクがあるため注意が必要である．

次に，1stアタッチメント部位に脳ベラを固定したまま，PICAの走行を確認する．その際，PICA本体は脳ベラによって小脳扁桃と一緒にテンションをかけすぎないように外側に固定すると，栄養血管枝の流入部位を確認する際に，PICA本体の可動性が制限されることにより流入部が確認しやすくなる．第四脳室内腫瘍は，PICAのchoroidal branch (posterior medullary, supratonsillar segmentから出る)が栄養血管になっていることが多いため，これらを凝固処理することにより，腫瘍塊の内減圧も含め，出血量を減らすことにもつながる．

ここから，一般的にはteniaに沿って，tela choroideaを切開開放して，小脳扁桃をさらに外側上方に圧排して第四脳室底を露出する手順となる．筆者らの経験では，腫瘍塊が小さい場合はこの手順でも問題ないが，腫瘍塊が大きい場合，この方法では腫瘍塊自体が邪魔となり術野展開は困難なことが多い．そこで，筆者らは，2nd摘出拠点部位として2本目の脳ベラを用いて虫部錐体を上方に牽引し，軽度内減圧をしながら(腫瘍塊が小さい場合は，第四脳室底が開放されることもある)固定する(図10C)．ここで大切なことは，この固定された2本の脳ベラの先端を結んだラインのdepthより深い層において，バイポーラーで剥離凝固など摘出操作を行わないことである．

次に，固定した2本のバイポーラーをランドマークにして，1stアタッチ部位から2nd摘出拠点部位間の腫瘍と正常組織とのcleavageを，depthを2本の脳ベラ先体を結ぶライン(図10D ●→→→◉)を維持しながらとらえていく(図10D)．すると，そのラインが通常小脳虫部と小脳扁桃間にあるcerebellomedullary fissureと一致してくる．その際には，3rd，4th摘出拠点部位に3本目の脳ベラを追加して用いることも有用であるが，左小脳半球をリトラクトする場合には，右小脳半球には脳ベラを極力かけず，小脳組織への脳ベラ

図10 X軸(術野横幅)－Y軸(術野上下幅)－Z軸(術野depth)法(続き)

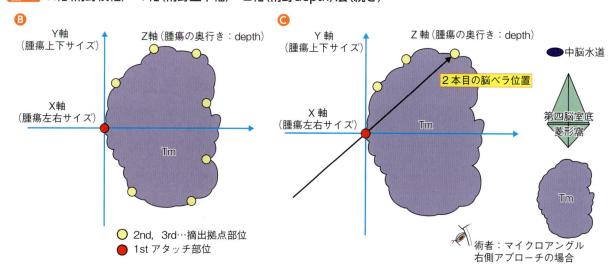

の牽引圧を軽減する工夫が必要である(図10E). この先行手技よって, 腫瘍塊の左半分が第四脳室の正常構造からフリーとなる. 筆者らは, 右側のアプローチの際, そこから体位をローテーションせず, 同様の手技を腫瘍塊に沿って, 時計回転に脳ベラの位置を移しながら腫瘍境界をつけていく. 注意点としては, PICA近位部の本幹は第一脳ベラの下にリトラクトされていても, distal branchが腫瘍塊内をpassingしている場合があることである(図10F). また, この時点では, 右側PICAの走行は確認できておらず, また右PICAからの栄養血管も未処置なため, 一度に摘出を試みることは注意しなければならない.

そして, 第四脳室内腫瘍の摘出時に術者が常に認識していなければいけないことは, 右側からのアプローチの場合にはどうしても, 術者腹側となる右小脳半球と腫瘍塊との境界面の確認が(左側からアプローチでは逆に左側境界面), マイクロのアプローチ角度的に盲点となりやすいとうことである(図10G, H). ここで筆者らは, フリーとなった左半分の腫瘍塊を腫瘍の中心ラインで内減圧後に離断し, 先に部分摘出することにより術野の展開を図る. つまり, obexから髄条, 顔面神経丘, 中脳水道に至るまで第四脳室の左半

図10 X軸(術野横幅)－Y軸(術野上下幅)－Z軸(術野depth)法(続き)

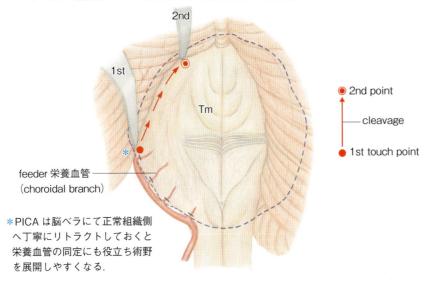

Ⓓ：脳ベラは, 正常組織をリトラクトするだけでなくキーとなる摘出ポイントを示す灯台的役割を果たす(指南役).

＊PICAは脳ベラにて正常組織側へ丁寧にリトラクトしておくと栄養血管の同定にも役立ち術野を展開しやすくなる.

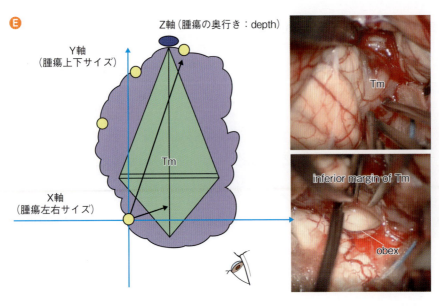

部構造が術野に現れてくるため，第四脳室幅(X)，第四脳室の上下距離(Y)とobexから中脳水道を結んだラインとその構造が位置する深度(Z)を，術者が正確に認識できる状態となるのである．そこで初めて，体位を術者側に軽くローテーションして，右側の小脳扁桃と腫瘍塊との境界部を左側と同じ手順で行っていく操作に続ける(図10I)．この際，腫瘍塊の左半分は摘出されているため，第四脳室内に腫瘍摘出後腔があるため，右半分の残存腫瘍を摘出する際には，腫瘍塊を正中部にリトラクトしやすくなる．必要な場合には牽引して，テンションをかけたい腫瘍塊そのものに緩く脳ベラをかけることも可能となる．

最後に，腫瘍が残存しやすい部位が第四脳室天井(上下髄帆，室頂)に発生し癒着している腫瘍塊である．その術野展開のためには，左右および，術野手前側の腫瘍塊がすべて摘出された後であれば，(図9③アングル)にて下虫部を脳ベラにて挙上して術野を展開する(図10J)．これにより，下虫部を切開することなく腫瘍癒着部位を確認し，摘出することが容易となり，術野ファイナルビューとして，正常な第四脳室構造を確認することができる(図10K)．

図10 X軸(術野横幅)−Y軸(術野上下幅)−Z軸(術野depth)法(続き)

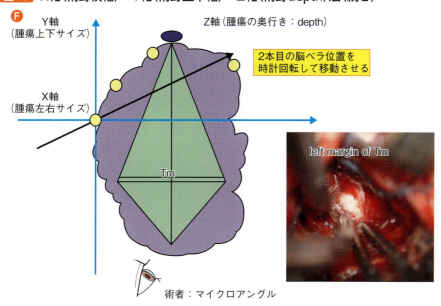

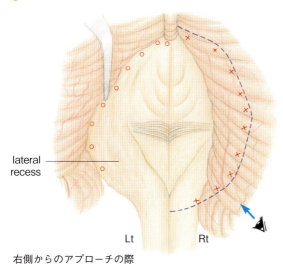

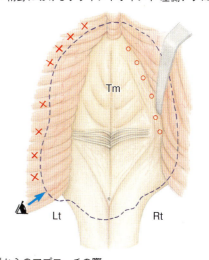

G：術野におけるブラインドポイント 右側アプローチ図

H：術野におけるブラインドポイント 左側アプローチ図

右側からのアプローチの際
○…術野で確認しやすい
×…術者の腹側側は"盲点"となりやすく腫瘍が残存しやすい

左側からのアプローチの際
○…腫瘍の右側外側境界部は術野で確認しやすい
×…術者腹側・左外側部の境界はとらえるのが困難となる

Ⅲ 手術の実際／テント下腫瘍

図10 X軸（術野横幅）−Y軸（術野上下幅）−Z軸（術野depth）法（続き）

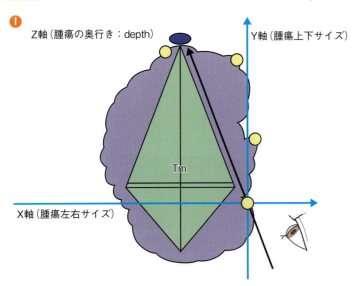

Ⓘ

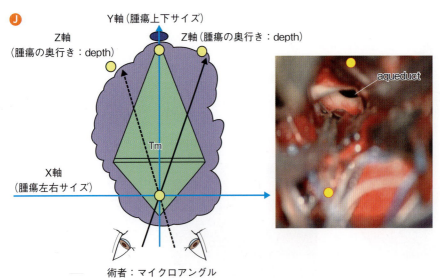

Ⓙ

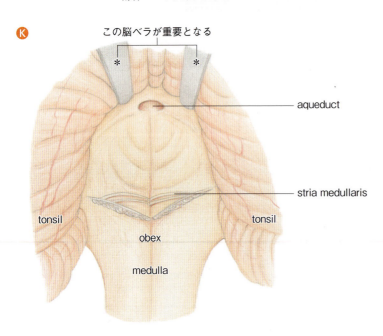

Ⓚ

188

▶**術中バイタルサイン**

特に上衣腫などにおいて，第四脳室底下半分，特に髄条よりcaudal sideの舌下神経三角（hypoglossal triangle），迷走神経三角（vestibular triangle），最後野（area postrema）などの高リスク部位から発生している腫瘍の摘出術の際には，剥離時に血圧，脈拍が乱高下することも少なくないため，術者は剥離操作を休止，中止するタイミング決定を含めてかなりの注意力と決断力とを必要とされる．

> **! Level up technique**
> 高リスク部位の癒着剥離を行うときは，あらかじめオペ開始ブリーフィング時に第一助手および麻酔科の医師と意思疎通を図り，高血圧，頻脈，徐脈（術者の可能な限り麻酔器の心拍音には耳を傾ける）併発の場合には，速やかに摘出操作を中止しバイタルが安定してから操作を再開する必要があるが，やむを得ずこの部位の腫瘍に関しては摘出を断念することも重要な決断となる．最悪心停止の可能性も否めない場合には，体外ペーシングのみならず，緊急に腹臥位から仰臥位に戻すためのストレッチャーを手術室内に準備することも考慮しなければならない．

硬膜閉創には，硬膜欠損部に人工硬膜を使用して補填することもあるが，筆者らは基本的には硬膜閉創はせずに，後頸筋群のみの閉鎖で行っている．ただし，そのためには開頭時に極力バイポーラーを使用せずに正常筋層組織を破壊しないことが大切であり，開頭時に示したように深部筋群から筋層ごとにwatertightに縫合をしていく．その際，開頭時に残しておいたマーキングスーチャーを行っておいた頭半棘筋も縫い代をwatertightに縫合していくが，重用なことは筋層間にdead spaceをつくらないように深部から順次縫合していくことである．

● 術後

上衣腫などで，脳幹部特に延髄背側部からの剥離が困難であり，術中剥離時に血圧・脈拍の変動が大きかった症例では，術後麻酔覚醒からの抜管は急がない．術後頭部CT，および胸部X線にて異常所見がないことを確認し，可能であれば1日ほど，挿管管理にて全身バイタルの安定を確認したうえで，抜管を試みる．

延髄症状および下位脳神経障害がある場合は，麻酔覚醒が良好であっても，抜管直後から声帯麻痺による呼吸障害を合併していることがあるため，再挿管の準備をしたうえでの抜管とする．必要に応じて，気管切開も早期に考慮しなければならない．

当施設では，延髄背側部を発生母地として，小児退形成上衣腫摘出術翌日に，たこつぼ心筋症様所見を合併して，心肺停止に至った症例経験がある．

症例提示

症例1 髄芽腫（6歳女児）

MRI axial view（DWI, Gd, T2 WI）（図11A）, MRI sagittal view（Gd WI）（図11B）．第四脳室から右外側陥凹にかけてDWI, T2においてやや高信号を伴っている．T1 Gd造影にて病変は，比較的均一な造影効果を認めており，下方への伸展は乏しいが，腫瘍上端は，中脳水道に達している．

MRI sagittal view（T2 WI）（図11C）．小脳上下髄帆周辺が，腫瘍発生部位疑い．脳幹部背側との腫瘍縁の間に髄液スペースが確認できることから，髄芽腫が最も疑われる．上衣腫の場合は，延髄周辺が発生部位が多いため，この髄液スペースが認められないことが多い．

図11 症例1　髄芽腫（6歳女児）
A：MRI axial view（DWI, Gd, T2 WI）
B：MRI sagittal view（Gd WI）
C：MRI sagittal view（T2 WI）

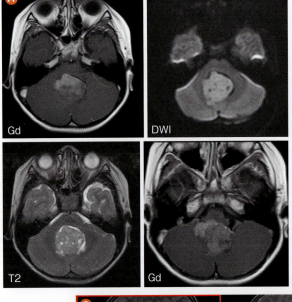
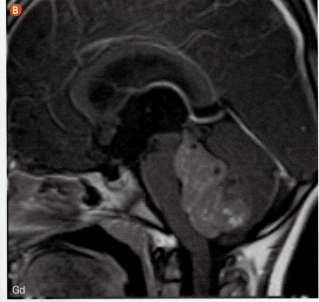
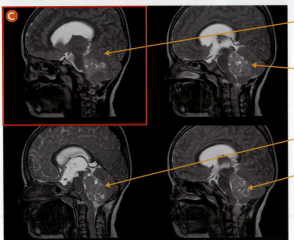

T2 sagittal
小脳上下髄帆周辺が，腫瘍発生部位疑い

脳幹部背側との腫瘍縁の間に髄液スペースが確認できることから，髄芽腫が最も疑われる。

上衣腫の場合は、延髄周辺が発生部位が多いため，この髄液スペースが認められないことが多い。

症例2 脈絡叢乳頭腫（40歳男性）

MRI axial view（Gd, T1, T2 WI）（図12A），MRI sagittal view（Gd, T2 WI）（図12B）．第四脳室内にMRI T2 WIにて均一な高信号，T1 WI, FLAIRにて等信号～やや高信号であり，一部出血痕を疑わせる腫瘤性病変を認める．Gd T1 WIにて病変は均一な強い造影効果を認めており，腫瘍辺縁が明瞭であることが特徴である．

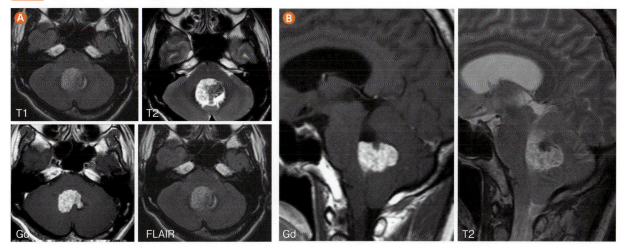

図12 症例2 脈絡叢乳頭腫（40歳男性）

❗ Level up technique

- X軸（術野横幅），Y軸（術野上下幅）だけでなく，正常構造をいつも摘出術野内にランドマークとしてとらえることによって，Z軸（術野深度）を念頭において摘出術を進めることが肝心である．
- 術野を展開する場合には，とにもかくにも脳ベラをいかに有用に使いこなすかにかかっている（筆者は通常，術野には常に3～4本の脳ベラが使用できる準備を欠かさない）．脳ベラの役割は，正常構造をリトラクトするだけでなく，術野において摘出ポイントを示す灯台的役割を果たすことを忘れてはならない．

❗ Pitfall

- 小児症例の場合には，後頭蓋窩硬膜を正中切開する場合に，occipital sinus, marginal sinusが予想以上に発達をしていると，大量の出血をきたすことがあるため，術前に十分な静脈系の精査が必要である．
- 左右のアプローチサイドの選択によって，術者腹側となる側の腫瘍と正常組織との境界面をとらえることは，非常に困難となり盲点となりやすいことを認識しなければならない．
- しかし，それらも脳ベラの使用手順や，固定位置，そして患者体位のローテーションを正しいタイミングで適切に行えば，その盲点もなくなり，腫瘍境界をとらえられる．
- 第四脳室内腫瘍術後に限らず，後頭蓋窩手術直後の確認頭部CTにて，術後出血もしくは静脈灌流障害によって，後頭蓋窩の圧が高いことが疑われた場合には，そのまま，手術室に戻り後頭蓋窩の減圧を考慮するくらいの心構えが必要である．テント上脳室内に留置された，脳室ドレナージからの髄液排液量の調整のみでは，術野となった後頭蓋窩の圧は，コントロール困難であると肝に銘じておくべきである．

文献

1) 松島俊夫. 後頭蓋窩の微小外科解剖と手術 解剖研究から実践手術へ 7章Cerebellomedullary fissureの外科解剖とTrans-cerebellomedullary fissure approach. p53-64.
2) Ikezaki K, et al. Correction of microanatomical localization with postoperative survival in posterior fossa ependymoma. Neurosurgery 1993; 32(1): 38-44.
3) Meyers SP, et al. MRI imaging features of medulloblastoma. AJR Am J Rorntenol 1992; 158: 859-65.
4) Coates TL, et al. Pediatric choroidal plexus neoplasms: MR, CT, and pathologic correction. Radiology 1989; 173: 81-8.
5) John Shillito Jr. Atlas of Pediatric Neurosurgical Operations. Thieme, 1982, p384-97.
6) Matsushima T, et al. Microsurgery of the fourth ventricle: Part 1, Micurosurgical anatomy. Neurosurgery 1982; 11: 631-67.
7) Fujii K, et al. Microsurgical anatomy of the choroidal arteries: Fourth ventricle and cerebellopontine angles. J Neurosurg 1980; 52: 504-24.
8) Lister JR, et al. Microsurgical anatomy of the posterior inferior cerebellar artery. Neurosurgery 1982; 10: 170-99.

III 手術の実際／テント下腫瘍

小脳橋角部腫瘍

神戸大学大学院外科系講座脳神経外科学分野　甲村英二

Summary

小脳橋角部腫瘍の手術は、脳腫瘍手術の中でも難易度が高いという印象がもたれている．事前に手術の要点を理解しておくことで，実際に経験する症例の手術に活かすことができる．術前準備，体位設定，手術手技について聴神経腫瘍手術を中心に詳述した．

手術のポイント

　脳神経外科医が取り扱う小脳橋角部腫瘍の代表的なものは，前庭神経鞘腫（聴神経腫瘍），髄膜腫，類上皮腫である．いずれも良性腫瘍であり手術により完治が目指せるが，現在は機能温存と根治性の両立が求められる時代となっている．手術適応の検討時には，自然経過を考慮して慎重に決定する必要がある．また，神経鞘腫や髄膜腫では定位的放射線治療も治療選択肢として検討する必要がある．

　術前の画像評価としては，通常のCTに加えて高解像度骨条件CTや造影3DCT，高磁場MRI，MRAなどが必要である．heavily T2-weighted imageは脳槽部における神経走行の評価に有用であり，造影を加えることにより腫瘍との位置関係を評価できる場合がある．体位設定におけるリスク回避のために頸椎X線像も確認しておくのがよい．聴覚，平衡機能や嚥下機能の評価を必要に応じて耳鼻科で行う．

　手術法としては外側後頭下開頭による手術が基本であるが，腫瘍の進展度や術前神経症状により錐体骨削除を用いた方法も検討される．体位設定，開頭はその後の手術操作の進行に大きく影響するのでことに重視する必要がある．本邦では側臥位ないし腹臥位の手術が一般的であるが，体位設定に際しては，静脈還流が悪くならないように注意する必要がある．外側後頭下開頭では，横静脈洞とS状静脈洞の辺縁が確認できるまで開頭を十分に外側まで行い，小脳圧排の軽減を図る．また，手術の早期に髄液排出を行って小脳の退縮を図り，最低限の小脳圧排で腫瘍の減量を行う必要がある．十分な腫瘍内容の減量を行ったうえで，脳神経，脳幹との剥離操作を行う．腫瘍減量や剥離操作に当たっては，術中の神経機能モニタリングが必須である．顔面神経刺激筋電図，聴性脳幹誘発電位（auditory brainstem response：ABR）をはじめとして，必要に応じて下位脳神経のモニタリングも行われる．またモニタリング手法についても新しいものが開発されつつある．閉頭時には髄液漏の防止に留意する必要がある．硬膜内での骨削除部位，開放された乳突蜂巣の閉鎖，硬膜の確実な縫合閉鎖などが基本である．本項では聴神経腫瘍を中心に要点を詳述する．

外側後頭下開頭（retrosigmoid approach）の手術手技

● 術前準備

　腫瘍評価のためには，高磁場MRI（単純，造影）検査は必須である．heavily T2-weighted imageは脳槽部での神経描出も可能であり有用である．これに造影を加えると腫瘍表面の神経の位置が同定可能な場合もある[1]（図1）．MRA原画を評価して椎骨動脈や上小脳動脈，前下小脳動脈，後下小脳動脈の走行も確認しておく．近年はトラクトグラフィーを用いて顔面神経の描出も試みられている．頭部CTでは腫瘍の石灰化の有無，出血の有無をみることに加えて，高解像度骨条件CTでair cellの発達状況，内耳道拡大程度，高位頚静脈球の有無などを確認しておく（図2）．脳血管造影は基本的には行っていない．頚部屈曲を行う関係で頚椎症の有無は把握しておく必要があるので，中年以降の患者では頚椎単純撮影も行っておく．聴覚平衡機能については耳鼻科に検査を依頼する．聴力温存を企図する場合は，術前にABR検査を行い術中モニターとして利用可能かどうか検討しておく．

図1 造影heavily T2-weighted imageによる神経の描出
左小型前庭神経鞘腫症例での3T MRIで，図に示した撮像条件で得られた造影heavily T2-weighted imageの白黒反転画像を示す．神経組織は腫瘍に比して造影されにくいので，矢印とともに示される顔面神経（Ⅶ），前提蝸牛神経（Ⅷ）が腫瘍表面に白く確認される．Ⅶ，Ⅷの区別は解剖学的位置関係による．

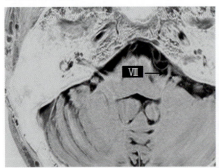
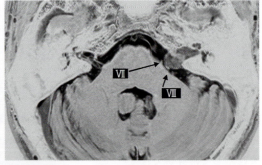
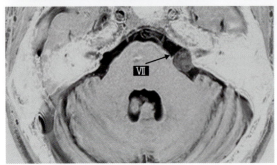

3T MRI，bFFE-Gd，Inv
TR 6.1ms
TE 2.5ms
ST 1.4ms

図2 高位頸静脈球症例の高解像度骨条件CT

A：術前，**B**：術後画像．

術前画像で，右内耳道後壁に高位頸静脈球が確認される．また内耳道後壁にはair cellが存在する．術後には前庭を温存して内耳道底近傍まで内耳道後壁が削開されている．本例では頸静脈球を覆う骨を薄く削ったうえで骨から剥離し，下方に圧排して手術操作が行われた．air cellが開放されており閉創時には閉鎖処置を行った．

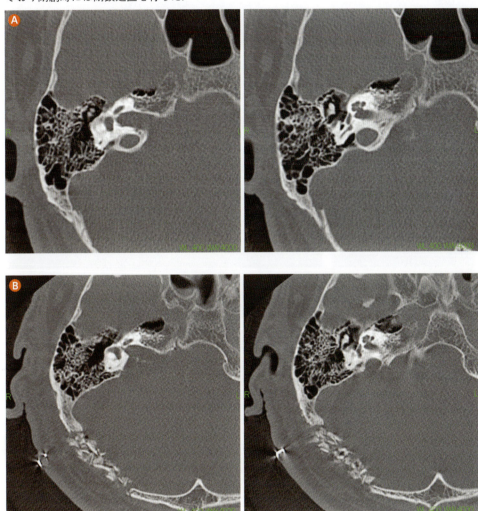

● 体位設定（図3）

　筆者はパークベンチポジションを用いて手術を行っている．比較的手術時間が長くなることがあるので，褥創予防の目的と側臥位での腋窩スペース確保の目的で，手術台上には厚いテンピュール®マットを敷いている．仰臥位で経口挿管を行い全身麻酔下に体位設定を行う．まず3点ピン固定用にMayfieldのhead clampを装着する．右小脳橋角部腫瘍であれば左乳様突起基部と左側頭部で2本のピン，右前頭側頭部に1本のピンとする．パークベンチポジションでは肩より頭側は手術台からはみ出す形で固定する．手術対側の左上腕は下垂するので固定する器具が必要で，筆者の施設ではギブスでシャーレをつくり，その上に除圧用スポンジを敷いたものを自作して使用している．Mayfield固定器のBase Unitを上肢固定具の幅だけ頭側に出して手術台に固定して，Base Unit上に上肢固定具を置く．手術台上のテンピュール®マットの高さにより腋窩のスペースは確保される．肩幅の広い男性ではマットを2段重ねとしてスペースを得るようにしている．

図3 手術体位と皮膚切開

上体は15〜20°挙上しpark bench positionとする（**A**）．肩より頭側は手術台からはみ出す形で固定する．手術対側の左上腕は下垂するので，Mayfield固定器のBase Unitを上肢固定具の幅だけ頭側に出して手術台に固定して，Base Unit上に上肢固定具を置く（**B**）．乳様突起基部の約1.5横指内側点から頭側2横指，尾側3横指程度の緩いカーブ上の皮膚切開を行う（**C**）．頭部の前屈では静脈還流障害を避けるために，下顎と前胸部の間に2横指のスペースは維持する（**D**）．

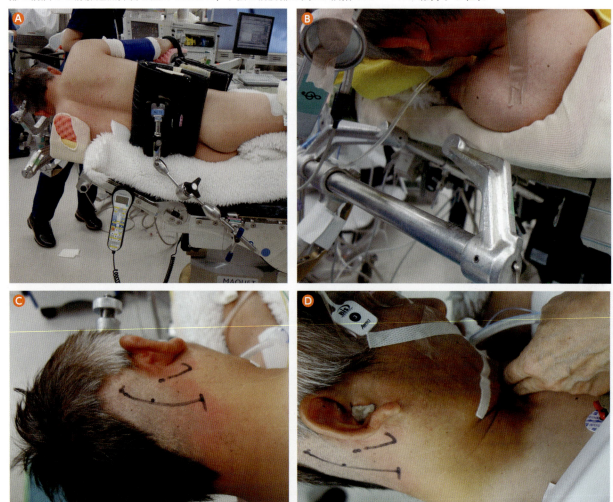

　頭部は前屈させ，さらに対側に少し屈曲させる．前屈が強いほうが術者は楽になるが，静脈還流を阻害しないためには下顎と前胸部との間，および対側頭部と肩の間に2横指の間隙があるようにしている．上体は15〜20°挙上し静脈還流をよくするようにしている．術側の肩は尾側，前方に軽く牽引して手術の邪魔にならないようにする．頭部の回旋は皮切部位がほぼ水平となるようにするが，脳幹側方向の操作が中心になる場合は床方向への回旋を弱くし，錐体骨側の操作が中心となる場合は床方向への回旋を強くする．手術中に手術台の回転が必要なこともしばしばあるので，体幹の固定を前後から行うが，固定具との接触面にはテンピュール®マットを挿入して褥創予防に努めている．テンピュール®マット使用上の注意点は，低反発性で緩徐に体が沈むため，頭位設定を5〜10分後に再確認しておくことである．また，体位による末梢神経障害予防のために，尺骨神経，腓骨神経などに圧迫部位がないか確認しておくことも必要である．

●神経モニタリング

　顔面神経の機能モニタリング，聴力温存例での聴覚モニタリングを行うことは，近年では必須となっている．顔面神経のモニタリングはプローベを用いて神経の電気刺激に対する筋電図をみる随時モニタリング，筋電図のフリーランなどは一般的に用いられる．近年は顔面神経REZ(root exit zone)部の同定後に，刺激電極を神経上に留置して行う持続モニタリングも推奨されている．筋電図反応（振幅）の半分程度の低下，フリーラン筋電図での頻発する自発放電などは警告としてとらえるべきである．経頭蓋電気刺激による顔面誘発筋電図(facial MEP)も顔面神経を同定できていない段階で顔面神経機能のモニタリングに用いる報告もあるが，顔面神経の損傷は神経近傍に手術操作が及んで生じることがほとんどであるので，経頭蓋刺激が有用である場合は少ないように考える．

　聴覚に関しては聴性脳幹誘発反応(ABR)が一般的である．Ⅴ波潜時の1～1.5msecの延長で警告を発して，操作の中断や小脳圧排の解除などが推奨されている．ABRは1,000回程度の加算が必要で，リアルタイム性に欠けることが指摘される．加算により測定できる波は，加算中に神経反応が変化すると加算結果が波として出てこなくなることから，急にⅤ波の振幅が低下してくることも警告すべき状況と考えている．近年では，記録電極を神経上に直接置くCNAP(cochlear nerve action potential)や，lateral recessusから電極を挿入して蝸牛神経核上に置くDNAP(dorsal cochlear nucleus action potential)なども開発されている[2]．後者はABRに比べて加算回数が少なくすむのでリアルタイム性が増す利点がある．CNAPも加算回数は少なくリアルタイム性がよく，Ⅷ神経のなかの蝸牛神経成分の部位の同定（マッピング）に用いることができるが，持続的な記録のためには電極位置の安定性などに工夫を要する．

　下位脳神経機能のモニタリングとしては，記録電極を咽頭筋に挿入したり，電極付き挿管チューブを用いたりして，神経刺激により反応する筋電図が用いられる．リスクが高いと判断される症例で行うのがよい．

●手術手技

手技のステップ

1. 皮切と開頭
2. 硬膜切開と髄液排出
3. 硬膜内操作
4. 小脳，脳幹との剥離操作
5. 顔面神経，蝸牛神経との剥離操作
6. 内耳道の開放と閉鎖

❶ 皮切と開頭

　小脳橋角部手術のために必要な開頭範囲を考える．小脳圧排を少なくするためには，開頭の外側はS状静脈洞内側縁が露出するまで広げておくことが望ましい．さらにS状静脈洞すべてを露出させて静脈洞も外側に圧排してスペースをつくるオプションもあるが，静脈洞損傷，術後閉塞などのリスクもあり，通常はそこまでの必要性はない．頭側については小脳テント面からの術野の必要性を考慮して，横静脈洞下縁が露出するまで行うことが必要である．テント面術野の必要がない小腫瘍などでは，当然ながらより小範囲で可能である．尾側については，小脳延髄槽，大槽からの髄液排出を行うことができなければ

ならない．大後頭孔の開放まで行う術者も多いが，筆者は後頭骨の水平部までの開頭で髄液排出は問題なくできており，小脳扁桃ヘルニアをきたしている症例以外では大後頭孔開放は行っていない．内側の範囲は，聴神経腫瘍などで内耳道の深部まで直視下に置く目的では十分に広げておく必要があり，約4cm程度内側には開頭を広げている．この必要範囲の開頭ができるのであれば，皮切についてはさまざまなものがある．線状切開，S状切開，逆J，hockey stickなどがある．筋層も皮切線で切開する方法，層ごとに剥離する方法などさまざまである．

皮切，筋層切開は，術後の疼痛や陥凹予防に有用との趣旨でいろいろ工夫される向きもある．しかし筋萎縮は単に筋肉の切開で生じるわけではなく，血行障害，神経支配の欠如，術後筋固定の欠如の影響が大きいと考えている．実際，他院から層ごとに筋層剥離を行って著しい筋萎縮をきたして困っている患者について，セカンドオピニオンを依頼されたことがある．筆者の施設では，線状切開，皮切線での筋層切開，剥離といった単純な方法で誰でもができる方法をとっている．軽度萎縮は生じるが，著しいものは経験しない．

開頭時にasterionが強調されるが，asterionを皮膚上から確認することは一般的に不可能である．乳様突起基部から内側に約1.5横指の点から上2横指，下3横指を基準として皮切を行い，症例ごとに筋層の厚さに応じて上下に延長している（図3）．asterionの尾側でバーホールを開け，クラニオトームを用いて骨弁を作成する方法もあるが，asterionと横静脈洞−S状静脈洞の移行部との関係は必ずしも一定していないので，筆者らは数カ所のバーホールを開けたうえでリュウエルを用いて開窓している（図4）．開頭時の骨屑を集め，閉頭時に硬膜外に置いてフィブリン糊で固めることで，骨窓部には骨が形成される（図5）．

❷ 硬膜切開と髄液排出

硬膜切開は横静脈洞，S状静脈洞から数ミリ離した単一の切開として，補助切開は置かない．硬膜縁に吊り上げ絹糸をかけて外側，頭側に牽引しておくことで，補助切開を置いた場合に相当する術野を得ることができる．補助切開を置くと硬膜縫合時に欠損が生じやすく，術後の髄液漏や皮下髄液貯留の原因となりやすい．後頭蓋窩の緊張が強い場合には，まず開頭の最尾側で硬膜小切開して小脳を挙上し，lateral cerebellomedullary cisternないしは大槽のくも膜に小孔を開けて髄液排出を行うことにより，小脳を沈下させることができる．

❸ 硬膜内操作

まず確認するのは頚静脈孔である．小脳を尾側で軽度挙上し深部を慎重に観察する．多くの症例で，小脳と頚静脈孔背側硬膜との間に細い架橋静脈が存在している．無造作に脳ベラを挿入し小脳を圧排すると，この静脈が断裂して術野に血があふれて慌てふためくことになる．この静脈の存在を念頭に置いて小脳を慎重に挙上し，この静脈を凝固切離し，下位脳神経表面のくも膜を切離すると，すぐ頭側に腫瘍が露出されてくる．腫瘍表面のくも膜を剥離し腫瘍の露出部を広げる．表面を電気刺激し顔面神経反応がないことを確認したうえで凝固切開を加え，腫瘍内容を減量する．腫瘍内容がある程度減じたところで第Ⅸ脳神経に沿って脳幹側に向かうと，choroid plexusや前下小脳動脈（anterior inferior cerebellar artery：AICA）が露出される．

腫瘍を外側に牽引しながらflocculusと腫瘍の癒着を剥離すると第Ⅷ脳神経，顔面神経のREZ部に至る．この部分の解剖については，顔面痙攣に対する神経血管減圧術を行っていると容易に理解される．REZ部で顔面神経を確認し，神経の走行方向の概略を確認する．

図4 開頭

筋層は皮切線で切開し開創器で広げる（**A**）．バーホールを複数箇所開ける（**B**，**C**）．その後リュウエルで骨窓を広げる．頭側については横静脈洞下縁が露出するまで，尾側については後頭骨の水平部まで，約4cm程度内側に開頭を広げる（**D**）．

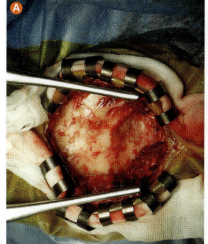
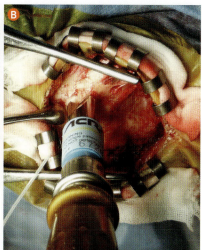
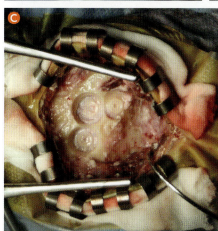
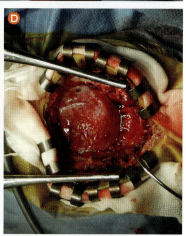

図5 術後骨条件CT

術直後のCT画像で，外側はS状静脈洞内側縁まで，内側は正中近くまで開頭されている（**A**）．閉頭時に開頭時に集めた骨屑を硬膜外に置いてフィブリン糊で固めた．1年後の頭部CTでは骨窓部に骨形成が認められ，筋萎縮，皮膚陥凹も目立たない（**B**）．

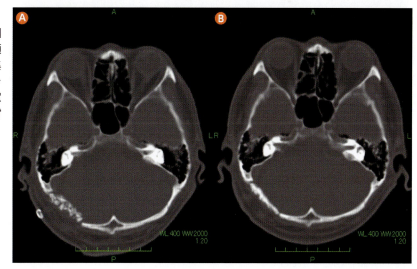

REZの部位での顔面神経位置は一定であるが，その先は症例ごとに走行方向が異なるからである．脳幹に沿って頭側に向かうもの，腹側に向かうもの，腫瘍の尾側を回るもの，さらにはbundle状のもの，幅広く菲薄化したものまでさまざまである．

> **❗ Level up technique**
> 　神経走行を大雑把に把握したところで，神経のない部位については大胆に腫瘍減量を進めていくことが，手術時間を短縮することにつながる．

　内耳道内でも腫瘍の減量操作を必ず行う．外側後頭下法では，蝸牛神経，顔面神経は内耳道内では腫瘍の奥側に存在している．内耳道の開放を上下に幅広く行うこと，ならびに内耳道内の腫瘍を減量することで上下方向から腫瘍の裏側に存在する顔面神経，蝸牛神経の同定が内耳道内で可能となる．腫瘍が内耳道の中ほどで終わっていれば，発生起源の下前庭ないし上前庭神経を切断して腫瘍を起こしてくる．腫瘍が内耳道底を充満している場合は，内耳道底の部分はいったん残して内耳道の深部で腫瘍を分断し，内耳孔方向に顔面神経，蝸牛神経などとの剥離を行いながら腫瘍を起こしてくる．多くの場合に内耳道内での蝸牛神経，顔面神経と腫瘍の癒着はさほど強くなく，鋭的な剥離子などで剥離できる．内耳孔に近くなると急激に癒着が強くなり神経も扁平菲薄化してくる．

❹ 小脳，脳幹との剥離操作

　大きな腫瘍では頭側でpetrosal veinや三叉神経と剥離を要するが，腫瘍の減量が行えていればくも膜面で比較的容易に剥離される．小脳に食い込んで浮腫が生じているような例では小脳との癒着が強く，軟膜下の剥離になる場合があるが大きな問題は生じない．大きな腫瘍で小脳と腫瘍を内側に剥離していくと，拡張したvein of cerebellomedullary fissureに遭遇する．しばしば腫瘍からこの静脈への還流があり，腫瘍からの枝を凝固切離していく必要がある．腫瘍による圧迫のために静脈は拡張しており，なかには腫瘍内のAVシャントがある例もあり，静脈が断裂するとかなりの出血をみる．

> **❗ Level up technique**
> 　そういった場合は綿片などでの圧迫で仮止血をしておき，腫瘍摘出後に静脈うっ滞が解消したところでピンポイントに凝固したりフィブリノーゲン＋サージセル®（俗にいう青ベリ）で止血したりするのがよい．

　このvein of cerebellomedullary fissureより内側は脳幹である．初回手術であれば基本的には剥離が可能な部位である．腫瘍を十分に減量したうえで腫瘍を外側に牽引し，境界面に剥離子やバイポーラ，吸引を入れることで剥離され，剥離できた部分には滅菌ベンシーツ®を挿入し腫瘍を浮上させていく．剥離浮上できた部分は神経反応がないことを確認し，大胆に切除していく．

❺ 顔面神経，蝸牛神経との剥離操作

　腫瘍内容を減量し中枢側，末梢側の神経同定ができたところで，最終的な剥離操作を行うことになる．小腫瘍で聴覚温存が主目的の場合は，fundusでの引き抜き損傷を避ける目的で，剥離操作は脳幹側から末梢側へと行うことが多い．神経がfanningしている状況では，神経に直角な方向で剥離操作を行ったうえで長軸方向の剥離を行う．腫瘍により神経が圧排されていることから，腫瘍を挙上（引き上げ）して神経に余裕をもたせて剥離操作

を行う（図6）.

　腫瘍との境界面は残存する変性した前庭神経線維と考えられる[3]．顔面神経のみを追いかけるというよりは，腫瘍だけを切除するという意識が重要である．神経近傍での電気凝固はできるだけ避けてイリゲーションで術野の視認性を確保し，必要最低限のピンポイント凝固にとどめる．顔面神経反応を確認しながら境界面を鋭的に剥離し，癒着の著しいところで境界が目視できなければ全摘にこだわらず，腫瘍に切り込み少量の腫瘍を神経に付着させるほうがよい．剥離摘出後に出血点が認められてもできるだけサージセル®やアビテンでの止血を行う．

> **! Level up technique**
>
> 　嚢胞性腫瘍では癒着が強い．神経を剥離可能な場合もあるが，薄い嚢胞壁で顔面神経反応が認められる状況では，神経反応の得られる部分の嚢胞壁は神経と付着させたままにすることを推奨する．

図6 腫瘍により伸展圧排された神経剥離の概念図

腫瘍により神経は伸展圧排されている（A）ので，腫瘍内容を減量して神経の緊張を減じる（B）．そのうえで腫瘍を挙上し本来の走行に近づけることにより，さらに神経の緊張は低下し余裕が出る（C）．腫瘍を挙上して固定したうえで腫瘍と神経の境界面にシャープな剥離子を挿入し，神経を押し戻す操作を加えて剥離を行うが，全体的な神経の緊張はすでに低下しており新たな損傷は加わりにくい（D）．

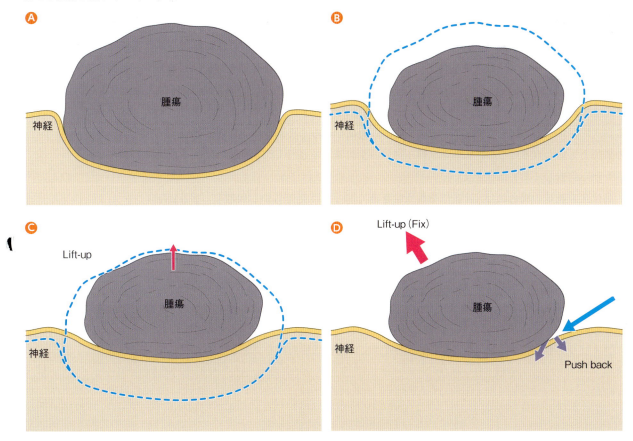

> **⚠ Pitfall**
> 　機能温存に意識が傾くあまり，動脈性の出血にもかかわらず不十分な止血で終える可能性がある．動脈性の出血などでは確実な止血が必要である．バイポーラー凝固をせざるをえない場合があり，その場合には聴力喪失や顔面神経麻痺が生じるリスクがある．しかし不十分な止血は術後出血の原因となり重篤な障害を惹起しうるため，安全を優先した術中判断が必要である．

❻ 内耳道の開放と閉鎖

　内耳道の開放操作は，小型腫瘍では早期に，大型腫瘍では腫瘍減量が進んで脳幹との剥離がある程度行えた段階で行う．術前にMRIならびに高解像度骨条件CTを用いて，腫瘍の進展度，内耳道の開放壁のair cellの発達具合，頚静脈孔の高さを把握しておく必要がある．聴力温存を企図する場合には前庭（後半規管）を温存する必要があるので，外側後頭下法では内耳道底を直視下に収めることはできない．内視鏡の補助ないしは直角フック，キュレットなどでの盲目操作が必要となるが，後半規管の位置を術前に画像で把握しておくことで，できるだけ外側まで削除を行うことができる．

　内耳道開放でもう一つの要点は，上下方向に十分に開放することである．内耳道が腫瘍により大きく拡大しているときはそれほどでもないが，拡大の強くない場合は頭側尾側方向に十分に内耳道を削開しないと，内耳道内での操作ができない．ドリリングの際に周囲の組織の巻き込みを起こさないように注意しなければならない．術野に綿片，糸などが露出してはいけない．筆者はゴム手袋を切ってラバーダムを作成し小脳表面を覆い，テーパー脳ベラを逆にして太い側で押さえるようにしている（図7A）．

　ドリリングは最初はスチールバーで行い，硬膜の淡い色調が透見されてきたところでダイヤモンドバーに変更している（図7B）．内耳道の上下で溝を掘る形でドリリングを進めて，最後に薄くしておいた骨片を除去している（図7C, D）．ドリリング中は熱損傷を避けるために洗浄冷却を絶えず行う．骨からの動脈性出血に対して骨ろうを使う手段もあるが，ダイヤモンドバーで洗浄なしに少し削ると止血できることが多い．骨屑が術後頭痛の誘因ともいわれるので，ドリリング終了後には術野をよく洗浄して，骨屑はできるだけ術野から除去しておくほうがよい．

　高位頚静脈球の場合には，静脈球を覆う骨を薄く削ったうえで骨から剥離し，下方に圧排して少量の骨ろうで固定し，必要な範囲の骨削除を行う方法がある（図2）．著しい高位頚静脈球で静脈損傷なしに行う操作に自信のない場合は，内耳道の腫瘍を残存させてガンマナイフを追加するというオプションも考慮される．

　手術終了時の内耳道の閉鎖に当たってはair cellの開放がないか確認しておく．開放されたair cellには，大きな穴にはまず小骨片を入れて支えとしたうえで骨屑とフィブリン糊を固めたものを充填しフィブリン糊でシールを行う．その上から筋肉片を置いてさらにフィブリン糊で接着を行う．Air cellの開放がない場合は筋肉片とフィブリン糊だけでよい．

> **! Pitfall**
> 内耳道骨削除の遠位側（内耳道底側）では，視線が接線方向であるためair cellの開放があっても気づかれない場合がある．内視鏡での視認，曲がりフックを用いての触診などでair cellの開放がないか確認を行うとよい．

図7 左内耳道のドリリング

ドリリングの際には，周囲組織の巻き込みを避けるためにラバーダムで小脳表面を覆い，テーパー脳ベラを逆にして太い側で押さえる（A）．内耳道後壁のドリリングはスチールバーで開始し，硬膜の淡い色調が透見されたところでダイヤモンドバーに変更する（B）．内耳道の頭側・尾側で幅広く溝を掘る形でドリリングを進め，底部でも薄くなるまで削る（C）．内耳道を覆う薄くなった骨片を除去することで，内耳道内の硬膜を損傷することなく内耳道開放が行える（D）．

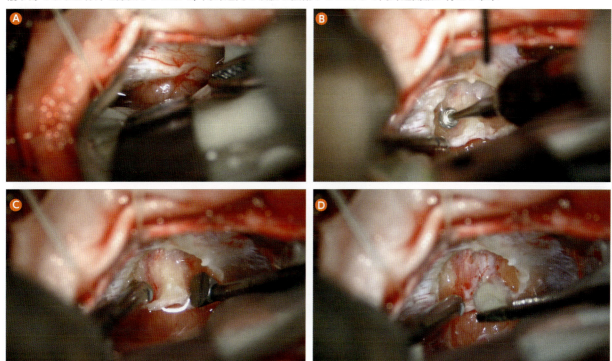

症例提示

手術動画

30歳女性．1年前に左突発難聴があり，耳鼻科受診し点滴治療を受けて回復した．頭部MRI検査で左小脳橋角部腫瘍が発見され紹介となった．MRI画像では腫瘍は内耳道底までは至らず，小脳橋角部最大径は18mmで均一に造影され前庭神経鞘腫が疑われた（図8）．聴力検査では正常範囲であった（図9）．若年であるため患者とも相談のうえで，聴力温存を企図してABR，顔面神経モニター（nerve integrity monitor：NIM）下に手術を行った．

経口挿管全身麻酔下にpark bench positionとし頭部3点固定した．頚部は前屈し約15°右に回旋また右に軽く側屈し，上体は15°挙上した．顔面神経刺激装置（NIM）用の電極，ABR用の電極を装着し，ABRは良好に導出できた．左耳介後部に約10cmの線状切開を置き，筋層を切開し後頭骨を露出した．burr holeを3ヵ所開けた後に，リュウエルを用いてretrosigmoid craniectomyを行った．上方はtransverse sinusが露出され，外側はsigmoid sinus直前，下方は後頭骨水平部までとし，内側方向約4cmの範囲で開頭を行った．mastoid air cellは開放された．硬膜緊張はマンニトールを200mL滴下し良好な拍動がみられた．硬膜切開を横静脈洞下からS状静脈洞に沿った切開を加えてコの字状とした．

小脳を軽く挙上し，頚静脈孔近傍でlateral cerebello-medullary cisternのくも膜を切開し髄液を排除した．頚静脈孔を確認し細いbridging veinを凝固切断した．第Ⅸ脳神経頭側のくも膜を切開し，小脳をレトラクトすると頭側にくも膜に覆われた腫瘍が確認された．内耳道後壁の硬膜を凝固の後に切開し，ハイスピードドリルで内耳道後壁を削除した．骨は厚く，約8mm開放した．air cellは一部で開放された．脳槽部から内耳道内の腫瘍表面を刺激しNIM反応のないことを確認し，腫瘍表面を凝固切開した．腫瘍内容をゲフリールに提出し，schwannomaとの返答を得た．腫瘍は実質性で比較的柔らかかった．超音波手術器で内容を減量した．さらに小脳を少しレトラクトすることにより，腫瘍の内側縁が確認された．第Ⅶ脳神経はちょうど第Ⅷ脳神経の裏側に存在していた．脳幹側のNIM刺激で良好な反応を確認した．腫瘍を牽引しながら腫瘍表面から残存する第Ⅷ脳神経を剥がすようにして剥離を開始し，内側から外側に剥離を行った．神経表面からの出血は極力凝固せずに剥離を進めた．内耳道内でも腫瘍減量を行った後に，周囲の神経から剥離した．腫瘍の末梢端はfundus近くに至っており，腫瘍の一部を残して周囲の神経との剥離を行った．顔面神経との間に残存前庭神経が介在しており，下前庭神経由来と推測した．脳槽部で最も癒着した部位は腫瘍を把持して全方向から剥離し，摘出した．内耳道底の腫瘍は最後に直角剥離子，キュレットを用いて最遠位部を引き出し，腫瘍鑷子で除去した．

腫瘍起原は下前庭神経の一部と判断したが，他の神経組織はすべて温存した．脳幹側で第Ⅷ脳神経の腹側に隠れた顔面神経を刺激することで良好な反応が出ることを再確認し，気道内圧を上げて硬膜内の止血を確認した．

図8 症例MRI画像
A：左突発難聴既往を有する30歳女性．腫瘍は内耳道底まで至らず内耳道底との間に髄液腔が認められる．脳幹を軽度圧排し第四脳室の変形が認められる（3T heavily T2-weighted image）．
B：Gd造影により腫瘍は均一に造影され，小脳橋角部最大径は18mmであった．

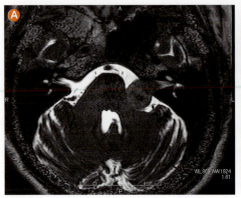
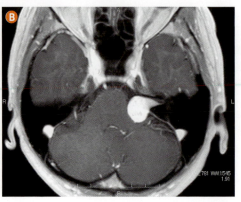

開放された内耳道後壁air cellにはフィブリン骨を入れ，フィブリン糊で固定したうえに筋肉片を当てフィブリン糊でカバーした．硬膜は連続縫合閉鎖し，フィブリン糊でシールした．開放されたair cellはフィブリン骨で閉鎖し，硬膜上にフィブリン骨をフィブリン糊で固定した．筋層，皮下縫合後に皮膚はステープラーで閉鎖し手術を終了した．ABRはV波潜時が0.5msec程度延長したが，摘出終了まで良好に確認された．

術後の聴力検査でも有意の変化を認めず（図9），顔面神経麻痺も出現なく経過した．

前庭神経鞘腫以外の小脳橋角部腫瘍手術の要点

前庭神経以外から発生する小脳橋角部神経鞘腫としては，三叉神経鞘腫，顔面神経鞘腫，舌咽神経鞘腫，迷走神経鞘腫などがある．体位，皮切については前庭神経鞘腫と変化はない．発生起源神経の症状が術前よりある場合は腫瘍の全摘出を目指すことでよいが，症状に乏しい場合は機能温存を優先することも検討する．特に下位脳神経障害が術後新たに発生すると，適応に時間を要してQOLが著しく低下するため慎重に方針を決める必要がある．

術前の聴力低下などの症状は腫瘍摘出により改善することは期待でき，神経の愛護的操作を行う必要がある．これは髄膜腫でも該当する．髄膜腫では腫瘍の付着部の処理を早期に行うようにして，出血量を減じ，くも膜面を剥離面として摘出を進める．しばしば内耳道内にも腫瘍が進展しているが，内耳道後壁の開放を行って内耳道内の腫瘍も摘出する．Simpson Grade I の摘出は理想であるが，神経の近傍，裏側など部位によっては硬膜凝固にとどめざるを得ない．

類上皮腫では三叉神経痛が主症状の場合が多く，三叉神経周辺については完全な除去を目指すが，脳幹や他の脳神経に強く付着している部分については機能温存のために被膜を残存させるほうがよい．術中の出血を伴わない疾患であるので，内視鏡を用いて術野の拡大を図ることができ，外側後頭下開頭だけでも広範囲の病変が摘出できる．

図9 症例オージオグラム
術前（A），術後（B）ともに正常範囲の聴力で，手術による有意の変化は認めなかった．

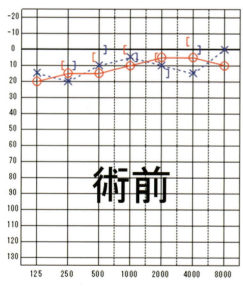
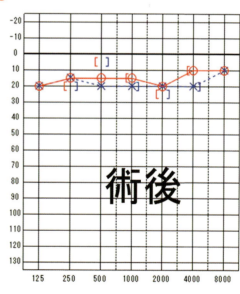

文献

1) Nakai T, Yamamoto H, et al. Preoperative detection of the facial nerve by high-field magnetic resonance imaging in patients with vestibular schwannoma. Neuroradiology 2013; 55: 615-20.
2) 宮崎日出海, 三浦正寛, 他. 聴覚を守る術中持続モニタリングと蝸牛神経マッピング. Otol Jpn 2012; 22: 191-7.
3) Sasaki T, Shono T, et al. Histological considerations of the cleavage plane for preservation of facial and cochlear nerve functions in vestibular schwannoma surgery. J Neurosurg 2009; 110: 648-55.

III 手術の実際／頭蓋底部腫瘍

前頭蓋底部腫瘍
Transbasal approach

愛知医科大学脳神経外科　岩味健一郎
福島県立医科大学医学部脳神経外科学講座　齋藤 清

Summary

Transbasal approachとは頭蓋底を削開して病変へ到達する手術法であり，頭蓋内から前頭蓋底部を削開すると，鼻腔，前頭洞，篩骨洞，蝶形骨洞，眼窩，視神経管が開放されることとなる．本アプローチの主な用途は①鼻腔・副鼻腔・眼窩から頭蓋底へ進展する悪性腫瘍切除と②眼窩・視神経管内良性腫瘍切除である．本稿では用途①の代表例として前頭蓋底一塊切除について解説するとともに，用途②のために必要な眼窩・視神経管開放についても解説する．

手術のポイント

● 適応

　前頭蓋底直下には鼻腔，前頭洞，篩骨洞，蝶形骨洞，眼窩，視神経管が存在する．よって，前頭蓋底部のtransbasal approachとは，内頭蓋底からこれらの部位に到達する手術方法となる(図1)．経鼻内視鏡手術により鼻腔・副鼻腔の良性腫瘍は安全かつ低侵襲に治療可能となっており，眼窩内の良性腫瘍も鼻腔・副鼻腔に接していれば経鼻内視鏡手術にて治療可能となりつつある．よって前頭蓋底部のtransbasal approachは主に，①鼻腔・副鼻腔・眼窩から前頭蓋底に進展する悪性腫瘍の一塊切除と②経鼻手術や経結膜手術では到達困難な眼窩・視神経管内良性腫瘍切除に適応されている．

❗ Level up technique

　中頭蓋底部のtransbasal approachは側頭下窩や蝶形骨洞，中耳・内耳を露出することが可能であり，三叉神経鞘腫や聴器浸潤腫瘍の治療に有用である．

❗ Pitfall

　多くの良性脳腫瘍は播種の頻度が低いことから，脳組織の温存を優先するために腫瘍を分割しながら切除が行われる．一方で脳腫瘍以外の悪性腫瘍の手術切除は，腫瘍を周囲正常組織で覆ったまま腫瘍に触れることなく一塊切除することが基本となる．腫瘍の種類に応じて分割切除が許されるのか一塊切除が必要なのかを検討したうえで術前計画を立てる必要がある．

Transbasal approachに必要な解剖学的知識

▶前頭蓋底

- 内頭蓋底(図2[左])

  3つの骨：前頭骨，篩骨，蝶形骨

  3つの縫合：前頭篩骨縫合(赤線)，蝶篩骨縫合(緑線)，蝶前頭縫合(青線)

- 外頭蓋底構造(図2[右])

  正中側：鼻腔，副鼻腔〔前頭洞(青)，前篩骨洞(緑)，後篩骨洞(赤)，蝶形骨洞(黄)〕

  外側　：眼窩・視神経管(黒)

図1 前頭蓋底部のtransbasal approach
前頭蓋底部のtransbasal approachとは，前頭蓋底直下に存在する鼻腔，前頭洞，篩骨洞，蝶形骨洞，眼窩，視神経管内に到達する手術方法である．

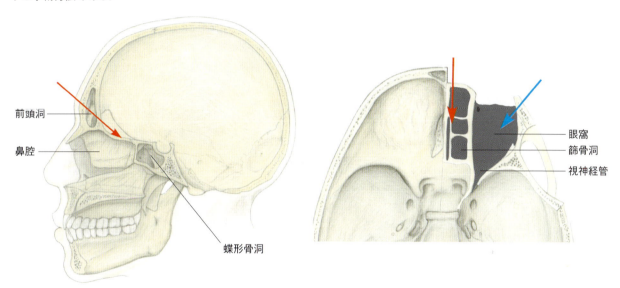

図2 Transbasal approachに必要な前頭蓋底解剖
[左] 内頭蓋底の骨縫合．赤線：前頭篩骨縫合，緑線：蝶篩骨縫合，青線：蝶前頭縫合
[右] 外頭蓋底構造．青：前頭洞，緑：前篩骨洞，赤：後篩骨洞，黄：蝶形骨洞，黒：眼窩・視神経管

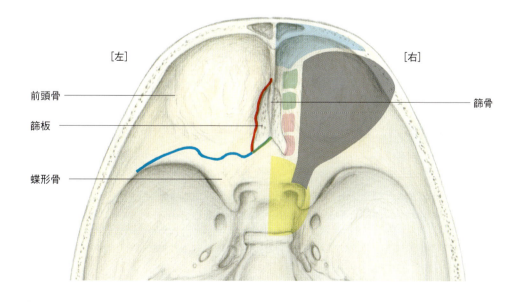

図3 Transbasal approachに必要な眼窩内側壁解剖

右眼窩内側壁を正面(A)および外側(B)から観察.
紫矢頭：眼窩上孔，青矢頭：前篩骨孔，黄矢頭：後篩骨孔，緑矢頭：視神経管前端，赤矢頭：正円孔後端，黒破線：涙嚢窩

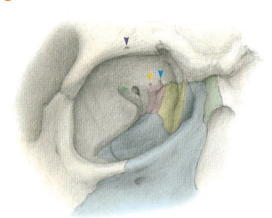
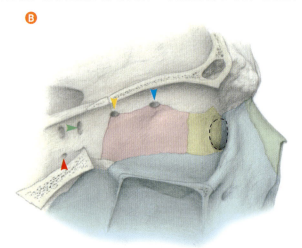

▶ **鼻骨から眼窩内側壁（図3）**
- 鼻骨（緑），上顎骨（青），涙骨（黄），篩骨（赤）
- 眼窩上孔（紫矢頭），視神経管（緑矢頭），前篩骨孔（青矢頭），後篩骨孔（黄矢頭），涙嚢窩（黒破線）

▶ **前頭蓋底硬膜**
- 篩板部にて鼻腔粘膜へ連続する．
- 視神経管部にて眼窩骨膜へ連続する．

手術の実際

● 術前検討

　術前検討にて，必要十分な開創・露出範囲や腫瘍切除線などを決定しておく．3D画像や模型を用いた検討を行えば，より詳細な検討が可能であり，スタッフ間での情報共有にも有用である．特に悪性腫瘍の場合には安全域をつけての切除が実現可能であることを確認しておかなければならない．病変以外にも，頭蓋内外の血管走行と血行動態，副鼻腔の発達程度といった解剖構造の把握は術式選択に重要であるばかりではなく，術中の有用な指標となる．閉創に骨膜・筋膜・腱膜などの生体組織が必要となる場合には採取部位や遊離・有茎などのデザインについても検討しておく．

● 体位

　体位は仰臥位で，上体を10～15°ほど挙上する．頭蓋底を削開する術式であることから頭位はvertex upが基本となるが，頭位挙上を増す場合には上体挙上を減じて，空気塞栓を起こさぬよう配慮する（図4A）．頭部の左右回旋は病変部位と進入方向を考慮して決定する（図4B）．

● 手術手技：前頭蓋底一塊切除

前頭蓋底一塊切除は鼻腔・篩骨洞・前頭洞から前頭蓋底に進展した悪性腫瘍を頭蓋底とともに一塊に切除する術式である（図5）．開頭を行って腫瘍頭側の術野を展開することで，硬膜浸潤や脳浸潤を伴う症例にも対応可能となるばかりでなく，確実な硬膜および頭蓋底の再建も可能となる．脳神経外科医が担当することの多い頭蓋内および頭蓋底の手術手技につき詳述する．

図4 体位および頭位の調整
A：体位は仰臥位で，上体を10～15°ほど挙上する．頭蓋底を削開する術式であることから頭位はvertex upが基本となる．
B：頭部の左右回旋は病変部位と進入方向を考慮して決定する．

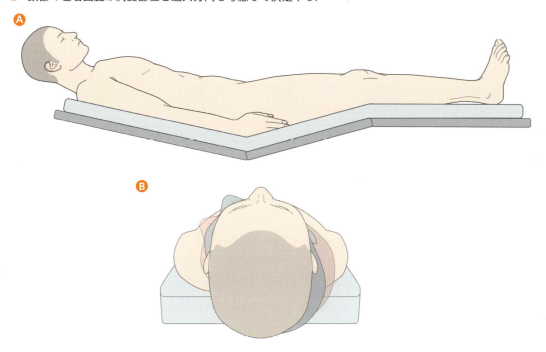

図5 前頭蓋底一塊切除
鼻腔から前頭蓋底に進展した悪性腫瘍（紫）に対して行う術式である．われわれの施設では腫瘍尾側の切断を耳鼻科が行った後，脳神経外科が前頭蓋底を離断して（赤線）腫瘍を一塊摘出している．

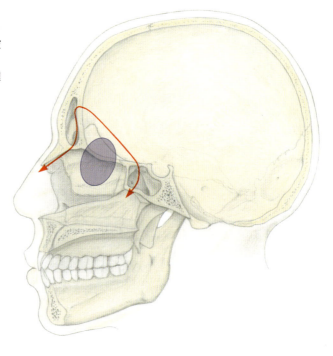

> **手技のステップ**
>
> ❶ 皮膚切開，帽状腱膜弁の作成
> ❷ 前頭開頭
> ❸ 硬膜切開，前頭蓋底露出
> ❹ 頭蓋底離断
> ❺ 頭蓋底再建・閉創

❶ 皮膚切開，帽状腱膜弁の作成（図6）

多くの場合，頭蓋底再建に必要な有茎皮弁の作成を開創時に行う．毛髪線内に冠状皮膚切開を設けるが，皮弁のデザインに応じて切開の位置を調整する（図6 黒線）．前頭筋を温存可能な症例については，顔面神経側頭枝（図6 黄線）を障害しないよう留意する．

われわれが頻用する2種類の帽状腱膜弁〔galea frontalis flap（GFF）とbipedicled temporoparietal galeal flap（BTPGF）〕につき詳述する．頭部の毛嚢下層には前頭筋・後頭筋と連続した帽状腱膜（galea frontalis）が存在し，その下には骨膜が存在する．帽状腱膜は側頭部の浅側頭筋膜へと連続し，同層を浅側頭動脈（superficial temporal artery：STA）が走行する．よって，浅側頭筋膜はtemporoparietal galeaともよばれ，その下層に深側頭筋膜の浅層と深層，さらにその下に側頭筋が存在する．

▶ Galea frontalis flap〔GFF, （図6 青）〕

ほとんどの前頭蓋底再建はGFFで対応可能である．皮膚を毛嚢直下・前頭筋上で剥離し，GFFを前頭骨上に残して皮弁のみ挙上する．その後，骨上に残ったGFFを骨膜下で剥離して翻転する．GFFは，採取により前頭部軟部組織が菲薄化して整容的問題を生じることがあるものの，眼窩上動脈や滑車上動脈からの豊富な血流を有す再建材料として有用であ

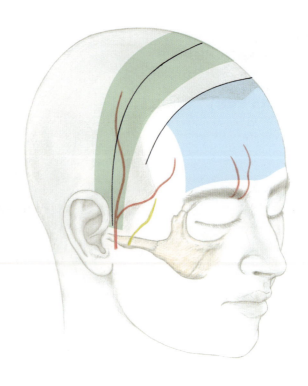

図6 前頭蓋底一塊切除における皮膚切開線および帽状腱膜弁のデザイン

赤線：浅側頭動脈・眼窩上動脈・滑車上動脈
黄線：顔面神経側頭枝
青：galea frontalis flap（GFF）
緑：bipedicled temporoparietal galeal flap（BTPGF）
黒線：皮膚切開線前方：GFF剥離時
　　　皮膚切開線後方：BTPGF剥離時

る．一方で，髄液漏や感染リスクの低い症例では，GFFと同様の範囲で採取可能な前頭部骨膜弁を再建に使用すれば前頭部軟部組織の菲薄化を生じにくく，前頭筋機能の温存も可能である．

▶ **Bipedicled temporoparietal galeal flap〔BTPGF，（図6 緑）〕**
　両側篩板部切除を伴う大きな前頭蓋底欠損に対して用いる．GFF同様，皮膚を毛囊直下の層で挙上した後，骨上に残ったBTPGFを骨から剥離して作成する．BTPGFは両側STA頭頂枝を含むようデザインする．頭蓋底欠損の大きさが腫瘍摘出後にしか分からない場合には，帽状腱膜弁の後方を離断せずに連続させておき，閉創時に必要なサイズで離断して用いることができる．頭頂にて皮弁採取を行うため，前頭部には軟部組織の菲薄化をきたさない．

> ⚠ **Level up technique**
> ・再手術症例などでGFFやBTPGFが採取不能な場合には遊離皮弁を用いた再建を形成外科に依頼する．
> ・症例によっては鼻中隔粘膜弁を併用するなどの工夫も可能である．

❷ 前頭開頭

　3 burr holeでの両側前頭開頭が基本となる（図7A）．腫瘍が片側のみに局在し健側の嗅覚が温存できる症例では，片側開頭でも対応可能である．正中部は低い位置まで開頭を行うと前頭蓋底が展開しやすいが，腫瘍が前頭洞に及んでいる場合は，腫瘍を露出させないよう，開頭位置を調整する．開頭骨片側の前頭洞粘膜は必ず除去し内板を除去して死腔にならないようにする．

❸ 硬膜切開，前頭蓋底露出

▶ **腫瘍が頭蓋内に及んでいない場合**
　嗅神経が温存できる側では硬膜の剥離・切開は不要である．嗅神経を切断する側では，硬膜を前頭蓋底から剥離する．篩板部にて硬膜と嗅糸を切断し，硬膜欠損を縫縮する．硬膜を挙上して内頭蓋底骨面を露出する．

▶ **腫瘍が頭蓋内に及ぶ場合**
　硬膜の合併切除が必要となるため，硬膜切開を行って前頭葉を挙上する必要がある．前頭部の正常硬膜を低い位置で切開し，前頭葉を露出する．脳血管撮影で確認できない細い架橋静脈やdural sinusがしばしば存在するため，硬膜下腔を確認しつつ外側から内側に向けて切開していく．上矢状静脈洞は正常部前端にて二重結紮し，大脳鎌とともに離断する（図7B）．上矢状静脈洞を高位で切断せねばならない症例では，術前の脳血管撮影で前頭部架橋静脈の位置や架橋静脈とシルビウス静脈との吻合の程度を確認しておく．前頭葉の合併切除が必要な場合には，腫瘍表面に接している脳組織を安全域として腫瘍上に残しながら前頭葉を離断していく．正常脳を挙上し，嗅神経を腫瘍後方の正常部位にて離断する．嗅神経断端を術中迅速病理診断に提出し，腫瘍浸潤がないことを確認することが望ましい．両側にて前頭葉挙上を行うと腫瘍周囲の正常頭蓋底が露出される．左右視神経は大切な解剖学的指標であり，必ず確認しておく．

❹ 頭蓋底離断(図8)，腫瘍摘出

　頭蓋底硬膜および骨の切断線は術前画像にてそれぞれ決定しておく．切断線の位置がずれると腫瘍の露出・残存や健常組織の不要な損傷をきたすため，術中は解剖構造やナビゲーションを指標として正確に切断する．特に視神経管および眼窩内側壁後方の骨切り時

図7 前頭蓋底一塊切除時に行っている前頭開頭と硬膜切開の一例
A：両側嗅神経切断時における両側開頭．
B：両側嗅神経切断時における両側硬膜切開．二重線の位置にて上矢状静脈洞下端を結紮し，大脳鎌とともに切断する．

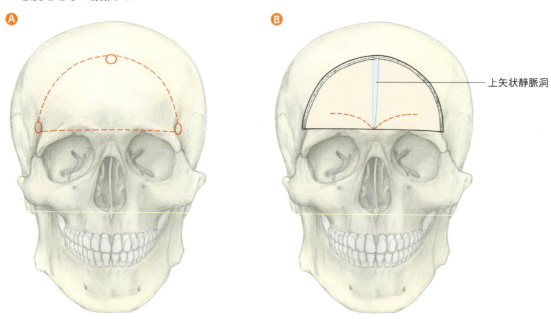

図8 前頭蓋底一塊切除での頭蓋底切断線の一例
この切断線(赤破線)では，前頭洞後壁および蝶形骨洞前壁が切除され，左右の眼窩内側壁は温存される．

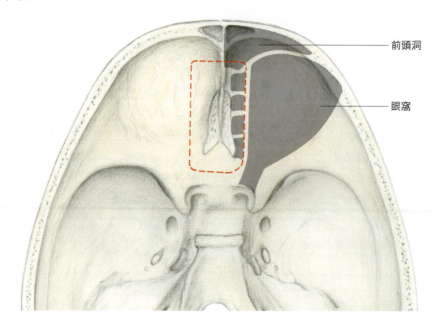

には，視神経の損傷をきたさないよう注意する．蝶形骨洞内の隔壁や蝶形骨洞下壁は直視下に切断できないこともあり，そのような場合にはナビゲーションで確認しながら曲がったノミなどで切断する．前頭蓋底切断終了後，腫瘍は一塊に摘出される．

❺ 頭蓋底再建，閉創

　篩板部に限局する小さな硬膜欠損はそのまま縫縮可能であるが，大きな硬膜欠損は遊離筋膜片を縫着して形成する．多くの場合，術野内で採取される側頭筋膜で対応可能であるが，筋膜片のサイズが小さいと硬膜内容積が減じ，結果として硬膜外に死腔を生ずるため，硬膜欠損が大きな場合には大腿からの採取も検討しておく．硬膜再建後，帽状腱膜弁にて前頭蓋底欠損を閉鎖する（図9）．帽状腱膜弁は蝶形骨平面や眼窩上壁など，欠損部辺縁の骨にしっかりと縫着する．頭蓋底再建後，硬膜外の死腔がなくなるよう，硬膜の吊り上げを行う．

図9　頭蓋底再建
硬膜欠損は筋膜（a）で再建し，頭蓋底に帽状腱膜弁（b）を敷き込む．帽状腱膜弁は骨断端に固定する．

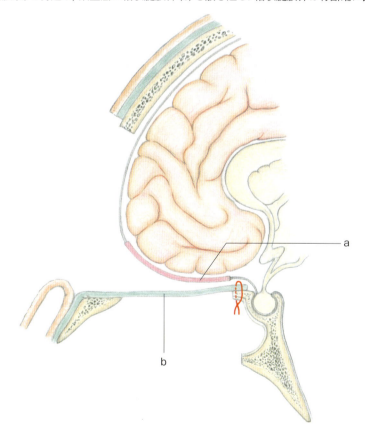

● 手術手技：眼窩・視神経管へのアプローチ

　前頭蓋底部におけるtransbasal approachのなかで最も頻用されるのが，眼窩・視神経管へのアプローチである．必要な切除・露出範囲は症例に応じて調整が必要となる（図10）．赤で示す切除線は眼窩骨壁を含めた眼窩一塊切除に用いられるが，上眼窩裂や正円孔における神経の切断は中頭蓋窩操作となるため，本稿では取り上げない．緑で示す範囲の骨を削開すれば眼窩から視神経管の上面が広く露出される．視神経管内に限局した病変に対しては青線の範囲の削開で治療可能である．一方，眼窩に限局した病変に対しては眼窩上壁の開放のみで対応可能であれば視神経管開放や前床突起削除は必ずしも必要ではない．必要十分な眼窩壁削開を行うためには，術中の視軸を考慮した術前検討が重要であり，前述の如く3D画像や模型でのシミュレーションは有用である．

> **手技のステップ**
> 1. 皮膚切開，皮弁挙上
> 2. 開頭・眼窩壁開放
> 3. 視神経管開放・前床突起削除
> 4. 腫瘍切除
> 5. 閉創

❶ 皮膚切開，皮弁挙上

　皮膚切開位置は開頭範囲や再建材料採取などに応じてデザインするが，耳介前方より前頭に至る半弧状切開を用いることが多い．小さな開頭で対応可能な症例に対しては眉毛部切開を用いることも可能である．眼窩上壁開放が必要な症例では，術前に前頭洞の発達程度を必ず確認しておく．視神経管開放や前床突起削除が必要な症例でも，蝶形骨洞の発達程度の評価が必要となる．副鼻腔の開放が予想される症例では，再建材料や再建方法について計画しておく．

図10 眼窩・視神経管開放のパターン
赤破線：骨壁を含めた眼窩一塊切除時の切断線
緑破線：眼窩および視神経管開放と前床突起削除
青破線：視神経管開放と前床突起削除

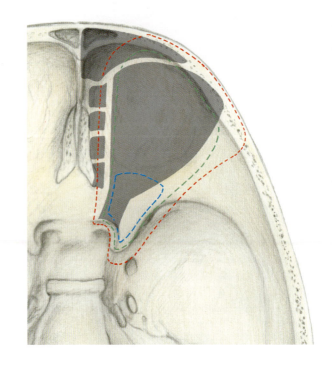

> ⚠️ **Pitfall**
> - 皮弁の過度な牽引は組織障害を減ずるためにも避けるべきであり，強さを常に確認して不要となれば開放する．また，皮弁は常に眼球を圧迫しない方向に牽引して，眼球圧迫による術後視力障害を避けるように注意する．

> ❗ **Level up technique**
> - 正中側の開頭範囲が広い場合には，眼窩上神経を骨孔から開放して皮弁側に転位しておく．
> - 眼窩壁とともに頬骨弓も切断する症例では，皮弁挙上時に顔面神経側頭枝を損傷しないよう留意が必要である．本神経は側頭筋膜より表層側を走行するため，側頭筋膜の浅層と深層の間（interfascial dissection），もしくは側頭筋膜深層下（subfascial dissection）で皮弁を剥離挙上する．

❷ 開頭，眼窩壁開放

図11にorbital barを除去する際の骨切りのパターンを示す．開頭と眼窩上壁の骨切りに関してはone piece法，two piece法などのmodificationが報告されている．One piece法は前頭骨とorbital barを一塊のまま除去・再建するため，前頭骨表面のギャップが小さくなるといったメリットがあるが，手技がやや複雑で眼窩上壁の再建が難しいといったデメリットがある．一方，two piece法は通常の開頭を行って眼窩上壁を広く露出した後に眼窩上壁とorbital barの骨切りを行うため，若手脳神経外科医でも行いやすく，orbital barとともに眼窩壁も再建できるといったメリットがある．反面，前頭骨表面には骨切りに伴うギャップを生じうる．本稿では，two piece法を解説する．

図11 片側前頭開頭＋orbital bar除去における骨切りのパターン
A：one piece法
B：two piece法

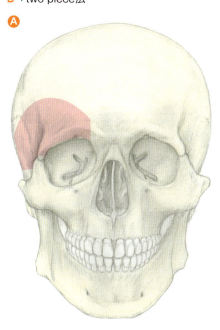
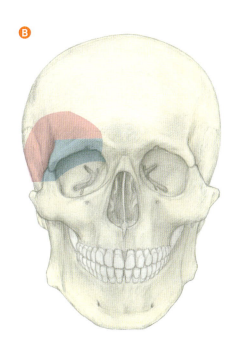

▶開頭

　開頭法は通常の前頭側頭開頭に準ずる．前頭蓋窩底が観察しやすくなるよう，前頭部は低い位置まで開頭を行う．眼窩外側壁の開放も併せて行う場合や前床突起削除を行う場合には側頭開頭も必要である．開頭後，眼窩上壁から硬膜を剥離するとともに，上眼窩裂外側にてmeningo-orbital bandを切開しておく．蝶形骨小翼は上眼窩裂外側まで骨鉗子で除去しておく．

　前頭洞が切断される場合には，開頭骨片側の前頭洞粘膜を必ず除去するとともに，内板を除去して頭蓋内腔化しておく．

> **Pitfall**
> ・遠位に粘膜が残ったまま鼻前頭管へのドレナージルートが閉塞すると，将来mucoceleが形成されてしまう．また，死腔があると感染を起こしやすい．

▶眼窩壁開放

　本稿では片側眼窩上壁の最大限の開放について解説する．

　眼窩骨膜を眼窩上壁から剥離する．眼窩骨膜は脆弱であるため，剥離子先端を眼窩上壁の骨に向けて剥離を行う．特に前頭頬骨縫合における強い結合は慎重な剥離を要する．剥離子を眼窩骨壁に沿わせて慎重に挿入し，眼窩骨壁の形状を確認しておくとともに，視神経管の方向も推測しておくとよい．

　眼窩上壁の骨切りは大きく3つのパートに分かれる．1つ目は内側の骨切りであり，眼窩上縁内側から視神経管前方に骨切りする（図12 赤線）．眼窩上壁正中側には前頭洞や篩骨洞が存在するため，切断線と副鼻腔の位置関係を術前に確認しておく．特に含気の発達した症例では，眼窩上壁内にも含気が及んでおり，病変切除のために開放が必要か否かを決定しておく．同部位の骨切りでは，篩骨動脈の引き抜き損傷にも注意が必要である．2つ目は後方の骨切りであり，上眼窩裂上壁から視神経管前方にむけて骨切りする（図12 黒線）．3つ目は外側の骨切りであり，眼窩上縁外側から上眼窩裂につながる（図12 青線）．

図12　眼窩上壁骨切りの手順
赤線：内側の骨切り線
黒線：後方の骨切り線
青線：外側の骨切り線

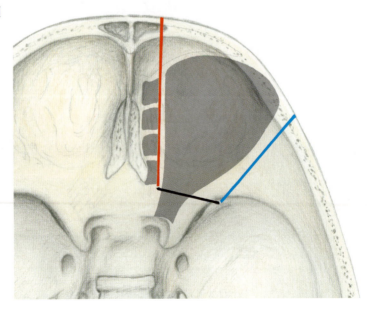

どのパートから行っても問題はなく，症例に応じて骨切り線の位置を調整する．眼窩骨膜および硬膜を脳ヘラなどで保護しながらbone sawなどで骨切りする．

> **⚠ Level up technique**
>
> 眼窩壁をなるべく奥まで骨切りしてorbital barとともに再固定すると，術後の骨欠損が小さくなり，眼球陥凹の予防につながる．病変が眼窩外側にも進展する症例では，上壁とともに外側壁の開放も行う．特に外側壁を下眼窩裂まで開放する際には，頬骨弓離断を行っておくと術野が浅く操作が容易になる．

❸ 視神経管開放，前床突起削除

骨切り後，病変に応じて視神経管開放と前床突起削除を行う．どちらから行ってもよいが，今回は硬膜外から視神経管開放→前床突起削除の順で行う方法を解説する．

▶視神経管開放

開頭時の蝶形骨小翼削除および眼窩壁の骨切りにて，図13の黄・橙領域の骨の大半はすでに削除されている．黄色領域の残りの骨をマイクロ骨鉗子などで後方へ削除していくと，視神経管前端に移行する（図13 黄→赤）．眼窩上壁を外していないときには，上眼窩裂最外側部から視神経管前端に向けて骨削除する（図13 赤矢印）．視神経管後端における硬膜の折り返し位置を確認すれば視神経管の走行が同定される．視神経への圧迫や熱損傷に注意しながら視神経管上壁をドリルやマイクロ骨鉗子で削開する（図13 赤）．ドリルを用いる場合，なるべく広い範囲の骨をegg-shell状に薄くし，剥離子で除去すると安全である．ただし，内側に位置する副鼻腔を開放しないよう留意する．

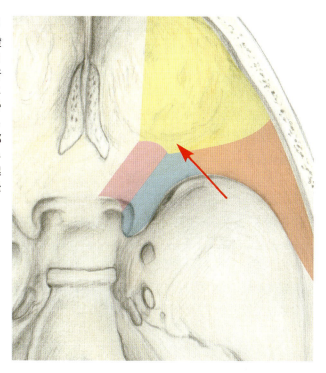

図13 視神経管の開放と前床突起の削除（右側）
蝶形骨小翼削除および眼窩壁の骨切りにて，黄・橙領域の骨の大半は削除されている．黄色領域の残りの骨を後方へ削除していくと，視神経管前端に移行する（黄→赤部分）．眼窩上壁を外していないときには，上眼窩裂最外側部から視神経管前端に向けて骨削除する（赤矢印）．視神経管後端の硬膜の折り返し位置を確認した後，視神経管上壁を削開する（赤部分）．上眼窩裂上壁を外側から内側，前方から後方へ削除していく（橙→青部分，黄→青部分）．前床突起を内側から削って薄くしながら骨削除を進め，最後にoptic strutとの境界部（赤と青の境界）を離断して，突起の先端まで除去する．

▶**前床突起削除**

　硬膜を剥離して前床突起を露出させる．露出が不十分な場合には，meningo-orbital bandの切開部から連続して上眼窩裂の固有硬膜を剥離し，後方へ牽引する．上眼窩裂上壁を外側から内側，前方から後方へマイクロ骨鉗子などで削除していく（図13 橙→青，黄→青）．この時点で前床突起の骨性癒合は視神経管下壁であるoptic strutのみであり，optic strutと前床突起の移行部（図13 赤と青の境界）を削除すれば前床突起は遊離される．この操作に慣れない間は，まず前床突起内の海綿骨を削除し，皮質骨を内側から削って薄くし，最後にoptic strutとの移行部を注意して削除する．ドリルを用いる場合に，optic strutとの連続性を残したまま前床突起削除を行ったほうが骨の動揺が少ない．残った前床突起骨を硬膜から剥離して除去する．前床突起先端は海綿静脈洞に陥入しており，除去に際してはcarotico-oculomotor membraneを損傷しないよう注意する．損傷した場合には静脈性の出血を生じるため，酸化セルロースやフィブリノゲンを用いて止血する．前床突起内に副鼻腔が開放している症例では，開放部分を先に筋肉片などで閉鎖しておく．

❹ 腫瘍切除

　病変部位に応じて硬膜・視神経鞘・眼窩骨膜切開を行って腫瘍の露出・摘出を行う．前頭葉から側頭葉を露出する弧状の硬膜切開を行った後，シルビウス裂に沿って視神経鞘へと向かう追加の硬膜切開を加えれば，硬膜内外から視神経や内頚動脈の位置を確認して視神経鞘・内頚動脈輪を開放することが可能であり，腫瘍などで解剖構造の把握が難しい場合は特に有用である．腫瘍切除の詳細は発生部位によって異なるため本稿では割愛するが，眼窩内解剖の知識が不可欠である．

❺ 閉創

　一般的な前頭側頭開頭の閉創手順に合わせ，以下に留意する．

▶**硬膜閉鎖**

　腫瘍摘出等によって生じた硬膜欠損部は筋膜や骨膜のパッチをあてて縫合閉鎖する．前床突起周囲の深部硬膜は，内頚動脈や視神経の損傷に注意しながら可能な限り縫合し，縫合不能部は脂肪片や筋膜片，筋膜などを利用して修復閉鎖する．硬膜欠損は余裕をもって修復し，最後に骨にしっかりと吊り上げて硬膜外の死腔をできる限り小さくする．

▶**頭蓋底再建**

　前頭洞粘膜の処理方法は施設により異なるが，鼻前頭管を閉鎖しないこと，死腔を作らないことが重要である．単純に切断された前頭洞は鼻前頭管が開いている限り，粘膜を押し込んだりせずに有茎の骨膜弁で断面を覆えば前頭洞として残り問題ない．われわれは，皮弁裏面から有茎骨膜弁を作成し，前頭洞断端の閉鎖に用いている．骨膜弁を前頭蓋底の硬膜外に敷き込み，硬膜の吊り上げの糸を骨膜弁とともに開頭骨縁に固定すると，開放された前頭洞が確実に閉鎖できる（図14）．

　鼻腔・篩骨洞・蝶形骨洞が大きく開放する症例では，「前頭蓋底一塊切除」（p.209）で解説した帽状腱膜弁を使用した再建を行う．前床突起部や眼窩内側壁に小さな含気腔が開放された場合には脂肪片や筋肉片などを用いて閉鎖する．

図14 前頭洞の閉鎖

開放された前頭洞は有茎の骨膜弁（a）で閉鎖する．硬膜の吊り上げの糸を開頭縁に骨膜弁とともに固定する．鼻前頭管（b）が開いていれば断端の粘膜（c）は再生して小さな前頭洞が形成される．

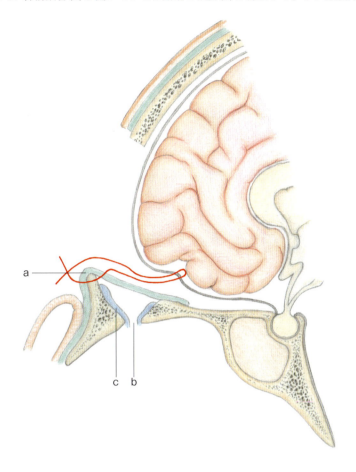

▶ 骨の固定

本稿で解説したtwo piece法では，眼窩壁の骨欠損が小さくなるため，チタンメッシュなどを用いた眼窩壁再建は通常不要である．two piece法のデメリットはorbital barと開頭骨片を個別に固定せねばならないことである．なるべくlow profileのプレートにて眼窩縁に段差を生じないよう固定する．小さな骨片が割れないよう，プレートを固定する際には下穴を開けてからスクリューの挿入を行っている．

症例提示

症例1 前頭蓋底一塊切除（図15, 16）

左篩骨洞から鼻中隔に至るcylindrical cell carcinomaの症例であり，嗅覚は温存不能と判断された（図15A〜C）．耳鼻科チームは左側鼻切開後，左上顎洞・鼻腔を経由して腫瘍尾側の切断を行った．その後脳神経外科チームが開頭を行い，腫瘍を前頭蓋底骨および硬膜ごと一塊切除した．脳神経外科が担当した前頭蓋底操作につき提示する．

❶ 皮膚切開，帽状腱膜弁の作成

本例では再建材料としてGFFを準備した（図6 青）．

❷ 前頭開頭（図7A，図16AB）

3 burr holeで両側前頭開頭を行った．

❸ 硬膜切開，前頭蓋底露出

腫瘍が左篩板部および篩骨洞上壁に接していたため，硬膜を安全域として腫瘍とともに摘出することとした．前頭部の正常硬膜を低い位置で切開し，上矢状静脈洞は前下端にて二重結紮して大脳鎌とともに離断した（図7B）．左右嗅神経を嗅球で切断後，両側前頭葉を拳上し，頭蓋底切断線にそって硬膜切開を行った（図15D, 16C）．

図15 症例1：前頭蓋底cylindrical cell carcinoma

A〜C：術前写真．造影3DCT（A, B）と単純CT（C）．腫瘍（紫，青矢頭）は鼻中隔から左篩骨洞に進展．
D：前頭蓋底切断線（赤破線）を示すシェーマ．腫瘍（紫）を両側前頭洞後壁・左眼窩内側壁・左視神経管内側壁前方・蝶形骨洞前壁・右篩骨洞内側壁で覆ったまま一塊切除する．
E：術後3DCT

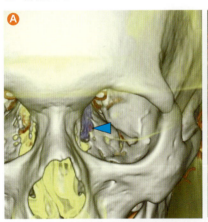
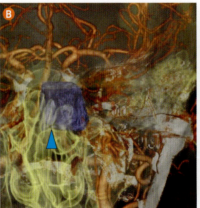
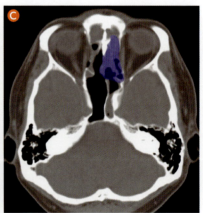
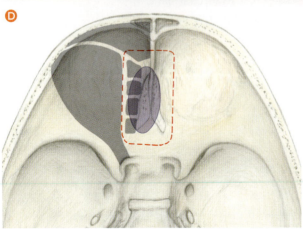
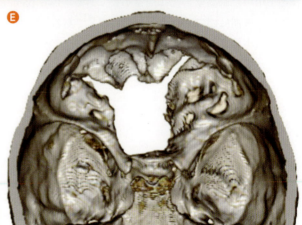

❹ 頭蓋底離断

「症例1」では，蝶形骨平面（図16DE）→左視神経管→左眼窩上壁→左前頭洞下壁→右前頭洞下壁→右篩骨洞上壁→蝶形骨平面の順に骨切りを行った（図15D）．左眼窩骨膜を左眼窩内側壁から剥離して前・後篩骨動脈を凝固離断し，左眼窩内側壁後方の骨切りを行った後に左上顎洞内へと至った．蝶形骨洞下壁はノミを用いて上咽頭へ向けて骨切りした（図16F）．左右前頭洞後壁・左眼窩内側壁・左視神経管内側壁・蝶形骨洞前壁・左篩骨洞・鼻中隔は腫瘍とともに一塊切除された（図15E）．

❺ 頭蓋底再建，閉創

硬膜欠損部は側頭筋膜により再建し，前頭蓋底欠損はGFFにて再建した．

症例2 視神経管内病変へのアプローチ
（図17, 18）

多発血管芽腫の症例であり，右眼は過去に失明していた．左視神経外側の血管芽腫が増大するとともに（図17AB），視交叉内に囊胞が形成され（図17C），視索から左側頭葉内に浮腫を生じた（図17D）．左前頭開頭・左視神経管開放・左前床突起削除を行って腫瘍摘出と視神経減圧を行った．

❶ 皮膚切開，皮弁拳上

左耳介前方より前頭に至る半弧状切開を行って皮弁を拳上した．

図16 症例1：術中画像
A：両側冠状皮膚切開にて皮弁を翻転し前頭骨を露出，B：両側前頭開頭，C：前頭蓋底露出，D：蝶形骨平面の削開，
E：蝶形骨洞の開放，F：蝶形骨洞開放部より蝶形骨洞下壁をノミにて切断
黄矢頭：左篩板上の硬膜，青矢頭：左篩骨洞上の硬膜，緑矢頭：蝶形骨平面

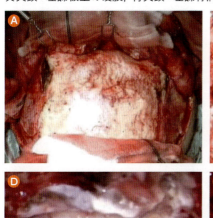
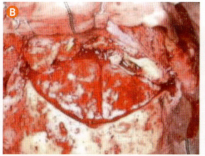
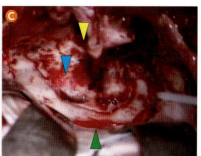
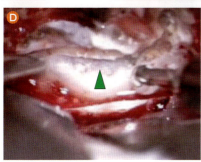
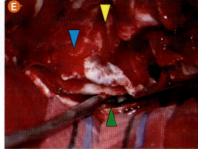
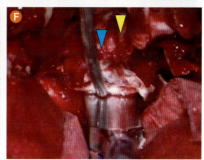

❷ 開頭

左眼窩上孔より外側に前頭開頭を設けた．病変は視神経管内および頭蓋内に限局するため，眼窩壁開放は行っていない（図18A）．

❸ 視神経管開放，前床突起削除

硬膜外から視神経管開放→前床突起削除の順で行った．

▶視神経管開放

眼窩上壁から硬膜を剥離して前床突起を露出した（図18B）．上眼窩裂最外側部から視神経管前端に向けて骨削除を行った後（図18C：図13 赤矢印に該当），視神経管上壁を開放した（図18D）．

▶前床突起削除

残る前床突起の骨性癒合は視神経管下壁であるoptic strutのみであり（図18D），optic strutと前床突起の

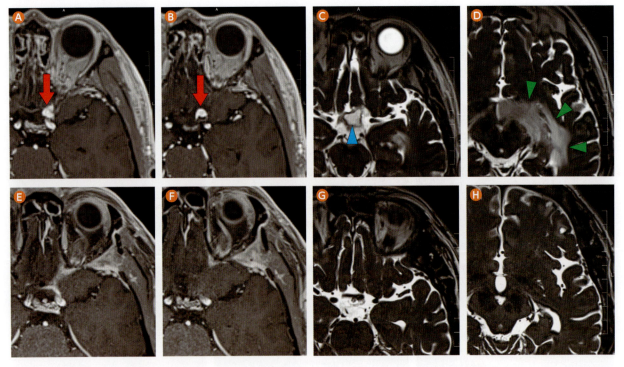

図17 症例2：視神経血管芽腫（術前後の頭部MRI）
A〜D：術前．
E〜H：術後．
A, B, E, F：Gd造影T1強調画像．
C, D, G, H：T2強調画像．
赤矢印：腫瘍，青矢頭：視交叉内囊胞，緑矢頭：視索から左側頭葉内の浮腫

移行部(図13 赤と青の境界に該当)を削除すると前床突起が遊離した(図18E). 前床突起先端を除去するとcarotico-oculomotor membraneが観察された(図18F).

❹ 腫瘍切除

硬膜切開を行って前頭葉を挙上すると，腫瘍の近位側が観察された(図18G). 鎌状靱帯と視神経鞘の一部を切開し，腫瘍の遠位端まで露出した(図18H). 腫瘍摘出後には視交叉内へと連なる囊胞が開放した(図18I).

❺ 閉創

視神経鞘切開部位は側頭筋膜片を充て，可能な限りの縫合後にフィブリン糊を用いて修復閉鎖した．

左視神経部の腫瘍は全摘出され(図17EF)，視交叉部の囊胞は縮小し(図17G)，視索や側頭葉内の浮腫は消失した(図17H).

図18 症例2：手術シェーマおよび術中画像
A：手術シェーマ．左視神経管開放および前床突起削除(青破線)を行って，腫瘍(紫)を摘出する．
B：眼窩上壁から硬膜を剝離して前床突起を露出．
C：上眼窩裂最外側部から視神経管前端に向けて骨削除．
D：視神経管上壁を開放，吸引先端はoptic strutを指す．
E：optic strutと前床突起の移行部を削除すると前床突起が遊離する．
F：前床突起先端を除去後，吸引先端はcarotico-oculomotor membraneを指す．
G：前頭部硬膜を切開後，前頭葉を挙上すると，腫瘍(T)の近位側が露出．
H：鎌状靱帯と視神経鞘の一部を切開し(白矢印)，腫瘍(T)の遠位端まで露出．
I：腫瘍摘出後．鑷子先端は囊胞開口部を示す．
青矢印：視神経鞘，黄矢頭：前床突起，黄矢印：視神経，緑矢印：内頸動脈，桃矢印：腫瘍切除面遠位端

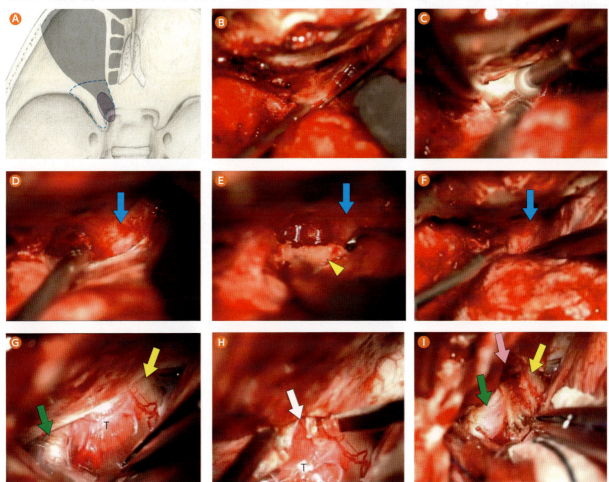

症例3 眼窩内から上眼窩裂に至る病変へのアプローチ（図19）

過去に眼窩外側アプローチで摘出された神経鞘腫が再発し，病変後端は上眼窩裂から海綿静脈洞前方まで進展しているため脳神経外科へ紹介となった（図19 AB 青矢印）．視神経は内側に圧排されていた（視神経管：図19A赤矢印）．左前頭側頭開頭・左眼窩上外側壁開放による腫瘍摘出を行った．

図19 症例3の術前頭部MRI・手術シェーマ・術中画像

A, B：術前Gd造影T1強調画像（脂肪抑制）．病変後端は上眼窩裂から海綿静脈洞前方まで進展（青矢印）し，視神経は内側に圧排されていた（視神経管：赤矢印）．
C：開頭部位（赤）．
D：開頭後の術野を頭側から撮影．
E：眼窩壁開放のシェーマ　黒破線：眼窩上外側壁の骨切り　赤：視神経管開放　青：前床突起削除・上眼窩裂上壁開放．
F：眼窩上外側壁骨切り後，骨片（緑矢頭）を除去すると眼窩骨膜（青矢頭）が露出する．
G：硬膜外から開放された視神経管（赤矢印）と上眼窩裂（青矢印）．青矢頭：眼窩骨膜．
H：眼窩骨膜を切開後，上直筋（黄矢頭）と外直筋の間から腫瘍（紫矢頭）を摘出した．
I：取り外した眼窩壁をチタンメッシュで固定した．

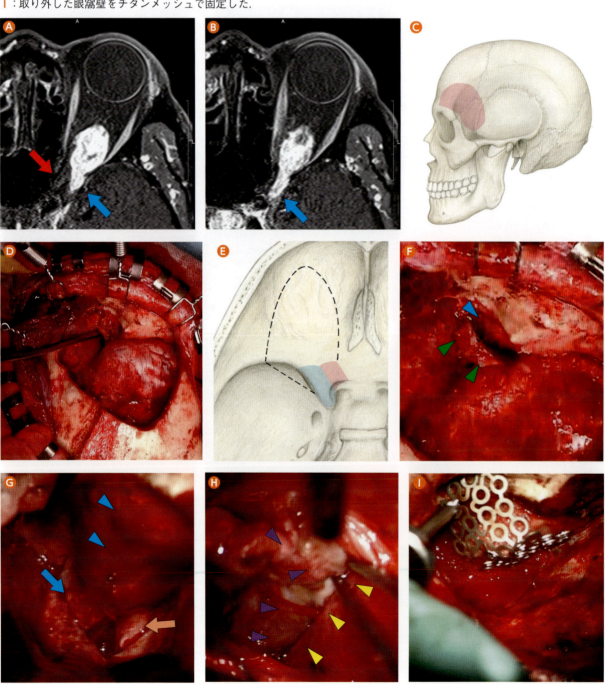

❶ 皮膚切開，開頭
　左耳介前方より前頭に至る半弧状切開を行って皮弁を挙上した．側頭筋は後方へ牽引し，小さめの左前頭側頭開頭を設けた(図19C赤，D).

❷ 眼窩壁開放
　ドリルを用いて図19E破線で示す位置で眼窩上外側壁を切断し，骨片(図19F緑矢頭)を除去して眼窩骨膜(図19F青矢頭，図19G青矢頭)を露出した．

❸ 視神経管開放，前床突起削除
　硬膜外から視神経管開放(図19E赤，図19G赤矢印)と前床突起削除(図19E青)を行い，上眼窩裂(図19G青矢印)を十分に開放した．本例の病変は視神経管内に至らないため，視神経管開放は必須ではないものの，視神経の可動性を増す目的で施行した．

❹ 腫瘍切除
　眼窩骨膜を切開し，上直筋と外直筋の間から腫瘍を摘出した(図19H).

❺ 閉創
　眼窩骨膜を縫合し，除去した眼窩壁をチタンメッシュで固定した(図19I)．眼窩上壁・外側壁の欠損が小さい場合には硬性再建が不要なことも多いが，丁寧に骨切りした骨片は再固定も可能である．

III 手術の実際／頭蓋底部腫瘍

前頭蓋底部腫瘍 経鼻内視鏡手術

神戸大学大学院外科系講座脳神経外科学分野　谷口理章

Summary

前頭蓋底部腫瘍に対する経鼻内視鏡手術の主なターゲットは，鞍結節部から蝶形骨平面の病変と嗅窩部の病変とに大別される．両者にまたがる腫瘍も存在するが，各々のアプローチを組み合わせることで対処可能となる．髄膜腫が主な対象となるが，前頭蓋底に進展した下垂体腺腫や頭蓋内に進展した嗅神経芽細胞腫も良い適応となりうる．開頭手術に比べて脳実質への侵襲が少ない，鼻腔内進展を伴った症例にも対処できる，髄膜腫の場合腫瘍の発生硬膜の処理や視神経管内腫瘍の摘出を手術の早い段階で行えるなどの利点がある．いずれも腫瘍摘出操作に加えて，髄液漏の予防のための頭蓋底再建が重要である．

手術のポイント

● 脳神経外科専門医試験に必要な知識のまとめ＆最新のエビデンス

　前頭蓋底腫瘍に対する経鼻内視鏡手術の歴史はいまだ15年弱と浅く，近年literature reviewやメタ解析によりエビデンスの構築が試みられている．論文の対象は主に髄膜腫，なかでも鞍結節部髄膜腫が主となり，摘出率，視機能予後や合併症率について検討されている．長期成績は確立していないが，現時点での大まかな結果は，経鼻内視鏡手術は開頭手術に比べて摘出率は劣るものの視機能予後は良いとの報告が多い[1-4]．

　合併症については，髄液漏の発生が15.3〜32％程度と高率であったが[5,6]，近年は5〜16％前後に減少しているとの報告もあり[7,8]，それ以外の合併症は開頭手術と比較して少ない．しかし内視鏡手術では腫瘍進展の程度により摘出操作に制限が生じる．具体的には鞍結節部髄膜腫では内頚動脈が，嗅窩部髄膜腫では眼窩内側壁が外側への境界となり[9,10]，また後者では前頭洞が前方の境界となり，これを越えた腫瘍進展を示す症例では摘出率が大きく低下する．このため多くの報告では，内視鏡手術が行われているのはこの境界を越えない平均径3cm以下の腫瘍であり，大型の腫瘍には開頭術が施行されていることを，上記の治療結果を解釈するうえで銘記しておく必要がある．

● 手術に必要な解剖学的知識

▶鞍結節部腫瘍

　腫瘍摘出の操作性を優先して，基本的に中隔骨後半部を切除した両鼻孔アプローチとする．中鼻甲介の切除は必ずしも必要ないが，外側方向への手術操作で制限を感じる場合は，中鼻甲介後半部のみの削除でも術野の拡大につながる．術中の髄液漏は必発であり，この閉鎖のために鼻中隔有茎粘膜弁を確保しておく．

中隔粘膜上部の切開線は中鼻甲介の付着部を目安として上限とし，これより上方は嗅粘膜となるため，損傷を最小限に抑えるよう努める．下方は鼻腔底まで切開し，広い面積を確保する．後部篩骨洞の開放を十分行い，通常の経鼻経蝶形骨洞手術と比べて，蝶形骨洞前壁の開放を上方に拡大する．蝶形骨平面からトルコ鞍の解剖学的指標は視神経管，鞍結節，トルコ鞍底，外側および内側視神経内頚動脈陥凹（optico-carotid recess：OCR），内頚動脈隆起である（図1A）．蝶形骨洞の含気不良例では必ずしもこれらが明瞭に視認できるわけではなく，ナビゲーターの支援下に慎重に同定する．

　本アプローチでの頭蓋底骨削除範囲は図1Bに示したとおりであるが，必ず正中を確認し，ここから開始して外側へ削除範囲を広げることが，不用意な視神経や内頚動脈損傷を回避するうえで重要となる．前頭蓋底正中部は視交叉との距離があり，さらに腫瘍が前面に位置するため，骨削除操作で視神経を損傷する危険性は少ない．従来内側OCRは中床突起に相当するといわれていたが，実際は鞍結節の最外側部に相当し，鞍結節部髄膜腫の場合はここを十分開放しておく必要がある．内頚動脈が近接するため，この部位の骨削除は本手術で最も慎重な操作となるが，この開放を十分行うことで腫瘍の硬膜付着部外側端を処理することが容易となり，視神経管下面の開放も可能となる．

　硬膜の切開は正中に縦切開を設け，両側視神経管に向けて横切開を追加する．この際

図1　蝶形骨洞内の解剖学的指標（A）と頭蓋底削除範囲（B）

鞍結節部髄膜腫の場合は内側視神経内動脈陥凹を開放することで，視神経下面や腫瘍付着部の外側端が確保しやすくなる．

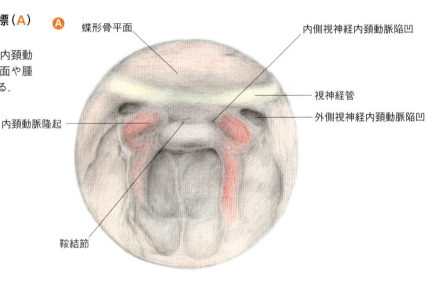

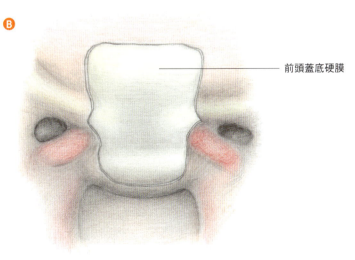

intercavernous sinusを縦断することになるが，sinusが開存している症例では著明な出血をきたすこともあり，切断前にsinusの上下に平行に切開を加え，これを凝固あるいはヘモクリップで遮断しておくことが肝要である．硬膜内で視神経は視神経管から急峻に上方へ向かい，視交叉へ至る．視神経のすぐ内側では内頚動脈が硬膜を貫通し，上下垂体動脈を分枝し，視神経および視交叉へ血流を送る（図2）．これらの損傷は術後の視機能障害に直結する可能性があるため，可及的温存が必要となるが，鞍結節部の腫瘍では腫瘍の後方にこれらが位置するため，腫瘍を減量して境界面を確保するまで視認できないことが多い．このため，これらの解剖学的位置関係を十分理解し，不用意な腫瘍の牽引は控える．

▶嗅窩部腫瘍

トルコ鞍部へのアプローチと異なり，内視鏡を意識して前上方へ向け，中隔上部を切除して両鼻孔アプローチとする．この際，嗅粘膜は相当切除されるため，たとえ嗅神経を硬膜内で温存できたとしても，嗅覚障害の発生は高率になる．病変の広がりに応じて中鼻甲介の内側で篩板に到達するか，中鼻甲介，さらに鉤状突起および篩骨胞を切除して篩骨洞を開放し，篩骨窩まで開放する（図3）．前頭洞後壁のすぐ後方には前篩骨動脈が，篩板の後端部で視神経管の前方約6〜8mmには後篩骨動脈が存在する．これらは嗅窩部髄膜腫の栄養血管であり，また不用意な損傷は眼窩内血腫をきたし，視機能障害の原因となりうるため，早期に同定して凝固処理しておくことが望ましい．

前頭蓋底の骨削除後，硬膜切除および腫瘍の減量を行い，腫瘍を周辺から剥離摘出するのは，鞍結節部の腫瘍と同様である．

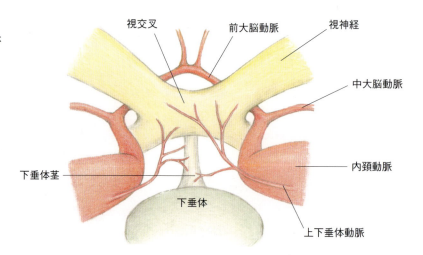

図2　硬膜内鞍上部の解剖構造
視交叉・下垂体茎に血流を送る上下垂体動脈を損傷しないよう留意する．

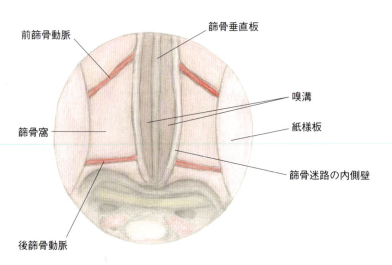

図3　前頭蓋底の解剖学的指標
両側篩骨迷路内側壁間の深部が篩板に相当する．

手術手技

● 鞍結節部腫瘍

> **手技のステップ**
> ❶ 頭位設定および前処置
> ❷ 蝶形骨洞の開放
> ❸ 腫瘍の剥離・摘出
> ❹ 頭蓋底再建

❶ 頭位設定および前処置

　基本的に腰椎ドレナージは設置しない．手術開始時に抗生物質および下垂体機能障害をきたす可能性を念頭に副腎皮質ホルモンを投与する（ハイドロコートン100 mg）．術者は患者の右側に立ち，患者の頭部を左に軽度側屈し，鼻孔が術者に向くように固定する（図4）．頭位の回旋は病変が左に偏位していれば左へ，右に偏位していれば右に回旋して，病変と対峙しやすい位置に設定する．頭頂は約15°軽く挙上する（図5A）．

　症例に応じてナビゲーターを設定する．ヂアミトール消毒液で鼻腔内消毒を行った後，0.1％ボスミン®外溶液を2倍希釈したものを綿に染み込ませ，これを鼻腔内に数分留置し，粘膜の退縮を図る．内視鏡を右鼻孔へ導入し，中鼻甲介を外側に骨折させて，蝶篩陥凹を露出する．中隔粘膜に切開を加え，有茎粘膜弁を作成するが，左右どちらを確保するかは，腫瘍が偏位している側を採取する．対側中隔粘膜にも皮膚粘膜移行部近傍で縦切開を置き，中隔骨を骨軟骨接合部で脱臼させ，鋤骨付着部で骨折させて摘出し，両鼻孔アプローチとする．

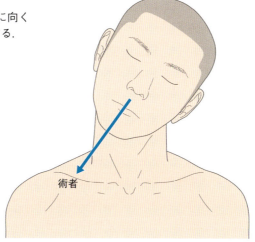

図4　頭位固定
患者の頭位は側屈して鼻孔が術者に向くようにすると，術者の負担は軽減する．

図5 患者の頭位挙上
A：患者の頭位挙上は，内視鏡や手術器具が自然に入りやすいよう症例ごとに設定する．トルコ鞍近傍へアプローチする場合は頭位を軽度挙上する．
B：逆に前頭蓋底へアプローチする場合は軽度下垂させる．

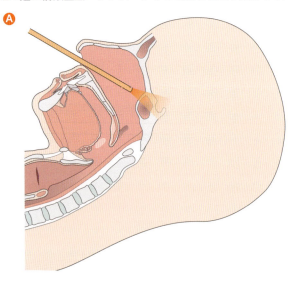
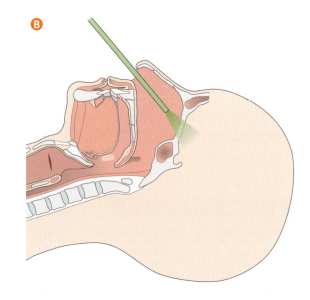

　外側への術野拡大が必要な場合は，広げる側（大抵は有茎粘膜を確保する側となる）の中鼻甲介後半部を切除して，有茎粘膜の基部を外側へ剥離することで，海綿静脈洞が操作できる術野は確保できる．

> **! Level up technique**
> 　右側の中隔粘膜で有茎粘膜を作成し，左粘膜に縦切開のみ置いて，右鼻孔に内視鏡を設置した場合，器具の出し入れは左側で盲目的となるため，粘膜に引っかかり，粘膜の損傷，さらには出血をきたし，手術の途中で内視鏡視野の確保が難しくなることがある．あらかじめ左中隔粘膜を下鼻甲介などに縫合しておくと，器具の通り道が確保され，これらの不具合が防止できる(図6)．

❷ 蝶形骨洞の開放

　蝶形骨洞を左右は両側蝶口蓋孔近傍までドリルで広く開放し，上方は後部篩骨洞を剥離子で用手的に骨折・剥離，またはdebridderで広く開放した後，蝶形骨洞前壁を前頭蓋底が露出するまで削除する．蝶形骨洞内の解剖学的指標を同定し，前頭蓋底からトルコ鞍前壁の骨削除を正中より開始し，徐々に外側に広げていく．この際，視神経管，内側OCRも含めて，腫瘍の進展範囲を可及的に含めて骨削除を行う．硬膜は鞍結節部を横断するintercavernous sinusの上下で平行に硬膜切開を置き，これを焼灼凝固あるいはヘモクリップで遮断後，切開する(図7A)．この後前頭蓋底からトルコ鞍にかけて正中に縦切開を置き，両側視神経管へ向かって横切開を追加する．鞍結節部髄膜腫では同部の硬膜が腫瘍の付着部に相当するため，止血を行いつつ腫瘍から離断し，切開を行う．腫瘍が進展している硬膜は追加切除する．硬膜の断端が術野の妨げになる場合は，5-0ナイロン糸などで吊り上げておくと視野が確保しやすくなる(図7B)．この時点で腫瘍への血流はほぼ遮断されているので，CUSA（超音波外科吸引装置）などで内減圧を行う．

図6 右鼻孔に内視鏡を設置した場合の視野確保法

右鼻孔に内視鏡を設置した場合，左鼻孔への手術器具挿入は盲目的となる．このため左中隔粘膜を下鼻甲介などに縫合し，間隙を設けておくと，不用意な粘膜の損傷を回避できる．

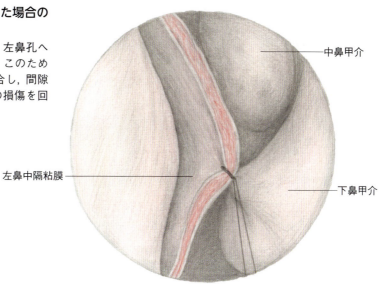

中鼻甲介
左鼻中隔粘膜
下鼻甲介

図7 硬膜切開

A：硬膜切開はintercavernous sinusの上下で平行に行い，これを遮断した後，離断する．
B：その後正中で縦に切開し，両側視神経管に向かって横切開を加え，断端を5-0ナイロン糸などで吊り上げて，術野を確保する．

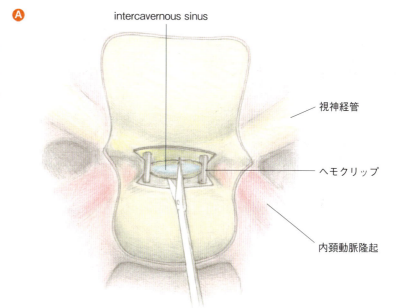

Ⓐ
intercavernous sinus
視神経管
ヘモクリップ
内頚動脈隆起

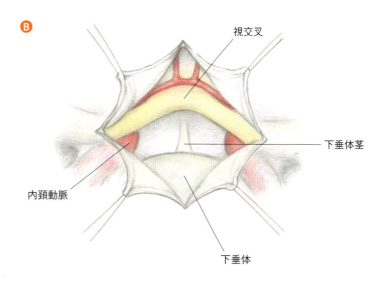

Ⓑ
視交叉
下垂体茎
内頚動脈
下垂体

> **! Level up technique**
> CUSAで腫瘍の内減圧を行う場合，深部へ腫瘍を押し込む力が強く加わると，圧迫された視神経へさらに力が加わり，思わぬ視機能障害の原因となりうる．このため，CUSAの吸引力をやや強めにして，腫瘍を手前に引き込むような減圧を心がける．あるいは鉗子で腫瘍の一部を保持して，手前に牽引しながら腫瘍を減圧する方法も有効である．

❸ 腫瘍の剥離・摘出

　腫瘍の剥離・摘出のコンセプトは従来の開頭顕微鏡下手術と同様であり，すなわち十分腫瘍を減量したところで，断端を確保して周辺から腫瘍の発生部位へ引き戻すように剥離を行う．鞍結節部髄膜腫の場合，視神経管内で腫瘍の断端を確保し，これを内側に牽引していくと，このままepi-arachnoidalに視神経から視交叉および上下垂体動脈から剥離が可能となる（図8A）．穿通枝などはピンチングして腫瘍から剥離するなど，可及的に開頭顕微鏡下の手術手技を応用することが望ましい（図8B）．器具の動作方向は前後方向に引

図8 **腫瘍の剥離・摘出**
A：腫瘍を十分内減圧した後，視神経管内で腫瘍の断端をとらえ，正中方向に剥離牽引する．
B：腫瘍表面に付着している上下垂体動脈などには，鑷子でピンチングして剥離するなどのマイクロサージャリーの手技を用いることが望ましい．

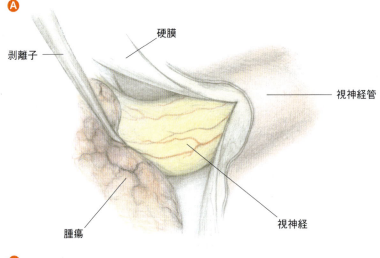

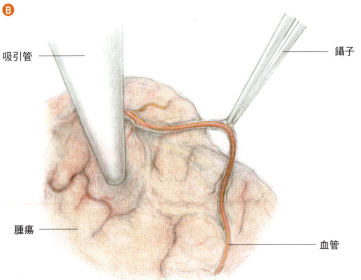

き抜く方向は慎み，横軸方向の器具の動作を心がけるが，最終局面では腫瘍の塊を手前に牽引して引き抜く操作は幾分避けられない．この際十分後面の剥離が完成していることを確認し，牽引とともに周辺構造物が過度に偏位するようであればいったん中断し，別の角度から剥離を追加するなどの慎重さが必要である．

　腫瘍摘出操作が終了したら，術野内の止血および硬膜断端の腫瘍の有無を確認する．腫瘍が進展した硬膜や鞍隔膜は可及的に追加切除するが，頭蓋底再建時の硬膜断端の確保のため十分な硬膜切除が困難な場合もあり，この場合は断端部の腫瘍を焼灼凝固する．腹部より採取した脂肪片や筋膜（大腿筋膜・腹直筋膜など）を硬膜内に充填し，可能であれば硬膜に縫合する．前頭蓋底に中隔骨が挿入可能であれば，硬性再建も行う．最後に有茎粘膜弁で全体を被覆し，フィブリン糊で全体をシールした後，サイナスバルーンで圧着保持する（図9A）．使用しなかった側の中隔粘膜は鼻中隔前端部に縫合して元の状態に戻しておく．両側総鼻道にベスキチンガーゼ®を挿入して手術を終了する．

> **! Pitfall**
> 　有茎粘膜弁の折り返しが頭蓋底面から浮いてしまうと，髄液漏の原因となりうるため（図9B），脂肪片やオキシセルロースなどをスペーサーとして挿入して，粘膜を頭蓋底に圧着するよう心がける．一方で過度のバルーン圧による圧迫は，有茎粘膜の血流障害をきたすことがあり，注意が必要である．

図9　頭蓋底再建法
A：頭蓋底再建法を示す．
B：有茎粘膜弁が頭蓋底に全周性に圧着していないと，髄液漏の原因となりうる．

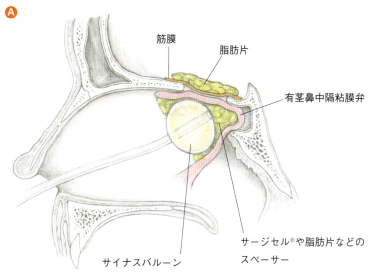

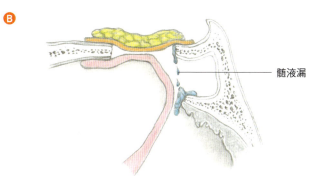

❹ 頭蓋底再建

　頭蓋底再建の基本コンセプトは，硬膜内にinlay graftを置いて硬膜欠損部に文字どおり栓をし，大き目の血流のあるonlay graftで全体を被覆して，周辺粘膜との癒着を促すことである．使用する材料はinlayとして脂肪片や筋膜，onlayとして有茎鼻中隔粘膜弁やときに蝶形骨洞粘膜が使用される．硬膜縫合は完全にwatertightに閉鎖するというより，inlay graftの移動を防止する意味合いが強い．また硬性再建，硬膜縫合，腰椎ドレナージ，サイナスバルーンによる保持はいずれも髄液拍動によって再建部が振動することを抑制するという共通の作用で髄液漏防止に寄与している．このため一つの方法にこだわらず，各々の状況や技量に応じて，特に硬膜縫合は必ずしも容易ではないためこれに固執せず，これらを適宜取捨選択して組み合わせるのが妥当と考える．

> **! Pitfall**
> 　癒着を期待する組織間にはなるべく人工物の挿入は避けるべきであり，過度のフィブリン糊の粘膜間への注入は，かえって組織間の癒着を阻害するとの意見もある．このためフィブリン糊は，有茎粘膜弁で全体を被覆した後の最終段階で全体をシールするように塗布することを推奨する[7]．

● 嗅窩部腫瘍

　術前処置は鞍結節部髄膜腫と同様である．頭位は前頭蓋底に対峙できるよう約15° vertex downとする（図5B）．鼻中隔上部を切除して両鼻孔アプローチとする．腫瘍の偏在する側の中隔粘膜を，蝶口蓋孔を基部とする有茎弁で確保する．腫瘍が鼻腔内に突出している場合は，これを周辺から剥離し，必要に応じて減量しつつ前頭蓋底のレベルで離断する．鼻腔内に腫瘍の進展がない場合は，篩骨垂直板を切除して篩板を露出し，これを削除して硬膜を露出するが，外側への手術操作が必要な場合は，中鼻甲介および鉤状突起・篩骨胞を切除して篩骨洞を開放し，篩骨窩まで露出した後，前篩骨動脈および後篩骨動脈を確保し凝固離断する．鞍結節部髄膜腫の場合は，腫瘍付着部を含めて硬膜を切除し，腫瘍の内減圧後に周辺から剥離して摘出する．嗅神経芽細胞腫が硬膜内進展をきたしている場合は，前頭葉底面を一部腫瘍に付着させて，合併切除する．また嗅神経の中枢側断端を採取して，術中病理で腫瘍陰性を確認する．

　硬膜再建は基本的に鞍結節部の病変と同様であり，脂肪片・筋膜によるinlay graftを留置した後，中隔骨による硬性再建を行い，有茎粘膜弁で全体を被覆してフィブリン糊でシールし，サイナスバルーンで圧着保持する．

症例提示

妊娠第17週に高度の左視野視力障害で発症した40歳女性(図10A). MRIでは均一に造影を受けるやや左に偏位した病変を鞍結節部に認める(図11A, B). 左視神経管内では視神経の内側下方へ腫瘍が進展していることが疑われた. 妊娠33週まで待機し, 帝王切開で分娩後, 経鼻内視鏡下に腫瘍摘出術を行った.

頭頂部を15°挙上し, 頭部を左へ10°ほど側屈し, 軽度左へ回旋した位置で固定した. ナビゲーターのキャリブレーションを行った後, 鼻腔内処置を施行した. 内視鏡を左鼻孔に挿入し, 中鼻甲介後半部を切除した. 左鼻中隔粘膜の皮膚粘膜移行部近傍に切開を加え, 粘膜下に鋤骨まで剥離し, 蝶口蓋動脈を基部とする有茎粘膜弁を作成した.

次に右鼻孔内に内視鏡を挿入し, 中鼻甲介を外側に骨折させ, その前端近傍で鼻中隔に切開を加え, こちらも粘膜下に鋤骨に到達した. 中隔骨の後半部を切除し, 両側蝶形骨洞自然孔を確認し, ノミで鋤骨を切除した. 両側後部篩骨洞を開放し, 蝶形骨洞前壁の開窓部をドリルで拡大し, 側方は両側蝶口蓋孔近傍まで, 下方は蝶形骨洞底面まで到達した. 翼突管神経は両側とも温存した. 蝶形骨洞内の粘膜を除去し, 中隔を除去して内部を観察

したが, 内側OCRは明瞭でなく, ナビゲーターで内頚動脈と視神経管の同定を行った. 鞍結節部・蝶形骨洞平面からトルコ鞍前壁まで正中部の骨削除を行い, 鞍結節部のレベルで外側にこれを延長する形で両側の内側OCRおよび視神経管の開放を行った.

露出された硬膜を十分焼灼し, intercavernous sinusの上下で平行に切開し, これを凝固切断した. 腫瘍の付着部を凝固しながら正中で上下方向に切開を加え, 前方は腫瘍前端部が露出されるまで, 下方は腫瘍と鞍隔膜の境界を越えて正常下垂体が露出されるまで切開した. 切開を水平方向に追加し, 両側視神経管の硬膜を開放した(図12A). 術前の予想どおり腫瘍は左神経管内に進展しており, 視神経は外側に強く屈曲するように圧迫されていた. 中心部の腫瘍を内減圧した後, 左視神経管内で腫瘍の断端を確保し, 手前に引き出すように丁寧に剥離した(図12B).

次に蝶形骨洞平面に進展した腫瘍の前端部を手前に引き出すように, 周辺のくも膜から剥離を進めた. 左前大脳動脈は腫瘍にencaseされていたが, くも膜は保存されており, これを一部鋭的に剥離することで, 血管を温存して剥離できた. 腫瘍は視交叉の左下面に圧痕をつ

図10 提示した症例の左眼視野検査の結果
術前(A)認められた視野障害は, 術後(B)回復が認められた.

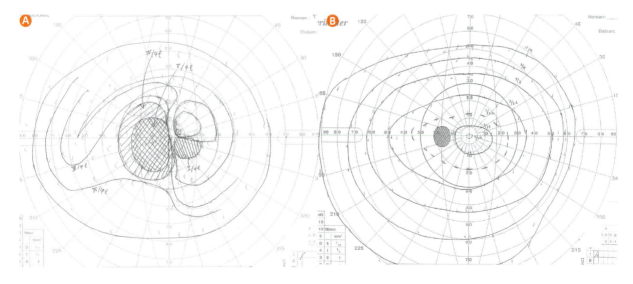

くって癒着していたが，これも丁寧に剥離を進めることで，分離可能であった．ほぼ全周性に剥離が終了した時点で，残りの腫瘍を一塊に摘出した．鞍隔膜も切除し，肥大した下垂体が露出された．鞍結節部の硬膜断端は肥厚しており，腫瘍の付着部となっており，これを追加切除しSimpson Grade 1の摘出を得た(図12C)．

斜視鏡を併用して硬膜内を側方・前後方向に観察し，残存腫瘍のないことを確認した．硬膜内の出血がないことを確認し，腹部から採取した腹直筋膜をinlay graftとして硬膜内に敷きこみ，周辺硬膜と6-0 PDS®で6針縫合した(図12D)．次に左鼻中隔有茎粘膜弁をonlay graftとして硬膜欠損部全体を被覆し，フィブリン糊で固定した．その上に腹部脂肪片をスペーサーとして充填し，再度フィブリン糊で補強した後，サイナスバルーンで圧着固定した．鼻腔内粘膜からの出血を止血した後，右中隔粘膜の切開部を1針縫合閉鎖し，両側総鼻道にベスキチンガーゼ®を1枚ずつ挿入して手術を終了した．

術後は髄液漏や下垂体機能不全などの合併症を認めず順調に経過し，視機能の改善を認めた(図10B)．術後のMRIでは腫瘍の全摘出を確認した(図11C, D)．

図11 提示した症例のT1造影MRI

術前(**A**：冠状断，**B**：矢上断)，術後(**C**：冠状断，**D**：矢上断)を示す．術前に認められた，やや左に偏在する鞍結節を中心とした腫瘍は，術後MRIでは全摘出されているのが確認される．

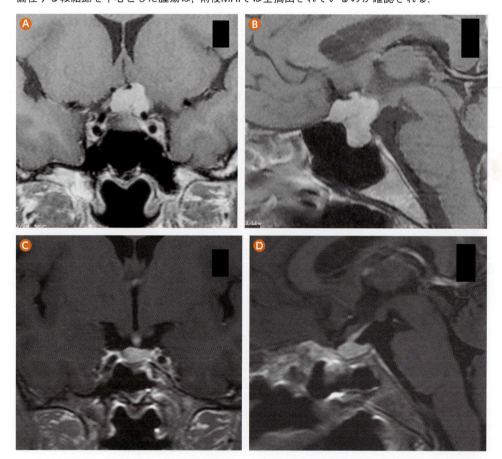

図12 提示した症例の術中写真

A：鞍結節を中心とした上下・左右に十字状の硬膜切開を施行した．
B：腫瘍を内側に牽引しつつ左視神経より剥離している．
C：腫瘍は硬膜付着部も含めて全摘出された．
D：硬膜欠損部に筋膜をinlayで敷き込み，縫合固定した．

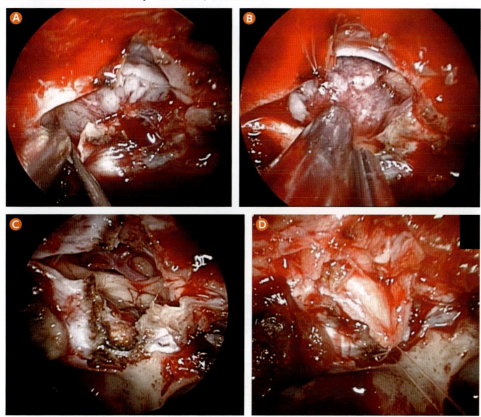

文献

1) Clark AJ, Jahangiri A, et al. Endoscopic surgery for tuberculum sellae meningiomas: a systematic review and meta-analysis. Neurosurg Rev 2013; 36: 349-59.
2) Komotar RJ, Starke RM, et al. Endoscopic endonasal versus open transcranial resection of anterior midline skull base meningiomas. World Neurosurg 2012; 77: 713-24.
3) Muskens IS, Briceno V, et al. The endoscopic endonasal approach is not superior to the microscopic transcranial approach for anterior skull base meningiomas-a meta-analysis. Acta Neurochir (Wien) 2018; 160: 59-75.
4) Ruggeri AG, Cappelletti M, et al. Frontobasal midline meningiomas: Is it right to shed doubt on the transcranial approaches? Updates and review of the literature. World Neurosurg 2016; 88: 374-82.
5) Turel MK, Tsermoulas G, et al. Endonasal endoscopic transsphenoidal excision of tuberculum sellae meningiomas: a systematic review. J Neurosurg Sci 2016; 60: 463-75.
6) Van Gompel JJ, Frank G, et al. Expanded endonasal endoscopic resection of anterior fossa meningiomas: report of 13 cases and meta-analysis of the literature. Neurosurg Focus 2011; 30: E15.
7) Greenfield JP, Anand VK, et al. Endoscopic endonasal transethmoidal transcribriform transfovea ethmoidalis approach to the anterior cranial fossa and skull base. Neurosurgery 2010; 66: 883-92.
8) Koutourousiou M, Fernandez-Miranda JC, et al. Endoscopic endonasal surgery for suprasellar meningiomas: experience with 75 patients. J Neurosurg 2014; 120: 1326-39.
9) Ogawa Y, Tominaga T. Extended transsphenoidal approach for tuberculum sellae meningioma--what are the optimum and critical indications? Acta Neurochir (Wien) 2012; 154: 621-6.
10) Ottenhausen M, Rumalla K, et al. Decision-making algorithm for minimally invasive approaches to anterior skull base meningiomas. Neurosurg Focus 2018; 44: E7.

III 手術の実際／頭蓋底部腫瘍

傍鞍部腫瘍開頭手術

和歌山県立医科大学神経外科　中尾直之

> **Summary**
>
> 頭蓋咽頭腫，鞍結節髄膜腫や下垂体腺腫などの傍鞍部腫瘍に対する開頭手術には，その進入方向から，①半球間裂を経由した正中からのアプローチと②前頭側頭開頭を基本とする側方からのアプローチに大別できる．それぞれの術式の特徴や利点・欠点を理解したうえで病変の局在・広がり，さらに視神経などの重要構造物との位置関係を考慮して進入方向を決定することになる．傍鞍部から第三脳室前半部に主座をおく腫瘍性病変に対する，これらの手術アプローチの基本手技や合併症回避のための留意点について述べる．

手術手技

● 術前準備

鞍上部を中心に発生・発育する腫瘍に対して，正中または側方のどちらからアプローチするか，さらに側方からのアプローチの場合，左右どちらから病変に到達するかを決定する．そのために以下のような術前検討を行い，総合的に判断する．①視力・視野評価により障害の程度や左右差，②MRIで腫瘍の伸展方向や視神経や前大脳動脈などの重要構造物との位置関係，③造影3DCTや脳血管撮影による腫瘍周囲の動・静脈の走行などである．通常，腫瘍が内頸動脈を越えて左右どちらかに偏在しているような症例では，偏在している側の前頭側頭開頭方からアプローチし，腫瘍の局在に左右差がない場合には原則半球間裂を経由した正中からのアプローチを行う．

一方，視力障害に左右差があり，腫瘍が障害の強い側の視神経の下にもぐり込むように発育し上方に強く圧排しているような場合は，その反対側の前頭側頭開頭によるアプローチで視神経の裏面の観察・操作が容易となる（症例参照）．そのほか，シルビウス裂を広く開放してanterior temporal approachも併用する場合は，アプローチの左右決定にはシルビウス静脈の発達程度や還流方向なども重要な術前情報となる．

● 手術手技：半球間裂を経由した正中からのアプローチ〔interhemispheric (translamina terminalis) approach〕

手技のステップ

1. 手術体位・頭位
2. 皮膚切開・開頭
3. 硬膜切開・大脳鎌切断
4. 嗅神経の剥離
5. 半球間裂開放
6. lamina terminalisの切開
7. 腫瘍摘出操作
8. 硬膜閉鎖・前頭洞閉鎖

❶ 手術体位・頭位

体位は上体を軽度挙上した仰臥位とし，頭部はほぼ水平から頚部を軽度後屈して固定する（図1）．このアプローチは術中に"look up"，"look down"と顕微鏡の光軸をたびたび変える必要があるため，頭部固定の時点で頚部を極端に屈曲または伸展させると，後で顕微鏡の振り幅がどちらか一方の方向に大きくなってしまうので注意する．

❷ 皮膚切開・開頭

皮膚切開は頭髪の生え際に沿って冠状切開を行う（図2）．皮膚弁は帽状腱膜と骨膜との間の疎な結合組織の層で剥離して，骨膜は骨側に残した状態で翻転する．その後に骨膜を骨から丁寧に剥離して（図3），有茎のpericranial flapとして閉頭時に前頭洞の開放面を覆う膜に利用する．

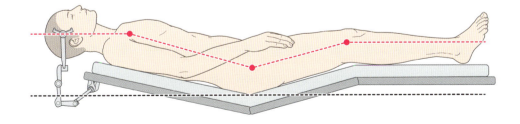

図1 Interhemispheric trans-lamina terminalis approachの体位
体位は仰臥位で上体は約30°挙上する．

図2 Interhemispheric translamina terminalis approachの皮膚切開

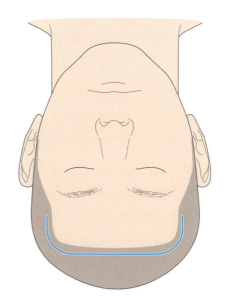

図3 皮膚弁と骨膜弁の作成

皮膚弁と骨膜弁は，帽状腱膜と骨膜との間すなわちloose areolar tissueの層で切離して，それぞれ別々に翻転させる．

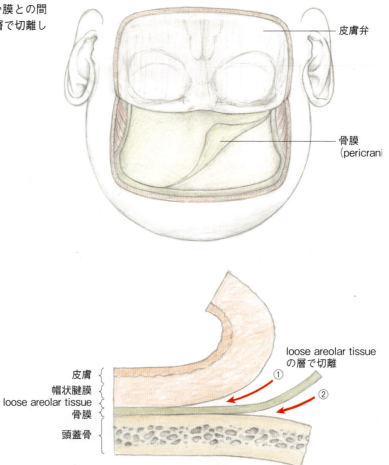

開頭はsuperior temporal lineより内側で，可能な限り低い位置に行う両側前頭開頭とする（図4）．通常では眼窩上縁（orbital rim）から鼻根部すなわちnaso-frontal sutureまでの骨切りは必要ない．前頭洞が開放されれば，前頭洞粘膜は洞内の骨面から剥離して，自然孔方向に集めて縫縮する．骨弁側などに粘膜片が少しでも残ると，術後にmucoceleが合併することがあるため粘膜は完全に除去する．

❸ 硬膜切開・大脳鎌切断

硬膜切開は開頭の底面側に"W"型に行う（図5A）．この際，上矢状静脈洞の前端部は結紮離断して，ここから大脳鎌の切断を開始する（図5B）．顕微鏡下に大脳鎌をcrista galliか

図4 Interhemispheric translamina terminalis approachの開頭

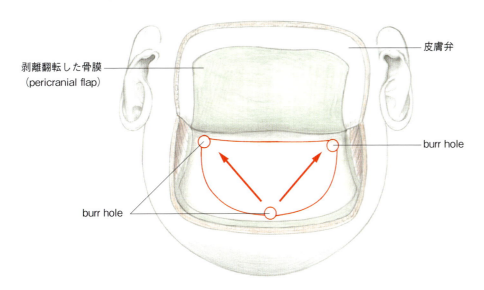

図5 硬膜切開と大脳鎌切離
硬膜は開頭下縁に沿って切開する（A）．上矢状静脈洞はその吻側端で結紮離断し，それに続く大脳鎌を切離する（B）．

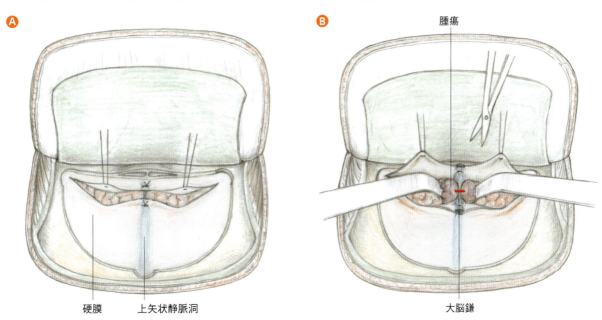

ら深部へと切断する．本アプローチでは，この大脳鎌の切断により脳を圧排しても脳と硬膜および静脈洞が一緒に移動できるようになり，前頭葉前方を還流する橋静脈への負担を軽減できる（図6）．

❹ 嗅神経の剥離

　前頭葉底面から嗅神経を鋭的剥離する．すなわち，嗅神経の両側のくも膜を切離して嗅神経を前頭葉底面から遊離させる．嗅球部分では前頭葉との間にはくも膜下腔が存在し剥離は比較的容易である．一方，嗅索部分は前頭葉底面と密着しているが，前頭葉軟膜と神経との間には必ずarachnoid trabeculaeが介在するため，これを鋭的に切離する（図7A）．この際，嗅神経に沿って走行する血管は極力温存する（図7B）．

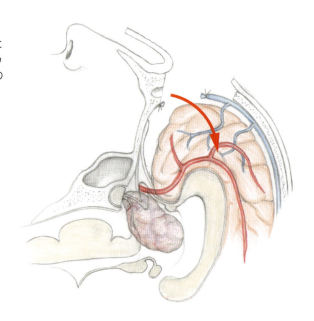

図6　大脳鎌切断による効果
大脳鎌の切断により，脳を圧排しても脳と硬膜および静脈洞が一緒に移動できるようになり，前頭葉前方を還流する橋静脈への負担を軽減できる．

図7　嗅神経の剥離
A：前頭葉軟膜と神経との間には必ずarachnoid trabeculaeが介在するため，これを鋭的に切離する．
B：嗅神経に沿って走行する血管は温存する．

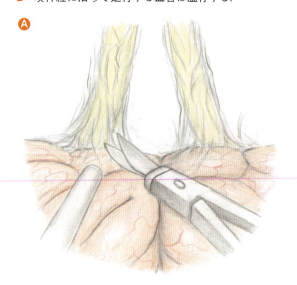 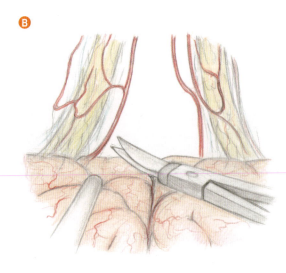

剥離後，嗅球は嗅糸の引き抜き損傷防止のためゼルフォーム®や酸化セルロースなどを用いてフィブリン糊で篩板に固着する．剥離は原則として嗅三角まで行うが，片側嗅神経を一気に嗅三角まで剥離する必要はない．左右交互に行い，とりあえずsphenoid ridgeのレベル近くまで剥離ができれば，次の半球間裂の展開操作に移ってもよい．残りの剥離は後に続く操作ステップを行いながら適宜追加していき，最終的には嗅三角まで行うようにする．

❺ 半球間裂開放

半球間裂の剥離の開始はまず顕微鏡の光軸を"look down"，すなわち脳梁膝部方向に向け，この部分のくも膜を切開してまずcallosal cisternに入り，両側の前大脳動脈A2をとらえる（図8A）．このA2を中枢側へとたどりつつ，顕微鏡の光軸を次第に前頭蓋底方向へと向けていく（図8A）．両側前頭葉はその底部ではお互い入り組んで強く癒着しているため，剥離に際して軟膜損傷をきたしやすい部分である．A2周囲のくも膜下腔にまず入り，吸引管などで前頭葉を軽く圧排して，軟膜間隙をよく見極めながら切り上げるように鋭的剥離していく．最終的には両側前頭葉が半球間裂を中心に左右に展開され，視神経・視交叉から終板，両側A1からA2を一望できる術野を得る（図8B）．

❻ Lamina terminalisの切開

A2をその起始部から脳梁膝部近傍に至るまで広い範囲にわたって剥離し，両側A2を左右に分け，lamina terminalisを同定する．第三脳室前半部を占拠する腫瘍では，たいてい終板は押し広げられて拡大し，非薄化した終板の膜を被った腫瘍を認めることができる．Lamina terminalisを切開するときはAcomもしくはその付近から分岐し，lamina terminalis表面を走行するhypothalamic arteryやsubcallosal arteryに注意する（図9）．これらの血管をlamina terminalis表面から剥離し左右どちらかに寄せて，切開するスペース

図8 半球間裂開放
A：まず顕微鏡の光軸を脳梁膝部方向に向け，くも膜を切開して両側の前大脳動脈A2をとらえる．これらを中枢側へとたどりつつ，顕微鏡の光軸を次第に前頭蓋底方向へと向ける．
B：両側前頭葉が半球間裂を中心に左右に展開され，視神経・視交叉から終板，両側A1からA2を一望できる術野を得る．

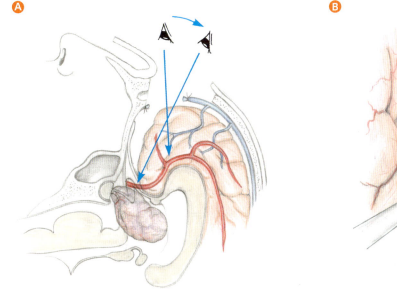
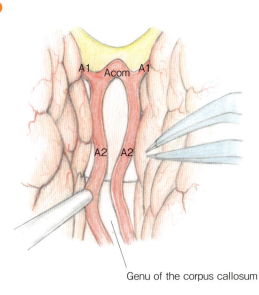

を確保する．Lamina terminalis経由で腫瘍を摘出するとき，しばしばAcomが術野展開の制限となる．しかし，Acomの離断については慎重になるべきで，やむを得ない場合のみAcomの長さやhypothalamic arteryの分岐状態などを考慮して，小さいvasular clipを用いて離断する．

❼ 腫瘍摘出操作

本アプローチで傍鞍部腫瘍の摘出に利用できる主なworking spaceは，①prechiasmatic space，②lamina terminalis，③optico-carotid spaceである（図10）．

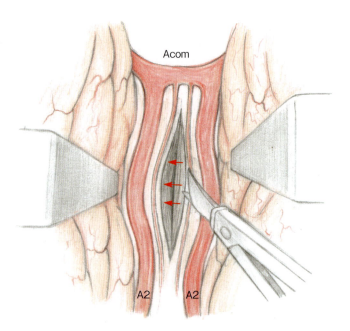

図9 Lamina terminalisの切開
Lamina terminalis表面を走行するhypothalamic arteryやsubcallosal arteryに注意する．

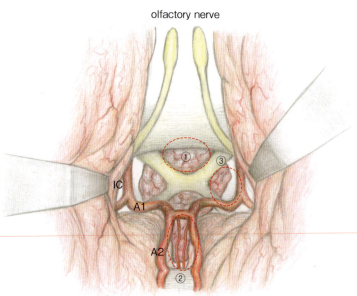

図10 Interhemispheric translamina terminalis approachでの腫瘍摘出に利用できるworking space
①prechiasmatic space
②lamina terminalis
③optico-carotid space

▶Prechiasmatic space

　視交叉を後上方へ持ち上げるような格好で発育する腫瘍では，視神経が引き延ばされprechiasmatic spaceが広くなっているため，このスペースを十分に利用できる．腫瘍を十分に内減圧した後，顕微鏡の光軸を"look up"の方向で左右に振って，視交叉や左右の視神経の下面を見上げるようにしながら剥離を行う．ただし，このような発育パターンを呈する腫瘍では，A1が視神経に食い込むような格好で走行しており，高度の視力障害をきたしている場合が多いため，腫瘍を十分に内減圧してから剥離操作に移る必要がある．

　Prechiasmatic spaceからの摘出をより有効に行うために，蝶形骨平面〜鞍結節〜トルコ鞍前壁の骨を順次削除してprechiasmatic spaceの操作空間をより広くする（図11A）．さらに，トルコ鞍内にも腫瘍が充満している場合は鞍隔膜がすでに消失していることがほとんどで，このスペースから"look down"の方向で摘出できる（図11B）．

　腫瘍を内減圧しながら腫瘍切除を進めると，症例によっては下垂体茎を認めることができる．赤みを帯びた組織や縦走する血管構造などを認めるなど，少しでも下垂体茎の可能性が疑われる場合は凝固を控えて剥離・温存を試みる（図12）．

図11　蝶形骨平面・鞍結節の骨削除
A：蝶形骨平面〜鞍結節〜トルコ鞍前壁の骨を順次削除してprechiasmatic spaceを拡大する．
B：拡大したprechiasmatic spaceを利用してトルコ鞍内腫瘍へ到達する．

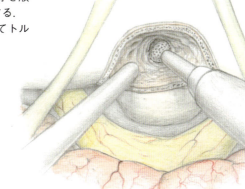

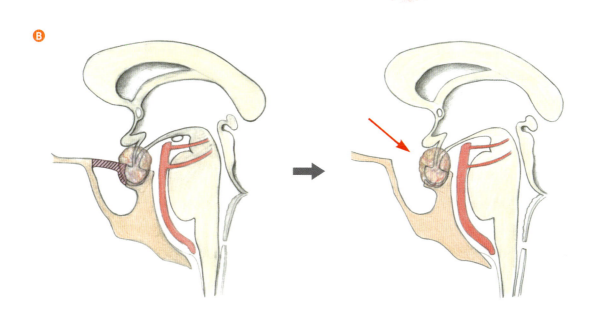

図12 下垂体茎の温存

赤みを帯びた組織や縦走する血管構造などを認めるときは下垂体茎の可能性があり，温存に努める．

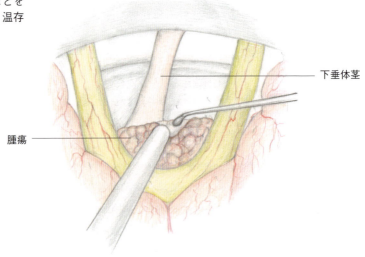

下垂体茎
腫瘍

▶Lamina terminalis

　腫瘍が視交叉後面から第三脳室底を破り，第三脳室前半部へと上方へ伸展した腫瘍では，経終板アプローチで摘出する．このスペースは側方は限られているため，終板の切開は上下方向にできるだけ広く行う．前述のように終板を切開することにより容易に腫瘍に到達できる．腫瘍の内減圧を行った後，顕微鏡の光軸をできるだけ上向きにして腫瘍を下降させる（図13A）．頭蓋咽頭腫の場合，この操作は再手術例でない限り比較的容易である．腫瘍を腹側へと下降させながら顕微鏡の光軸も"look up"からニュートラルに戻してくると，第三脳室後半部が観察され，その奥に中脳水道の入り口が同定できる．このときの光軸のラインがちょうど第三脳室のhypothalamic sulcusに一致する（図13B）．すなわち，これより下方（腹側）は視床下部となるため，腫瘍と脳室壁の剥離は細心の注意を払う．

　腫瘍の内減圧を行っていると，腫瘍と第三脳室側壁（視床下部）との境界が次第に明瞭となってくる．この境界面を常に視野内におさめながら剥離操作を丁寧に行う．特に頭蓋咽頭腫の場合，この部分は腫瘍と強く癒着していることが多い．腫瘍をマイクロ鑷子で把持したり吸引管で押さえたりして，剥離面に軽い緊張をかけた状態でやや鋭なディセクターを境界面の長軸方向に動かして丁寧に剥離する．

　顕微鏡の光軸をニュートラルから"look down"へと移動させ，腫瘍の剥離を第三脳室側壁から底部へと進めていく．底部の剥離のとき左右の乳頭体が同定できることがあり，術後の記銘力障害を起こさないよう，その温存に細心の注意を要する．頭蓋咽頭腫の場合，たいてい第三脳室底は灰白隆起の部分で底が抜けて，脚間槽から橋前槽に至り脳底動脈先端部が露出される．初回の手術では腫瘍と脳底動脈との間はLiliequist膜が介在しているため剥離に苦労することは少ないが，再発手術例では癒着が強いことが多く，慎重な操作が必要である．

　視交叉下面の腫瘍はprechiasmatic spaceとlamina terminalisの両スペースを交互に利用して摘出を試みるが，視交叉の真裏はどちらのスペースからもblindとなる場合が多い．内視鏡支援により視交叉の後面は観察可能であるが，癒着が強い場合は剥離・摘出は難しい．

▶Optico-carotid space

　このスペースでの操作のポイントは，内頚動脈もしくは後交通動脈由来の穿通枝と腫

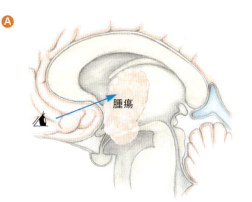
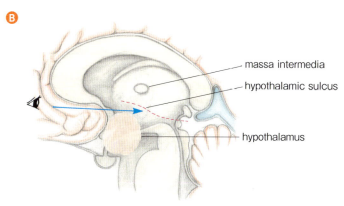

図13 第三脳室内腫瘍の摘出
A：顕微鏡の光軸を"look up"として腫瘍を下降させる．
B：中脳水道などの第三脳室後半部が観察されると，顕微鏡光軸のラインは第三脳室のhypothalamic sulcusに一致する．

瘍との剥離である．剥離面を接線方向でとらえられるように顕微鏡の光軸を向ける．穿通枝の攣縮を避けるために，鋭的剥離を原則としできるだけ機械的な刺激が穿通枝に及ばないようにする．

> **Level up technique**
>
> 傍鞍部腫瘍の摘出はいくつかの解剖学的スペースを利用するが，個々のスペースごとに腫瘍を分断して摘出するのではなく，それぞれのスペースでの操作は内減圧と周囲構造物との剥離にとどめる．その後，できるだけ腫瘍被膜の連続性を保ちながら，腫瘍発生部位の正中方向へと腫瘍を引き寄せて最終的に一塊として摘出する．

❽ 硬膜閉鎖・前頭洞閉鎖

硬膜は4-0もしくは5-0ナイロン糸で連続縫合してwatertightに閉鎖する．前頭洞粘膜は開頭時にすでに鼻側に縫縮しているため，あらかじめ作成しておいたpericranial flapで前頭洞の開放面を覆い，硬膜に縫合もしくはフィブリン糊で固定する（**図14**）．

> **Pitfall**
>
> 腫瘍摘出が終了した時点では，脳は離断した大脳鎌とともにかなり沈んでいるため，硬膜閉鎖の際に，大脳鎌が付いた硬膜を無理に引っ張り上げると橋静脈が切れて出血をきたすことがある．橋静脈が引っ張られるような場合は無理をせず，硬膜は人工硬膜（GORE-TEX®）や側頭筋膜などを用いて補填して閉鎖する．

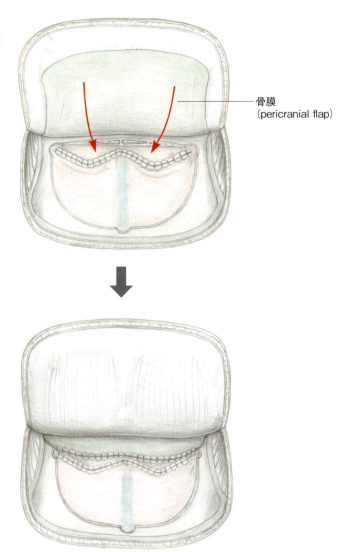

図14 硬膜縫合と前頭洞閉鎖
開頭時に作成しておいたpericranial flapで前頭洞の開放面を覆う.

骨膜(pericranial flap)

● 手術手技：前頭側頭開頭を基本とする側方からのアプローチ(pterional approach, unilateral subfrontal approach)

手技のステップ
1. 手術体位・頭位
2. 皮膚切開・開頭
3. 硬膜内操作・腫瘍摘出
4. 硬膜閉鎖・前頭洞閉鎖・閉頭

❶ 手術体位・頭位

　前頭側頭開頭はpterional approachやunilateral subfrontal approachなどに用いられ，脳神経外科手術のなかでも最も基本となり頻用される手技の一つである．体位・皮膚切開・開頭については過去に多くの手術書で解説されているため，ここでは本アプローチを用いた傍鞍部腫瘍の摘出手技についての工夫や注意点を述べる．

❷ 皮膚切開・開頭

体位は仰臥位で上体を約30°挙上し，同側に肩枕を挿入する．頭部は反対側に約45°回旋させメイフィールドに固定する（図15A）．皮膚切開は耳介前方から頭髪線のすぐ後方に沿って，正中もしくは正中を少し越えるまで半弧状に行う（図15B）．

❸ 硬膜内操作・腫瘍摘出

まずシルビウス裂の開放から開始する．顕微鏡の弱拡の観察で，中大脳動脈分岐部〜M1〜内頸動脈が一望できるまでシルビウス裂を広く開放し，前頭葉の挙上を容易にする．視神経，内頸動脈，中大脳動脈M1，前大脳動脈A1などの重要構造物との位置関係から傍鞍部腫瘍への到達に利用できる解剖学的スペースは①prechiasmatic space，②lamina terminalis，③optico-carotid space，④carotid bifurcation space，⑤retro-carotid spaceなどが挙げられる（図16）．

▶Prechiasmatic space

ここでの操作性は視交叉の形態（prefixedまたはpostfixed type）により大きく左右されるが，側方からのアプローチでも傍鞍部腫瘍の内減圧と摘出を行う際の重要なスペースの一つである．Interhemispheric approachとは異なり，アプローチ側の視神経の裏側の観察が困難である．

図15 Unilateral subfronatl（pterional）approachの体位，皮膚切開と開頭
A：仰臥位で上体を約30°挙上し，頭部は反対側に約45°回旋させる．
B：皮膚切開・開頭

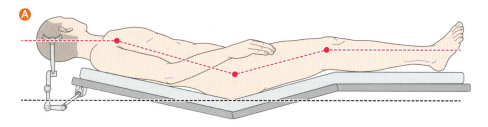
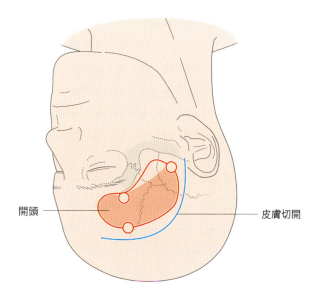

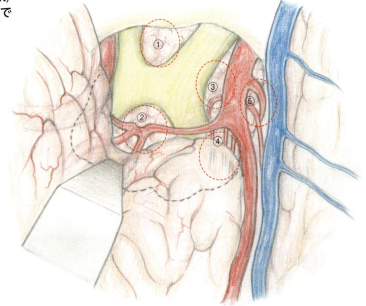

図16 Unilateral subfrontal (pterional) approachにおいて腫瘍摘出に利用できるworking space
①prechiasmatic space
②lamina terminalis
③optico-carotid space
④carotid bifurcation space
⑤retro-carotid space

▶Lamina terminalis

側方からのアプローチでも第三脳室内への伸展部分はこのスペースから到達できる．第三脳室前半部の脳室壁，すなわち視床下部との剥離がこのスペースにおける重要な操作となる．ただし，正中からのアプローチとは異なり，アプローチ側の視床下部との剥離は難しい．

▶Optico-carotid space

操作スペースは内頸動脈走行形態により影響される．腫瘍の内減圧後，内頸動脈や後交通動脈からの穿通枝を腫瘍から剥離する．

▶Carotid bifurcation space

内頸動脈の後方に位置する腫瘍にアプローチできるが，内頸動脈や後交通動脈，さらに前大脳動脈A1からの穿通枝が手前に存在するため，摘出操作には細心の注意が必要である．

▶Retro-carotid space

内頸動脈の外側からテント自由縁までのスペースを利用して，腫瘍の外側後面へと到達する．腫瘍の剥離・摘出操作には，前脈絡動脈，後交通動脈とその穿通枝および動眼神経の走行に注意を払う必要がある．視交叉後面から脳幹方向へと伸展した腫瘍に対しては，側頭葉を後側方へ圧排し内頸動脈の外側からアプローチする（図17）．後交通動脈からの分岐する穿通枝が腫瘍の手前に存在するため，通常後交通動脈の下方のスペースを利用して剥離・摘出操作を行う（図17矢印）．その際，近傍を中脳から出た動眼神経がoculomotor trigoneへと走行するため注意を要する．腫瘍を十分に内減圧すれば，腫瘍と脳底動脈および脳幹との剥離は比較的容易に行える．

❹ 硬膜閉鎖・前頭洞閉鎖・閉頭

硬膜はwatertightに閉鎖する．Subfrontal approachを行うために，前頭側に広く開頭するため前頭洞の開放が予想される場合は，皮膚弁からpericranial flapを剥離しておく．前

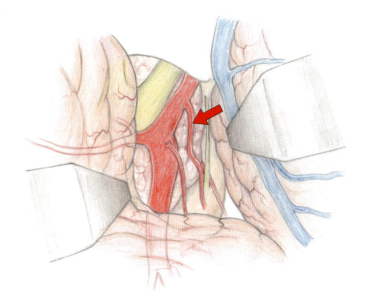

図17 retro-carotid spaceから腫瘍へのアプローチ

側頭葉を後側方へ圧排し内頚動脈の外側から腫瘍へとアプローチする．後交通動脈の下方のスペースを利用して剥離・摘出操作を行う（矢印）

頭洞が開放されれば，粘膜を鼻前頭管付近まで完全に除去したうえでpericranial flapで覆うことにより硬膜外腔と完全に遮蔽する．骨弁はpericranial flapを挟み込むように，開頭の前頭側で合わせてチタンプレートなどで固定する．

● 術中・術後合併症対策

▶視力・視野障害の悪化

腫瘍によりすでに緊張した視神経・視交叉への物理的な負荷により起こる．これを回避するために，腫瘍との剥離の前にあらかじめ十分な内減圧が必須である．内減圧を行わずに行う剥離操作は厳禁である．また上下垂体動脈の血行障害でも視力・視野障害をきたしうるため，その温存に細心の注意を払う必要がある．

▶穿通枝の血行障害

内頚動脈や後交通動脈からの穿通枝の血行障害が，直接損傷や機械的操作による血管攣縮によって起こり，術後の片麻痺や視床下部障害の原因となる．剥離面に介在するarachnoid trabeculaをとらえて鋭的剥離するか，鈍的剥離であれば穿通枝に触れることなく繊細な剥離操作が必須である．機械的な刺激で血管攣縮が起これば，速やかに塩酸パパベリンで血管を拡張させるようにする．

▶内分泌機能障害

内分泌機能障害は傍鞍部腫瘍，特に頭蓋咽頭腫において高頻度かつ重要な術後合併症である．尿崩症はもちろん各種下垂体前葉ホルモンの欠落をきたしうる．術前からすでにこれらの分泌機能障害が認められる場合は，術後もその回復は難しい．また，術中に下垂体茎を同定でき，形態学的に温存し得た場合でも，機能的温存は困難な場合が多い．

▶視床下部障害

視床下部障害も意識障害，記銘力障害，電解質異常，体温調節異常などの重篤な症状を呈することが多いことから，傍鞍部腫瘍摘出術の注目すべき術後合併症の一つである．腫瘍と視床下部との剥離の際の物理的な損傷や，視床下部を栄養する微細血管の血行障害によって生じる．特に頭蓋咽頭腫では，視床下部との剥離には繊細かつ愛護的な操作が重要で，バイポーラーによる凝固は厳に慎むべきである．

症例提示

症例：67歳男性，記銘力障害，尿崩症

MRIでは傍鞍部から第三脳室内に伸展発育する頭蓋咽頭腫を認めた（図18）．両側前頭開頭を行い，Interhemispheric translamina terminalis approachで傍鞍部から第三脳室内の腫瘍に到達した．鞍内腫瘍は蝶形骨平面～鞍結節～トルコ鞍前壁の骨を順次削除して，prechiasmatic spaceの操作空間を広くして摘出した．術後MRIで全摘出が確認された（図18）．

手術動画

図18 術前MRI

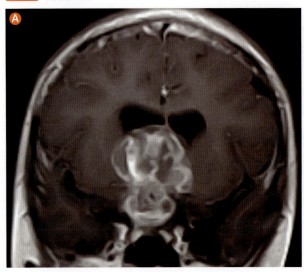
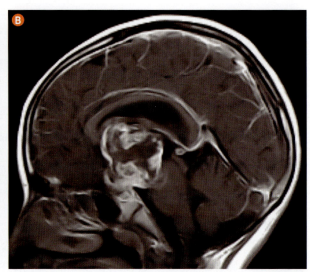

図19 術後MRI

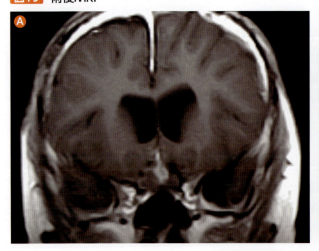
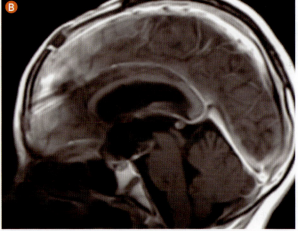

III 手術の実際／頭蓋底部腫瘍

傍鞍部腫瘍
経鼻内視鏡手術

東京慈恵会医科大学脳神経外科　石井雄道

> **Summary**
>
> 内視鏡技術の発展に伴い，下垂体腫瘍を含めた傍鞍部腫瘍に対する経鼻内視鏡手術が広く行われるようになってきた．下垂体腫瘍に対しては主にトルコ鞍からのアプローチであるが，大型の下垂体腺腫やその他の傍鞍部腫瘍に対しては，前頭蓋底を削除する拡大アプローチによる硬膜内操作が必要であり，手術の難易度や合併症率は高くなる．ここでは傍鞍部腫瘍に対する経鼻内視鏡手術について，下垂体腺腫と頭蓋咽頭腫に分けて，解剖学的知識を含めて解説する．

手術のポイント

● 下垂体腺腫

　下垂体腺腫は良性腫瘍であるが，海綿静脈洞やくも膜下腔に進展して神経や血管を巻き込むことがある．このため腫瘍の進展様式によって摘出戦略を変える必要がある．経鼻内視鏡手術の適応範囲として，上方は第三脳室底，側方は頭蓋内内頸動脈の内側までが安全に手術操作が行える範囲である．前方は前頭蓋底の開放により摘出可能であり，海綿静脈洞内は内頸動脈背外側に進展する部分以外は摘出可能である．しかし，前大脳動脈や頭蓋内内頸動脈を巻き込むものや，第三脳室内に入り込むなど大きく進展する腫瘍は，経鼻内視鏡手術のみでは摘出困難である．その場合は開頭手術や経脳室アプローチとの合同もしくは二期的手術が必要である．

　下垂体腺腫は被膜を形成しない腫瘍であるが，腫瘍周囲に主に線維性組織で形成された偽性被膜を伴うことがある．従来の摘出方法はこの偽性被膜内でのキュレットによる搔爬や吸引摘出である（被膜内摘出）．一方，近年この偽性被膜を利用した被膜外摘出が注目されており，機能性腺腫における内分泌学的治癒への有効性や，非機能性腺腫の摘出率や再発率への効果について報告されている[1-3]．しかし，腫瘍がくも膜下腔に進展していると，この被膜が神経や血管に癒着していることがあり，剥離摘出によりこれらを損傷する危険性がある．そのため筆者は腫瘍形状や進展様式，周囲構造との位置関係より摘出方法を変えている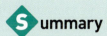．

　腫瘍が平滑な球形（round type）であれば，腫瘍は正常下垂体に覆われてくも膜下腔と隔てられており，周囲構造物と癒着していることは少ない．そのため正常下垂体との境界となる偽性被膜を同定して剥離摘出する被膜外摘出が可能である．腫瘍が分葉型（lobular type）の場合，摘出していくとすぐに髄液流出が起こることが多く，くも膜下腔に進展していることが多い．腫瘍被膜が周囲の穿通枝などと癒着していることも多く，無理な被膜摘出により血管損傷による術後出血をきたすことが多いため，被膜内での吸引摘出を行

図1 下垂体腺腫の形態とくも膜下腔進展

腫瘍の形状によりround type（A〜C）とlobular type（D〜F）に分類する．round typeでは腫瘍外周を正常下垂体で覆われており，丁寧に摘出すれば術中に髄液流出を起こさないことが多い．一方，lobular typeでは腫瘍がくも膜下腔に進展していることが多く，摘出していくと髄液腔に交通する．Dは鞍隔膜の部分で強いくびれを伴っており，Fは前大脳動脈に巻き付いていた．

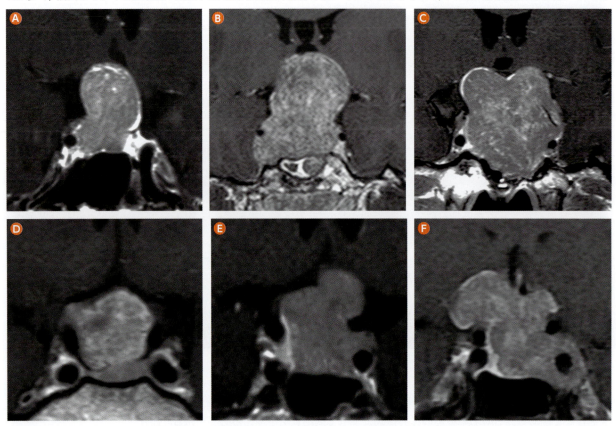

い，被膜を摘出せず付着した腫瘍を可能な限り摘出して，薄くしていくことで安全な摘出が行える．この際，前頭蓋底を開放して腫瘍外周から腫瘍と周囲構造との関係を確認しながら摘出していくと，より安全な摘出が可能である．

摘出後の閉鎖に関しては，通常のトルコ鞍開窓によるアプローチの場合，術中髄液流出がなければ摘出腔にインテグラン®やゼルフォーム®を詰めて止血を行い，硬膜，鞍底の順に閉鎖する．術中髄液流出があった場合は，摘出腔に脂肪や筋膜を充填する．前頭蓋底を開放した場合は，次に解説する頭蓋咽頭腫に対する拡大手術の際の閉鎖に準ずる（後述）．

頭蓋咽頭腫

頭蓋咽頭腫は下垂体茎から発生し，くも膜下腔内で大きく進展するため，視交叉や下垂体茎の位置，進展様式により摘出方法は異なる．視神経の前方もしくは視神経を挙上する病変（prechiasmatic type）が経鼻内視鏡手術の良い適応となる．一般的には強い石灰化を伴う実質性腫瘍や内頚動脈を越える側方進展のあるもの，第三脳室内に大きく進展するもの，鞍背から下方に進展するものは開頭手術の適応となる．筆者の経験では，嚢胞性病変で初回手術であれば，嚢胞開放によりスペースを確保でき，また周囲との癒着が少ないため，適応拡大が図れる．

硬膜切開の際，まず海綿間静脈洞の処理を行うが，下垂体腺腫と異なりトルコ鞍拡大がないため，海綿間静脈がしっかり発達していることが多く，止血に難渋したり，腫瘍摘出

中に出血して摘出操作を妨げることがある．一般的な処理方法として，バイポーラーによる凝固，ヘモクリップによる結紮があり，出血に対しては局所止血材（インテグラン®，ゼルフォーム®，フロシール®など）を準備しておく必要がある．しかしバイポーラー凝固では再出血することがあり，またヘモクリップは脱落・頭蓋内迷入の可能性があるため，筆者は静脈洞にインテグラン®を詰めて縫合結紮を行っている（後述）．

腫瘍摘出の際は，まず囊胞を開放するなど内減圧を行い，腫瘍外側にて視神経と内頚動脈，そこから分枝する上下垂体動脈を同定する．これらを最初に確認しておくことで損傷を防ぐことができるとともに，上下垂体動脈をたどることで下垂体茎の位置を把握することができる．

閉鎖の際は，一般的には鼻中隔粘膜フラップを用いる．鼻中隔の栄養血管である蝶口蓋動脈中隔枝の部分を茎として有茎で粘膜を起こし，開窓部全体を覆う方法である[4]．この方法が導入されて髄液漏発生率は5％前後と劇的に減少した．筆者はさらに確実な髄液漏防止のため，大腿筋膜を用いて硬膜開窓部を縫合閉鎖している（後述）．この方法を用いてから髄液漏はなく，術翌日には離床可能となり，腰椎ドレナージなども行っていない．

手術手技

● 術前準備

術前画像診断としてCT，MRIを行う．CTではアプローチルートである鼻腔内構造の確認のため骨条件での3方向撮影を行う．MRIに関しては，造影による腫瘍進展の確認に加えて，T2による視神経，血管，下垂体茎の位置把握を行っておく．

術前に綿球による鼻閉トレーニングをしておくと手術後のイメージがつかみやすい．鼻毛は手術直前，全身麻酔後に行うほうが処理しやすい．また嗅覚検査を事前に行い，術後との比較を行っている．

● 手術体位とセットアップ

体位は仰臥位，馬蹄もしくは円座を用いて術中に頭の向きを変えられるようにしておく．頭蓋内操作が長時間に及ぶ可能性があるときは3点ピン固定が安全である．上体を10〜15°挙上し静脈圧を下げることで術中静脈性出血を抑えるようにする．頭部は水平位とし，首を左にかしげるようにすることで両鼻孔が術者に向くようにする（図2）．

執刀医は患者の右側に立ち，スクラブナースは頭を挟んで対面するように立つことで，器械の受け渡しが確実となる．助手が内視鏡を保持する場合，執刀医の前もしくは患者左側に位置する．内視鏡モニターは頭側に置くが，4K内視鏡であれば大画面モニターでの手術が可能であり，手術チーム全員で同じモニターで観察が可能である．

図2 手術時のセットアップ

助手が内視鏡を保持し，執刀医が両手操作を行う，いわゆる"four hand surgery"の一例．助手①が内視鏡を保持，助手②は必要に応じてアシストする．スクラブナースが患者頭部を挟んで対面することで道具の受け渡しがスムーズとなる．

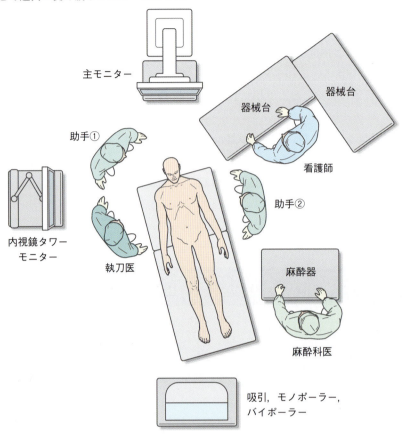

● 手術手技

手技のステップ

❶ 鼻内操作　　　　　❹ 閉鎖
❷ 鞍底・頭蓋底の開窓と硬膜切開　　❺ 鼻内パッキング
❸ 腫瘍摘出　　　　　❻ 術後管理

❶ 鼻内操作

　通常の下垂体腺腫であれば片側鼻孔での手術が可能であるが，大型の腺腫や頭蓋咽頭腫ではより繊細な操作を必要とするため両側鼻孔を用いる．

　当施設では耳鼻科医との合同チームを結成し，鼻内操作は耳鼻科医が行っている．まず左鼻腔にて，鼻孔から1cmのところで鼻中隔から鼻底まで粘膜切開を行い，鼻中隔骨に沿って剥離・展開する（**図3A, B**）．展開が不十分な場合は，後鼻孔アーチのところに補助切開を入れるとよい（**図3D**）．篩骨正中板を除去した後，右側の粘膜を裏側から展開し，自然孔から切り上げるように前方に中鼻甲介のレベルまで切開を加える（**図3E**）．ここから両側鼻孔からの操作により蝶形骨洞を広く開放する．洞内の粘膜は閉鎖時に局所フラップとして使用できるため，手術操作を行う部分のみ剥離して脇に寄せておく．

図3 鼻内操作
MT：middle turbinate，NS：nasal septum，V：vomer，SS：sphenoid sinus，UP：uncinate process，S：sella

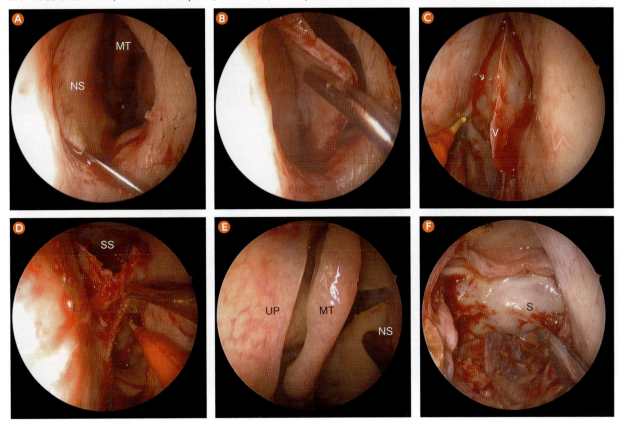

❷ 鞍底・頭蓋底の開窓と硬膜切開

　トルコ鞍開窓は，前は前頭蓋底，後は斜台部骨の折れ返りまで，左右は内頚動脈隆起内側縁まで広く行う．頭蓋咽頭腫などに対して拡大手術を行う場合は，さらに前頭蓋底を削除する．

　硬膜切開は，下垂体腺腫の場合，横切開に両端上下に補助切開を加えたH字状にすると，摘出時だけでなく閉鎖の際も有利である．切開の際には内頚動脈の位置に注意し，剪刀先端での損傷がないようにする．下垂体部は硬膜が2層になっており，この間隙が左右の海綿静脈洞や前後の海綿間静脈洞につながり静脈洞化していることがある．そのため，特にmicroadenomaにおいては，硬膜切開時に静脈洞からの止血に難渋することがある．macroadenomaにおいても硬膜を静脈洞の際まで切り込むと，腫瘍摘出で減圧され出血してくることがある．静脈性出血であり圧迫により止血可能であるが，硬膜切開の工夫や出血時の準備をしておく必要がある．

　頭蓋咽頭腫の場合は，まず海綿間静脈洞の処理を行う．一般的な方法としては，海綿間静脈洞の上下を横切開して間をバイポーラーで凝固止血，もしくはヘモクリップで結紮する方法である．硬膜は，トルコ鞍から前頭蓋底までの縦切開に，視神経管に沿った横切開を加えた十字切開とする．視神経管に沿って切開することで，早期に視神経や内頚動脈を確認することができる．

> **! Level up technique**
> 筆者は，海綿間静脈洞の処理の際，sinus packingと縫合を行っている．まず静脈洞の外層のみ切開して静脈洞を開放し，洞内にインテグラン®を詰めて止血，その後内層を切開して，外層・内層を合わせて1針縫合している．頭蓋内と交通する前に静脈洞を止血できるため血液の垂れ込みを防ぐことができ，再出血の可能性なく摘出操作が行える（「症例提示」を参照）．

❸ 腫瘍摘出

▶下垂体腺腫

腫瘍がround typeであれば偽性被膜を利用した被膜外摘出が可能である．慎重に硬膜切開すると直下に偽性被膜を確認できる（図5A）．まず，MRIで正常下垂体が圧排されている側で偽性被膜との境界を確認しておく（図4）．被膜に切開を入れて内減圧を行うが，腫瘍を摘出しすぎるとくも膜が膨隆してくることがあるので注意が必要である．あくまでも鞍内での操作スペースをつくるためであり，鞍隔膜（前床突起と鞍背を結んだライン）より上はあまり摘出しないようにしておく．

次に最初に同定しておいた偽性被膜を把持し正常下垂体から剥離していく．最初に同定できなかった場合は，正常下垂体が圧排されている側で硬膜下をイリゲーションしながら吸引管で探るとみつかることが多い（図5B）．剥離子やキュレットなど鋭利なもので探ると正常下垂体に厚く切り込んでしまうため，吸引力で剥がれるようなところが良い境界である（図5C, D）．偽性被膜を鉗子で把持し，正常下垂体との境界を吸引管でなぞるように剥離していく（図5E）．このとき，偽性被膜は軽く把持し，テンションをかける際は横方向にかけるようにする．縦方向に牽引すると，くも膜が損傷したり穿通枝を損傷して出血したりすることがある．また吸引管は強く吸引すると偽性被膜を吸い込んでしまうので，周囲の血液を吸引し境界を確認できる程度にコントロールする．正常下垂体が圧排されている側から下方・後方，反対側へと剥離していき，鞍隔膜のあたりを剥離していくと，鞍上部が頭蓋内圧により押し出され下降してくる．鞍上部進展が強い場合は，鞍内は切り

図4 下垂体腺腫（round type）
正常下垂体は右側から上方，後方に圧排されている．

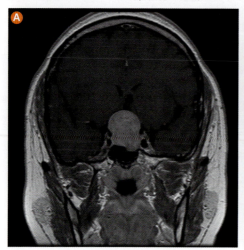
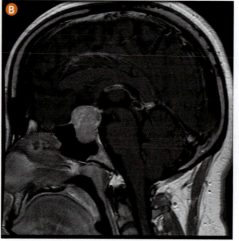

図5 偽性被膜の同定と剥離摘出

硬膜を丁寧に切開すると直下に偽性被膜を確認できる(**A**). 最初に分離できない場合は，正常下垂体が圧排されている側 (図4参照)で吸引管で探るとみつかることがある(**B**). この被膜を軽く把持して，右側(**C**)から前方，左側(**D, E**)へと剥離し, くも膜から剥離摘出する(**E, F**). その際はくも膜にカウンターテンションをかけると損傷なく剥離可能である.

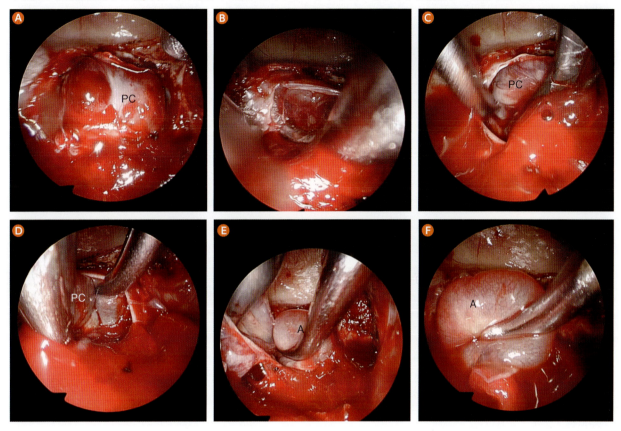

離して先に摘出すると下にスペースができるので，鞍上部成分が下に降りるため摘出しやすくなる. 適宜内減圧を追加しながら，剥離面が見えるようにして容易に剥がれるところをたどっていき，剥がれにくい場合はそこを後回しにして別の方向から剥離する.

腫瘍がlobular typeの場合は，被膜摘出を行わず被膜内での吸引により付着した腫瘍をなるべく薄く透見できるまで摘出する.

▶頭蓋咽頭腫

まず被膜を開放し，内容液もしくは実質成分を摘出し減圧を行う. あらかじめ画像診断により重要構造が巻き込まれてないことを確認しておけば，被膜内は安全に摘出できる. 石灰化を伴う実質性腫瘍は鉗子などでほぐすように摘出する. 減圧すると周囲の重要構造を確認できるようになるため，視神経，内頚動脈とそこから分枝する上下垂体動脈を同定し，腫瘍から剥離する. 剥離を進めながら上下垂体動脈をたどっていくと下垂体茎を同定できる. 腫瘍に引き伸ばされて確認しづらい場合でも，この上下垂体動脈の走行によりおおよその位置が同定できる. 完全に腫瘍に取り込まれて下垂体機能低下をきたしている場合は温存せず切除する. 後方に進展した部分も目視下に摘出していくが，ある程度テンションをかける必要があり，その際はカウンターをかけて癒着した周囲構造が移動しないように摘出していくようにする.

❹ 閉鎖

▶下垂体腺腫

　通常のトルコ鞍からのアプローチの場合について解説する．腫瘍摘出時に著明な髄液流出がない場合は，摘出腔にインテグラン®もしくはゼルフォーム®を詰める．髄液流出がある場合は，脂肪を詰めて流出をせき止める．充填した脂肪を押さえるためにも硬膜は可能な限り縫合して閉鎖する．硬膜縫合部を覆うようにインテグラン®を敷き，骨片にて硬性再建を行う．骨片は鼻中隔骨（篩骨正中板）を用いるか，トルコ鞍底を温存しておく方法もある．その後，鼻内操作時に温存しておいた蝶形骨洞粘膜により閉鎖部を覆い，接着製剤を塗付する．接着製剤はフィブリン接着剤であればそのまま塗付してもよいが，デュラシール®を用いる場合は，インテグラン®などコラーゲン製剤を敷いてから塗付すると粘膜の癒着・再生を促してくれる．

▶頭蓋咽頭腫

　拡大手術の場合，くも膜下腔と交通して著明な髄液流出を伴うため，確実な閉鎖が必要となる．筆者は筋膜を用いた縫合閉鎖を行っており[5]，それについて解説する．

　大腿部より筋膜を採取し，硬膜開窓部より一回り大きくトリミングする．これを硬膜とくも膜の間に敷き込み，硬膜端に縫合していく．縫合は6-0ナイロン（6-0 PROLENE® BV-1）を用いて深部縫合持針器で行う．結紮はslip knotを鼻の外でつくり，術野まで滑り込ませて行う[6]．まず，前方，後方の順に1針縫合して位置を決め，inlay patchとなるよう全周を縫合していく．ある程度縫合していくと髄液圧により圧着されるので，髄液流出がなくなるまで縫合を行う．その後，縫合部にインテグラン®を敷き，骨片で硬性再建を行う（「症例提示」参照）．蝶形骨洞内粘膜による局所フラップで閉鎖部を覆えればよいが，覆えない場合は，露出した骨に痂疲が付着し感染を起こすことがあるので，露出骨がないよう鼻粘膜フラップで覆う．

❺ 鼻内パッキング

　鼻中隔粘膜フラップを使用しない場合は，粘膜を元の位置に戻して手前の切開部を縫合する．蝶形骨洞内，鼻道にソーブサン®を挿入しパッキングを行う．

❻ 術後管理

　術後は，当日はベッド上安静とし，バイタルに問題なければ翌朝より安静解除とする．ステロイド補充は，下垂体腺腫で術前に機能低下がない場合は，術直後と翌朝にヒドロコルチゾン50mgを投与し，以降は内服15mg，10mgと漸減していく．頭蓋咽頭腫の場合は，術直後100mg，翌日50mg，以降は内服20mg，15mgとやや多めに投与する．

　鼻内に充填したソーブサン®は1週間後に抜去，洗浄し，入院中はネブライザーにて加湿を行う．生理食塩水による鼻洗浄（鼻うがい）も行う．

● 術中・術後合併症対策

　この手術により起こりうる術中・術後合併症に関して，起こさないための工夫と起きた場合の対処について，手術手順に沿って解説する．

▶蝶口蓋動脈の損傷

　蝶口蓋動脈は顎動脈の分枝で，鼻中隔へ比較的太い血管を配している．鼻内操作の早期に損傷すると止血困難となることがある．蝶口蓋動脈の鼻中隔枝は自然孔と後鼻孔の間を走行しているため，注意して操作を行うようにする．術中に明らかな出血がなくても，

手術操作で動脈に傷がつくと，仮性動脈瘤を形成して遅発性鼻出血の原因となることがある．

▶静脈洞からの出血
海綿静脈洞，海綿間静脈洞などがあるが，硬膜切開時に大出血することがある．静脈性であり圧迫により止血可能であるが，コントロール困難の場合は，頭位をさらに挙上することで勢いを抑えることができる．局所止血材としてインテグラン®，ゼルフォーム®，フロシール®などをあらかじめ準備しておく．

▶くも膜陥凹からの髄液流出
トルコ鞍前方の骨をケリソンパンチで削除する際，くも膜陥凹があると硬膜とともにくも膜を損傷して髄液流出をきたすことがある．ある程度髄液が排出されると頭蓋内圧が低下して流出しなくなるため，同部の閉鎖が不十分で術後髄液漏につながることがある．術前画像でくも膜陥凹の有無を確認しておくこと，骨削除はダイヤモンドドリルで行うこと，損傷した際は入念に閉鎖して術中に気道内圧を上げてもらい漏れがないか確認しておく．

▶内頸動脈損傷
トルコ鞍開窓時，硬膜切開時に内頸動脈をケリソンや剪刀で損傷することがあるため，術前にきちんと走行を確認しておくこと，術中にナビゲーションやドップラーで確認しておく必要がある．損傷した場合は，まずは綿片で圧迫し，筋膜や筋肉片をフィブリン糊で接着する．仮性動脈瘤を形成することがあるため，術後に血管撮影を行う．

▶上下垂体動脈の損傷
上下垂体動脈は下垂体と視神経に一部分枝を出しているため，損傷すると下垂体機能低下・尿崩症に加え視力視野障害をきたすことがある．またくも膜下出血をきたし脳血管攣縮を起こすこともある．頭蓋咽頭腫の場合は，腫瘍摘出の早い段階で内頸動脈とそこから分枝する上下垂体動脈を同定・剥離しておく．下垂体腺腫においても鞍上部の摘出の際に損傷することがあるので，被膜内操作といえども無理な牽引はしないようにする．

症例提示(図6, 7)

60歳男性．右視力低下を主訴にみつかった鞍上部腫瘍．尿崩症や下垂体機能低下なし．腫瘍は嚢胞主体で視神経を圧排，右内頚動脈に巻き付くように進展していた(図6)．

両側鼻孔を使用し，鼻粘膜を切開して蝶形骨洞に到達，トルコ鞍と前頭蓋底の骨を開窓した．海綿間静脈洞の外層を切開して洞を開放し，ここにインテグラン®を詰めて止血，さらに内層も切開し，内層と外層を合わせるように縫合した(図7A〜E)．硬膜を十字状に切開すると，右側で視神経を確認できた(図7F)．嚢胞を開放して内減圧した後，左側で上下垂体動脈とそれに連続する下垂体茎を確認した(図7G)．下垂体茎と右視神経下面から腫瘍を剝離し(図7H, I)，右内頚動脈に巻き付く部分も摘出した(図7J)．閉鎖は，大腿筋膜を用いてパッチ縫合により硬膜を閉鎖，骨片で硬性再建を行った(図7K, L)．

手術動画

図6 症例提示：頭蓋咽頭腫
嚢胞を主体とする腫瘍で右寄りに存在，右内頚動脈に巻き付いていた．

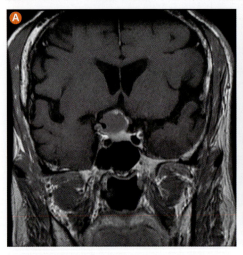
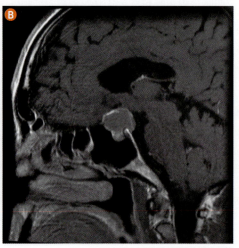

文献

1) Kawamata T, Kubo O, et al. Surgical removal of growth hormone-secreting pituitary adenomas with intensive microsurgical pseudocapsule resection results in complete remission of acromegaly. Neurosurg Rev 2005; 28(3): 201-8.
2) Oldfield EH, Vortmeyer AO. Development of a histological pseudocapsule and its use as a surgical capsule in the excision of pituitary tumors. J Neurosurg 2006; 104(1): 7-19.
3) Taylor DG, Jane JA Jr, et al. Resection of pituitary macroadenomas via the pseudocapsule along the posterior tumor margin: a cohort study and technical note. J Neurosurg 2018; 128(2): 422-8.
4) Hadad G, Bassagasteguy L, et al. A novel reconstructive technique after endoscopic expanded endonasal approaches: vascular pedicle nasoseptal flap. Laryngoscope 2006; 116(10): 1882-6.
5) Ishii Y, Tahara S, et al. Fascia patchwork closure for endoscopic endonasal skull base surgery. Neurosurg Rev 2015; 38(3): 551-6.
6) Ishii Y, Tahara S, et al. Easy slip-knot: a new simple tying technique for deep sutures. Acta Neurochir 2011; 153: 1543-5.

図7 症例提示：術中所見

まず海綿間静脈洞を処理する．静脈洞外層に切開を加えて洞を開放し(A)，ここにインテグラン®を充填してパッキングを行った(B)．次に内層を切開し(C)，外層と内層を合わせるように1針縫合した(D, E)．硬膜を十字状に切開すると右側で視神経を確認(F)，嚢胞を開放して減圧し，下垂体茎と上下垂体動脈を同定した(G)．視神経下面，下垂体茎から嚢胞を剥離し，内頚動脈周囲も剥離摘出した(H～J)．硬膜は大腿筋膜を用いてパッチワーク縫合閉鎖を行い(K)，骨片を挿入した(L)．

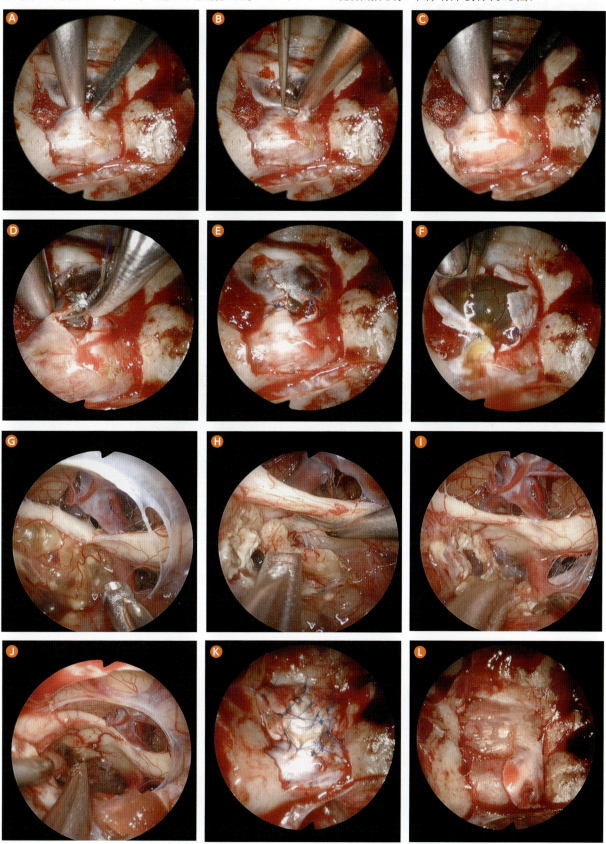

III 手術の実際／頭蓋底部腫瘍

中頭蓋窩・錐体斜台部腫瘍
Anterior transpetrosal approach

慶應義塾大学医学部脳神経外科　吉田一成

Summary

Anterior transpetrosal approach (ATPA) は，epi- & sub-dural subtemporal approachにanterior petrosectomyを加え，上錐体静脈洞を結紮切断，テントを離断して，錐体斜台部，すなわち内耳道より内側の錐体先端部から斜台上中部に到達する術式である．三叉神経鞘腫，錐体斜台部髄膜腫などの髄外腫瘍，海綿状血管腫などの橋前半部の髄内病変，脳底動脈本幹動脈瘤などが本法の適応となる[1-3]．

手術のポイント

● 適応

ATPAは側頭開頭を行い，中頭蓋窩から，テント，錐体骨先端部経由で，後頭蓋窩へ到達する術式である．テント上の術野は開頭範囲を広げることで，容易に拡大できるが，後頭蓋窩の術野は，標準的なanterior petrosectomyでは，後方の限界は，内耳道の後方約1cm，下方の限界は経静脈結節の上縁で，斜台下部や内耳道の後ろ下方は術野に入らない．従って，本術式を行う際には適応が重要となる．Trautmannの三角の削除や[4]，posterior petrosectomyを追加したり，外側後頭下開頭を追加したりするcombined approachなどで，術野の拡大は可能であるが，本項では，標準的なATPAについて解説する．

本法では，Meckel腔の開放が容易であり，三叉神経節から，三叉神経根の脳幹入口部に至るまでが容易に観察される．錐体骨先端部から斜台上中部のいわゆる錐体斜台部病変，脳幹腹側の髄内病変が，本法の適応となる．なかでも，三叉神経節，三叉神経根から発生する神経鞘腫は本法のきわめて良い適応である．錐体斜台部髄膜腫も，本法の適応となるが，髄膜腫の場合，硬膜に付着していることから，直視下に硬膜付着部を観察する必要があり，その限界が，後方は内耳道の後上方約1cm，下方は経静脈結節の高さになる．また，髄膜腫の場合は，硬膜など間葉系の組織に浸潤することから，脳神経や血管をencaseすることもあり，個々の症例を術前に十分に解析して，摘出目標を定める必要がある．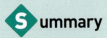に，ATPAにて全摘可能な錐体斜台部髄膜腫を示した．

⚠ Level up technique

錐体斜台部髄膜腫で，superior petrosal sinus (SPS) に沿って，内耳道上後方へ1cm以上進展している場合は，前述のように，ATPAに加えて，Trautmannの三角，すなわち，sigmoid sinus前縁から迷路後方の錐体骨後面を削除することにより，SPS全長を露出することができる．Trautmannの三角の削除は，ATPAの後方限界を，比較的容易に克服する方法である[4]．

図1 ATPAにて摘出可能な錐体斜台部髄膜腫のGadolinium(Gd)造影T1強調画像
A：軸位，**B**：矢状断，**C**：冠状断．
本例では，テント上に及んでいる（矢印①）．後縁は，内耳道の後方約1cmである（矢印②）．下縁は，斜台中部にとどまっており（矢印③），頚静脈結節の頂点にとどまっている（矢印④）．

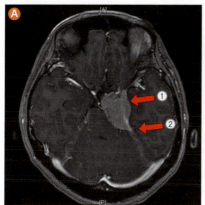
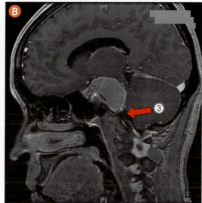
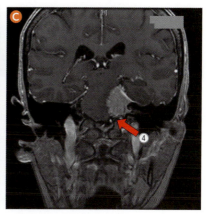

● Trigemino-cardiac reflex

　本法では，三叉神経節から三叉神経根の全貌を露出することが可能である．従って本法では，三叉神経をManipulateすることになる．その際に，徐脈になったり，ときに心停止になったりすることがある．迷走神経を介するtrigemino-cardiac reflexである[5]．通常は，術操作を一時中断することで回復するが，ときに，薬物治療などを要することもある．事前に，麻酔科医にこのような反射が起こりうることを伝えておくことが重要である．

● 解剖学的知識

▶静脈還流路

　静脈還流路は，variationが多く，静脈還流障害は予測が困難であることから，極力温存に努める必要がある．Middle cerebral vein（MCV），inferior cerebral vein，inferior anastomotic vein（Labbé），petrosal veinなどが，本法に関与するが，最近では，画像診断の進歩により，術前に静脈還流路が正確に把握できるようになり，われわれは個々の症例の静脈還流路を術前に解析し，必要に応じて，温存する工夫を行っている[6-8]．

　MCVが，sphenobasal typeであり，かつ，側副路発達していない場合は要注意である．sphenobasal veinは，卵円孔やVesarius孔を介して，pterygoid plexusに還流する．本法においては，通常は，中頭蓋底を硬膜外に剥離，棘孔にて，middle meningeal artery（MMA）を切断して，卵円孔の外側まで露出する．この際に，卵円孔周囲にて，sphenobasal veinを遮断してしまう可能性がある．卵円孔周囲は海綿静脈洞の外側縁にあたることから，この部位からの静脈性出血に対しては，止血綿を充填する場合が多く，この操作により，静脈内に血栓を生じる可能性もある．側副路のないsphenobasal veinの温存のためには，中頭蓋底前半部を露出しない方法で，anterior petrosectomyを行ったほうが無難である[6,7]．静脈還流障害の予防には，個々の症例で術前に解析して，むやみに静脈を犠牲にしないようにすることが重要である．

> **⚠ Pitfall**
>
> 　静脈還流障害は予期できない．図2に，3DCT angiography（3DCTA）を示した症例では，右側のMCVは，sphenoparietal sinusから海綿静脈洞に還流している．左側のMCVは，海綿静脈洞には還流せず，卵円孔に向かっていることがわかる．すなわち，左側のMCVは，sphenobasal typeで卵円孔からpterygoid plexusへ還流している．このような静脈で，TrolardやLabbéなどのanastomotic veinとの吻合がない場合は，要注意である．
>
> 　ATPAにおいて，通常は硬膜外に中頭蓋底を剥離する．棘孔においてMMAを切断するとそのすぐ内側は卵円孔である．sphenobasal veinが卵円孔を貫通している場合，MMAの切断の操作に際して，卵円孔周囲から静脈性出血が起こることがある．下顎神経周囲からの出血であることから，止血綿などで，圧迫止血することになる．この操作により，sphenobasal typeのMCVが閉塞する可能性がある．皮質静脈には弁がなく，吻合も多いことから，閉塞が必ずしも静脈還流障害を起こすとは限らないが，吻合が乏しい場合，特に静脈内血栓を生じるような場合には，重篤な静脈還流障害を呈する危険がある．吻合のない，sphenobasal typeの症例では，MMAを切断せずに，中頭蓋底後半部のみ硬膜外に剥離，硬膜をgreater petrosal nerve（GPN）の後端後方に向かって切開，さらにGPNの内側で硬膜を錐体尖に向かい切開して，錐体骨先端部を露出する[6,7]．

▶顔面神経・大錐体神経，内頚動脈，迷路

　大錐体神経（greater petrosal nerve：GPN）は，膝神経節において顔面神経から分岐し，大錐体神経孔を経て，中頭蓋底の大錐体神経溝を走行し，破裂孔に至る．本法において，きわめて重要なランドマークである．GPNの外側に沿って小錐体神経（lesser petrosal nerve：LPN）も走行している．LPNも術中認識可能であるが，GPNに近接しており，一緒に剥離すればよいことから，以後，LPNには触れないこととする．

　GPNは，中頭蓋底においては，硬膜内を走行する．硬膜は，固有硬膜と骨膜硬膜の2葉からなるが，GPNは，epineuriumに覆われて，骨膜硬膜内を走行する[9]．固有硬膜には血管はほとんどないが，骨膜硬膜内には，多数の動静脈が走行する．GPN周辺の骨末硬膜内の静脈は海綿静脈洞にも連続していることは銘記しておくべきである．GPNの走行を確認

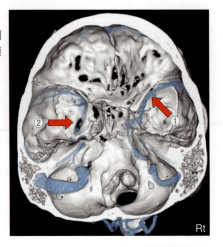

図2　3DCTAの静脈相
右側のMCVは，sphenoparietal sinusから海綿静脈洞に還流しているが（矢印①），左側のMCVは，海綿上膜洞には還流せず卵円孔へ向かっている（矢印②）．

すれば，顔面神経室神経節の位置，内頚動脈の走行，蝸牛の位置が推測できる．このGPNが，anterior petrosectomyの外側縁になる．注意すべきは，頚動脈管の深さにはvariationがあり，人によっては，GPNの内側で，内頚動脈が中頭蓋底に露出していることがあるので，術前に頚動脈管の位置は確認しておく．本法において術野を確保するためには，錐体骨後面の削除を十分に行うことが必要である．内耳道上壁，前壁の中枢側は，多くの場合，開放する．しかしながら，膝神経節や，迷路を露出する必要はない．錐体骨後面の削除に十分時間を費やすべきである．

図3に，bone CTにて，錐体骨の内部構造とanterior petrosectomyの範囲を示した．

▶含気蜂巣

錐体骨の含気はさまざまである．本法では，開頭縁と錐体骨先端部で，含気蜂巣が開放される可能性がある．開頭縁での含気蜂巣の開放は，単純であり，筋肉片，脂肪などの充填とフィブリン糊での固定で，容易に閉鎖可能である．一方，錐体骨先端部で含気蜂巣が開放された場合は，ときに複雑である．通常，錐体骨内の含気蜂巣は，mastoid antrumに集まり，上鼓室，鼓室，耳管へとつながるが，ときに，錐体骨先端部の含気蜂巣が直接，鼓室に連続している場合がある[10]．このような症例では，直接鼓室に連続するルートを遮断しない．術後，難治性の髄液漏を生じる可能性がある．術中にこのようなルートが開放されたかどうか，確認することは必ずしも容易ではないことから，術前に，含気蜂巣の状況を十分に解析し，術中に解放される可能性を予測することにより，開放部位を見逃さないようにする．

図3 錐体骨の内部構造とanterior petrosectomyの範囲

bone CTにて，錐体骨の内部構造（**A〜F**）とanterior petrosectomyの範囲（**A〜E**：青色の網掛け）を示した．GPNの走行は，顔面神経膝神経節と破裂孔から推定した（**C**：緑線）．
EAC：external auditory canal

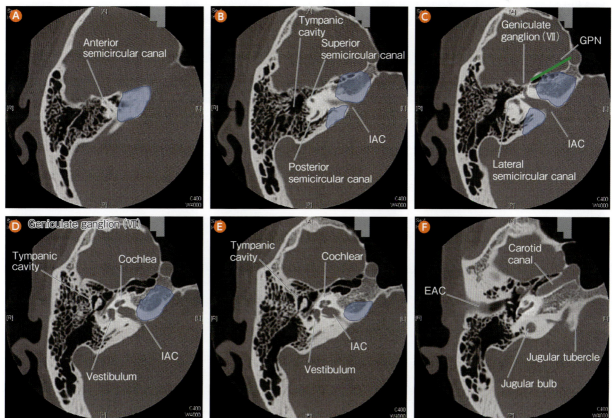

> **Pitfall**
>
> 図4に示した症例では，錐体骨先端部に含気蜂巣が及んでいる．この症例では，錐体骨先端部の含気蜂巣は，三半規管の前方と内側の2つのルートで，mastoid antrumにつながっているようにみえる．Anterior petrosectomyに際して，角度的に含気蜂巣の開放に気が付かないこともまれならずあり，含気蜂巣の閉鎖が十分に行われないと，術後髄液漏をきたす可能性がある．術前に，錐体骨先端部の含気蜂巣の状況を把握し，開放部にはしっかりと脂肪を充填することが重要である．
>
> 図5に示した症例では，錐体骨先端部の含気蜂巣が頚動脈管の後縁に沿って，直接鼓室につながっているようにみえる．難治性髄液漏をきたしやすいパターンである．このような症例では，錐体骨先端部の骨削除部に脂肪を充填するのみではなく，鼓室につながるルートを閉鎖するように脂肪を充填する必要がある．

図4 側頭骨bone CT（1）

この症例では，anterior petorsectomyの範囲内に含気蜂巣が及んでいる（**A**：矢印①，②）．この含気蜂巣は，半規管の前方（**B**：矢印③）と後方（**B**：矢印④）のルートを介して，mastoid antrum（**B**：＊）につながっているようである．

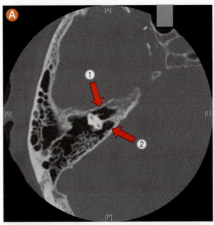 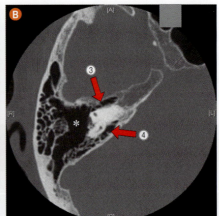

図5 側頭骨bone CT（2）

この症例では，錐体骨先端部の含気蜂巣が発達している（**A**：矢印）．この含気蜂巣は，頚動脈管（**B**：矢印②）に沿ったルート（**B**：矢印③）で鼓室（**B**：＊）に直接つながっているようにみえる．

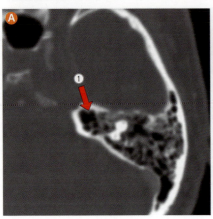 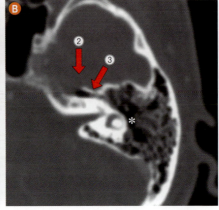

手術手技

三叉神経鞘腫は，ATPAの良い適応である．図6に示すような，Meckel腔から，後頭蓋窩へ進展するMP type[3]の三叉神経鞘腫をモデルとして，本法の手術手技を解説する．

● 術前準備

本法においては，解剖学的ランドマークは多数あるが，腫瘍が正常構造物を破壊している場合など，navigation systemは有用である場合がある．外眼筋，顔面神経の誘発筋電図，聴性脳幹反応などの聴力モニターなど，必要に応じて行う．GPNの同定は，慣れれば容易であるが，逆行性の顔面神経誘発筋電図で同定することも可能である[11]．錐体斜台部腫瘍では，閉塞性水頭症を伴っている場合があるので，術前に画像評価を行い，必要に応じて，脳室ドレナージの準備を行う．

● 体位・頭位

Supine lateral positionで，上半身を20～30°挙上，頭部は真横向きに固定する．テント上の高い部位まで観察する必要がある場合には，ややvertex downとする．体位，頭部の固定はsimpleである．

● 手術手技

> **手技のステップ**
> ❶ 皮膚切開～開頭
> ❷ 中頭蓋底硬膜外剥離
> ❸ anterior petrosectomy
> ❹ SPS・テント・Meckel腔の開放
> ❺ 硬膜閉鎖

図6 MP typeの三叉神経鞘腫症例

Meckel腔から後頭蓋窩へ進展するdumbbell shape（MP type）の三叉神経鞘腫症例のMRI Gd造影T1強調画像（**A**：軸位，**B**：矢状断）を示す．矢印①，②：腫瘍．本例では，患側MCVは海綿静脈洞に還流しており，海綿静脈洞の左右の交通も確認される（**C**）．

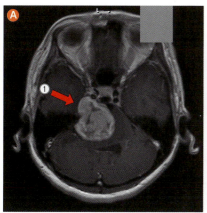
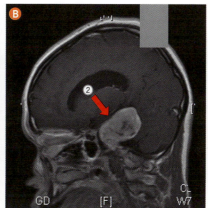
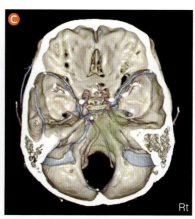

❶ 皮膚切開〜開頭

　テント上の病変の進展状況により，側頭開頭と前頭側頭開頭を使い分けている（図7）．内頚動脈より前方まで観察したい場合，transsylvian approachも併用する場合などは，前頭側頭開頭を行う．テント上の病変が，内頚動脈の後方にとどまっていれば，側頭開頭を行う．いずれも，Question mark frontotemporal skin incisionで対応できるが，筆者は，側頭開頭の場合は，図7Aのような，少し歪んだU-shape skin incisionを行っている．皮切部位が，毛髪の中に隠れやすいことと，皮弁の剥離範囲が狭くてすむことが理由である．いずれの場合も，皮弁は，subgalealに剥離し，顔面神経側頭枝を損傷しないように注意する．
　閉頭時の含気蜂巣の閉鎖に備えて，耳介上部を基部とする，deep temporal fasciaのpedicleを作成しておく．側頭筋は，骨膜下に剥離，前方へ翻転，頬骨弓後半部も骨膜下に露出する．開頭は，側頭開頭の場合は，3 burr hole，前頭側頭開頭の場合は，4 burr holeで行っている．

❷ 中頭蓋底硬膜外剥離

　開頭下縁を削除して，中頭蓋底を硬膜外に剥離する．開頭縁で，含気蜂巣が開放された場合は，術中，中耳に液体が入らないように，いったん骨ろうで閉鎖しておく．標準的な，anterior petrosectomyを行う場合は，中頭蓋底を硬膜外に剥離する．髄膜腫などの場合は，細い動静脈が多数，骨を貫通して硬膜に流入しているが，棘孔，大錐体神経溝までは，それらを凝固切断しつつ剥離する．中頭蓋底を剥離していくと，GPNは棘孔につながってみえる．棘孔を貫通するMMA周囲には静脈路があり，ときに発達している．その中枢側は，海綿静脈洞につながっていることから，この部位の静脈性出血を安全にコントロールするために，筆者らは，棘孔の外側部を一部開放して，棘孔内で，骨膜ごと中硬膜動静脈を剥離，凝固切断している[12]．MMAは，骨膜ごと凝固，まず半分切断，断端を凝固した後，完全に切断する．それでも，棘孔内から出血が続くことも多く，止血綿，骨ろうを充填して止血する．棘孔内で，MMAを切断することにより，硬膜側からの出血は容易に凝固止血が可能となる．MMAを切断するとGPNは卵円孔につながってみえる．GPNはinterdural

図7　側頭開頭の場合（A）と前頭側頭開頭の場合（B）の皮切線と開頭範囲

筆者は，側頭開頭の場合は術後に皮切線を毛髪で隠しやすいため，Aに示した皮膚切開を用いているが，BのようなQuestion mark skin incisionでも可能である．皮切に際し重要な点は，外耳道前方約2cmのあたりを上行する顔面神経側頭枝を損傷しないことである．

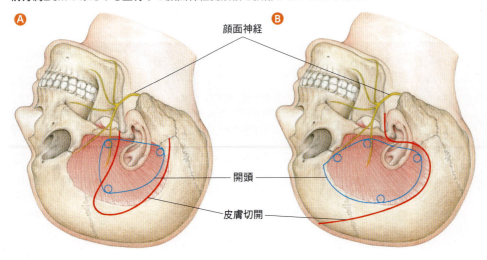

に剥離する．前述のように，骨膜硬膜内を走行するGPNの周囲には，血管が多数走行する．interdual dissectionに際し，硬膜断端から出血があるが，GPNが卵円孔の内側へ向かう部分まで，硬膜から切離温存するが，途中で止血は行わない．卵円孔の周囲には，海綿静脈洞に連続するvenous channelがあるので，GPNが，卵円孔の後方へ走行する部位の，外側，内側の2ヵ所，ピンポイントで止血綿を用いて止血すれば，中頭蓋底硬膜外剥離の出血に対する止血は完了である．図8Aに，中頭蓋底硬膜外剥離後の術野を図示した．

❸ Anterior petrosectomy

GPNを中頭蓋底硬膜から切離し，骨側に温存すると，その内側が，錐体骨先端部で，三叉神経圧痕の後半部まで露出できる．Anterior petrosectomyは，GPNの内側に沿って始める．この際，内頚動脈が中頭蓋底に露出していたり，比較的浅い部分を走行していたりすることがあるので，注意を要する．後方は，膝神経節を十分に避けて錐体縁に向かい，内耳道前壁，後壁の内側部を開放するのが手っ取り早い．その後，後方は，錐体骨縁を内耳道後方まで削除するが，内耳道後方約1cmが快適に削除できる限界のように思える．その後方まで削除する場合にはTrautmannの三角から，前方に向かって錐体縁を削除したほうが楽である．前方は，可視範囲ということになるが，三叉神経後半部まで削除する．内耳道の前下方は，やはり可視範囲で削除するが，内耳道下縁から1cmほど下方まで削除可能である．個人差はあるが，経静脈結節の上端は確認できる．

Anterior petrosectomyであるが，硬膜外から完結することは必須ではない．superior petrosal sinus（SPS）を切断，テントを離断すれば，術野はより展開し，その後に必要に応じてpetrosectomyを追加したほうが効率的である．図8Bは，硬膜外からanterior petrosectomyを行った後の術野である．

❹ SPS・テント・Meckel腔の開放

Anterior petrosectomyの当面のゴールは，個々の症例において，決めたSPSの結紮切断部位を露出することである．中頭蓋底の硬膜をSPSに向かってT字に切開する．錐体骨先端部後面の硬膜も，SPSの下縁に沿って切開する．髄膜腫では，腫瘍の後縁でSPSを結紮切断する．Petrosal veinは，髄膜腫の場合，可能であれば温存するが，腫瘍にencaseされている場合は凝固切断する場合が多い．次いで，腫瘍の付着部の後縁に沿って天幕を離断する．他の病変では，petrosal veinの合流部の前方でSPSを結紮切断，テントを最短距離で滑車神経テント入口部の後方へ向かって離断する．錐体骨後面の硬膜切開を前方へ延長し，Meckel腔下壁を開放する．ここで，ほとんどの場合，三叉神経が確認される．髄膜腫の場合は，Meckel腔上壁にて，再度SPSを結紮切断し，やはり，滑車神経のテント入口部後方に向かってテントを離断する．

テントの離断に際しては，側頭葉，後頭葉下面から，テント，SPSなどに流入するinferior cerebral veinの存在の有無を術中に確認し，温存するようにする．筆者の経験では，このような静脈は術前に評価することが困難であると思われる．おそらく，このような静脈の閉塞と脳の圧排が重なった場合に，術後の予期せぬ静脈性合併症が起きるのではないかと推測される．

SPS，テントを離断することにより，錐体骨削除がより容易になる．術野を拡大するためには，錐体骨後面を広く開放することが有効であり，ときには内耳道下壁内側前半部を削除することもある．

錐体骨の追加削除を行った時点で，アプローチは終了であり，この後は病変に応じて対

応する．図8Cは，Meckel腔から，後頭蓋窩へ，dumbbell shapeに発育した三叉神経鞘腫を展開した術野であり，図8Dは腫瘍摘出後の術野である．

図8 ATPAの各術野

A：硬膜外に中頭蓋底を剥離，LPN，GPNを中頭蓋底硬膜より切離温存，錐体骨先端部を露出した時点の術野．
B：anterior petrosectomyを行い，内耳道上壁，前壁の内側部を開放した後の術野．
C：中頭蓋底硬膜をSPSに向かってT字に切開，後頭蓋窩硬膜をSPS下縁に沿ってMeckel腔下壁まで切開，SPSを結紮切断，滑車神経入口部の後方に向かってテントを離断した術野．Meckel腔から後頭蓋窩に進展した腫瘍が展開される．
D：腫瘍摘出後の術野．

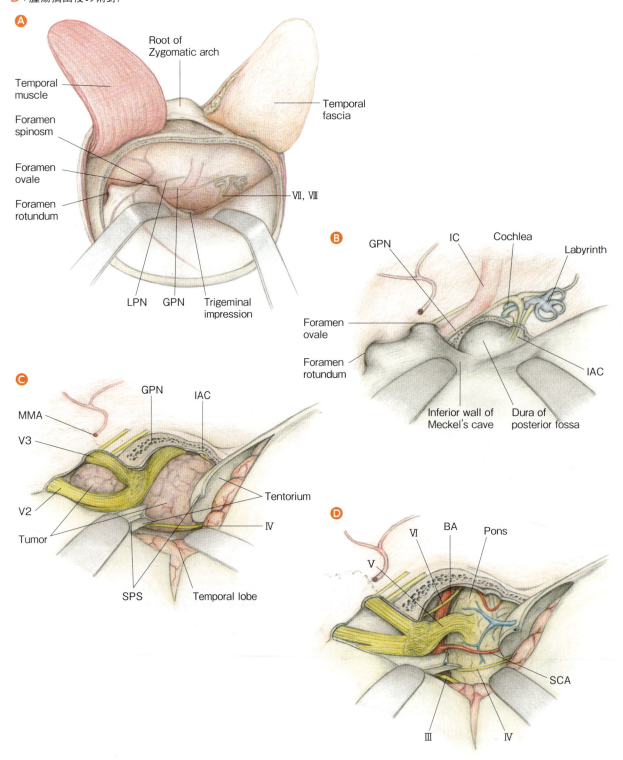

> **! Level up technique**
> 錐体斜台部髄膜腫では，内頚動脈のmeningohypophyseal trunkから分岐するdorsal meningeal artery, tentorial arteryがfeederになっていることが多い．ATPAでは，これらのfeederを早期に遮断できる利点がある．tentorial arteryは，Meckel腔の上壁から，滑車神経入口部の後方に向かってテントを離断する際に，凝固切断される．dorsal meningeal arteryからのfeederは，Meckel腔の内側壁，三叉神経と滑車神経の間から腫瘍に流入する．従って，本法では，Meckel腔を開放するが，最初にMeckel腔内に腫瘍が進展していれば，それを摘出，Meckel腔内側壁の腫瘍付着部を凝固することでこのfeederを遮断することができる．

❺ 硬膜閉鎖

本法では，錐体骨先端部後面の硬膜の一時縫合は困難であり，髄膜腫の場合など，切除することもある．SPSの結紮に使った糸を残しておいて，開頭時に作成したdeep temporal fasciaのpedicleの一部を切断，free flapとしてSPSの断端に縫合，テント上は硬膜に縫合する．テント下は硬膜に縫合することは困難な場合が多いので，錐体骨後面に敷き込んで，フィブリン糊で固定する．錐体骨先端部で含気蜂巣が開放された場合には，その開口部から，下腹部より採取した皮下脂肪の小片を充填し，フィブリン糊で固定する．次いで，錐体骨削除部の骨欠損を同じく脂肪で充填，フィブリン糊で固定する．

開頭縁で，含気蜂巣が開放された場合，隔壁は削除，一つの腔をして，筋肉片あるいは脂肪を充填し，その上をdeep temporal fasciaのpedicleで覆い，フィブリン糊で固定する．tentingを行った後，硬膜に小切開を置き，硬膜下に貯留した空気を人工髄液で置換するとともに，錐体骨先端部からの髄液漏のないことを確認する．

U-shape skin incisionの場合は，皮下ドレーンは留置せず，question mark skin incisionの場合は，皮下ドレーンを留置，順創に閉創する．

● 術後管理

術後管理は，通常の開頭手術と同様である．開頭，錐体骨削除に際して，広く含気蜂巣が解放された場合，術後，腰椎ドレナージを行うこともあるが，最近では術前に含気蜂巣の状況をしっかり把握し，術中に髄液漏の危険のあるルートをしっかり閉鎖することで，腰椎ドレナージを行う機会は減少した（図9）．

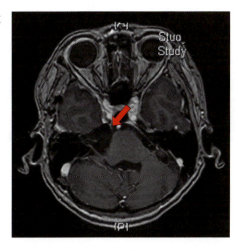

図9 図6と同症例の術後3ヵ月のMRI Gd造影T1強調画像
腫瘍は全摘され，患側の三叉神経は温存されている（矢印）．

症例提示・ビデオ

症例

72歳男性，脳ドックMRIにて，左三叉神経鞘腫と診断され，手術治療目的で当院紹介となった．既往歴・家族歴には特記すべきことなし．

画像診断

図10に，MRI Gd造影T1強調画像，3DCTAを示す．Meckel腔から後頭蓋窩へ進展するMP typeの三叉神経鞘腫が脳幹を圧排している．

手術

皮膚切開，開頭は，図7Aに示した方法で行った．開頭後，中頭蓋窩硬膜外剥離操作から，ビデオで供覧する．以下，術中操作の説明である．

GPNの確認，中頭蓋底硬膜から切離温存する（図11A）．次いで，棘孔外側部を開放，棘孔内でMMAを凝固切断する．anterior petrosectomyは，GPN内側から開始，内耳道上壁，前壁に内側部を開放，三叉神経圧痕後半部も削除する．

中頭蓋底硬膜をSPSに向かってT字に切開，SPSを結紮切断，テントを離断する．Meckel腔から後頭蓋窩へ進展する腫瘍は，扁平化した三叉神経の正常線維束に覆われていた（図11B）．正常神経線維束を神経線維の走行に沿って切開，腫瘍を露出，剥離を行っていく（図11C）．

一部腫瘍を摘出迅速病理に提出，schwannomaと診断された．超音波吸引器などを用いて，腫瘍の内減圧を行い，正常神経線維との剥離を進めた．腫瘍の後縁を剥離，脳幹を確認した．次いで内側面で上小脳動脈との癒着を剥離した（図11D）．

腫瘍の前縁を剥離し，腫瘍と正常神経線維束との癒着の剥離を行って，腫瘍塊を全摘した．三叉神経根の内側で脳底動脈を確認した（図11E）．

硬膜欠損部は，側頭筋膜遊離弁で補填，骨削除部には，本例では含気蜂巣の開放がなかったため，側頭筋肉片を充填した．この後，bone flapをチタンプレートで固定，硬膜下に貯留した空気を人口髄液で置換，tenting施行，以下，順に閉創した（図12）．

図10 MP type三叉神経鞘腫症例のMRI Gd造影T1強調画像（A）と3DCTA（B）

Meckel腔から後頭蓋窩に進展する腫瘍が，脳幹を圧排している（矢印）．ATPAを行う際に犠牲となる静脈は見当たらない（B）．

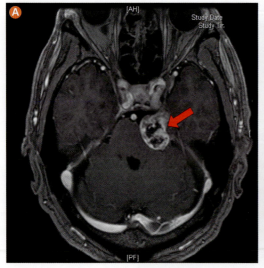
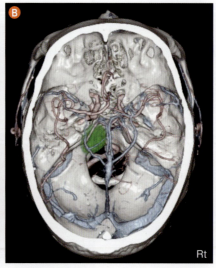

図11 左三叉神経鞘腫症例の術中所見

A：硬膜外に中頭蓋底を剝離，GPNとMMAを確認．
B：硬膜切開，SPS，テントを離断，腫瘍は扁平化した三叉神経に覆われていた．
C：扁平化した三叉神経を線維に沿って切開，腫瘍を露出．
D：腫瘍の内側面で，superior cerebellar artery（SCA）との癒着を剝離．
E：三叉神経根を温存，腫瘍を全摘した．三叉神経根の奥で，basilar arteryを確認．

手術動画

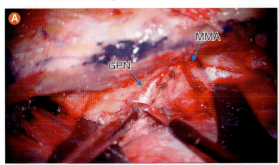
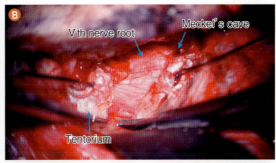
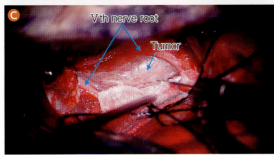
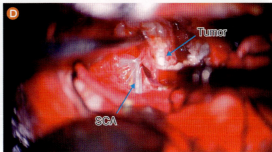
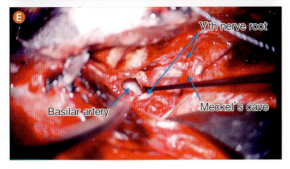

図12 図10と同症例のMRI Gd造影T1強調画像（A）とT2強調画像（B）
腫瘍は全摘されており，患側の三叉神経の温存が確認される（B：矢印）．

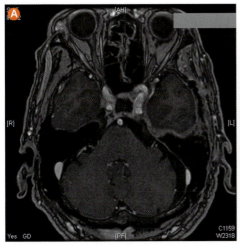
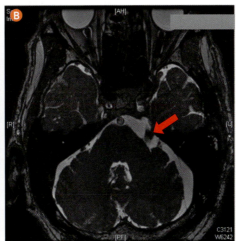

文献

1) Kawase T, Toya S, et al. Transpetrosal approach for aneurysms of the lower basilar artery. J Neurosurg 1985; 63(6): 857-61.
2) Kawase T, Shiobara R, et al. Anterior transpetrosal-transtentorial approach for sphenopetroclival meningiomas: surgical method and results in 10 patients. Neurosurgery 1991; 28(6): 869-75.
3) Yoshida K, Kawase T. Trigeminal neurinomas extending into multiple fossae: surgical methods and review of the literature. J Neurosurg 1999; 91(2): 202-11. Review. PubMed PMID: 10433308.
4) surgical methods and review of the literature. J Neurosurg 1999; 91(2): 202-11. Review. PubMed PMID: 10433308.
5) Shibao S, Borghei-Razavi H, et al. Anterior Transpetrosal Approach Combined with Partial Posterior Petrosectomy for Petroclival Meningiomas with Posterior Extension. World Neurosurg 2015; 84(2): 574-9.
6) Shibao S, Kenawy K, et al. The Trigeminocardiac Reflex During the Anterior Transpetrosal Approach. World Neurosurg 2017; 106: 939-44.
7) Ichimura S, Yoshida K, et al. Epidural anterior petrosectomy with subdural visualization of sphenobasal vein via the anterior transpetrosal approach—technical case report. Neurosurg Rev 2012; 35(4): 609-13.
8) Shibao S, Toda M, et al. Various patterns of the middle cerebral vein and preservation of venous drainage during the anterior transpetrosal approach. J Neurosurg 2016; 124(2): 432-9.
9) Mizutani K, Toda M, et al. The Analysis of the Petrosal Vein to Prevent Venous Complications During the Anterior Transpetrosal Approach in the Resection of Petroclival Meningioma. World Neurosur 2016; 93: 175-82.
10) Ichimura S, Yoshida K, et al. Greater petrosal nerve schwannomas-analysis of four cases and review of the literature. Neurosurg Rev 2010; 33(4): 77-82.
11) Tamura R, Tomio R, et al. Analysis of various tracts of mastoid air cells related to CSF leak after the anterior transpetrosal approach. J Neurosurg 2018; 1-8. [Epub]
12) Tomio R, Akiyama T, et al. Usefulness of facial nerve monitoring for confirmation of greater superficial petrosal nerve in anterior transpetrosal approach. Acta Neurochir(Wien) 2014; 156(10): 1847-52.
13) Shibao S, Borghei-Razavi H, et al. Intraspinosum Middle Meningeal Artery Ligation: A Simple Technique to Control Bleeding in the Middle Fossa During the Anterior Transpetrosal Approach. Oper Neurosurg (Hagerstown) 2017; 13(2): 163-72.

III 手術の実際／頭蓋底部腫瘍

中頭蓋窩・錐体斜台部腫瘍
Combined transpetrosal approach

広島大学大学院医歯薬保健学研究科脳神経外科学　光原崇文, 栗栖　薫
島根県立中央病院脳神経外科　井川房夫

> **Summary**
>
> 錐体骨はテント上下を隔てる骨構造であり，経錐体法(transpetrosal approach)は，この錐体骨を除去することで脳の圧迫を最小限にしながらテント上下にわたる病変にアプローチする，効果的な頭蓋底アプローチである．錐体骨内および近傍には，蝸牛や半規管などの聴覚器，内耳神経，顔面神経などの脳神経，内頚動脈や頭蓋内から頭蓋外への静脈還流ルートなどがあり，transpetrosal approachは半規管切除や蝸牛切除，顔面神経re-routeなど手術展開に合わせて多くのバリエーションが存在する．Combined transpetrosal approachは，一般的に迷路骨包を温存し後方の錐体骨を削除する後錐体骨到達法(retrolabyrinthine) posterior petrosectomyと，迷路骨包前方の錐体骨先端部を削除する前錐体骨到達法(anterior petrosectomy)を合わせて行うことが多く，本項ではこのアプローチについて概説する．

手術のポイント

　Combined transpetrosal approachでは下位脳神経から海綿静脈洞後方部まで種々の病変の手術に応用される．錐体斜台部髄膜腫やchordoma, chondrosarcomaなどのいわゆるpetroclival腫瘍，大型のダンベル型三叉神経鞘腫，テント上下に及ぶ類上皮腫，後方循環の脳動脈瘤など適応範囲は広い．病変のサイズや伸展方向(広がり)，聴力を含めた術前の神経機能評価とともに，手術では①可及的に静脈還流を温存し，②側頭葉圧迫を最小限に行い，②穿通枝を温存し，脳幹と腫瘍のinterfaceを見極め(癒着する部位では無理をしない)，④髄液漏防止のために腹壁脂肪や有茎筋骨膜弁を有効的に利用し，⑤腰椎ドレナージなどを活用し術中および術後の頭蓋内圧および髄液漏のコントロールをすることが重要となる．聴力を温存したまま小脳や側頭葉の圧排が少なく，脳幹側面から前面の病変，斜台部病変に対応できるが，一方で骨削除やアプローチにはその解剖学的知識および深部剥離操作の習熟が必要である．

● 錐体骨の解剖について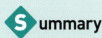

　錐体骨の詳細な解剖については，多くの成書があり，ここでは割愛するが，ポイントを何点か挙げておく．錐体骨削除(petrosectomy)を開始する際には表面の解剖学的指標(land mark)を足がかりにする．側頭部骨表面のland markを図1に示す．特に中頭蓋底の指標となる側頭線temporal line〜supramastoid crestおよび，乳突洞(mastoid antrum)の指標になるHenle棘(spine of Henle)は重要である．Trautmann三角(Trautmann's triangle)の骨削除はS状静脈洞周囲およびその前方(presigmoid space)で後頭蓋窩硬膜を

図1 錐体骨の解剖

A：骨表面の重要なランドマークを示す．
①supramastoid crest(ridge)
②parietomastoid suture
③lambdoid suture
④squamosal suture
⑤asterion
⑥occipitomastoid suture
⑦digastric groove
⑧MaCewen's triangle
⑨linea temporalis
⑩mastoid tip
⑪temporal line
⑫spine of Henle

B：combined transpetrosal approachの骨削除イメージ．
錐体骨骨削除は骨迷路前方(anterior petroseclaty)と骨迷路後方(posterior petrosectomy)を合わせた骨削除となる．

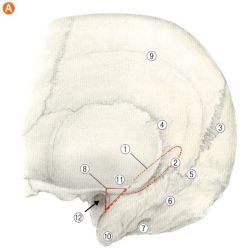
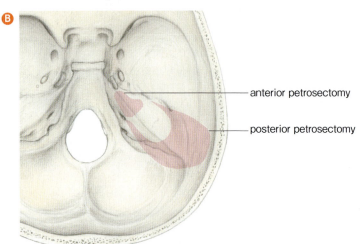

しっかり露出し，中頭蓋底硬膜を露出しながら上半規管部(弓状隆起部)まで露出する必要がある．

● 顔面神経の同定方法について（図2）

顔面神経垂直部は乳突蜂巣内の顔面神経管を走行するが，顔面神経管は外耳道後壁の5mm後方で乳様突起外側部から10mm深部にある．顔面神経のexternal genuは外側半規管近傍で，神経被膜が薄いため損傷しやすく注意する．実際の手術では，モノポーラー電気刺激で顔面神経の走行の同定を行い確認するが，刺激を1.5～2mA程度で行うと薄い骨の上からでも反応が得られるため有用である．

● 静脈還流について

中頭蓋底，後頭蓋窩硬膜を切離し，上錐体静脈洞を離断して硬膜下に侵入する本アプローチに際しては，側頭葉や小脳および脳幹部の静脈還流を考慮する必要がある．静脈還流障害は脳浮腫や頭蓋内出血など，時に重篤な合併症につながる．前頭側頭部を還流するsuperficial middle cerebral vein(SMCV)は本アプローチの際に障害されやすい静脈の1つである．SMCVの走行について，最近の報告[3]では，SMCVの中頭蓋窩から側頭下窩また

図2 顔面神経の走行と同定

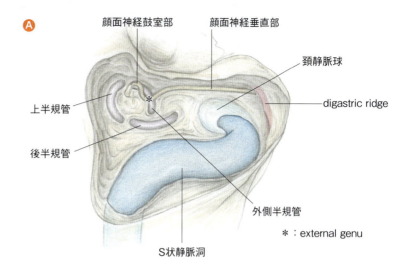

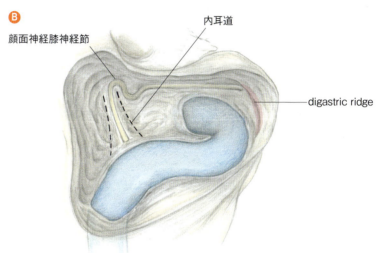

は横・S状静脈洞へと還流する静脈ルートが分類されている．つまり，SMCVが海綿静脈洞へ還流するもの，または存在しないもの，sphenobasal veinとして卵円孔へと還流するもの，sphenopetrosal veinとして後方へ還流するものに分類し，その静脈パターンにより前方錐体骨削除（anterior petrosectomy）のmodificationが必要であると述べてられている．卵円孔外側からsphenobasal veinとして卵円孔へと還流するタイプではepidural anterior petrosectomyを行い，卵円孔への血流を温存するため硬膜下からsphenobasal veinを観察し温存する．Sphenopetrosal veinとして後方へ還流するもののうち，sphenopetrosal veinからsphenopetrosal sinusへとなって還流する場合では，sphenopetrosal sinusを損傷しないために側頭部硬膜のpeel-offは行わず，硬膜切開にも工夫が必要である．Sphenopetrosal sinusとなって還流する型では硬膜peel-offが不能のため，（硬膜外ではなく）硬膜下からのanterior petrosectomyを行う．（詳細は文献[3]を参照されたい）

手術手技

術前準備

▶頭部CT，CTA検査（図3）

手術前に錐体骨のthin slice撮影にて乳突蜂巣の構造（pneumatization）を十分確認しておく．乳突蜂巣は乳突洞に収束し，その後鼓室，耳管へと開口していくが，直接鼓室や耳管に開口している場合もある．このような症例では特に術後の髄液鼻漏を起こしやすいことから，特に乳突洞閉鎖を念入りに行う必要がある[4]．半規管周囲の乳突蜂巣が発達していることもあり，迷路骨包や内耳道を露出する際の指標となる．同様に静脈洞周囲の蜂巣の発達を確認し，S状静脈洞の後方に蜂巣があればS状静脈洞露出の際の指標になる．

頭蓋内血管の形態把握には3DCT angiographyが非常に有用である．錐体骨内を走行する内頸動脈と腫瘍・骨の関係，腫瘍周囲の血管または腫瘍内にencaseされた血管の形態，腫瘍の三次元的位置関係を描出できるため，腫瘍摘出の手術戦略に非常に役立つ．3DCT venographyでは頭蓋底部に還流する静脈情報を三次元的に把握することができる．これらの情報を統合して術前のsimulation imageを作成し術前の検討や術中のオリエンテーションの確認に役立てる．両側S状静脈洞の発達の程度とLabbé静脈の流入部位などを確認する．静脈還流パターンは腫瘍局在によっても個々の症例で異なっており，必要に応じてDSAを行い頭蓋底アプローチによって損傷する可能性のある静脈ルートの評価を術前に行っておく．場合によっては静脈還流の温存のために頭蓋底アプローチのmodificationが必要となる．

▶頭部MRI検査（図4）

頭部MRIでは腫瘍の性状や周囲構造との関係，また腫瘍に伴う浮腫など多くの情報が得られる．特に頭蓋底腫瘍では腫瘍と周囲神経，血管との関係を把握するためにthin sliceのFIESTA（fast imaging employing steady state acquisition）などのheavy T2画像が重要である．造影後にFIESTAを撮像することで，神経とのコントラストがより明瞭となる．腫瘍の発生部（髄膜腫では多くの場合vascular centerになっている）を見極めると，脳神経や血管が腫瘍に対してどの方向に圧排されているかが想定できる．脳神経は脳幹の出口

図3 target CTと3DCT venography

A，B：乳突蜂巣の発達には個人差があり，mastoidectomyに際して術前にthin slice CTで詳細な骨構造を確認しておく．
C：側頭葉下面や海綿静脈洞周囲の静脈還流は3DCT venographyでもある程度確認可能である．

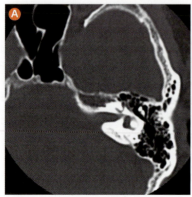
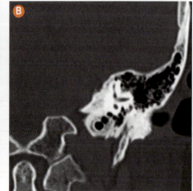
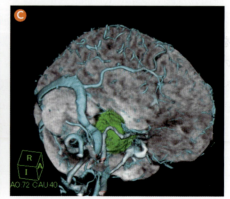

部と錐体斜台骨部への入口部を参考に同定するが，DTI (diffusion tensor imaging)を応用したトラクトグラフィーが有用である．

最近では術前戦略構築のために3DCG画像を駆使した実体感型仮想手術シミュレーション(interactive virtual simulation)も考案されており，特に頭蓋底手術のような狭い，限られた視野で全体像を三次元的に把握するのには有用である[2]．

▶ **脳血管撮影**

血管構造の詳細な解析および血流方向含めた血行動態の把握には，いまだ脳血管撮影の果たす役割は多い．われわれは特に多血性の腫瘍で術前の腫瘍栄養血管塞栓を考慮する症例や，静脈還流障害による脳浮腫などが危惧される症例などではあらかじめ検査入院を行い，脳血管撮影検査を行うこととしている．血管撮影にて腫瘍feeding centerを見極める(図10)ことで，腫瘍発生起源の推定と手術戦略に役立つことがある．われわれは術中出血の低減と手術時間・リスク低減のために，術前栄養血管塞栓術を積極的に行うこととしている．

図4 造影FIESTA
造影後のFIESTAでは腫瘍と脳神経を分離して認識しやすい．
axial view (**A**)，およびcoronal view (**B**) では腫瘍内を走行する三叉神経(黄色矢印)が明瞭に識別できる．
sagittal view (**A**) では腫瘍内を走行する脳底動脈(赤色矢印)が明瞭に識別できる．
D：トラクトグラフィーで右三叉神経を描出している．

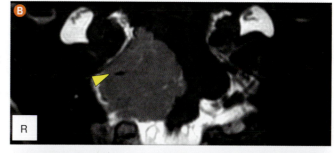
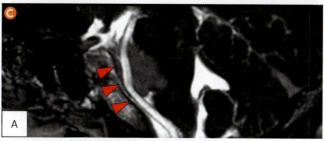
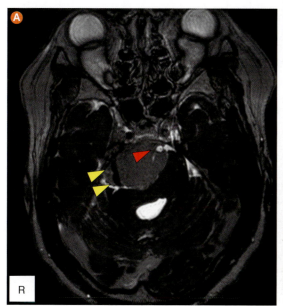
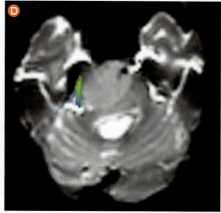

▶腹壁脂肪採取

　錐体骨削除部の充填のために，腹壁脂肪を採取する．遊離組織である脂肪織は感染には不利な側面がある一方で，自己生体組織であるため，死腔を充填するために古くから利用されている．特にcombined petrosal approachでは骨削除に伴う死腔が鼓室や鼻腔に開放されているため，術後髄液漏予防のためにも脂肪織を利用して死腔の充填を行う．一方で，腹壁の脂肪採取部は死腔が形成され術後出血の原因となることがあるため，閉鎖式ドレーンを留置することとしている．

▶腰椎ドレナージ

　硬膜外腔の操作時の側頭葉挙上による脳損傷を予防するために，手術前に腰椎ドレーンを挿入する．手術中はマンニットール®などの投与とともに，ドレーンから髄液排液を適宜行う．Anterior petrosectomyの硬膜切開部は硬膜縫合ができないため，術後も2～3日間はドレナージを行い，髄液漏予防を行っている．ただし，脳脊髄液減少によるbrain sagging syndromeには注意する必要がある．

● 手術体位，頭位

　われわれは全例park bench positionで手術を行っている．病変により頭頂側を見上げる必要がある場合（テント上に腫瘍が大きい場合など）には，患者肩が顕微鏡と干渉するためvertex downとして肩にテープをかけて後方に引いて固定しておく．顕微鏡や手術操作上，上側になった肩を前方に倒して固定したほうが，フリースペースを得ることが多い．逆に頚静脈孔近傍まで進展している腫瘍などではほぼ水平位に保ち，あえてvertex downを行わない場合もある．いずれにしても，手術中に迷路骨包前方からの視野（anterior petrosectomy部から後頭蓋窩を観察する視野）と迷路骨包後方からの視野（posterior petrosectomy部からの視野）を術者が無理なく利用できるように，手術台回旋のための側板などをセッティングしておく．そしてドレーピングを行う前に手術台の回旋をあらかじめシミュレーションし，麻酔科医および看護師とともに確認して，患者と手術台とのずれや器機との干渉が起こらないよう，ローテーションテストを行う．

　手術台は静脈還流，頭蓋内圧を考慮して，心臓より頭部が下がらないように，背板を10～15°程度挙上するが，患者の上半身の体型にもよる．手術台を挙上すると下方の側胸部に特に圧が集中するため，特に長時間の手術では皮膚障害（褥瘡形成）が問題となる．皮膚のよれや圧迫が予想される部位にはリモイスパッド®などの保護材を貼付し，1時間半～2時間ごとに外回りの看護師が胸部および骨盤部の除圧を行う．

● 手術手技

手技のステップ

❶ 皮切と開頭
❷ Mastoidectomy
❸ Anterior petrosectomy
❹ 硬膜切開・小脳テント切開
❺ 硬膜内操作
❻ 閉頭

❶ 皮切と開頭（図5）

　頬骨弓基部を露出できるよう，耳介前方部から側頭筋が付着するlinea temporalisを回って後頭部に至るinverted U-shapeの皮膚切開をデザインする．通常中頭蓋側の開頭は中頭蓋底から3〜4cmの高さで行うが，側頭筋膜骨膜弁作成をするために側頭筋付着の上方まで皮膚切開を行う．耳介前方部では皮弁の血流を維持するために浅側頭動脈を損傷しないように注意する．後頭部では腫瘍が頚静脈孔の尾側まで伸展している場合にはretrosigmoid術野を利用する必要があり，その際にはmastoid processを超えて尾側まで切開できるようにデザインしておく．皮弁はgalea aponeurotica直下で剥離し，側頭筋膜部を茎とする後頭部骨膜〜側頭筋膜（fascial pericranial flap）を丁寧に作成し，皮弁とは別に翻転しておく．側頭筋本体は側頭骨から剥離して前方に牽引するが，手術終了時に筋付着部を再建するために筋付着部カフを骨につけた状態で剥離している．後頭筋群は後頭骨から剥離して一塊として後方尾側に翻転しフックなどで引いておく．

　開頭の際には中頭蓋底のライン〔temporal line（root of zygomaから乳突上稜supra mastoid crestを基準に）〕，asterionを基準に横〜S状静脈洞の想定ラインを確認したうえで，側頭骨は中頭蓋底から3〜4cmの高さで，後頭骨はsigmoid sinus後方の硬膜（retrosigmoid space）を一部露出できるように開頭範囲を決定する．

　開頭に際しては腰椎ドレーンからの髄液排液や浸透圧利尿薬などを用いて頭蓋内圧を下げてから行う．頬骨弓基部〜外耳孔上方から横静脈洞〜S状静脈洞移行部の中頭蓋底想定ラインをまずドリリングして露出してから，円蓋部にburr holeを数ヵ所に穿ち開頭を行う．横静脈洞〜S状静脈洞移行部は側頭葉側から静脈が流入しており，また後方では

図5　皮膚切開（A）と開頭（B）

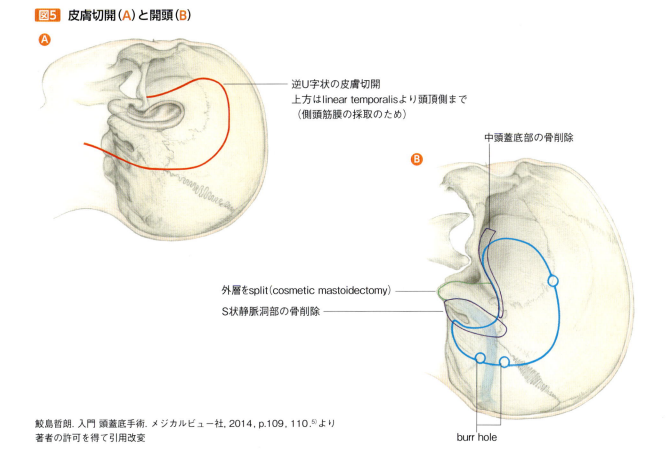

鮫島哲朗. 入門 頭蓋底手術. メジカルビュー社, 2014, p.109, 110.[5]より著者の許可を得て引用改変

mastoid emissary veinが発達していることがあり，出血しやすい部位である．S状静脈洞外側面と骨は，前方および外側部での剥離は容易である（S状静脈洞の剥離は横静脈洞側から下方へと行う）が，後方retrosigmoid硬膜移行部ではmastoid emissary veinもあり癒着しているため損傷しないように丁寧に剥離する必要がある．S状静脈洞が開頭範囲の尾側まで剥離できたところで，その前方の乳様突起外層をsplitし，いわゆるcosmetic mastoidectomy[1]を行う（静脈洞損傷を避けるためにまず静脈洞を露出してからその前方でノミを使ってsplitしている）．この骨皮質は，閉頭時に充填した脂肪を圧迫するように挟み込み，髄液漏を予防するのに有用である．

❷ Mastoidectomy（図6）

骨削除前にCT target imagingなどを活用してmastoid air cellの含気や迷路骨包の周囲の構造を確認しておく．Mastoidectomyの際に重要となる解剖指標は乳突洞（mastoid antrum）である．ここまでのmastoid antrumが開放されるまでの骨削除を手早く行う．外耳道頭側でHenle棘（spine of Henle）を基準として骨削除を行い，mastoid antrumが開放されると，上鼓室内のきぬた骨（incus）が確認される．聴力温存する際にはincusに決してdrillが当たらないように注意する．mastoid antrumの内側には黄色調の緻密骨が確認され，外側半規管（lateral semicircular canal）の前半部が同定される．これで半規管の深さと位置が確認されるので，さらに骨削除を進めてpresigmoid spaceの硬膜を露出する．硬膜露出に際してはあらかじめpresigmoid部の硬膜と骨の剥離を行っておく（内リンパ嚢：endolymphatic sacまで）．S状静脈洞は乳様突起内で外側に突出しながら走行しており，retrosigmoid硬膜からの移行部（mastoid emissary veinが分岐する部位近傍）で骨と癒着している．この部位は静脈洞に薄い皮質骨を残すように削除し，丁寧に剥離しないと思わ

図6 mastoidectomy
術中の視野の妨げになる骨を削除し，sinodural angleの硬膜をできるだけ広く露出するため骨削除の目標を定めて骨削除する（骨削除は手段であり目的ではない）．
①ext. auditory canal, ②spine of Henle, ③jugular bulb, ④mastoid emissary vein, ⑤temporal tegmen（middle fossa plate）, ⑥superior semicircular canal, ⑦posterior semicircular canal, ⑧lateral semicircular canal, ⑨sinodural angle, ⑩digastric ridge, ⑪incus, ⑫fallopian canal（facial nerve）, ⑬stylomastoid foramen, ⑭chorda tympani, ⑮round window, ⑯endolymphatic sac

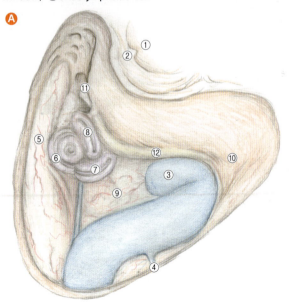
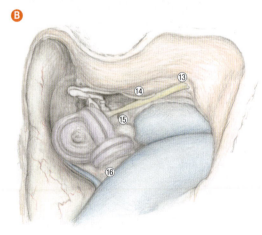

鮫島哲朗. 入門 頭蓋底手術. メジカルビュー社, 2014, p.98, 100.[5] より著者の許可を得て引用

ぬ出血に遭遇する．この部位を越えてS状静脈洞外側壁から前方のpresigmoid部硬膜の癒着は軽度で，通常剥離は容易である．硬膜が骨へとめくり込む(endolymphatic sulcus)部が内リンパ嚢(endolymphatic sac)であり，後半規管(posterior semicircular canal)の指標となる．静脈洞壁近傍を削る際にはcutting steel burrではなく，extra-coarse diamond burrなどを用いるほうが無難である．外側半規管の尾側で顔面神経管を同定する(多くの場合で顔面神経そのものを露出する必要はない)．顔面神経は外側半規管外側縁が深さの指標となり(ほぼ同じ高さを走行する)，電気刺激にて誘発筋電図が得られる．尾側ではdigastric ridge部からstylomastoid foramen部の白い結合織が指標になる．顔面神経管後方を深部に骨削除すると頸静脈球が露出される(頸静脈球のある尾側では，すぐ近傍に顔面神経が走行するので注意)が，high jugular bulbなどの際にはスペースが限られるため骨削除に注意が必要である．

中頭蓋底側では，上半規管(superior semicircular canal)の指標となる弓状隆起(arcuate eminence)を確認する．air cellsの発達が良好の場合には上半規管頭側にもair cellが存在することがあるため，CTで確認しておく．緻密な皮質骨で覆われる上半規管，後半規管は骨削除できないが，半規管周囲の蜂巣を形成する海綿骨(骨内の細かなair cell)はできる限り削除しworking spaceを得ておくことがポイントである．

❸ Anterior petrosectomy(図7)

中頭蓋底では錐体骨上面を後方から剥離していくと，弓状隆起が確認される．この時点で上半規管の位置は特定され，周囲骨削除されていればよりわかりやすい．弓状隆起(または上半規管)を指標に中頭蓋底でgeniculate ganglion(顔面神経膝神経節)の位置をモノポーラー電気刺激で同定する(われわれは色素をつけてマーキングしている)．中硬膜動脈(middle meningeal artery)および伴走する静脈を凝固離断し，固有硬膜を骨膜硬膜からpeel-offしてelevationし，錐体骨縁に向けて錐体骨を広く露出する．顔面神経膝神経節から前方へと走行する大錐体神経(greater superficial petrosal nerve)は卵円孔へと走行するが，骨内を長く走行することもある．卵円孔で三叉神経第3枝を確認(直下に内頸動脈が走

図7　中頭蓋底の露出と骨削除
①geniculate ganglion, ②GSPN, ③MMA, ④V2, ⑤V3, ⑥incus, ⑦facial nerve

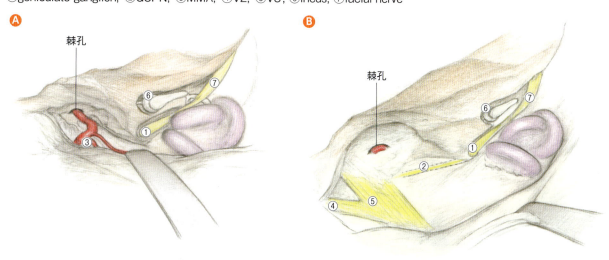

鮫島哲朗. 入門 頭蓋底手術. メジカルビュー社, 2014, p.111.[5]を元に作成

行していることがある）し，錐体骨稜まで広くmiddle fossa rhomboid（いわゆるKawase's triangle）が露出されたら，錐体骨の削除を行う．内耳道上壁削除の際には内耳道底を削りすぎないように（顔面神経は上前方に分かれて走行し，浅いところを通る，深いところに蝸牛がある），また錐体骨先端部を削りすぎないように（下錐体静脈洞，外転神経損傷）注意する．側頭葉底面を保持する脳ベラは錐体骨縁に先端を当てるようにすると安定する．ドリリングでは視軸をやや前方から斜台側を見るように修正すると行いやすい（後方から骨削除を前方に向かって行うと錐体骨先端部を深く削りすぎてしまう）．Diamond drillで奥まった骨縁の削除が難しい場合には，マイクロ骨鉗子やSONOPET®が有用なことがある．

❹ 硬膜切開・小脳テント切開（図8）

硬膜切開前に硬膜外止血を十分に行っておく．多血性の腫瘍はもとより，術野の出血コントロールが不良であると，視野不良から神経血管損傷など思わぬトラブルの原因となる．

まず上錐体静脈洞の位置を確認し，中頭蓋底硬膜をそれに平行に（上錐体静脈洞の上縁に沿って）切開する．病態にもよるが，側頭葉の過剰な露出はその後の手術中の側頭葉損傷にもつながるため，われわれはなるべくテント側（中頭蓋底内側側）で切開するようにしている．通常Labbé静脈は露出しない（横静脈洞部までは硬膜切開しない）．あらかじめ腰椎ドレーンから髄液を排液するなどして，側頭葉の圧迫を極力注意しながら脳ベラをかけ牽引し，テント上面を確認する．テント自由縁まで側頭葉底面との間を観察し，滑車神経の走行を確認しておく．しかし小脳テント髄膜腫などでは腫瘍内に滑車神経が埋没しており確認が困難な場合もある．また可能であれば迂回槽周囲のくも膜を切離して髄液を排液しておくと，その後の手術操作中の脳の圧排を軽減できる．

図8 硬膜および小脳テントの切開と術野の展開

硬膜切開では後頭蓋窩から還流するpetrosal veinの還流を温存できるように，（通常はなるべく前方で）上錐体静脈洞（superior petrosal sinus）を離断する．テント縁では滑車神経を同定してその後方でテントを離断する．
①ext. auditory canal, ②fallopian canal, ③jugular bulb, ④Ⅸ〜Ⅺ, ⑤sigmoid sinus, ⑥Ⅶ & Ⅷ, ⑦superior petrosal sinus, ⑧Ⅳ, ⑨Ⅴ, ⑩V2, ⑪V3, ⑫GSPN

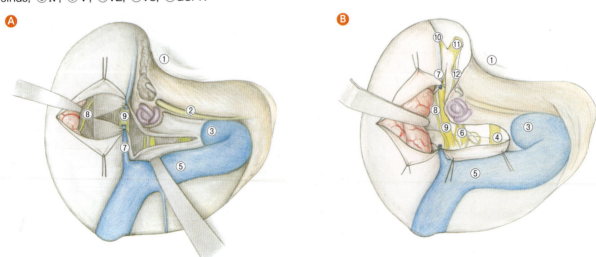

鮫島哲朗．入門 頭蓋底手術．メジカルビュー社，2014, p.113, 114.[5]より著者の許可を得て引用

引き続いて後頭蓋窩硬膜を上錐体静脈洞の下縁に沿って切開する．上錐体静脈洞を切離してテントを離断する際には錐体静脈(petrosal vein)の還流を考慮し，錐体静脈と上錐体静脈洞の合流部より前方を離断する（静脈還流ルートを後方へ温存する）．上錐体静脈洞が発達している場合には，結紮してから切離する．テントの離断ではテント内の静脈チャネルが発達していることがあり，思わぬ出血に難渋することがある．また小脳テント髄膜腫ではtentorial arteryが腫瘍栄養血管となっており，止血に難渋する．後頭蓋窩側では腫瘍により持ち上げられテントに押しつけられた三叉神経や上小脳動脈を損傷しないようにしながら，テントは少しずつ切離していくのがよい．

　引き続いて後頭蓋窩硬膜を錐体静脈洞下縁に沿ってpresigmoid spaceへと硬膜切開を行う．Jugular bulb上縁からpresigmoid spaceの硬膜を上下に切開し，脳ベラで軽く小脳を後方へ圧迫すると内耳神経および顔面神経，その尾側に下位脳神経が確認できる．テント自由縁は滑車神経硬膜入口部後方で切離し，後方のテント自由縁に針糸をかけて後方に引くとテント上下の広い視野を得ることができる．近傍に錐体静脈が上錐体静脈洞に向かって走行するので，損傷に注意する．三叉神経がMeckel腔へと走行するのが観察され，Meckel腔をgasserian ganglion近傍まで下壁に沿って硬膜切開し，三叉神経の可動性を増しておく（腫瘍切除の際には三叉神経を上下に動かす操作が必要となるため）．錐体斜台部髄膜腫ではMeckel腔入口部近傍に栄養血管が集簇しており，この部位を早期に処置することで出血を低減できる．

❺ 硬膜内操作

　髄膜腫など腫瘍摘出においては腫瘍のepicenter(vascular center)を意識して，出血を低減しながら腫瘍摘出を行えるような戦略を立てる．Combined petrosal approachでは骨削除にて比較的working spaceは稼げるとはいえ，やはり脳深部の限られたspaceを過度の脳圧排なく，有効に活用することが重要である．比較的大型の腫瘍では，腫瘍摘出することで摘出腔をworking spaceとして利用できる．またテント上下にわたる腫瘍では，三叉神経周囲や側頭葉下面テント上下の腫瘍をまず摘出し，腫瘍を摘出したspaceへと尾側，腹側の腫瘍を引きずり出しながら操作すると，より広い視野で操作することができる．

> **❗ Level up technique**
> 　術前のT2強調画像などで腫瘍と脳幹・小脳の間にT2 highの髄液スペースがあると，比較的脳表との剥離面は保たれているが，髄液スペースがはっきりせず脳幹・小脳に浮腫を伴う場合には脳表面の動静脈を損傷しやすく，大きな合併症につながる場合もある．脳神経のモニタリングを最大限に活用しながら，微細な血管もすべて温存し，腫瘍内減圧にてmobilizeして"腫瘍を起こし"，小脳・脳幹とのinterfaceを明確に剥離していく技術が必要となる．剥離しやすい場所を探しながら腫瘍を減圧していくと，剥離しにくかった部位が後に剥離しやすくなることもよく経験する．弱いもの（脳神経や細い血管など）は①直接触らない，②動かさないことが機能温存には重要である．顕微鏡を最大限動かし，手術台を動かすことで，弱いものを触らずに視野とworking spaceを確保する．Interfaceの見極めには出血の少ないクリーンな術野を保つことが重要であり，髄膜腫などでvascular centerの処置が手術後半まで困難であると術前考えられる症例などでは，われわれは積極的に術前腫瘍栄養血管塞栓術を行うこととしている．

❻ 閉頭

硬膜が縫合できる部位ではなるべく5-0〜6-0 prolene®などを用いて連続縫合する．硬膜が腫瘍化している部位やanterior petrosectomy部などは，硬膜縫合が困難なため，ゼラチン・スポンジや短冊状にした腹壁脂肪織inlayと脳硬膜補綴材(dura wave®)などを組み合わせて閉鎖する．開頭時に作成したfascial pericranial flapを縫いつけることで，硬膜外への髄液漏を防ぎ，骨削除した錐体骨内への髄液漏を防止する．硬膜外の欠損が大きい場合には腹壁脂肪や有茎側頭筋弁などを補填して死腔(dead space)をなくすようにする．ただし閉頭時には髄液が抜けることで脳がslackとなっており，あまり硬膜外に脂肪織を詰めすぎると側頭葉の圧迫や静脈還流障害をきたすおそれがあるため注意する．

● 術中・術後合併症対策

われわれは手術前に病変局在と術野を想定し，頭蓋底の骨削除は必要に応じて行うこととしている．Mastoidectomyでは術野の展開に必要最小限の骨削除を行い，硬膜内の腫瘍を観察し，改めて必要であればいったん硬膜外に戻って骨削除を追加する場合もある．骨削除に時間を費やし，必要以上に骨削除を行うことは静脈洞や半規管などの重要構造の損傷や，術後の思わぬ場所からの髄液漏など，"露出しすぎ"による合併症につながる可能性もある．十分な解剖学的知識と必要な骨削除が安全にできる技術を習得するとともに，手術のシミュレーションを十分に行い無駄な露出をしない(無駄な骨削除をしない)ことが術中，術後の合併症対策になると考えている．

▶静脈洞損傷

S状静脈洞はretrosigmoid硬膜から静脈洞に移行する部位(mastoid emissary veinが導出する部位近傍)で癒着していることが多い．またmastoid emissary veinが発達している場合にはある程度の出血が予想される．あらかじめ術前のCT target imageなどでemissary veinの発達程度を確認しておく．発達している場合にはemissary veinを削り出すようにdrillingして凝固することもある．静脈洞壁が損傷し出血がみられた際には，落ち着いて頭部挙上し，フィブリン糊を浸したゼラチン・スポンジなどを当てがい，しばらく接着圧迫することで多くの場合は止血が得られる(損傷した静脈洞の壁をつくるイメージ)．静脈洞壁をバイポーラー凝固すると，かえって瘻孔が拡大することがある．縫合が有効なこともあるが，多くの場合出血をコントロールしながらの操作が煩雑である．

▶術後髄液漏

手術終了後硬膜は可及的に縫合する．われわれは顕微鏡下に5-0〜6-0 prolene®を用いて縫合するようにしている．watertightに縫合できない場合でも可及的に縫合しておくと，閉鎖器材の足場になる．腹壁脂肪，有茎筋骨膜弁を中心に，脳硬膜補綴材(dura wave®)やフィブリン糊を活用して閉鎖する．脂肪組織などを自家骨とチタンプレートで挟み込んで死腔をなくす．

髄液漏は"出口(硬膜下から髄液が出てくる)"と"入り口(錐体骨内へと髄液が入っていく)"があれば生じるため，出口，入り口いずれもwatertightに閉鎖する必要がある．開放された乳突蜂巣(air cell)は，中頭蓋底部など開頭時に意識していない部位もありうるため，もう一度よく観察する必要がある．

髄液漏が生じた際には，腰椎ドレナージを行い安静加療とするが，感染などを併発するリスクなどを考慮すると，再手術で早期にきちんと再閉鎖したほうがよい場合もある．

症例提示

症例:54歳女性　petroclival meningioma

頭蓋底腫瘍を指摘され,紹介受診となった(図9).純音聴力検査では問題なかったが,聴性脳幹反応(auditory brainstem response:ABR)にて左耳の反応性低下を認めた.腫瘍は患側のaccessory meningeal arteryおよびmeningohypophyseal trunkから栄養されており,多血性の腫瘍と考えられた.腫瘍摘出に先立ち,accessory meningeal arteryからの術前栄養血管塞栓術を行った(図10).Meningohypophyseal trunkへはカテーテル誘導が困難であった.それほど大きな腫瘍ではなかったが,内耳孔のやや尾側まで腫瘍が存在したため,comobined petrosal approachを選択した.手術室に入室し,腰椎ドレーンを挿入後に右下パークベンチとして,耳介前方部から側頭筋が付着するlinea temporalisを回って後頭部に至るinverted U-shapeの皮膚切開をデザインした(図11).後頭部骨膜から側頭筋膜を茎とするfascial pericranial flapを作成した.S状静脈洞はdrillingして削り出し,乳様突起の外板はノミを用いてcosmetic mastoidectomyを行った.

顕微鏡手術ビデオを供覧する.

手術動画

手術中に蝸牛神経上に電極を留置して持続蝸牛神経活動電位(cochlear nerve action potential:CNAP)を計測し,聴力温存に務めた.手術にて腫瘍は全摘された(図12).術後滑車神経障害と考えられる下方視での複視が一過性に生じたが自然に改善した.術後患側の聴力は術前とほぼ変化がなかった(軽度の伝音性難聴あり).

図9 petroclival meningiomaの症例
腫瘍内に多数のflow void(血管影)を認め,ASLで多血性腫瘍が疑われた.
A:Gd造影T1 WI(水平断)
B:GD造影T1 WI(矢状断)
C:ASL(Arterual Spin Labelong)

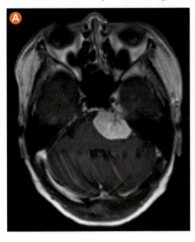
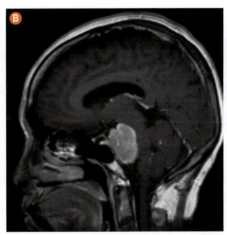
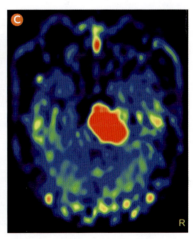

図10 総頚動脈撮影（側面像），外頚動脈撮影（側面像）

左総頚動脈撮影にて腫瘍濃染を認めた．腫瘍内に動脈瘤様の構造を認めた．

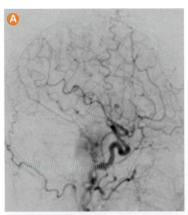
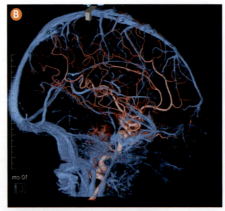
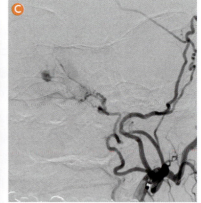
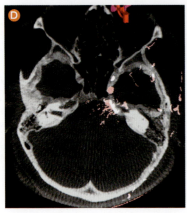
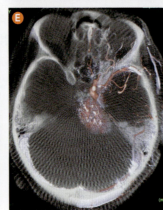

A：左総頚動脈撮影（側面）
B：3D DSA
C：左外頚動脈撮影．Accessory meningeal artery からの腫瘍濃染を認めた．
D，E：cone-beam CT．腫瘍のfeeding centerを見極める．

図11 手術体位（A）と皮膚切開（B）

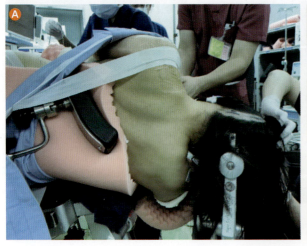
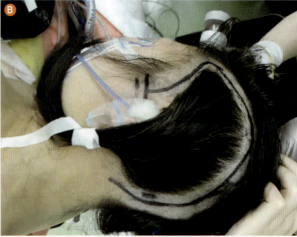

図12 術後経過

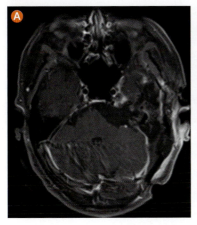
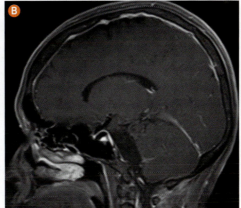
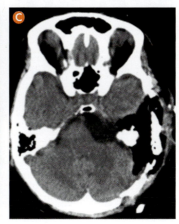

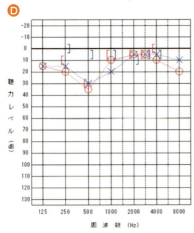

A：Gd造影T1 WI（水平断）
B：GD造影T1 WI（矢状断）
C：CT
D：術後の純音聴力検査

文献

1) Couldwell WT, Fukushima T. Cosmetic mastoidectomy for the combined supra/infratentorial transtemporal approach. Technical note. J Neurosurg 1993; 79: 460-1.
2) Oishi M, Fukuda M, et al. Interactive presurgical simulation applying advanced 3d imaging and modeling techniques for skull base and deep tumors. J Neurosurg 2013; 119: 94-105.
3) Shibao S, Toda M, et al. Various patterns of the middle cerebral vein and preservation of venous drainage during the anterior transpetrosal approach. J Neurosurg 2016; 124: 432-9.
4) Tamura R, Tomio R, et al. Analysis of various tracts of mastoid air cells related to csf leak after the anterior transpetrosal approach. J Neurosurg 2018; 1-8.
5) 鮫島哲朗. 入門 頭蓋底手術. メジカルビュー社, 東京, 2014.

III 手術の実際／グリオーマ

High grade glioma

福島県立医科大学医学部脳神経外科学講座　藤井正純

> **Summary**
>
> High grade gliomaの手術の目的は，確実な病理診断・腫瘍減量による症状の改善と救命・予後改善であり，QOLを考慮した「安全かつ最大限の切除」が基本である．予後改善には初発・再発とも80％以上の切除が目安で，術前の綿密な手術計画が成否を分ける．ナビゲーション・電気生理など手術支援，5 ALA・BCNUウエハー・光線力学療法など術中診断・治療法を使いこなす点は他の手術にないユニークな点である．

手術のポイント

High grade gliomaに対する手術で最も重要な考え方は，「安全な範囲で最大限切除すること＝"maximal safe resection"」である．何をもって安全とするかは，一律に決められないが，腫瘍摘出による腫瘍制御の側面と，それに伴う後遺症・新たな機能障害によるQOL低下リスクの側面とのバランス－腫瘍制御・機能維持のバランス－を，常に勘案する必要がある．

● High grade gliomaにおける手術の役割

High grade gliomaに対する手術の役割にはいくつかあるが，第一に，的確な病理診断を行うことが挙げられる．腫瘍の部位や広がり，全身の状態などによっては開頭腫瘍摘出術を行わず生検を行う治療方針もありうるが，腫瘍が不均一な組織であるため，腫瘍生検を行う部位によって，また検体量が十分にないと，適切な診断に至らないことがある点に注意する．術前に採取部位を，各種画像診断を用いて評価・検討し，安全な範囲でできる限り十分量の検体を採取するように努めることが重要である．手術の役割の第二には，腫瘍量を大幅に減量することで，差し迫った生命の危険を回避し，周囲脳組織に対する負担を軽減し，周囲の脳浮腫軽減に伴って，頭痛・不全麻痺といった症状・機能改善を期待することである．一般に症候性てんかんのコントロールにも好影響が期待できる．第三には，ある程度以上の腫瘍摘出によって予後延長効果が見込まれることである．

High grade gliomaに関して手術による予後の延長効果については長らく懐疑的な見方が続いた．2001年のSawayaらの報告[1]にみられるように，98％以上のきわめて高い摘出を達成して初めて予後が延長するとされ，非常に高い切除が望まれる症例以外については－腫瘍の造影領域を安全に切除する技術がなかったこともあり，可及的切除の対象とならないと判断されることも少なからずあったが－手術の役割は，せいぜい病理診断とdebulkingによる脳腫脹の軽減にすぎなかった．しかし，近年の術前の画像診断技術の向上，ナビゲーション，術中MRI，術中蛍光診断，術中電気生理学的モニタリング，グリオー

マに重要な手術解剖の知識の普及に伴って，high grade gliomaにおいて，造影領域の完全な切除は多くの場合で達成することができるようになった．

　手術による摘出度と生存に関して信頼できるrandomised controlled studyがなく，エビデンスレベルに一定の制約があるものの，手術による最大限の摘出が予後を改善につながることを示す証拠が数々挙がっている．初発グリオブラストーマに関する米国の大規模なレジストリーであるSurveillance, Epidemiology, and End Results(SEER)による1998〜2009年の症例解析の結果，すべての年齢層において，手術による全摘出群で亜全摘出群より，あるいは生検群より生存期間の有意な延長が認められている[2]．また，37の臨床研究を取り扱った，これまでで最大規模のメタ解析でも，4万例を超える症例を解析した結果，同様の結果が確認されている[3]．

　初発膠芽腫に対して切除による予後延長利益がどの程度の切除から出るのか，という切除度の閾値については，Sanaiらの研究[4]が参考になる．すなわち，初発膠芽腫について，78％以上の切除で予後延長効果が出現し，摘出度の増加に従って予後の延長がさらにみられた．再発膠芽腫に対する手術に対しても同様な結果が同じグループにより報告されており，その閾値は80％としている．おそらく，初発・再発膠芽腫とも約8割の摘出を行えるかどうかが，手術による予後延長効果が期待できる目安になるだろう．

　さらに，初発膠芽腫の個々の症例に対して手術戦略を考えるうえで，症例ごとの複数のパラメータを用いて予後予測を行ったEuropean Organisation for Research and Treatment of Cancer(EORTC)・National Cancer Institute of Canada Clinical Trials Group(NCIC)のノモグラム(計算図表)が興味深い[5](図1)．現在標準治療となっているテモゾロミドを世に送り出したStuppらによるrandomised controlled studyの臨床研究のデータを用いた解析であるが，この研究では，テモゾロミド治療の有無，切除度(全摘出・部分摘出・生検)，認知機能(MMSE 27点以上か以下か)，ステロイド治療の有無の各パラメータに基づいて予後予測を計算している．このなかで興味深いのは，予後を予測するうえで，パラメータのなかで手術に割り当てられる点数が，そのほかのどのパラメータより大きく，手術の切除度が予後にいかに大きな影響をもったかを示している．図1下部に総得点と生存期間の部分を取り出してある．例えば，50歳以下，認知機能良好(MMSE 27以上)，ステロイド不要例でテモゾロミド併用放射線治療を行った症例は，その生存期間の予測中央値が全摘出で24ヵ月，部分摘出19ヵ月，生検16ヵ月と手術の影響が大きく，全摘出と生検とで実に8ヵ月もの差が出る(実線の両端矢印は全摘出と部分摘出の差を表す)．一方，生存に不利なパラメータが揃った最も予後の悪い症例背景の場合，手術による生存期間の延長は，全摘出を行ったとしても，部分摘出・生検に対してせいぜい1〜2ヵ月と大きな延長が期待できない(破線の両端矢印は部分摘出)．患者背景として予後良好因子をもつ症例ほど，特に手術による恩恵を受ける可能性があることを示唆している．

　近年high grade gliomaについて，IDH1/2変異の有無が，病理診断を行ううえで必須となるなか，これが治療反応性を含めて予後に影響していることがわかっている．手術による病変の摘出について，anaplastic astrocytomaおよびglioblastomaにおけるIDH1の変異の有無の影響を検討した報告によれば[6]，IDH変異のある腫瘍群では，造影領域のみならず周囲の腫瘍領域の切除による腫瘍量の減量が有意に予後延長効果を示すのに対して，IDH wild-typeの腫瘍群では，造影領域の完全な切除こそが予後延長につながり，これを超えた切除が必ずしも予後延長につながっていないことが示されている．臨床経過・特徴などから，IDH変異のある腫瘍タイプとそうでない腫瘍タイプとを術前に想定することができる場合もあり，その場合，手術戦略を立案するうえで参考となる．

High grade gliomaには，WHO gradeⅢに分類されるanaplastic oligodendroglioma/astrocytoma（="anaplastic diffuse glioma"）とgradeⅣのglioblastomaがあるが，いずれの腫瘍型に対しても，患者のQOLを損なわない範囲で可能な限り最大限の摘出を行うことが患者の利益につながる．ただし，近年の腫瘍の分子生物学的背景が解明されるに従って，一口にhigh grade gliomaといっても，遺伝子異常を背景とする腫瘍の成り立ちが異なることがわかっており，腫瘍の発育・進展に関してもそれぞれ特徴がある．従って，これらに対する手術戦略も自ずと異なる．

　*IDH*変異のあるanaplastic diffuse gliomaは，その背景として，より低悪性度のlow grade diffuse glioma，すなわちdiffuse astrocytomaやoligodendrogliomaから悪性化をきたしたと考えられており，一般的には，血管内皮の異常を反映して内部に造影領域を伴うことが多いが，腫瘍領域はこの造影領域にとどまらず，周囲に複数の脳回にまたがって浸潤性に発育していることが多い．造影領域の外側には比較的広いT2強調高信号あるいはメチオニンPET高集積で示される，組織学的には比較的low gradeな組織で構成される腫瘍領域がある．従って，これらの腫瘍に対する手術戦略は単に造影領域の切除にとど

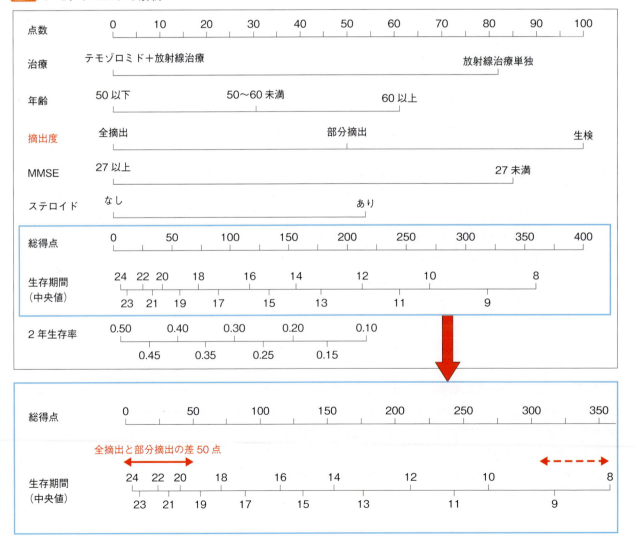

図1 ノモグラムによる解析

まるのではなく，腫瘍領域全体に対する腫瘍切除を検討する必要があり，その意味でlow grade gliomaに対するそれに近い．ただし，anaplastic diffuse gliomaは，増殖能が一般に高いため，腫瘍が残存すると比較的早期に再発・増殖をきたすため，low grade gliomaと異なる事情もある．Low gradeでは長期的な視点に立って，機能温存を最優先した手術を行い，脳機能の可塑性を利用して数年～10年にわたって複数回の手術を行って，腫瘍の減量を進めるような考え方が成立する余地があるのに対して，anaplastic diffuse gliomaでは，原則として初回手術でしっかり切除することが求められる．この文脈では，機能温存のみを最優先して生命予後の延長効果を損なうのでなく，症例に応じて「重要な機能の温存」に絞りこむことで，可及的に切除を行って生命予後の延長を視野に入れることも，腫瘍制御－機能維持のバランスを取ることになるだろう．すなわち，覚醒下手術を用いて言語機能を守りながら，あるいは術中運動誘発電位（moter evoked potentials：MEP）を用いて錐体路機能をモニタリング・マッピングして運動機能を守りながら，造影領域の切除だけでなく，さらに周囲の浸潤領域を切除することも有力な方法である．

　図2はanaplastic oligodendroglioma症例である．図2Aには造影される腫瘍領域が認められる（矢印）が，図2BのT2強調高信号を呈する浸潤領域は，側頭葉の広範な領域に進展している（矢頭）．そこで覚醒下手術を行い言語機能の温存を測りながら，造影領域だけでなく，腫瘍領域の最大限の切除を行った（図2C）．T2強調高信号領域の大半の摘出を達成することができた．

　一方膠芽腫では，特にいわゆるprimary glioblastomaないしglioblastoma，IDH wild typeでは，比較的短期間にexpansiveに成長した腫瘍が多く，造影病変と周囲の浮腫を主体としたT2強調高信号域がみられるが，手術方針は，原則として造影病変を切除対象とする．ただし，前頭葉の前部であったり側頭葉先端部付近にある場合には，造影病変の摘出とせず，これを超えてlobectomyを行うこともある．

図2 anaplastic oligondendroglioma症例

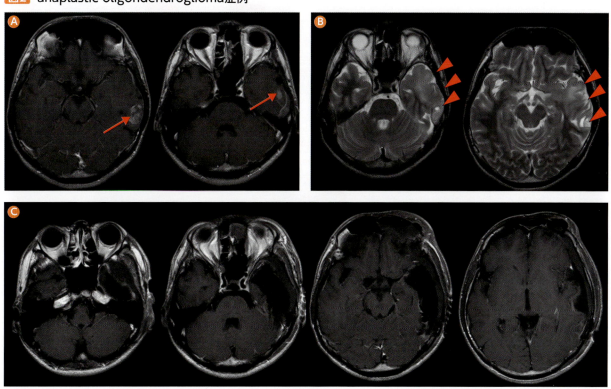

● グリオーマ手術に必要な血管解剖

　グリオーマは脳内に浸潤性に発育することから，大脳のグリオーマ切除は取りも直さず腫瘍を含んだ脳領域の切除になる．このとき，大脳の血流支配の原則を理解することがきわめて重要である．すなわち大脳は，基本的に脊髄の血流支配と同様な形態が存在しているのだが，大脳を取り囲む外周の動脈から中心に向かって穿通する動脈を介して主として栄養される．これをcentro-petal/ventriculo-petal supplyとよぶ（図3黒矢印）．

　脊髄の中心管に相当するのが，大脳では側脳室であり，脳表側からこれに向かって穿通枝が出る．実際には，内頸動脈系・椎骨動脈系の脳主幹動脈が脳底部でウィリス動脈輪をつくり，ここからシルビウス裂・大脳縦裂・迂回槽などくも膜下腔を走行した後，脳表に出て穿通枝・髄質動脈を出すのである（図4）．なかでも外側レンズ核線条体動脈（lenticulostriate artery：LSA）は中大脳動脈M1 segmentから出る．Long insular artery（LIA）は中大脳動脈M2-M4セグメントから出る．これらは錐体路を栄養するために特に

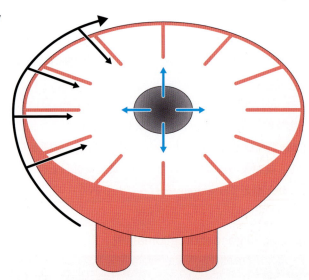

図3　centro-petal/ventriculo-petal supply

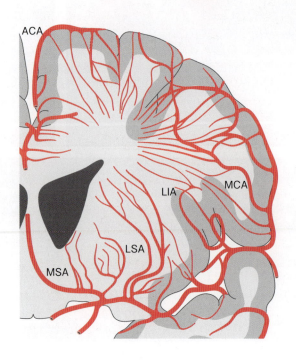

図4　髄質動脈の走行

手術の際に重要であり，グリオーマ手術における摘出限界と考えるべきである．LSAについては，術前の画像診断で多くの場合評価可能であり，腫瘍との位置関係を把握しておく．LIAについては，通常，画像での評価が困難であり，確実な損傷予防が困難な場合がある．しかしながら，錐体路に虚血をきたすLIAについては，島中心溝（central insular sulcus）周辺から後半部で，特に島回上半部を貫通して前頭・頭頂葉弁蓋深部を走行するため，この走行パターンを理解しておくことでリスク評価が可能である．

図5は左前頭葉・島回から基底核・視床に浸潤する20歳代glioblastoma症例である（図5C：T2強調画像）．腫瘍は大脳皮質領域だけでなく，基底核に浸潤しLSAを完全に巻き込んでいる（図5A赤矢頭）．さらに島回上縁を越えて浸潤しており，LIAも巻き込んでいる（図5B赤矢印）．LIAがこのように明瞭に描出されることはまれであるが，本例では腫瘍の栄養血管として発達したと考えられる．初回手術ではこれらの血管を温存するために部分摘出とし放射線・化学療法を行ったが，十分な病勢の制御が得られなかったため，2度目の腫瘍摘出術を試みたが，この際にLIAの損傷に伴うと考えられるMEPの低下を認めた．術後拡散強調画像で放線冠に脳梗塞を認めた（図5D赤矢印）．

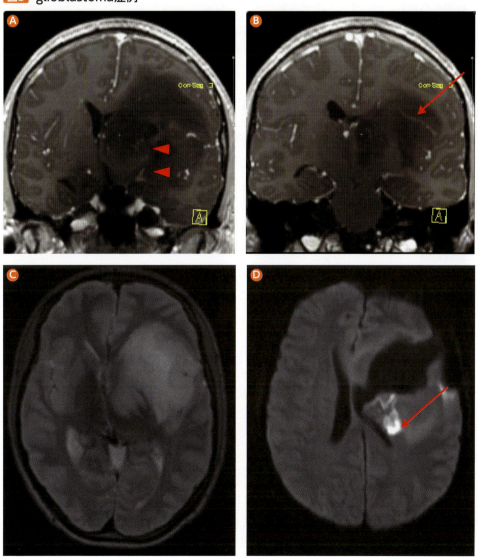

図5 glioblastoma症例

実際には，このほかにも多数の名もなき髄質動脈が脳表から穿通して大脳組織を栄養している（図6）．これに対して，脳室側から大脳の実質に向かって栄養する血管系はcentro-fugal/ventriculo-fugal supplyとよばれ，脈絡叢動脈を介して脳室壁側から，脳実質側の小領域を栄養する（図3青矢印）．上記のventriculo-petal/ventriculo fugalの動脈間には吻合もあることが知られており，特にモヤモヤ病など慢性の閉塞性血管疾患では，これが発達することがあるが，注意すべきはグリオーマの場合は，両者の吻合に大きな期待は通常できないということである．すなわち，脳葉に発生するグリオーマ（lober glioma）の手術では，大脳の脳回の一部領域を切除するため，必ず脳表側から深部へと向かう髄質動脈の損傷を伴うため，摘出腔深部にしばしば虚血性変化をきたす．これを確実に避ける方法はないため，切除計画を立てるうえで術前に十分想定しておく必要があるといえる．

● グリオーマ手術に必要な白質解剖[7]

　脳は基本的にネットワークの臓器であって，皮質領域とこれをつなぐ白質線維とが機能系を形作っている．従来，ともすれば脳神経外科では皮質領域が「機能野」として注目されてきたが，近年は，白質線維も注目されるようになってきた．これまでいわれてきた皮質の機能局在論に基づく固定的な脳機能観から，よりダイナミックに変化しうる冗長性と可塑性を備えたネットワークとしての脳機能観が台頭している．ただし，複雑な脳内ネットワークと機能との関連，可塑性の基盤についてはいまだ未解明なことが多く，臨床医学である脳神経外科手術に直ちに翻訳できる段階にない．それにもかかわらず，患者の術後の機能維持・回復には皮質だけでなく，それをつなぐ白質も同様に重要であることは自明である．特に脳内ネットワークのダイナミズムを支える基盤的白質線維群は，これを認識して手術に当たる必要がある．ここでは，特に言語の神経基盤をもとに代表的な連合線維（大脳半球内の連絡線維群）について紹介する．

　言語の神経基盤は，これまでの古典的なモデルである下前頭回のブローカ野と，上側頭回の後半部領域にあるウェルニッケ野とこれをつなぐ弓状束からなるモデルから，背側の音韻処理系と腹側の意味処理系からなる言語の二重回路仮説に基づく，より複雑なモデルに発展している（図7）．

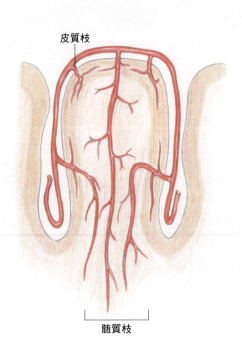

図6　大脳組織を栄養する髄質動脈

皮質枝

髄質枝

上縦束(superior longitudinal fasciculus：SLF)と弓状束(arcuate fasciculus：AF)は背側系の主な連合線維と考えられており，言語の音韻的側面を支えるとされる．SLF/AFにはterminologyの混乱があり，必ずしも統一されていないが，本書では，SLFとAFを独立した連合線維群として取り扱う立場をとる．すなわち，SLFは大脳半球外側面から解剖すると，最も浅い領域にみられ，主に前頭葉から頭頂葉を「縦」につなぐ．従来から，SLF I，SLF II，SLF III，SLF TPが知られているが，言語に関連するのは主にSLF III・SLF II・SLF TPである．SLF I は内側面側を走行しており，むしろ帯状束との関連が指摘されている．SLF II，III は左右差があることが知られているが，左SLF II は，角回に起始し，中心前回中部さらに前方の中前頭回・下前頭回までをつないでいる．左SLF III は縁上回起始であり，中心前回下部から下前頭回をつなぐとともに，近年の研究では中心前回中部・中前頭回にも枝を送るとされている．SLF TPは下頭頂小葉(縁上回・角回)から側頭葉をつなぐ(この意味では，前頭葉と頭頂葉をつなぐ線維でない)．SLF III・SLF TPの直下にAF(図8)が走行して，これは，縁上回の直下を通って，中側頭回・下側頭回をつないでいる．

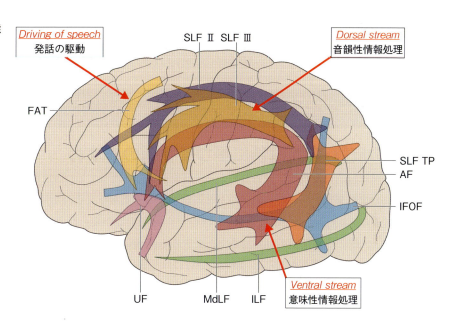

図7 大脳半球内の連絡線維群

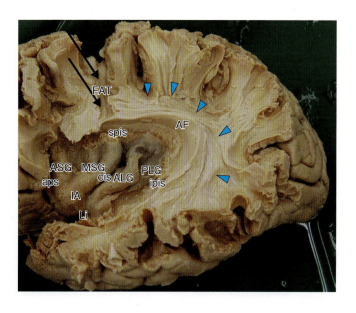

図8 弓状束(AF)

言語の意味的な側面を支えるのが腹側系である．前頭葉から遠く後頭葉までつなぐ下前頭後頭束(inferior fronto-occipital fasciculus：IFOF，図9)は，側頭葉下面の紡錘状回や，上頭頂小葉までも枝を送っている．下縦束(inferior longitudinal fasciculus：ILF)は後頭葉から側頭葉先端まで，これらの脳葉の低い位置を走行している．さらに側頭葉内のネットワークが音声入力された言語から語彙への到達，単語レベルの意味処理にかかわると考えられている．中縦束(middle longitudinal fasciculus：MdLF)は上側頭回内部を縦走して角回へと向かう．また鉤状束(uncinate fasciculus：UF)は側頭葉先端部から後上方へ走行，島限直下でIFOFの前縁を通って，再び前方へと向かい前頭葉下面をつないでいる．これらの線維束も言語にかかわる可能性がある．

背側・腹側の言語処理系のほかに，前頭葉内側面の補足運動野・上前頭回と下前頭回・中心前回をつなぐ前頭葉内を斜走する前頭斜走路(frontal aslant tract：FAT，図8)は発話の駆動系としてその関与が指摘されている．上記で紹介した代表的な連合線維が損傷された場合に，どの程度機能障害にかかわるのか，あるいは可塑性がどの程度あるのかいまだ明らかにされておらず，臨床的意義は確定的ではない．機能温存をより確実に行う場合には，覚醒下手術で白質マッピング・モニタリングを行い評価を行う．ただし，上記の線維束のなかでもSLF TP，AFについては，その損傷後，言語の機能回復が起こりにくいとする指摘があり，十分注意する必要がある．

グリオーマ手術の実際

● 大脳の皮質・白質解剖に基づく手術のすすめ

グリオーマは脳内に浸潤性に発育している．腫瘍摘出にあたっては，術前に切除予定の腫瘍化された皮質領域をあらかじめきちんと同定するべきである．そのためには，画像上で，腫瘍周辺の脳回・脳溝を詳細に検討し，一つ一つ同定する作業を行う．その際に必要となるのが，大脳の脳表解剖の知識であり，正常の脳溝・脳回の名称については成書にあたるなど習熟しておく必要がある[7]．脳溝の走行には症例によってバリエーションも大きいが，テキストブックのモデルを記憶しておくと，個々の症例にあたったときに，そのモデルとの異動を明確に認識できるため，腫瘍領域関連の脳溝同定には大きな障壁とならない．実際の作業では，MRIのaxial, coronal, sagittalの各断面を検討するが，さらに3D

図9 下前頭後頭束(IFOF)

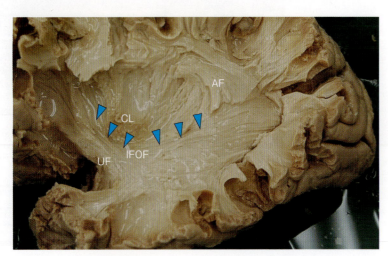

化した脳表画像を準備できるとよい．このとき，皮質静脈の情報が入れられると，実際の術野でのオリエンテーションを得るのに役立つ．

グリオーマの切除では，切除すべき皮質領域・深部白質構造を決め，実際の手術の場で，皮質静脈・脳溝のパターンを読んで，術野のオリエンテーションをつける．中心溝・シルビウス裂は比較的同定しやすい構造であるので，これが術野に含まれている場合には，これらをまず同定し，さらに周辺に広げていくのがよい．このとき，皮質静脈の情報が非常に役にたつ．視診に加えて，ナビゲーションを併用して，中心溝・シルビウス裂・切除予定の腫瘍領域などの位置を確認する．シルビウス裂・シルビウス静脈など，術野でもナビゲーション画面上でもともに確実に確認できる構造は，ブレインシフトなどに伴うナビゲーション情報の信頼性低下の有無について確認することもできる．大脳の解剖に習熟すれば，大脳は，脳溝・皮質静脈などの脳血管・脳室・大脳基底核（尾状核・被殻）組織などランドマークに富んだ組織であり，決してナビゲーションにのみに頼って手術すべき対象ではない．ナビゲーションの単なる位置情報だけに頼った手術では，それでも確かに腫瘍の切除は可能かもしれないが，それでは切除した脳組織，手術中に起こったイベントの局在を脳外科医自身の頭の中で解釈することができない．びまん性グリオーマはその腫瘍の成り立ちからいって，腫瘍を含んだ大脳組織を切除せざるをえないのであり，切除はすなわちなんらかの脳機能の変容と結びついているはずである．脳外科医は，大脳を切り取るからには少なくとも大脳の肉眼解剖を知っていることが最低限の態度であろう．脳機能は決していわゆる「機能野」のみにあるのでない．脳溝・脳回を具体的に同定する作業を行ってはじめて，高次脳機能を含めた大脳の機能との関連を意識することができるのであり，これを症例ごとに積み重ねていくことは，脳神経外科医だけに許された洞察につながるはずである．

● 手術プランニング

グリオーマの手術の成否は，術前にいかに手術計画すなわち術前プランニングを立てるかにかかっている．腫瘍領域と，守るべき機能領域，守るべき血管構造を明示したうえで，具体的にどこからどこまで切除を行い，どの部分はどの所見をもって摘出限界とするのかを明確にする．

手術ナビゲーションは，術中の位置情報支援として，より正確で安全な手術を行ううえで非常に有効な手段であるが，プランニングワークステーションを使うことで，術前プランニングの検討にも重要な役割を果たす．術前に行った各種画像，すなわちMRI（T1強調単純・造影像，T2強調画像，FLAIR，DWI・DTI，fMRIなど），3DCT，PETなどを重ね合わせることで，各種画像モダリティー上の所見を総合的に分析することができる．術前プランニングの段階で，手術中にも考慮すべき重要な構造については，segmentationを行う．言い換えると，その輪郭を描きこんでおくと，プランニングの段階でも実際の手術の段階でもその構造を「オブジェクト」として明示できるため，直感的理解の助けになる．

High grade gliomaにおいては，血管内皮の異常が重要な病理組織所見であるが，これをMRI上で端的に反映するのがT1強調像における造影領域である．これをsegmentationしてオブジェクトを作成する．このとき注意すべきは，T1造影像において高信号を呈する所見が実際に造影剤の染まりによるものかは，T1単純像と直接比較して確認しておく必要があることである．すなわちT1単純像で，すでに高信号を呈しているケースがあり，その場合必ずしも造影による染まりでないということがある．T2強調ないしFLAIRで高信号を呈する浮腫領域ないし腫瘍浸潤領域や，^{18}F-DG PET/^{11}C-Methionine PETにおけ

る高集積領域もsegmentationを行っておく．こうした作業を行うことで，悪性度の高いことが予想されるMRIでの造影領域・PETでの高集積領域を認識し，この領域の切除を目指すとともに，病理組織検体の採取には，こうした活動性の高い，十分な腫瘍組織を含む領域で必ず行うようにする．また造影領域の周囲の領域にもMethionine PETでの高集積やT2/FLAIR上の所見を総合して，画像上での明らかな浸潤領域を同定する．白質情報については特にDTIに基づくtractographyが有用であり，症例に応じて錐体路やその他の白質線維を描出し，腫瘍領域との位置関係を検討する．3DCTでは動脈・静脈の情報を可視化できるほかに，頭蓋骨の情報，特に再発病変に対する2回目以降の手術の際には，前回の開頭の状況を立体的に把握するのに役立つ．すなわち，切除する予定の腫瘍領域に対して十分な開頭範囲であるかどうか検討することができる．さらには，T1強調単純像を使うことで，大脳の皮質領域を自動抽出できる機能があり，これを利用することで，脳表の脳溝・脳回構造を三次元的に評価することができる．腫瘍領域の腫脹が強い場合など必ずしも脳溝を自動で抽出できない場合もあるが，先に紹介した大脳の皮質・白質解剖に基づく手術を行うために実際の術野をイメージするのに役に立つ．

こうしてさまざまな画像モダリティーを使って，腫瘍領域の情報・機能野の情報・重要な血管に関する情報を総合的に勘案して，手術計画を立てる．①切除する皮質領域と境界となる脳溝を同定する．②摘出限界となりうる白質構造を同定し，この機能評価方法を検討する．③摘出限界となる血管構造を同定する．こうした情報をできれば，画像上に落とし込んで明示する．

● ナビゲーションの精度管理

ナビゲーションは便利な手術支援装置であるが，pitfallについても熟知しておく必要がある．ここでは，特に，ナビゲーションを開始してから生じる術中の精度の低下について述べる．致命的な結果を招く可能性があるため，精度の管理が重要である．

術中の精度の低下の要因については大きく2つある．外力によるリファレンスと頭部の位置変化と脳変形すなわちブレインシフトである．位置合わせ（レジストレーション）とは，すなわち，ナビゲーションを開始するために必須の作業で，画像上の位置と手術中の頭部の位置とを一致させる登録作業のことであるが，これを行った後に，なんらかの外力が働いて頭部とリファレンスアンテナの位置関係がズレてしまうと，術中にポインタデバイスで示した画像上の位置が実際の位置とズレてしまう．これには対策がある．術野に設ける「ランドマーク」登録による精度管理である．

ランドマークとは，手術の際に簡単・確実に認識できる部位ないし点のことで，これをナビゲーターに複数（通常4ヵ所以上）登録しておき，精度の確認・復帰のために使用する．術野内（清潔野）にあって容易に確認できて，可動性がなく，かつまた除去されたりしないポイントが望ましい．このために，例えば開頭周辺で露出されている頭蓋骨表面にドリルで小さな窪みを設けて，これに手術用のペンなどで印をつけておくとよい．ランドマークは，術野のなかで，一部の領域に集中させるのではなく，できるだけ広範囲にわたって分布させるようにする．これら登録した複数の「ランドマーク」を，ナビゲーション用ポインタツールを用いて位置確認をすることで，登録したときと比べてどの程度ズレが生じているのかを評価できる．通常ズレは1～2mm以下であるべきであるが，これ以上のズレが生じている場合には，頭部とリファレンスアンテナとの位置関係に，外力などによるズレが生じていることを意味する．その際には，これらのランドマークを使って再度位置合わせ（レジストレーション）を行うことで，精度をランドマーク登録時点まで復帰させるこ

とができる．

　もう一つの精度低下の要因であるブレインシフトは，手術中に脳組織の大気圧に対する開放，髄液流出，手術操作に伴う脳腫脹などさまざまな要因によって，術中に脳の形が手術経過とともにダイナミックに変化する現象である．図10は左前頭葉の大きなanaplastic oligoastrocytoma症例で術中MRIを用いた切除を行った．図10A, Bは1回目から4回目まで術中MRIを示している．特に2回目の冠状断（図10B）では，開頭によって腫瘍を含んだ脳組織が開頭より外へと飛び出すように変形していることがわかる（赤矢頭部，白矢印は変形方向）．さらに4回目の冠状断（図10B）では逆に腫瘍摘出によって，脳全体が沈み込んでおり（白矢印方向），グリオーマの手術においていかに脳変形がダイナミックに起こっているか端的に示している．この変形に伴って錐体路の術中トラクトグラフィー（図10C）の位置も1回目（ピンク）から腫瘍摘出後の4回目（緑）で大きく偏移している．

　対策としては，まずフェンスポストの利用が挙げられる．フェンスポストとは，ブレインシフトによる精度低下が生じる前の段階で，ネラトンチューブなどを脳表から腫瘍の辺縁に差し込むことで腫瘍ないし切除辺縁に「柵を立てる」方法である．もう一つの方法は術中MRIを使用する方法である．ブレインシフトによる精度低下が問題となった段階

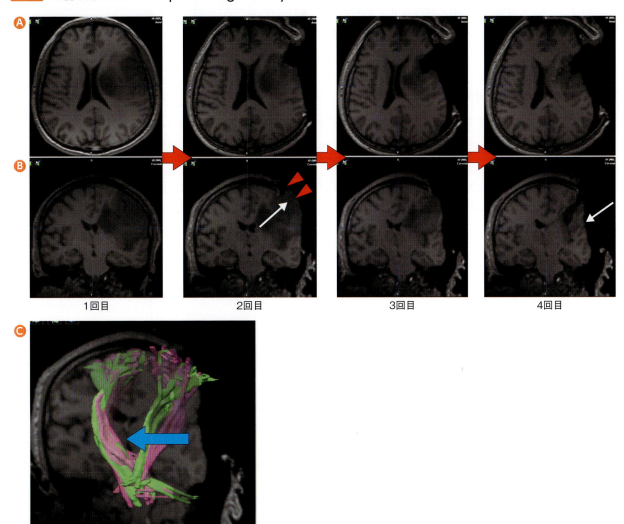

図10　左前頭葉の大きなanaplastic oligoastrocytoma症例

で，術中MRIを行ってナビゲーション情報を更新することが非常に有効である．術中MRIは，ブレインシフト後の新しい「地図情報」の更新だけでなく，残存腫瘍の描出，合併症の検出など特にグリオーマの手術では非常に有効な手術支援であり，グリオーマ手術の安全と質を担保する「品質保証」に大きく貢献する．

● 手術手技

> **手技のステップ**
> ❶ 体位
> ❷ 皮膚切開・開頭
> ❸ グリオーマ摘出の戦術
> ❹ 術中電気生理学的モニタリング

　体位や皮膚切開・硬膜切開・手術手技などグリオーマ手術には術者によってさまざまな考え方・流儀があり，必ずしも統一されたものがあるわけではない．ここでは筆者の経験に基づいて解説を試みる．

❶ 体位

　グリオーマの手術では，病変の部位がさまざまであり，個々の症例ごとに体位・頭位を検討する必要がある．腫瘍の局在によって，仰臥位・側臥位・腹臥位を使い分けるが，いずれにしても①病変部が必ず心臓より高い位置として静脈還流を促して脳腫脹を予防すること，②切除領域に無理のない角度で操作ができる体位とすることが大原則である．手術台を腰部で折って，側方から見るとベッドが全体としてV字状に屈曲して上体を挙上するとともに，下肢も挙上するようにする（図11A）．頭部固定を原則とし，頭位を決める．大脳のconvexityを切除あるいは経由するようなlober gliomaの場合，頭部自体は，床面に対して水平位を基本とすれば対応できることが多い（図11A）．

　頭部の左右方向の回旋については，病変部位によって変えるが，筆者は病変の三次元的な直感的オリエンテーションがわかりやすくなるように，例えば仰臥位では，鉛直方向0°（真上向き），30°，45°，60°と4つのみを使い（図11B～E），これ以下の5°，10°きざみの細かな回旋の調整をあえて行わないようにしている．なお，60°は，頚部のみの回旋でなく，肩の下にクッションなどを置いて体幹のローテーションを合わせて合計角として60°とする（図11E）．腹臥位も同様である．側臥位は，覚醒下手術を行う場合にのみ用いており，鉛直方向に対して90°（真横向き）のみを用いている（図11G）．また島回の切除を行う場合は，前頭葉側・側頭葉側の腫瘍を切除後に，そのsurgical corridorを利用するため，前→後方への視軸が必要になるため，強く回旋せず，30°，せいぜい45°程度の回旋が望ましい（図11B, C）．

　比較的よく遭遇する側頭葉先端部の病変で側頭葉切除を予定するような場合には，vertex-neutralからややupで固定するとよく，vertex-downとすると側頭筋を含む皮弁の影になり同部を視認しづらくなる（図12D）．

　中心前回高位・傍中心小葉腫瘍については，上記の基本パターンと異なり，仰臥位として手術台の屈曲を行わず水平の状態で，頚部のみ屈曲して頭部固定を行う（図11F）．

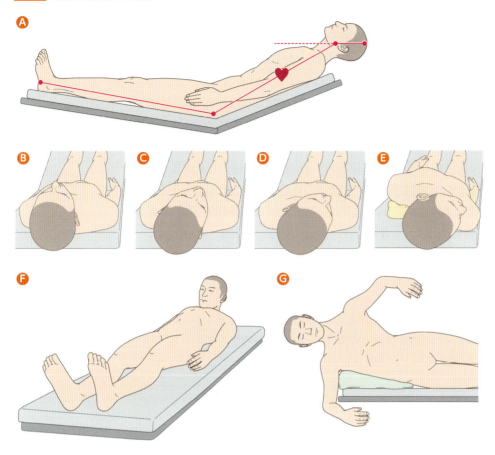

図11 体位と頭部の回旋

❷ 皮膚切開・開頭

　グリオーマ，この場合lober gliomaの開頭の考え方の原則として，病変が比較的浅い領域にも存在するため，病変部・切除予定部（すなわち皮質切開を行う領域）のすべての領域を含むような開頭を必要とする．また，high grade gliomaで強い浮腫を伴うものでは，術中の脳腫脹・開頭部からの術中の脳組織のヘルニアが起こる危険があるので，若干の余裕をもたせた開頭が必要である．術中の著しい脳腫脹が生じた際に脳室穿刺ができるように，あらかじめ想定をしておく．また，high grade gliomaはしばしば局所再発するため，近い将来再度手術を追加することも考えておく必要があり，いわゆるminimally invasiveという考え方でなく，若干の余裕をもたせた開頭が望ましく，これに従った皮膚切開をデザインすることになる．

　High grade gliomaでは術後速やかに放射線治療・化学療法を行うことになるため，極力創傷治癒遅延や術後感染症を避けるよう努める必要がある．このため，皮膚切開のデザインは，必ず茎を広くとって十分な血流が入るようにすること，浅側頭動脈など順行性の血流をなるべく維持できるように務めるなど，皮弁の血流障害を避けるように配慮することが重要である．皮膚切開の形態として四角形の開頭範囲に沿ったU字ないし馬蹄状は好ましいデザインとはいえない．これらは，皮弁側に血流の流入する茎，すなわち入り口が狭く，比較的奥行きが長いため，皮弁の血流を考えた場合，明らかに不利である．そうではなく，緩い円弧状とするなど皮弁側に入る血流の間口を大きくとるようにするほうがよい．浅側頭動脈はこれを凝固・切断したとしても，皮弁の壊死に至ることは通常ないが，順行性の血流がなくなると，皮弁はいわゆる「ランダムパターン」による頭皮血管のネッ

トワークに依存した血流支配となり予備能が低下する．

　前頭葉および側頭葉腫瘍に対しては，通常前頭・側頭開頭を行うが，耳前頬骨弓前縁から毛髪線後方を通り，前額で正中付近に至る半円状皮膚切開を用いることが多い（図12A赤点線）．前頭葉腫瘍の場合では，原則として皮弁は骨上ないし骨膜上で一層に挙上するが，特に側頭葉の術野が十分確保したい場合には，側頭筋上での剥離を行うとよい（図12A〜C）．皮弁をいったん側頭筋上で剥離，下方へ翻転し，側頭筋をこれとは別に剥離挙上して，特に頬骨弓眼窩部と蝶形骨外側部から切離のうえ，後下方へと，前頭・側頭開頭を行う．このとき側頭筋上の剥離の際に顔面神経の枝を損傷しないような手技に習熟しておく必要がある．図12A〜Cの赤線・黒線は側頭筋の切離部位を示すが，特に先に述べた赤線部すなわち眼窩外側縁部・蝶形骨外側部の剥離を行うことで直下の側頭葉先端部を露出することが可能になる．さらに側頭葉後半部の術野が必要な場合には，上記の皮膚切開の始点と終点はおおむね同一として，頬骨球上縁から耳介の付け根上縁を回って後方へとカーブしてから，前額部・毛髪線後方に至る「クエスチョンマーク」状皮膚切開とする（図12A赤実線）．

　上記のように浅側頭動脈の本幹と，頭頂枝ないし前頭枝の一方は残すようにする．そのほかに，前頭葉下面付近の病変に対する，冠状切開と両側前頭開頭があるが，この場合には前頭洞の開放を伴うことがあり，その場合には有茎骨膜弁による修復を必要とする．

図12　皮膚切開および開頭

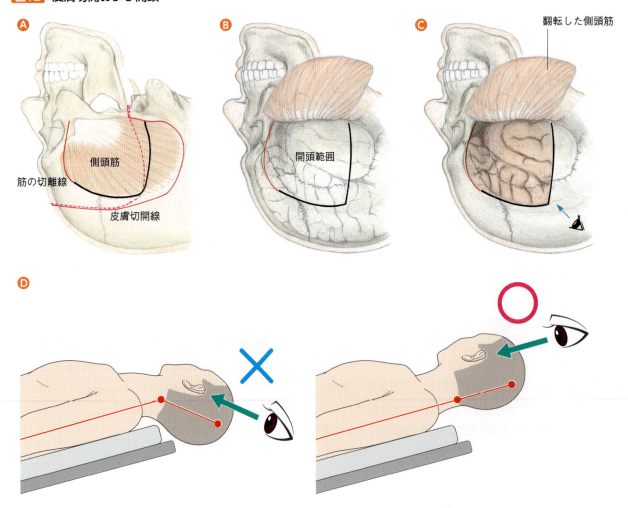

❸ グリオーマ摘出の戦術

　グリオーマ（lober glioma）の基本的な切除手順として，まず脳皮質領域の浅い腫瘍領域の切除を行い，このときには原則として深部白質を残す形として，次いで深部領域の腫瘍を切除する手順がある．High grade gliomaの手術では，一塊切除を必ずしも目指す必要はなく，むしろ，これにこだわると腫瘍組織を貫通する血管の損傷・深部白質損傷など危険なこともある．High grade gliomaの手術では，髄膜腫など良性腫瘍で有効な，いわゆる腫瘍の「内減圧」は有効でない．先に述べたように腫瘍を浅いほうから順に切除することは有効な手術手技であるが，内部だけをくり抜くことで腫瘍の可動性が増すようなことはない．腫瘍内部のみ切除する意味としては，早期に組織を採取して迅速病理診断を行うことくらいだろう．ただし，このときに腫瘍内を貫通する重要な血管を損傷したり，腫瘍内出血をきたしたりする危険もあり，注意しながら行うべきである．

　さらに，腫瘍の成長・浸潤形式によって二つの手術戦略がある．一つ目は，特にanaplastic gliomaに多くみられ，腫瘍の領域が複数の脳回にまたがる場合に対する手術法である．この場合には原則として脳回ごとの切除とし，切除領域内の脳溝内を走行する動脈を残すことができるようにする（図13）．図13は複数の脳回にまたがる浸潤性腫瘍を想定した仮想図である．図13Aは脳溝を開く前，右は脳溝を開いたところであり，こうして初めて脳動

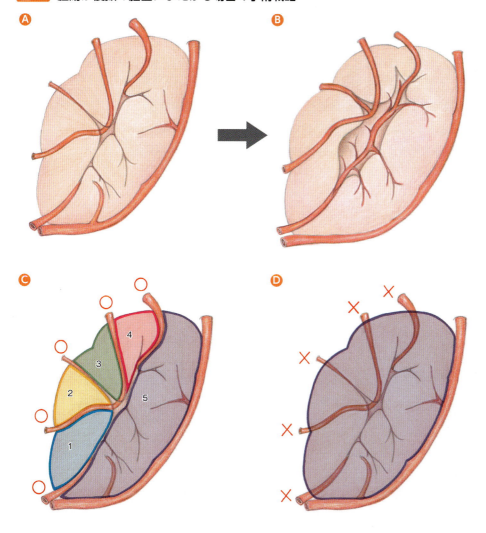

図13 腫瘍が複数の脳回にまたがる場合の手術戦略

脈の走行状態，どの血管が何処へ抜けていくのかがわかる．腫瘍領域の外の正常な脳領域に向かう動脈群は残す必要があるので，そのためには図13Cのようにコンパートメントごとにsubpial dissectionの手技を使って腫瘍領域を除去するようにするとよい．Sulcotomyの手技で脳溝をきちんと分ける手もある．いずれにしても，これを無理に腫瘍の辺縁で一塊切除しようとすると，健常脳を灌流する動脈を残すことが難しい（図13D）．こうしたコンパントメートごとの切除は，考え方として腫瘍の存在する「区域」を切除するものであり，腫瘍と正常の見極めが困難であっても術前の画像情報と術前プランがしっかり行えていれば，腫瘍領域をしっかり切除できる．オリエンテーションどおり切除することができる有効な手術法である．

　一方，もう一つは，いわゆるprimary glioblastoma，すなわち*IDH*変異のないglioblastomaに特に典型的にみられることが多いが，主として皮質下に腫瘍の主座があり，大きな造影される腫瘍塊があって周囲を強く圧排しながら成長し，かつ豊富な血流を受けるようなものに対する手術法である．腫瘍は，手術顕微鏡下に肉眼的に明らかな辺縁を同定できるものが少なくない．従って，こうした腫瘍に対しては，一定の皮質領域を切除して腫瘍摘出のための"corridor"を確保した後に，むしろ腫瘍境界を見極めて，これを追跡するように，切除することが重要である．

　ここで，脳皮質領域の切除の基本は，脳回切除（gyrectomy）である．切除を予定した脳溝・脳回構造を同定して，辺縁を決めて，この領域を切除する．この脳回切除の方法には大きく分けて，"sulcotomy"と"subpial dissection（軟膜下剥離）"の二通りがある（図14）．Sulcotomyは，脳溝・脳裂を分けてくも膜下腔に入り，切除側の血管を焼灼離断して切除を進める方法であり（図14A），subpial dissectionでは，脳溝・脳裂を分けずに，切除する側の軟膜直下で，脳・腫瘍組織を，吸引管・超音波メスなどを用いて吸引除去しながら，軟膜を裏側（この場合，脳溝内のくも膜下腔側を表側と表現）から露出していく方法である（図14B）．sulcotomyではくも膜腔側から腫瘍側・切除側へ入る血管群を確実に処理できることが利点であるが，脳溝を分けるには技術が必要であり時間を要することもある．subpial dissectionは手技として容易で時間がかからず，脳溝内の構造が軟膜に包まれた状

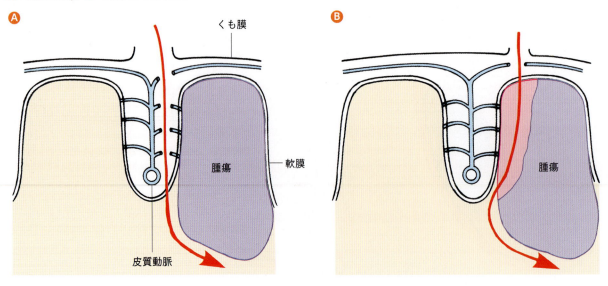

図14　脳回切除
A：sulcotomy，B：subpial dissection

態で保護されるため，脳溝内を走行する血管そのものや，その血管から出て切除しない側の皮質を栄養する血管を傷つけにくい反面，腫瘍側へ入る血管の処理は凝固処理でなく，圧迫止血など受動的な止血操作が主体となるため，クリーンな術野を保ちにくく，特に血流の多いhigh grade gliomaには不利な場合がある．

　High grade gliomaの手術では，特に腫瘍が豊富な血流を受けることもあり，主な栄養動脈側の剥離の際は，sulcotomyとして，くも膜腔に入り栄養動脈を一本一本確実に処理するほうがよい．特にシルビウス裂側からの中大脳動脈系の栄養動脈や，大脳半球間裂側からの前大脳動脈系の栄養動脈が対象となる．これ以外の部分においては，脳溝をsubpial dissectionで分けるようにして，両者の剥離方法を使い分けるのがよいだろう．

　また，primary glioblastomaに特に典型的にみられることが多いタイプで，豊富な血流を受けるようなものがある．こうした腫瘍の剥離においては，先に述べたように腫瘍の辺縁を追跡するように摘出することが原則である．腫瘍内に入ると出血のコントロールが容易でない．組織が脆弱であること，また腫瘍血管が脆いため，電気凝固による止血が十分機能しない．それでも，腫瘍の組織を一歩出て，周囲のグリオーシスないし白質組織内では十分な止血操作が可能である．こうした腫瘍では，腫瘍組織の辺縁を見極め，すぐ外側の組織で剥離を行うようにする．

　High grade gliomaでは，腫瘍が軟膜を食い破ってくも膜下腔に充満するように進展していることがある．その場合，血管系特に重要な動脈群を完全に巻き込んでいる場合があり，血管壁に強く癒着していることもしばしばである．この際，腫瘍の近位で動脈を見つけてこれを血管に沿って追跡すること，かつまた，遠位でも確保して，これを近位側へと逆行性に追跡すること，この両者が非常に重要である．腫瘍が血管に強く癒着している場合には，無理をせず血管周囲に巻きついた状態で腫瘍を残す．実際の臨床経験からすると，こうした血管壁に限局して残存させた腫瘍は案外増大しないものである．

　脳表の静脈系については，特に周囲の脳領域の還流にかかわるものは必ず残すようにする．腫瘍領域の表面を走行するこうした静脈の剥離は，実は難しい手技でない．腫瘍組織から静脈だけを外そうとすることには技術が必要かもしれないが，図15に示すように，subpial deissectionの要領で，静脈から周囲の腫瘍・皮質組織のほうを吸引除去すると，多くの場合簡単に皮質静脈だけを残すことができる．

図15　腫瘍組織からの静脈の剥離

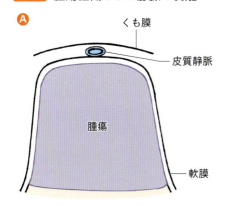
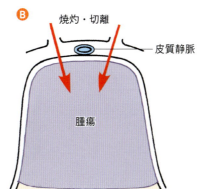
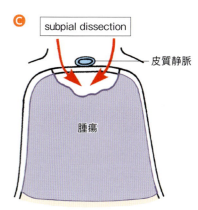

❹ 術中電気生理学的モニタリング

錐体路近傍のhigh grade gliomaの手術では，MEPが非常に役に立つ（図16）．モニタリングとマッピングの二つの意義がある．一つ目は，術中に錐体路機能の状態をモニタリングすることにある．すなわち，中心前回を電気刺激して，これと反対側の四肢のMEPの筋収縮の誘発を観測することで，錐体路が全体として機能するのか評価し，かつその機能の状態を大まかに評価できる．詳細は他稿に譲るが，一つの基準は，当初の時点と比べてMEPが50％以下のamplitudeになった場合，術後なんらかの麻痺をきたす可能性があり，その時点で手術の状況について確認するとともに，腫瘍摘出の続行の可否を検討する．MEPのもう一つの意義は，錐体路の術中マッピングであり，腫瘍をある程度切除した後，白質刺激を行うことで術野内のどこで錐体路が近接しているか，あるいは，どの程度近接しているかを評価できる．

MEPを誘発する白質刺激の強度と，錐体路までの距離には相関があることがわかっており，これまで数々の報告がある．われわれは，錐体路近傍腫瘍28例を対象として，術中MRIを用いて，極間5mmの双極の電極（電極径1mm）で刺激した際の刺激強度と錐体路の術中トラクトグラフィーとの距離について検討した（500Hz train 5, duration 0.4msec, amplitude 5〜30mA）．経皮質刺激MEP（中心前回上に設置した単極刺激電極による）の刺激強度（mA）を基準としたときの白質刺激強度（mA）を百分率で表すと，60％の刺激強度（例えば20mAで中心前回を刺激してMEPを観察されるときに，白質を刺激して，これと同程度のMEPが12mAで観察された場合，60％の刺激強度となる）では，錐体路まで3mm程度に迫っているとの結果であった（図17）．われわれの検討では，白質刺激強度の絶対値（mA）が錐体路との距離に関して必ずしも良好な相関を示さず，むしろ皮質刺激との比を用いるほうが良好な結果が得られた．これは，錐体路近傍のグリオーマ症例では，術前すでに麻痺のある症例があること，MEP自体が麻酔深度の影響を強く受けることなどが考えられる．

図16 術中MEP

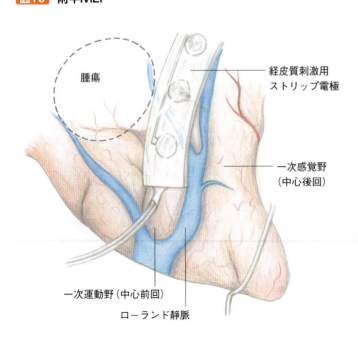
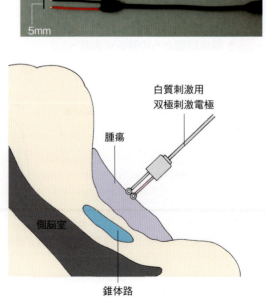

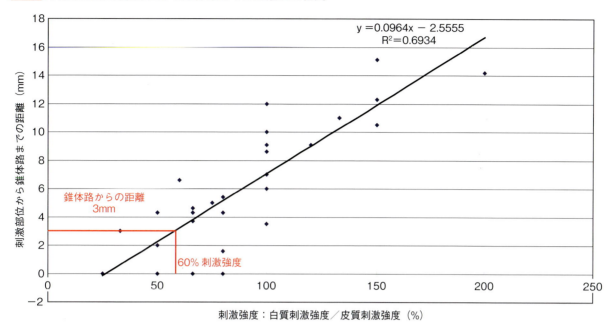

図17 刺激強度と刺激部位から錐体路までの距離との相関

　いずれにしても，こうした具体的な数値については，MEPの刺激の各種条件（経頭蓋刺激／経皮質刺激，双極刺激／単極刺激，刺激パラメータ）によって結果が異なるため，自施設で使用する刺激条件について熟知するとともに，過去の報告例を参考に慎重に判断する必要がある．

● 覚醒下手術

　覚醒下手術はすでにガイドラインが整備され，健康保険上の加算が認められる状況にあり，特に言語・運動機能を対象とした手術を中心に普及が進んでいる．

　覚醒下手術は，術中に特定の機能について評価を行って，その所見に基づいて腫瘍摘出のコントロールを行うことにある．従って，目的とする機能がおおむね保たれている，すなわち機能の障害があっても軽度であること，またその機能に関して，原則として数秒程度の短時間の電気刺激の間に回答・反応可能な，具体的な術中課題（タスク）が必要であり，また，明確な形でどのタスクで，どのような機能障害が出現した場合に切除の限界とするかを術前に決めておく必要がある．言語機能では，代表的な課題として物品呼称課題があり，発話停止・喚語困難・錯語の出現はいずれも陽性症状として摘出限界と判断する．

　High grade gliomaに対する覚醒下手術では，特に注意を要する点がある．glioblastomaは，しばしば強い浮腫を伴って，周囲脳の偏位をきたしているような場合があり，術中覚醒に伴って，脳腫脹が強くなったり，腫瘍内出血をきたしたりする危険がある．すでに中等度以上の神経症状をきたしていることも少なくないうえ，術中に安定した覚醒が得られない場合もあり，機能の評価を行うことが困難になることも予想される．こうした，脳浮腫・mass effectの強い症例では，その適応については十分配慮が必要である．一方で，gradeⅢ相当のびまん性グリオーマで，特に造影病変を越えて浸潤領域の腫瘍を切除する場合には，言語など機能野をもって摘出限界とする必要があり，覚醒下手術が有効な場合が少なくない．

術中補助診断・補助治療法

High grade gliomaの手術では，そのほかの脳腫瘍にないユニークな技術が近年実用化されている．

▶光線力学診断

5アミノレブリン酸（5 aminolevulinic acid：5ALA，アラベル®）は腫瘍に取り込まれてプロトポルフィリンIX（protoporphyrinIX）に代謝され，これに青色の光（400nm付近）を照射すると，赤色の励起光を発色する．これを利用して術中に腫瘍組織であるかどうかの判定に用いる．現在，励起光の照射は顕微鏡にビルドインされているシステムを用いる方法と，これとは別にLED光源を用いる方法とがある．High grade gliomaでは高率に発色が得られるため，術中に腫瘍組織の残存を確認できるため有用である．主として造影される腫瘍領域で発光が得られ，これと比較すると造影されないlow gradeの組織では得られない場合がある．また，photo-breaching，すなわち光を当てていると時間経過につれて発色が減弱・消失する現象があるので注意を要する．また血液や組織が被覆していると発光を確認できないため，確実に発光の有無を確認する際には，こうしたものを除去したうえで，「新鮮な」組織を露出して評価する．

▶BCNUウエハー

BCNUウエハー（ギリアデル®）は，ニトロソウレア系の化学療法剤であるBCNU（カルムスチン）を専用基剤に含んだ円形のタブレット状薬剤で，high grade gliomaにおいて，腫瘍摘出後の摘出腔壁に貼り付ける．健康保険内で通常8枚まで利用可能である．薬剤の浸透は数ミリにとどまるとされており，原則として亜全摘出以上の摘出度の高い症例に用いる．しっかりと敷き詰めるようにウエハーを設置すること，薬剤の取り扱いを行った鑷子・ハサミなどは，その他の手術で用いる道具と別にして，後の手術操作で用いないようにするなど注意点がある．ウエハーは極力剥がれないようにする必要があること，また術後ガスの発生があることから，壁に設置したら，「メッシュ状の」サージセル®を用いて覆い，フィブリン糊をポイント・ポイントにアプライして壁のウエハーから剥がれないようにする（完全にシールするとガスの貯留が問題になる可能性がある）．脳室が開放した場合には，ウエハーの迷入・水頭症をきたすおそれがあり，設置をやめるか，脳室を閉じるなど十分に対策する．血管に直接接触すると，術後に損傷・出血などをきたす可能性があり，これを避けるようにする．また，腫瘍切除が錐体路などcriticalな構造にきわめて近接している場合に設置すべきかどうか今のところ結論が出ていない．機能野であるからこそ，腫瘍の直接切除ができないため，本薬剤に期待したい一方で，機能野に対する薬剤浸透による障害のおそれも同時にある．

▶光線力学療法

光線力学療法は現時点で，タラポルフィンナトリウム（taraporfin sodium，レザフィリン®）と，664nmの赤色波長の専用のレーザー光照射システムを用いたものが本邦で保険承認されている．術中に，腫瘍摘出後，摘出腔に対して照射を行って治療する．レーザー光の透過深度は数ミリとされており，この治療も原則として，亜全摘出以上の摘出の際に用いる．光線過敏症予防のため，投与後2週間は直射日光を避け，500Lx以下に調整した室内で過ごす，3日間はサングラスを着用するなど注意点がある．術中にはVEPなど網膜に対する光の照射を避けること，術中主要な動脈に照射しないことなど注意点がある．本治療を行うには，所定の講習を受けたうえで行う必要があり，詳細については日本脳神経外科光線力学学会が作成したガイドラインなどを参照すること．

文献

1) Lacroix M, Abi-Said D, et al. A multivariate analysis of 416 patients with glioblastoma multiforme: prognosis, extent of resection, and survival. J Neurosurg 2001; 95(2): 190-8.
2) Noorbakhsh A, Tang JA, et al. Gross-total resection outcomes in an elderly population with glioblastoma: a SEER-based analysis. J Neurosurg 2014; 120(1): 31-9. Epub 2013 Nov 8.
3) Brown TJ, Brennan MC, et al. Association of the Extent of Resection With Survival in Glioblastoma: A Systematic Review and Meta-analysis. JAMA Oncol 2016; 2(11): 1460-9.
4) Sanai N, Polley MY, et al. An extent of resection threshold for newly diagnosed glioblastomas. J Neurosurg 2011; 115(1): 3-8. doi: 10.3171/2011.2.JNS10998. Epub 2011 Mar 18.
5) Gorlia T, van den Bent MJ, et al. Nomograms for predicting survival of patients with newly diagnosedglioblastoma: prognostic factor analysis of EORTC and NCIC trial 26981-22981/CE.3. Lancet Oncol 2008; 9: 29-38.
6) Beiko J, Suki D, et al. IDH1 mutant malignant astrocytomas are more amenable to surgical resection and have a survival benefit associated with maximal surgical resection. Neuro Oncol 2014; 16(1): 81-91. Epub 2013 Dec 4.
7) 藤井正純, 森 健太郎, 編. 大脳白質解剖入門. メディカ出版, 大阪, 2019.

III 手術の実際／グリオーマ

Low grade glioma

北里大学医学部脳神経外科　隈部俊宏

Summary

Low-grade gliomas（LGGs）に対しては，準緊急の対応を必要とするhigh-grade gliomas（HGGs）とは異なり，水頭症を併発した場合は別として，目前に迫った生命への危機回避のための手術摘出を行うことはない．さらに症候性の場合手術適応には悩まないが，無症候性の場合には，手術介入の是非とその時期に関しては必ずしも結論が出ているわけではないので，症例ごとに十分な配慮が必要である．逆に一度手術すると決めたのであれば，ある程度減圧されたからといって終了するような手術は許されない．真の意味で，"maximize tumor resection & minimize surgical morbidity"というグリオーマ手術の目標を完遂しなければならないため，手術に求められるレベルは高いことを覚悟する必要がある．

手術のポイント

　LGGsは手術だけで治療が完遂する疾患ではないので，手術に特化して治療方針を述べることは本来できない．手術・放射線・化学療法のなかで論議されるべきであるが，メイヨークリニックから報告[1]があるように，ここ50年の歴史の流れのなかで，全摘出率が上昇し，摘出術後経過観察が多くなり，術直後の照射を行う症例が減少した，という傾向が認められ，手術の重要性は強調されるようになったと考えられる．

　過去の論文のシステマチックレビューによるエビデンスに基づいたLGGsに対する手術方針のガイドラインには，2010年European Journal of Neurologyに発表されたEFNS（European Federation of Neurological Societies）-EANO（European Association for Neuro-Oncology）からのもの[2]と，2015年Journal of Neurooncologyに発表された米国からのもの[3]が存在する．

　EFNS-EANOは，2009年までの論文に対してシステマチックレビューを行っている[2]．①全摘出は，特に長いてんかん発作の経歴があるものや島回神経膠腫に伴ったてんかん発作をよりよくコントロールする，②脳機能マッピングは摘出率を上げ合併症を回避する，③eloquent areaの腫瘍摘出の可能性を上げる，皮質および皮質下の言語機能に関連する構造物を確認する，機能的腫瘍摘出境界を決定する，といった点で覚醒下手術は有用である，④ランダム化比較試験がないために，依然として摘出率向上が全生存期間および無増悪生存期間に及ぼす影響は不明である，といった結果をまとめたうえで，①手術合併症を最低限にとどめたうえでの最大限の摘出は，治療として一番最初に考慮すべきである，②術前および術中脳機能マッピング，覚醒下手術は治療成績を向上する，③40歳未満の乏突起膠腫で全摘出できた場合は経過観察可能，と推奨している．

　2012年JAMAに，「LGGsに対する手術介入をどの時期に行うか？」，この問いにある部

分で答えたと見なされる重要な論文がノルウェーから公表された[4]. ノルウェーという患者移動がほとんどない特殊性をもった地域で, 1998〜2009年の間に, 生検後に経過観察して腫瘍拡大があった場合に手術する(watchful waiting)とする大学病院(region A)において治療された66人のLGGsと, 積極的に早期から手術介入する(early resection)とする大学病院(region B)において治療された87人のLGGsの全生存期間を比較した結果報告である. この論文の結論は, 「watchful waitingよりもearly resectionの方針をとった施設の治療成績のほうが全生存期間は良好であった($p=0.01$)」, というものである. また悪性転化の頻度はearly resectionの方針をとったほうが有意に少なかった(37% vs 56%). ただし, この悪性転化率に関しては, 日本の脳神経外科医の感覚からはあまりにも高すぎると感じられる. なおregion AとBでearly resectionを行った頻度は, それぞれ29%と86%であった. どんなに患者背景と治療方針が均一に近いであろうが, 直接early resectionがwatchful waitingに勝るという直接的な結果ではないし, もちろん前向きのランダム化比較試験ではないことを理解したうえで, この結果を評価すべきである. また一般臨床で悩む組織生検を含めていつ外科介入すべきということには答えていないことにも注意すべきである. 多くの臨床現場でLGGsと想定される疾患(presumed LGGs)に対してMRI followし, 病変の拡大もしくは臨床症状出現時に治療介入するというwait-and-scan法とearly resectionとの比較ではないのである.

彼らは翌年の2013年Acta Neurochirurgica(Wien)にdiffuse astrocytomaだけに限っての結果を報告している[5]. watchful waiting 55例, early resection 62例で検討した結果, $p=0.047$でやはりearly resectionの方針をとったほうが, 全生存期間は有意に良好であった.

さらに彼らは2017年のAnnals of Oncologyに, 当初検討した全症例群153例を, ①low-risk：IDH mutated, 1p19q codeleted, ②intermediate-risk：IDH mutated, 1p19q non-codeleted, ③high-risk：IDH wild-type, と分割してそれぞれの生命予後を比較検討した[6]. やはりwatchful waitingよりもearly resectionの方針をとったほうがLGGsの全生存期間は良好であり($p=0.005$), 上記のように遺伝子学的にリスク分類して検討しても同じ結果が得られた($p=0.001$)と結論付けている.

時代が流れるに従ってfollow up期間が長くなるわけであるが, ノルウェーの論文の凄い点はfollow upができなくなった症例が皆無であることである. 後方視的研究が劣った研究であるとみなされていると思うが, 一度でも自分自身で統計仕事を行ったことがあれば, 全例の予後が完全に把握できていることの凄さが身にしみるはずだ. しかしこれら遺伝子学的解析を含めて硬いデータの元は, region AとBに存在する大学病院のLGGsの治療成績であることは忘れてはならない.

2015年Journal of Neurooncologyに発表された米国からのガイドライン[3]は, 1990〜2012年の論文に対してシステマチックレビューを行った結果に基づいて作成された. 従ってノルウェーからの2012年の論文が手術介入時期のエビデンスとして勘案されている. ①経過観察よりも手術摘出の早期介入が望ましい, ②腫瘍再発を防止するためには安全に摘出できるのであれば全摘を目指すべき, ③全摘出することにより全生存期間を延長できる, ④全摘出はてんかん発作コントロールに有用, ⑤術後の機能予後を改善させるために術前functional MRI, diffusion tensor imagingを用いるべき, ⑥eloquent areaのLGGの摘出術には術中脳機能マッピングを用いるべき, ⑦摘出率を向上させるためには術中MRIを用いるべき, と結論している.

全米を代表とするがんセンターで結成されたガイドライン策定組織National

Comprehensive Cancer Network（NCCN）による治療ガイドライン[7]は，アメリカ合衆国の医療事情に基づいたうえでの治療推奨である．2018年に改訂されたNCCNガイドラインでは，MRIにてLGGと診断し，maximal safe resectionが可能と想定される場合は，その目標を完遂する摘出術へ，そうでない場合には亜全摘術か生検術を行うことが勧められている．可及的摘出を行った場合，low risk（40歳以下で画像上の全摘出術が行われた場合）ではclinical trialに参加するか，経過観察を，high risk（40歳より高齢か腫瘍残存が認められる場合．ときとして腫瘍の大きさ・神経学的脱落症状の有無・IDH遺伝子異常の有無が考慮されることがある）では，①放射線療法を行った後にPCV（procarbazine, CCNU, vincristine）療法を追加する（category 1：高いエビデンスレベルに基づいておりその治療が妥当であるとNCCNとして統一されたコンセンサスがある），②放射線療法を行った後にテモゾロミド（TMZ）療法を追加する（category 2B：やや低いエビデンスレベルに基づいており，その治療が妥当であるとNCCNとしてコンセンサスがある），③放射線療法とTMZ療法併用後，TMZ療法を追加する（category 2B）ことが勧められている．しかしhigh risk症例でも神経学的脱落症状がない，もしくは安定している場合にはきちんとしたMRI followを行うという条件のもとで経過観察することも方法の一つとしている．

以上のように，年齢という因子は動かしようがないが，40歳以下のLGGでは画像上の全摘出ができるかどうかが，その後の治療方針に決定的な影響を与えることがわかる．

このリスク分類と治療方針にはRTOG9802試験〔LGGsに対する放射線治療単独と放射線治療に6コースのPCV療法を追加する治療方法のランダム化比較試験〕の結果[8]が大きく影響している．全摘出されたLGGsで40歳未満であった場合には経過観察され5年生存率93％を得たが，52％では放射線治療追加を必要としたことを記憶していなければならない．すなわちlow riskであるはずの全摘出した40歳未満の症例が，5年経つと半分は再発しているのである．この結果は，2008年のJournal of Neurosurgeryに発表された[9]．RTOG9802試験の注意点として，「全摘出」は"neurosurgeon-determined gross total resection"であって，術後のMRIによる評価ではないことが挙げられる．favorable LGG（low risk）と分類された111例のLGGsのなかで，98例（88％）が術後のMRIが評価可能で，そのうち58例（59％）では術後T2WIもしくはFLAIRにて1cm未満の厚さの高信号領域，31例（32％）では1～2cm，9例（9％）では2cmより厚く高信号領域がみられた．観察期間中，それぞれ26・68・89％の再発率であった．T2WIもしくはFLAIR高信号領域が1cm以上の厚さで認められた場合，hazard ratioは3.54であり，$p = 0.0002$ときわめて予後に強く影響した．この術後T2WIもしくはFLAIR高信号領域は術後残存腫瘍の"surrogate marker"であって，浮腫や虚血による高信号領域も含んでいることが欠点であると文中に述べられている．ちなみにNCCNのガイドラインでは術後24～72時間以内のMRIによる評価とは記載されているが，それ以上の詳細なMRIの評価項目は不明である．

それでは有無を言わさず，術後のT2WIもしくはFLAIR高信号領域が一切存在しない摘出をした場合にどうなるか，というchallengingな論文が存在することはもはや周知の事実であろう．Duffauらは，この摘出方法を"supratotal resection"と命名し，その方法論と結果を報告している．覚醒下手術にて脳機能マッピング・モニタリングを併用して，正常脳機能を障害しないことを確認して，T2WIもしくはFLAIR高信号領域よりも拡大摘出するという方法である．2016年のActa Neurochirurgicaに16例の連続したLGGsのsupratotal resectionの結果が報告された[10]．最低8年，平均132ヵ月の経過観察期間中半分の8例で再発を認めた．再発までの期間は70.3ヵ月であった．LGGsは浸潤性腫瘍であり，supratotal resectionを行ったとしても手術単独で治癒せしめるものではないことが明らかである．

やはり神経膠腫に対する手術は「絶対非治癒切除」に分類されるのである．

　結論としてLGGsに対しては，現時点では，放射線化学療法を開始する時期を先延ばしにする．もしくはその治療効果をより高めるために，T2WIもしくはFLAIR高信号領域を，脳機能を障害しないという条件で可能な限り全摘出することが目標であるとみなされる．手術治療介入時期に関しては完全な結論は得られていないが，組織生検がすでに行われていてLGGsと確定されているのであれば，単純に生命予後改善を目標にするのであればearly resectionが望ましい．無症候性でLGGsがきわめて高い確率で想定される場合，どの段階で組織生検を含めた手術介入が行われるべきかは未確定である．

手術手技

● 術前準備

　腫瘍の色調・性状が周囲正常皮質・白質と明らかに異なる場合の神経膠腫摘出は，すなわち悪性神経膠腫ではその境界を追っていくのが摘出の基本である．これにより造影される病変を残すことはほぼ回避できる．LGGsでもしばしば浸潤度が低く周囲脳とかなり明瞭な境界を有する場合がある．CTで周囲脳と明らかに異なる低吸収域で，MRIではT1WIでやはり低信号値を示し，この領域がT2WIでの高信号領域と一致することが肉眼的に周囲脳と境界を決定できるポイントとなる（図1）．しかし浸潤性が高く悪性度の低いLGGs

図1 境界鮮明な浸潤性の少ない右側頭葉oligoastrocytoma，NOS症例
術前（上段），術後（下段）の造影T1強調画像（A），T2強調画像（B），CT（C）を示す．

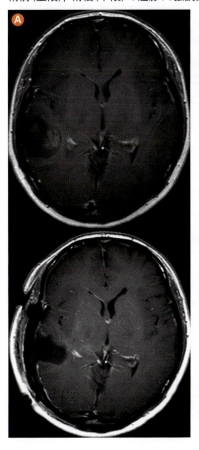
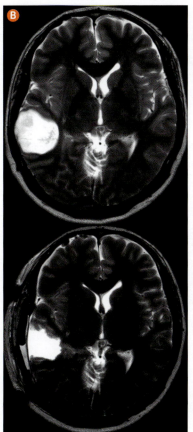
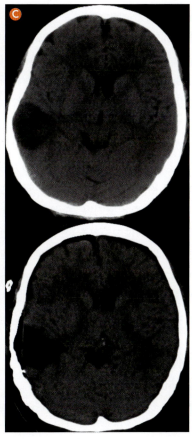

では，構造が周囲正常脳と近似するために，肉眼所見や触感の違いで境界決定することはきわめて難しい．従って，摘出境界決定方法においては，①脳溝・脳裂といった解剖学的構造，②ニューロナビゲーションや術中MRIといった手術支援装置の情報，③術中脳機能マッピング・モニタリングによって得られる脳機能情報，がより重要となる．術前にはこれらがより無駄なく短時間で遂行できるように準備することが重要となる．

▶3-dimensional T2WI

造影される高悪性度神経膠腫では，摘出範囲を決定するデータとして造影T1WIが最も重要となるが，造影されないLGGsではT2WIもしくはFLAIR画像が重要となる．ニューロナビゲーションシステムに用いるデータも3-dimensional T2WIとなる（T1WIで周囲脳よりもはっきりとした低信号を示す場合にはT1WIを用いることも可能）．脳溝・脳裂・脳回と腫瘍境界がどういう位置関係にあるかを把握し，解剖学的にどの領域までを摘出するか，術前にニューロナビゲーションシステム上で境界線を決定しておくのが役立つ．すなわち摘出領域をどこまで及ぼすのか，意思決定しておくということである．極論すると，術中にはその術前に決定した摘出境界をトレースして摘出すると言っても間違いない．

▶functional MRI & diffusion tensor imaging

functional MRIによる言語関連領域の同定，diffusion tensor imagingによる錐体路・言語連絡線維の同定は，術前検査として行っておくべきである．中心溝・運動野の同定に関しては，inverted omega/epsilon, precentral knob, hookといった構造的特徴により決定することが可能である．

▶methionine PET

摘出領域決定の一助となるが，保険診療上可能な検査ではないために常用できない．浸潤性の高い腫瘍に対して使用できる場合では，少なくともmethionineの高い取り込みのある領域だけは摘出することを計画することになる．

▶患者教育

人間は弱いものである一方，非常に強い一面ももつものである．いかに手術のときに強い意思をもって臨む状態に誘導できるかは，術前の患者教育にかかっていると思われる．覚醒下手術を行う場合には，患者教育は特に重要な術前準備である．その患者のさまざまな背景因子，心情などを十分に考慮して，疾患概念・治療方法・予後に関してどのような話し方をするかを決めなければならない．そこまで患者の人生に介入する必要がないという意見があるかもしれないが，LGGsを治療するうえで患者の死生観を理解しておくべきで，そうしないと治療介入時期とその方法を決定できない．

覚醒下手術を行う場合，病態・手術の必要性・手術場の雰囲気・手術工程・術後予想される状況・将来的な治療内容，などを本人が理解できていないと真の意味での覚醒下手術における協力体制はつくれない．術前に手術場へ連れて行き，麻酔医・手術部看護師と面談するとともに，手術台の上での体位設定を体験しておいてもらうことが望ましい．体位設定を行っておくと，術当日の微妙なパッド類の設定にかかる時間は短縮できる．すでに術中の検査課題は主に言語療法士との間で決定されている状況にあるはずであるが，実際に手術室で最終確認をしておく（図2）．

● 手術体位・頭位

▶手術体位

術者それぞれの考え方があるから体位設定は一律ではない．しかし，なぜその体位として設定するのか常に考えるべきである．たかが体位，されど体位である．基本は，手術途

中にベッドを最も動かさないで，術者が無理なポジションをとらずに，全摘出工程を終えることが可能な体位設定をすることである．全身麻酔ではより後者に比重が置くことが可能で，状況によってはベッド上に患者の体をしっかりと固定することにより，ベッドの上下・頭位挙上下垂・左右回転を自由自在に行うことも許される．しかし，覚醒下手術ではより前者，すなわち患者の安楽さが優先されることをしっかりと認識して欲しい．圧力は面で受け止め，1ヵ所にかかる力を分散させ，関節を含めた皮下組織が少ない部分はできれば空中に浮かせることが基本と考えている．挿入するパッド一枚で患者の安楽度は大きく異なることが直感的にわかるまで体位取りは熟練していないといえる．①枕の高さは患者の好みに最も適合しているのか，②下方になる耳の下には圧迫するものがないか，③頚部捻転は苦痛を生じていないか，④体の下になる肩への圧迫感は解除されているか，⑤上肢－前腕－手首の屈曲具合は安定しているか，⑥開頭部位と対側すなわち体の下側になる上肢－前腕－母指球にはモニタリングのための電極が刺入されているがこれが煩雑な触感を与えていないか，⑦肩から腰までうまく面で支えられているか，⑧腰椎の正常な前腕が確保されているか，⑨体の上側になる上肢の位置・屈曲具合は適切か（空間が空いて寂しさを感じさせていないか），⑩両下肢が安定した状態で保持されているか（多くの場合両下肢の間には枕を挟んだほうが落ち着く），⑪踵・外顆・内顆に局所的な圧力が加わっていないか，など，確認リストをつくって一つ一つクリアしていくことが望ましい（図3）．

　こういった覚醒下手術の体位設定を行うと，全身麻酔での設定も数段進歩することは間違いない．すなわち，どんなに全身麻酔で鎮痛効果が完全であったとしても，患者の体に対する負荷を軽減することを考えて体位設定を行えるようになるはずだ．褥瘡防止は術中の頻回の減圧ではなく，元々の体位設定のほうがはるかに重要である．なおasleep-awake-asleep法で，マッピング終了後laryngeal mask再挿入もしくは気管内挿管を考えている場合は，体幹と頚部が捻転していない体位設定を行っておいたほうがよい（図4）．この点は担当する麻酔医と良好な関係をつくって，その施設で習熟した方法を確立すべきである．

▶頭位

　筆者はあくまでも患者の快適性を追い求めているために，頭部はピン固定していない．Mitchel S. Berger先生から伝授された方法であることと，自分自身がピン固定されて長時間手術されるのは勘弁して欲しいからである．ニューロナビゲーションシステムは，光学

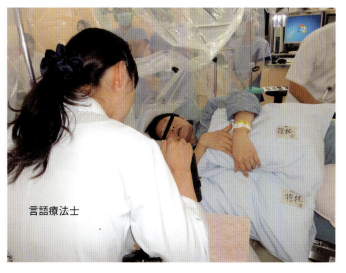

図2 術前日に手術シミュレーションを行っているところ

手前にいるのは入院時から言語機能検査に携わり，手術当日も言語機能診断に携わる予定の言語療法士が物品呼称の最終確認をしている．

図3 術前日に手術シミュレーションを行っているところ

体位および挿入するパッドを細かく調整している．

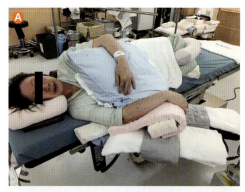
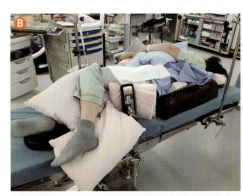
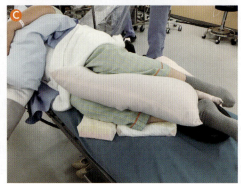

図4 図3と同一症例の手術前後

laryngeal maskを挿入した手術開始前（**A**），laryngeal maskを抜去し完全覚醒状態下での術中の言語機能検査（白質刺激の物品呼称）を行っているところ（**B**），および言語機能検査を終了しlaryngeal maskを再挿入した後（**C**）の写真．体位や周囲の設定を一切変更することなくlaryngeal maskを挿入している．

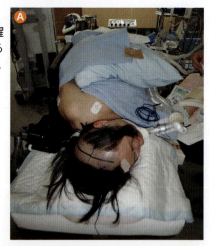
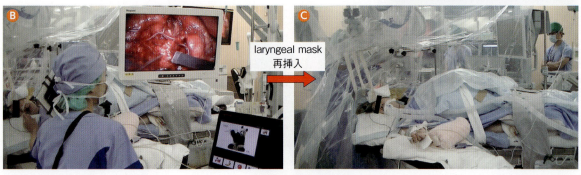

式であれば頭部固定のレファレンスを用いれば，また磁場式であれば，頭部のピン固定を行わなくとも使用可能である（図5）．

　脳ベラは開頭骨縁に固定装置を設定すれば使用可能であるため，頭部をピン固定しな

図5 頭部固定を行わない状態でのニューロナビゲーションシステム設定

光学式の場合は頭蓋骨に直接固定するskull referenceを設定（**A**）し，磁場式の場合は頭部に貼付するreferenceを設定（**B**）することにより，頭部固定を行わなくてもニューロナビゲーションシステムは使用可能である．

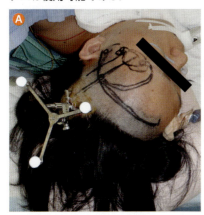
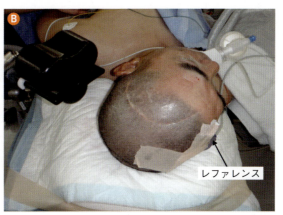

レファレンス

いからできない手術操作があるわけではない．ただし手術操作中，患者の頭部は常に動くことを覚悟したうえで精細な操作を行わなければならないために，術者の疲労は全身麻酔時よりも大きいことは認めざるをえない．頭部ピン固定するかどうかは，麻酔科と相談のうえ，術者として判断してよい．

● 手術手技

手技のステップ

1. 皮切・開頭設定
2. 局所麻酔
3. 脳機能マッピング
4. 腫瘍摘出

❶ 皮切・開頭設定

　皮切はそれぞれの腫瘍の位置と大きさによってさまざまである．ニューロナビゲーションシステムが導入されたことにより，不必要に大きい開頭をする必要がなくなった．覚醒下手術を必要とする左大脳半球病変に対して陽性所見を獲得したうえで摘出を進めていく考え方であれば，基本的に左前頭-側頭-頭頂葉が広く露出する開頭が可能な，左耳介前部から前額部に至る弧状切開を行うことになる．さらに視野，計算能力，より高次な脳機能をマッピング・モニタリングするために覚醒下手術を用いるのであれば，それに従った開頭となるのはいうまでもない．一方negative language mapping，すなわち，開頭した範囲内で陽性所見がないから目的とする摘出は可能，と判断して手術を進めていくのであれば，腫瘍の位置と大きさによって調整された必要最低限の"tailored craniotomy"を行う．

　どちらの方法を選択するかは術者の考え方による．ただし，術者として，その施設として十分な経験がなく，脳機能マッピングおよびモニタリングの結果がfalse negativeにならない，すなわち陰性所見が真の陰性所見であることの確信が得られない限り，tailored craniotomy & negative language (motor) mapping方法をとるべきではない．確実に陽性

反応が得たうえで手術を進行させたほうが安全である．初めの一歩は陽性所見を得ることである．従って開頭は十分大きく行うのが始まりであり，その後tailored craniotomyへ移行するか，それともやはり大きな開頭を維持するかは，自分が出してきた結果から反芻したうえで考えるべきである．

❷ 局所麻酔

　神経ブロックとともに，術野を取り囲むように皮膚および側頭筋内にも，短時間作動性と長時間作動性の局所麻酔薬を混合して局所注射するのが妥当である（図6）．鎮静効果だけを有するプロポフォール単独によって覚醒下手術を行っていたときは，この局所麻酔の鎮痛効果がポイントであったが，asleep-awake-asleep法で行うことができるようになって，また麻酔科による鎮痛・鎮静コントロールが進歩したことにより，開閉頭中の疼痛コントロールの問題はほぼ考えなくてよくなったといえる．しかし覚醒中の硬膜や太い動静脈近傍を操作するときの鋭い痛みや，フックによって牽引している皮弁・筋肉のひきつれ感には配慮が必要となる．前者はかなり個人差があるが，シルビウス裂の剥離操作は覚醒前に行ってしまう，中頭蓋窩の硬膜には覚醒中に接触しないように注意する，など方法を考えておくべきである．後者に関しては，フックで強く牽引すると左眼の視野が妨げられることも問題となるため，各施設によってさまざまな工夫がなされていると思われる．

　皮弁と筋肉は別に分けて，皮弁のみを前方へ，筋肉は外側後方へ牽引するほうが理にかなっていると思われる．それでも全身麻酔下に術野を究極的に広く求めた開頭と比較すると，覚醒時にはフックによる牽引力をできるだけ弱める必要があり，前頭葉底面・側頭葉先端の視野はある程度限られる．

❸ 脳機能マッピング

　初めて覚醒下手術・脳機能マッピングを行う場合，手術室の環境（雰囲気）の違いに戸惑うと思う．全身麻酔下の手術は術者中心に動いていくが，覚醒下の手術は患者中心に動く．簡単にいうと，「気を遣われる」立場から，常に「気を遣う」立場に180°変化するのである．その緊張感のなかで，摘出術の前に，摘出術をどう行うか決定するための情報を得るために脳機能マッピングを行う．

図6　局所麻酔を行っているところ
基本的には開頭する領域を取り囲むような意識で局所麻酔剤を注入していく．

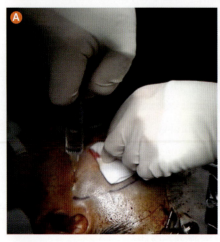
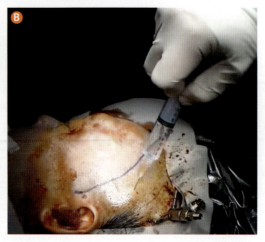

反応が得られれば得られたで興奮し，得られなければ得られないで不安がつきまとう．陽性所見が得られなかった場合，多くの問題は刺激条件を含めたさまざまな技術的問題によって生じている．刺激電流が入っていない，アースがきちんとできていないなど，実はきわめて単純な問題が生じていることが大部分である．ここで経験の多い電気生理学者が存在していると即座に対応してもらえるために術者の負担は軽減されるが，そうでなかった場合，かなりのストレスになる．さまざまな設定条件に対して，問題を生じている確率の高いものから，一つ一つ確認して適正な状態に変更していくことはそう簡単ではない．従って，術者が初心者であった場合は，経験のある電気生理学者が手術に立ち会うことが望ましい．陽性所見が得られたとしても，たかだか舌が動いた，眼瞼が収縮した，といった単独の所見で満足するわけにはいかない．

発語停止がみられたとしても，①舌運動野の刺激によって生じた発声障害なのか，②陰性運動野の刺激によって生じた運動機能停止なのか，③真の言語野を刺激しているのか，を鑑別しなければならない．多くの場合，舌の運動野は言語機能を確認する前に決定されていることが多い．舌を突出させた状態で刺激を行うことにより，突出した舌の偏移によって確認できる．陰性運動野を確定するためには，指の対向運動を繰り返す，もしくは舌を突出させて左右に連続的に動かすことを命令した状況で脳表を刺激し，その運動停止が確認されることで同定可能である．中心前回下部で最も確認しやすい領域なので，多くの場合，真の言語領域がなかなか確定できない場合にも陰性運動野は得られ，陽性所見としての安心材料となる．これら2つの領域による発語障害は，「これは，＃＃です」と必ず物品呼称をさせるようにしていると容易に鑑別できる（図7）．舌の運動野刺激による発語障害は，舌が動かしづらくなることによって生じる発声障害（声が歪む）であり，陰性運動野刺激による発語障害では，「これは」からすべての発語が停止する．真の言語野では，「これは」は言えるが，その後は発語停止や，錯語となる．

❹ 腫瘍摘出

ここまでの操作により，腫瘍をどこまで安全に摘出するか脳表レベルでの意思決定は行われたことになる．腫瘍の色調・性状が周囲正常皮質・白質と明らかに異なる場合は，周囲の脳との構造的境界を確認しながら摘出することで画像上の残存腫瘍を残さないことが可能である［手術動画①，②］．境界を見極めることは，すべての脳腫瘍摘出においても基本であるが，神経膠腫摘出においても基本である．

まずはこのような症例を確実に摘出することが初めの一歩である．周囲脳との境界が

手術動画①　手術動画②

図7　物品呼称を行っているところ
手前のコンピューター画面にみられるように，「これは」の後に表示された絵の名前を呼称してもらうように指示されている．患者の視野が広く保たれていることにも注目してもらいたい．

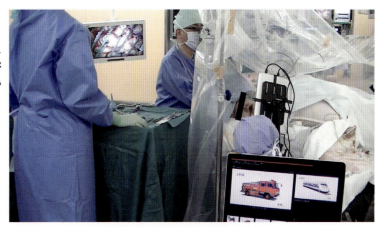

明らかに異なる場合で，術前症状がない場合，腫瘍だけを摘出できれば症状悪化をきたすことはない．問題は腫瘍を通過する動静脈が温存できるかどうかにかかっている．動脈の温存は，その血管がどこからどこへ走行しているかを理解することである．まずは正常解剖を知っていることが初めの一歩となる．そのうえで血管走行を追っていき，摘出範囲内への分枝のみを凝固切断し，本幹を遊離温存していく［手術動画③］．脳溝や脳裂の奥へ隠れて走行するときにも，走行が認識できるまでは決して大丈夫であろうと勝手な判断のもとに凝固切断しないことが重要である．

手術動画③

運動機能のみを温存する目的で，運動誘発電位（motor evoked potential：MEP）を持続的にモニタリングしながら，血流を一時遮断してその分枝が運動機能に関係ないと判断して凝固切断する技術は確立されている．しかしあくまでもモニタリングしている筋肉の運動が確保されているだけで，当然のことながらモニタリングしていない領域の運動機能が温存されるかどうかは不明であることに注意すべきである．

● 術中・術後合併症対策

覚醒下手術が日本で行われるようになって20年以上が経過し，麻酔科が完全静脈麻酔に習熟したこともあり，覚醒下手術の術中合併症出現頻度は減少した．最初から最後まで自発呼吸下で管理するにしても，asleep-awake-asleepで行うために，途中laryngeal mask抜去－再挿入といった操作を行うにしても，きわめて円滑に手術を進行することができるようになった．術中の嘔吐や鎮痛管理の問題はなくなったといっても過言ではない．術中の問題として，①刺激によって誘発される痙攣発作と，②脳機能マッピングおよびモニタリングに対応できる患者の精神・覚醒状態の維持，が完全に解決されていないと思われる．

▶刺激条件決定とモニタリング

脳表・白質電気刺激と簡単にいっても，実は刺激装置×刺激条件で使用されている状況は多岐にわたる．刺激装置には単極と双極が存在する．単極刺激はソナーのように刺激部位から同心円状に刺激が伝播するために，目的とする領域までの距離を推測するのに適している．皮質下刺激で錐体路までの距離を推測するのに用いられることが多い．一方双極刺激は，刺激電極間で電流が流れ，単極よりも局所的な刺激が行われると理解するとわかりやすい．従ってピンポイントで機能領域を同定するのに適している．

刺激条件には，①刺激時間，②刺激形態（単相性・2相性），③極性（陽極・陰極），④刺激時間（50～60Hz technique・high frequency & train-of-five technique），⑤刺激電流，が存在する．これらの組み合わせにより，実際に行われる刺激条件は施設によってさまざまであることがわかっている．従って他の施設で行われていることを踏襲する場合，これらの条件を完全に把握する必要がある．刺激によって生ずる痙攣発作の誘発頻度は，50～60Hz techniqueのほうがhigh frequency & train-of-five techniqueよりも有意に高いという報告が認められる．運動に関しては短い刺激時間で確認することは可能であるが，言語を含めたより高次脳機能を確認するためには，ある程度の刺激連続時間が必要であるため，50～60Hz techniqueいわゆるOjemann刺激を適応している施設が多いことは確かであろう．

脳機能マッピングが開始された当初は，至適刺激電流を決定するために脳表脳波計（図8）を併用すべきであるとされていたが，次第に各施設での経験値が増すに連れて，その施設での条件を守ると，脳表脳波計によって刺激によるafterdischargeを確認せずとも痙攣発作を生ずる確率は低減している．しかし，術者および施設が習熟するまでは脳表脳波計によるafterdischargeの確認は，初めの一歩として行ったほうがよいと考えられる．

脳表脳波計によって確実に刺激が入っていることを確認できる利点も挙げられる．

▶抗てんかん薬の使用に関して

近年の大きな進歩として複数の新規抗てんかん薬の保険適応が挙げられる．日本で覚醒下手術が行われるようになった20年前には静注可能な抗てんかん薬はフェニトインしかなく，手術までにこの薬剤にアレルギー反応を生じていた場合，それは確率的にそれほど低くないのであるが大いに悩んだ記憶がある．ゾニサミドが日本発の抗てんかん薬として1989年に販売開始されていたが，やはり中毒疹などのアレルギー反応が無視できなかった．現在ではレベチラセタムを中心として，副作用出現頻度のきわめて少ない多数の新規抗てんかん薬が使用できるようになったため，さまざまな方法をとることができる．レベチラセタムは術中静注によって血中濃度を上昇させることが可能であり，利用価値は高い．

▶患者の精神・覚醒状態の維持に関して

検査と腫瘍摘出に要する時間を短くし，最大限の脳機能マッピング・モニタリングを行うのが最大の目標となる．"Maximize the information of brain function & Minimize the patient's efforts"とでも表現したらよいであろう．しかし，より高次な脳機能を検査しようとすると手術時間は長くなり，患者に対する負担は大きくなることは避けられない．いかに効率よい検査パターンを確立するかが今後の目標である．

もはや覚醒下手術が開始されたころのように，運動機能が確認された，皮質で言語野が同定できた，といったようなレベルではなく，皮質および皮質下での高次機能検査が求められている．しかしやはり初めの一歩は，運動機能と最低限の言語機能を確実に確認し，腫瘍の最大限の摘出を行うことである．逆にこの目的さえも得られない，ただ覚醒下手術と擬似脳機能マッピングを行いました，といったレベルの手術を行うべきではない．そんなことを行うなら，全身麻酔下に確実な腫瘍摘出を行ったほうがよほど患者のためである．

図8 脳表脳波計設置と脳波

脳表脳波計を設置して脳表刺激を行い脳波をモニタリングしている．電極7の位置で双極刺激装置を用いて，0.3msec，biphasic，50Hz，6mAで刺激したところ，電極1で刺激終了後もafterdischargeが持続していることがわかる．このような状態で得られる反応は電極7の位置の脳機能として判断してはいけない．

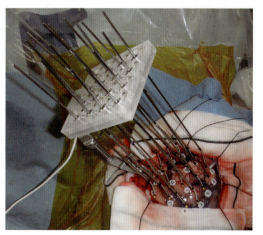
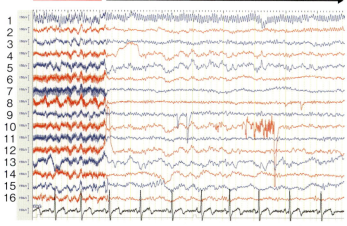

症例提示

症例は18歳女性,既往歴・家族歴特記事項なし.現病歴は頭痛,打撲精査のために行われた頭部MRI検査にて,右側頭葉にT2強調画像/FLAIR高信号領域を指摘され当科紹介となった.

● 検査所見

▶MRI

右側頭葉先端に境界不鮮明な散在性T2強調画像/FLAIR高信号領域を認めた(図9).同領域はT1強調画像・T2*強調画像・拡散強調画像・arterial spin labeling法すべてにおいて異常所見として認められなかった.また造影効果も示さなかった.

▶CT

石灰化は認めず,CTではT2強調画像/FLAIR高信号領域は異常吸収域として同定できなかった.

▶functional MRI

言語賦活課題にて左右差を認めず,明らかな前方言語野は同定されなかった.

● 経過

今回認められた病変は頭痛とは無関係で,画像からは無症候性LGGsが最も考えられるが確定的ではない(presumed LGGs)ことを説明した.そのうえでLGGsという疾患に関してと,無症候性presumed LGGsに対する治療方針を詳細に説明し,主治医側としてはしばらく

図9 18歳女性の術前(A),術翌日(B)のFLAIR画像
病変はsupratotal resectionされていることがわかる.

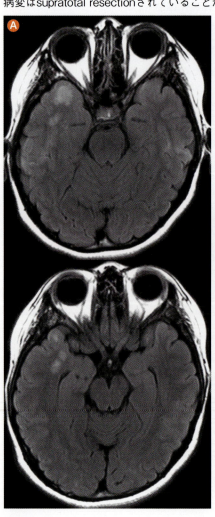
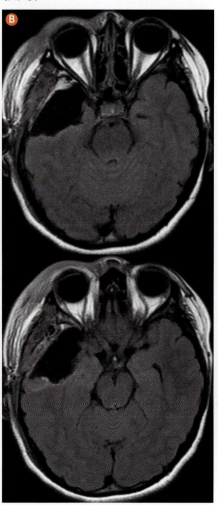

経過観察を行うことが妥当と考えていることを伝えた．ちょうど大学受験が終った時期であったこと，右側頭葉先端部で摘出により神経学的脱落症状をきたす可能性が低いこと，が決断に影響したと推測されるが，即断で手術摘出を希望された．繰り返しになるが，筆者は無症候性presumed LGGsに対してすべて早期手術介入が望ましいとは考えていないし，学術的にも早期手術介入が望ましいというエビデンスも存在しない．治療介入の是非およびその時期は，患者とその家族の死生観にかかっているはずで，ただ単に統計的な全生存期間によるものではないと考えられる．

fMRIにて優位半球が確定的でないこと，無症候であるからこそ無症候で手術を終了できることを目的に覚醒下手術を行うこととした．すなわち術前からnegative mappingとなることを予想しての覚醒下手術を計画した．

覚醒下手術・脳機能マッピングに関して，過去のビデオも用いて本人とご家族へ説明を数回にわたって行った．すでにさまざまな知識を有されており，きわめて落ち着いて説明を聞いていたのが印象的であった．

● 手術所見

▶入室前準備

術前日に，体位設定と手術の概略のシミュレーションを行った．本疾患は右側頭葉病変であり，一般的に行われる左側の覚醒下手術と逆である．頭部打撲の精査で偶発的に指摘された病変であり，術前の抗てんかん薬は投与していない．手術当日入室後，ホスフェニトイン静注による急速飽和を行った．

▶設定

①体位設定：肩から腰に斜めに傾いたジェル状のパッドを用いた．快適な状態を保てるように術前にシミュレーションしたとおりにパッドを当てていく．シミュレーションとは完全には一致せず，微調整を必要とした（図10）．頭部は固定せず左に約80°回旋させ手術台上の円形枕に置き，左耳介がパッドからうまくはずれるように設定した．

②laryngeal maskを使用した（図11）．抜管と再挿入の苦労はまったくなかった．担当麻酔医にとって覚醒下手術は初めてであったが，麻酔における不具合はまったくなかった．

③尿道カテーテルを挿入する．

④神経ブロック：両側前頭神経，右大・小後頭神経，および耳介前方の浅側頭動脈周辺に0.375％の塩酸ロピバカイン水和物とエピネフリン入りの0.5％塩酸リドカインを等量ずつ混和したものを全体で10mL注射する．

⑤ニューロナビゲーションシステム用skull referenceの設置：skull referenceを右耳介後上方に設定した．

⑥局所麻酔：左耳介前からシルビウス裂遠位端を通って前額部に至る弧状皮膚切開を取り囲むように，0.375％の塩酸ロピバカイン水和物とエピネフリン入りの0.5％塩酸リドカインを一ヵ所に約2mLずつ，全体で約33mL使用した．挿管され十分な麻酔が行われており，疼痛はよくコントロールされていた．

▶皮切および開頭

右耳介前方から弧状の皮膚切開を行い，McCartyのkey hole，頬骨耳介側基部，シルビウス裂遠位端上に1つずつ，計3つのburr holeを穿った．さらに中硬膜動脈直上にcoarse diamond drillを用いて4つ目のburr holeを穿った．これらをつなげるようにして骨切りを行い，骨弁を外した．周囲に硬膜を吊り上げた後にdrillを用いて

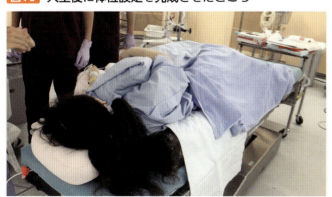

図10 入室後に体位設定を完成させたところ

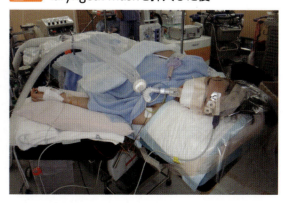

図11 laryngeal maskを挿入した後

蝶形骨縁を上眼窩裂近傍まで削った．

▶fencepost tube挿入および硬膜切開

病変が小さいため，brain shiftによりニューロナビゲーションシステムの情報がずれる前に，硬膜を一部切開し，最も後方のT2高信号領域に向かってfencepost tubeを挿入しておいた．続いて，蝶形骨縁側に基部をもつように半弧状の硬膜切開をし，脳表を露出した．脳表には異常を認めなかった．

▶迅速診断・細胞診・永久標本・凍結・1p19q codeletion検出用組織摘出

Fencepost tubeに沿って皮質切開を行い，T2高信号領域の組織採取を初めに行った．同領域は白色調を呈し，硬度が高く，ほとんど出血しない組織で，明らかに正常脳とは異なった．迅速診断は，diffuse astrocytomaの可能性が一番高いとのことであった．予定どおり，右側頭葉先端部をT2強調画像/FLAIR高信号領域ぎりぎりの位置から前方で側脳室側角から外側領域をlobectomy後に，覚醒状態で脳機能モニタリング下にsupratotal resectionする方針とした．

▶側頭葉先端部摘出

脳ベラ固定具は開頭部辺縁に取り付けられるものとした．シルビウス裂を剥離し，M2からM1を確認し，発達した蝶形頭頂静脈洞への流入静脈を側頭葉側から遊離させた．前側頭動脈を凝固切断し，下限界溝を確認して，そこから側頭幹を吸引除去しながら約1.5cm先の側脳室側角に入る．側頭葉後方の脳表の摘出ラインは，側頭葉先端から3cm付近に太い皮質静脈とそれに沿うように中側頭動脈があり，この前方で切除線を決めた．一塊として側頭葉先端部外側領域を摘出した．この段階で覚醒状態までおよそ20〜30分程度であることを麻酔医に伝達しておく．

▶脳表脳波計の設置

マッピング時に必要な脳表脳波計電極を骨に固定し，脳表に16極の電極を設置する．刺激の入っていない状態で脳波を記録する．電極の番号と同じ紙片を電極の脇に置く．

▶患者覚醒

ここまでの操作が終わった段階で患者を覚醒させる．筋肉・皮弁を牽引しているフックはすべて除去する．こうなると摘出した側頭葉先端部の視野はほとんど消失してしまう．laryngeal maskを抜去する．覚醒してから軽度の鈍痛を訴えたため，硬膜を牽引している糸の力を緩め，側頭筋に内側から局所麻酔薬を少量追加する．完全覚醒までの時間は短かった．

▶脳皮質刺激による脳表脳機能マッピング

刺激は双極刺激装置を用いて，刺激頻度：50Hz，持続時間：0.3msec，刺激強度：4mAから開始した．物品呼称（図12）を行いながら，1〜16の電極番号の脇を刺激していく．12番を刺激すると，発語が止まり，6mAにして，繰り返しても同様に発語停止を認めた．舌を突出した状態で刺激しても舌は動かず，指の対向運動と舌の左右への運動中にこの領域を刺激すると，これらの運動は中断し，negative motor areaと判定した．16極電極を外し，側頭葉摘出壁の刺激に移る．いずれの部位を刺激しても言語症状の出現はなかった．

▶覚醒状態を維持した状態での摘出追加

ニューロナビゲーションを用いて摘出が十分かを確認したが，腫瘍後方ラインが摘出ラインぎりぎりで安全域が少ないために，覚醒状態を維持した状態で腫瘍の追加摘出に移る．物品呼称・漢字を含んだ文章の音読（図13）

図12 物品呼称

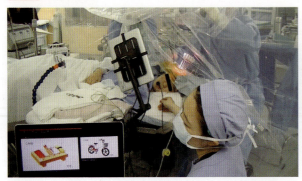

図13 漢字を含んだ文章の音読

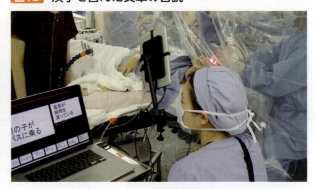

をしてもらいながら，摘出壁を削り足していき，症状に変化がないことを確認した．漢字の書字をさせた(図14)が，自分の名前は書けたものの，それ以上(父親や兄の名前・病院の名前など)は書字できず，もしかしたら右側頭葉下面にも漢字に関する領域が存在するのではないか，と推測したが決定的な結果ではない．最終的にtemporal hornと海馬が十分露出し，ナビゲーション上も十分な摘出が得られたことを確認して終了した(図15)．

▶止血確認

入室時から80〜90mmHg程度の血圧であったため，あえて昇圧はせず，止血を確認する．

以下，硬膜縫合，骨形成，筋肉・皮下・皮膚縫合を行った．

術後経過

順調に経過し，術後7日目に抜鉤とともに自宅退院となった．現在3ヵ月間隔で画像followしているが，術後2年経過した現在再発を認めない．

病理診断結果

Diffuse astrocytoma, IDH-wild type, WHO grade II であった．MIB1 labelling indexは1％未満であった．なおIDH遺伝子異常はdirect sequenceの結果であり，同時に検査したBRAF遺伝子に関して V600E遺伝子変異が確認された．

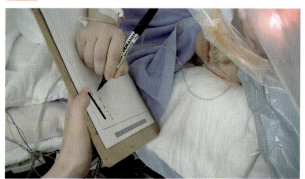

図14 書字

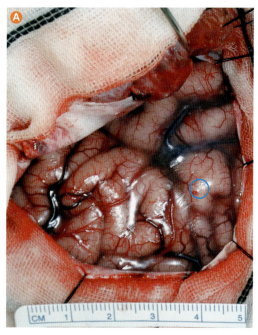
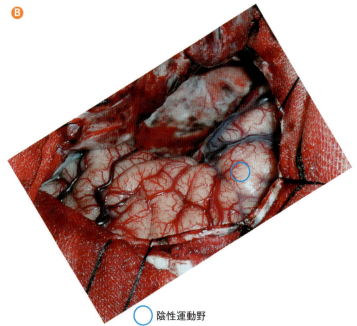

図15 腫瘍摘出前(A)，摘出後(B)
同定された陰性運動野の位置を○で示す．

○ 陰性運動野

文献

1) Youland RS1, et al. Changes in presentation, treatment, and outcomes of adult low-grade gliomas over the past fifty years. Neuro Oncol 2013; 15(8): 1102-10. doi: 10.1093/neuonc/not080. Epub 2013 Jun 27.
2) Soffietti R, Baumert BG, et al. European Federation of Neurological Societies: Guidelines on management of low-grade gliomas: report of an EFNS-EANO Task Force. Eur J Neurol 2010; 17(9): 1124-33. doi: 10.1111/j.1468-1331.2010.03151.x.
3) Aghi MK, Nahed BV, et al. The role of surgery in the management of patients with diffuse low grade glioma: A systematic review and evidence-based clinical practice guideline. J Neurooncol 2015; 125(3): 503-30. doi: 10.1007/s11060 015 1867 1. Epub 2015 Nov 3. Review.
4) Jakola AS1, Myrmel KS, et al. Comparison of a strategy favoring early surgical resection vs a strategy favoring watchful waiting in low-grade gliomas. JAMA 2012; 308(18): 1881-8.
5) Jakola AS, Unsgård G, et al. Surgical strategy in grade Ⅱ astrocytoma: a population-based analysis of survival and morbidity with a strategy of early resection as compared to watchful waiting. Acta Neurochir (Wien) 2013; 155(12): 2227-35. doi: 10.1007/s00701-013-1869-8. Epub 2013 Sep 17.
6) Jakola AS, Skjulsvik AJ, et al. Surgical resection versus watchful waiting in low-grade gliomas. Ann Oncol 201; 28(8): 1942-48. doi: 10.1093/annonc/mdx230.
7) NCCN Guidelines Version 1.2018. Central Nervous System Cancers.
8) Buckner JC, Shaw EG, et al. Radiation plus Procarbazine, CCNU, and Vincristine in Low-Grade Glioma. N Engl J Med 2016; 374(14): 1344-55. doi: 10.1056/NEJMoa1500925.
9) Shaw EG1, Berkey B, et al. Recurrence following neurosurgeon-determined gross-total resection of adult supratentorial low-grade glioma: results of a prospective clinical trial. J Neurosurg 2008; 109(5): 835-41. doi: 10.3171/JNS/2008/109/11/0835.
10) Duffau H: Long-term outcomes after supratotal resection of diffuse low-grade gliomas: a consecutive series with 11-year follow-up. Acta Neurochir (Wien) 2016; 158(1): 51-8. doi: 10.1007/s00701-015-2621-3. Epub 2015 Nov 3.

IV

その他

Ⅳ　その他

小児脳腫瘍の周術期管理

広島大学大学院医歯薬保健学研究科脳神経外科学　高安武志, 栗栖　薫

> **Summary**
> 小児脳腫瘍の周術期管理は，特別に身構えなくともよく，小児の特徴を把握して対応することが大切である．一方で，脳神経外科医だけでは成り立たないため，チーム医療が重要である．本項では基本的な診察，鎮静，水分管理，痙攣発作への対応など周術期管理の要点を紹介する．また，小児脳腫瘍の代表に髄芽腫・上衣腫といった後頭蓋窩好発の腫瘍や，胚細胞腫瘍が挙げられ，これらの腫瘍に特徴的な合併水頭症の対策や術後の無言無動症についても解説する．

術前診察

術前準備として身体所見，神経所見を評価し，病歴を聴取することは基本である．

全身状態として，まずは身長・体重に加え，小児では頭囲の経時的変化も重要な項目である．頭囲は，後方は外後頭隆起を通り，前方では左右の眉の直上を通る周径を計測する（図1）．前方は前額の最突出部ではないことに注意する．また，頭囲曲線に照らし合わせて，頭囲拡大の有無を評価する（図2）．必要に応じて母子手帳から，身長・体重・頭囲の経時的変化を確認することも重要となる．新生児，乳児では同時に大泉門も触診し，頭蓋内圧亢進所見の有無を確認する．大泉門は平坦ないし軽度陥凹しているのが正常で，頭蓋内圧亢

図1　頭囲の計測

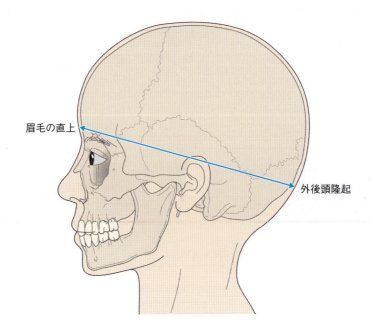

図2 頭囲曲線

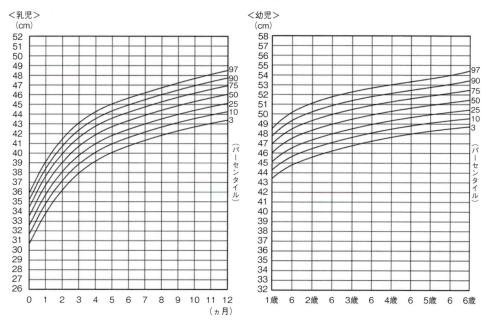

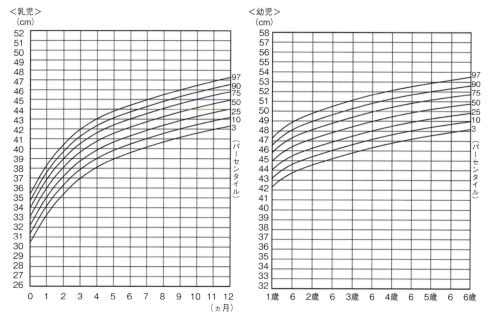

厚生労働省ホームページ　2010年度調査より引用

進がある例では緊張を触れる．また，通常は1歳6ヵ月までに閉鎖するが，慢性的な頭蓋内圧亢進がある例ではそれ以降も閉鎖していない．外観では顔貌異常の有無を観察するとともに，衣服を脱がせて皮膚疾患，色素斑などの徴候を確認する．例えば，神経線維腫症Ⅰ型（neurofibromatosis type 1：NF1）は脳神経外科を専攻していれば必ず遭遇する疾患であり，特徴的なカフェオレ斑を見落とさないようにしたい（図3）．

バイタルサインの測定とその変化を観察することも，病態の把握や，病状の変化を早期発見して適切に対応するために必須である．バイタルサイン正常値の目安を表1にまとめ

IV その他

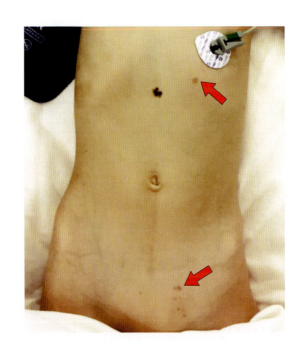

図3 神経線維腫症Ⅰ型症例のカフェオレ斑

表1 小児のバイタルサイン正常値の目安

	脈拍数(回/分)	呼吸数(回/分)	安静時体温(℃)
新生児期	120～140	40～60	36.5～37.5
乳児期	110～130	30～40	36.3～37.3
幼児期	100～110	20～30	35.8～36.6
学童期	80～100	15～30	35.6～36.6

た．小児の脈拍数，呼吸数は成人より多く，成長とともに減少して成人に近づく．体温も成人に比べて高めで，体温調節機構が未熟である．小児患者でも頭蓋内圧亢進時には，血圧が上昇して脈圧が増大し脈拍が低下する，Cushing現象が起こりうる．

　神経所見では，意識レベルは成人に準じてJapan Coma Scale (JCS)やGlasgow Coma Scale (GCS)を用いて評価する．新生児・乳幼児では四肢の動きを観察し，他動的に関節を動かして筋緊張の程度を確かめる．3～4歳以降で従命に応じることができれば，成人に準じた手順で神経所見をとることが可能である．外転神経麻痺は頭蓋内圧亢進のサインであることがあり，注意が必要である．後頭蓋窩の腫瘍では，可能であれば片足立ち・つぎ足歩行をさせて小脳失調の有無を観察する．子どもにとってわかりやすいよう，「片足でケンケンしてみてね．」と指示するのもよい．

　乳幼児では発達度も重要な所見である．頚定は4ヵ月まで，寝返りは7ヵ月まで，つたい歩きは1歳など，各時期での発達段階に到達しているかどうかを確認する．

検査時の鎮静

　術前・術後検査のCTやMRIなどにおいては，6歳前後までは鎮静が必要となる．脳腫瘍患者では，術前の症状緩和の投薬目的や輸液などのために点滴ルートを確保していることが多い．このため，経静脈投与の鎮静薬で，バルビツール酸系の静脈麻酔薬（チアミラールナトリウムなど）が便利である．新生児では3～5mg/kg，乳児以上では3～6mg/kg投与

すれば良好な鎮静が得られる．経験的には，投与時はやや多めの量を思い切って使うことがポイントで，仮に鎮静がやや深くなったとしても顎先挙上で気道確保し，酸素投与で数分待てば呼吸状態は安定してくる場合がほとんどである．控えめの投与量だと検査途中に覚醒し，逐次投与となって総投与量が増えることになる．単回投与では再分布によって速やかに血中濃度が低下するため切れがよく，鎮静後の覚醒も良好である．

ミダゾラムは十分な鎮静を得ることが難しく，特にMRIなどのある程度の時間の鎮静が必要な場合には不向きなことが多い．プロポフォールは2～4mg/kgの投与で鎮静が可能である．小児の人工呼吸中の鎮静では，プロポフォール症候群（propofol infusion syndrome：PRIS）のリスクがあるため禁忌とされていることもあり，小児にはなるべく使用しないほうが無難である．

いずれにしても，鎮静は危険を伴う処置であり，検査時の鎮静には担当医が同行するか，検査担当医師を配置し，緊急時に備える．合併症として気道閉塞，呼吸停止，血圧低下，徐脈，心停止などが生じるリスクがある．呼吸関連の合併症が最も起こりやすいため，酸素投与，気道確保，吸引処置，バックマスク換気などがいつでもできるように設備，器具を備えておく．

また，近年では後述するチャイルド・ライフ・スペシャリスト（child life specialist：CLS）の支援により，検査室の事前見学やレクリエーションを通した説明などによって，患児に心の準備をさせることで，不安や恐怖心を緩和させるプレパレーションを行う施設も多い．このような取り組みで，低年齢から無鎮静で検査可能となる症例もある．

> **Pitfall**
> ある先輩医師に教えていただいたことを紹介したい．小児患者に対して，注射や抜糸など痛みを伴う処置の際に，「痛くないからねー，ほら，ヨシヨシ，痛くなかったー，終わったよー．」などと声をかけてはいないだろうか．子どもが相手だからといって事実と異なることを伝えてしまうと，信頼を失うことになる．医師が発した「痛くない」との言葉に反して，実際の処置が痛かった場合，子どもからは「この先生は嘘を言う人だ．」と認識されてしまう．侵襲のある処置前には「少しだけチクっとするけど，大事なお薬だから，がんばろうね．」などのように，痛みがあることを伝え，処置の必要性を年齢に合わせて説明すべきである．また，処置後は保護者とともに本人のがんばりを褒めることが大切である．

手術前の絶飲食

術前の絶飲食時間については，従来はいわゆる2-4-6ルールとして水分は2時間前まで，母乳は4時間前まで，固形物は6時間前までとされてきた．しかし，子どもにとって長時間の絶飲食は，口渇感やイライラ感を増加させ，有害な生理的な反応を引き起こす．こうした有害反応をなるべく減らしつつ，周術期に胃内容物を誤嚥するリスク増加させない範囲で，清澄水（せいちょうすい；clear fluid）の絶飲については，新たな指針が示されている．すなわち，従来は2時間前までとされていたが，特に臨床的な問題点がなければ，麻酔導入の1時間前まで清澄水の摂取を許可する方針が提言された（表2）．

清澄水とは，水または果肉を含まないフルーツジュース，フルーツ果汁に水分を加えたもの，炭酸でないスポーツドリンクなどである．推奨の最大量は体重あたり3mLまでとさ

表2 小児患者における術前絶飲食時間

年齢	固形物・牛乳・人工乳	母乳	清澄水
0〜16歳	6時間	4時間	1時間

Thomas M, et al. Paediatr Anaesth 2018;28:411-4.[1]より引用改変

れている．大まかには，1歳から5歳までで55mL程度まで，6歳から12歳は140mL，12歳以上は250mLという量が目安となる．水は30分以内に，他の清澄水も1時間以内に胃から送り出されることが知られている．清澄水の絶飲を1時間前までに縮めても，嚥下性肺炎のリスクは変化しないことが示されている．手術に近い時刻まで飲み物を摂ることができるほうが，嘔気・嘔吐，口渇感，空腹感，不安を解消することができる．小児患者は術前の時間をより快適に過ごし，おとなしく行動し，言いつけをよく守るようになることも判明した．また，3歳以下の子どもでは，生理反応や代謝にも良い効果が認められた．

痙攣発作

周術期の痙攣発作の原因には，腫瘍自体による症候性てんかん，手術の影響による脳浮腫，脳循環の変化，脳挫傷の合併などの脳の器質性変化によるものと，内分泌障害などに伴う電解質異常や，低血糖などの代謝性の原因がある．

第一選択薬は静脈投与の場合，ジアゼパム（DZP）またはミダゾラム（MDL）である．DZPは1回投与量0.3〜0.5mg/kgを緩徐に投与，MDLは0.15mg/kgを1mg/分の速度で投与し，5分経過して発作消失しなければ2回目の投与を試みる．それでも無効であれば他の薬効をもつ第二選択薬に移行する．

痙攣が持続しているにもかかわらず，静脈ルートが確保できない場合は，MDL（ミダゾラム®，ドルミカム®）の筋肉内注射・鼻腔内・頬粘膜投与は有効である．ただし，適応外使用である．また，静注用のミダフレッサ®は10mg/mLの製剤のため，筋肉内や鼻腔内・頬粘膜投与は適応外であるだけでなく，有効な成分量を投与するには投与する液体としての量が多くなってしまい，特に鼻腔内・頬粘膜投与時には投与自体で呼吸を悪化させかねない．別方法としてDZPの直腸投与がある．こちらも，日本では注腸剤型の市販品がないため，適用外使用であるが既存のDZP注射薬（セルシン®，ホリゾン®など）を，0.3〜0.5mg/kgで緩徐に直腸内に注入する方法がとられる．

痙攣重積となり，DZPの静注で発作が消失しない場合，ホスフェニトイン（fosPHT）／フェニトイン（PHT）またはフェノバルビタール（PB）が次の選択肢である．fosPHT（ホストイン®）は22.5mg/kg，PHT（アレビアチン®）は15〜20mg/kg，PB（ノーベルバール®）は15〜20mg/kgが初回投与量となる．PHTは注射部位の血管痛，発赤，腫脹などの炎症の副作用があるため，fosPHT登場後はあまり使用されなくなっている．ただし，fosPHTの日本での使用承認は2歳以上であり，2歳未満に対して使用する場合は適応外となるため，各施設での倫理的配慮が必要となる．fosPHT/PHTとPBのどちらがよいかの明確な答えはないが，PBは投与後に過鎮静となることがあるため，意識レベルの評価が重要な症例の場合は，影響が少ないとされるfosPHT/PHTがよいかもしれない．また，海外では，バルプロ酸（VPA）やレベチラセタム（LEV）も推奨されている．VPA静注製剤は日本では使用できない．LEVの静注製剤はあるが，その使用承認は，「一時的に経口投与ができない患者

におけるLEV経口製剤の代替療法」であって，痙攣重積に対する適応はないことに注意が必要である．LEVの投与量は，4歳以上で1日20mg/kgを2回に分けて投与で，50kg以上の小児では成人と同様となる．

　脳幹悪性神経膠腫や小脳髄芽腫など，通常では痙攣発作が起きないはずの脳幹・小脳病変で発作を生じた場合は，大脳への播種が強く示唆されるため，発作が落ち着いた後で播種病巣の検索を行う必要がある．

水頭症

　第四脳室内に好発する髄芽腫や上衣腫，あるいは松果体部の胚細胞腫瘍では非交通性水頭症を合併することが多い．水頭症が高度な場合は頭痛，嘔気・嘔吐といった頭蓋内圧亢進症状を伴い，さらに悪化すると意識障害がみられる．術前準備が整うまでの間は，浸透圧利尿薬やステロイドの投与で脳圧のコントロールを図り，症状をある程度緩和することができる．濃グリセリンの点滴であれば，目安として10～12mL/kgの1日量を2～4回に分けて投与する．また，過剰輸液によっても脳圧亢進が助長されるため，水分バランスに注意し，水分過多になっていないかどうかも注意しておく．

　根本的な水頭症治療は腫瘍を摘出して髄液交通をつけるか，第三脳室底開窓術を行って生理的な交通をつけることである．緊急時には脳室ドレナージを行うことも考慮するが，後頭蓋窩腫瘍の場合は，過剰な髄液排出による上行性テントヘルニアの発生に厳重な注意が必要である．松果体部胚細胞腫瘍の場合は，同時に生検も可能なため，神経内視鏡による第三脳室底開窓術のよい適応である．後頭蓋窩腫瘍でも，腫瘍摘出に先立ち，第三脳室底開窓術を行って水頭症のコントロールを行い，十分に準備を整えてから腫瘍摘出術を計画することが可能な症例がある一方で，腫瘍摘出を優先すべき症例もあり，見極めが大切である．

> **❗ Level up technique**
> 　第四脳室内腫瘍に合併した水頭症に対して，第三脳室底開窓術を行うかどうかは，病状・症状の主要因が水頭症であるのか，腫瘍による直接の脳幹圧迫であるのかがポイントとなる．代表症例の画像を提示する（図4A, B）．Aの症例では，著明な水頭症を合併している．脳幹は前方にシフトし橋前槽に余裕はなかったが，脳幹の形状そのものは比較的保たれている．水頭症が症状の主な原因と考え，まずは神経内視鏡下に第三脳室底開窓術を施行した．頭痛，嘔気・嘔吐の症状が緩和され，開頭術に向けての詳細な検査や，十分な時間を取っての患者・患者家族へ説明するなどの準備を，ある程度余裕をもって行うことができた．約1週間後に開頭腫瘍摘出術を行った．一方，Bの症例では，腫瘍による脳幹圧迫が強く，脳幹が変形している．水頭症もそれほど強くないため，腫瘍自体の摘出が治療の根幹と判断し，腫瘍摘出術を急いだ．このように，主病態はなにかを考えながら治療戦略をとることが肝要である．

図4 後頭蓋窩腫瘍による非交通性水頭症

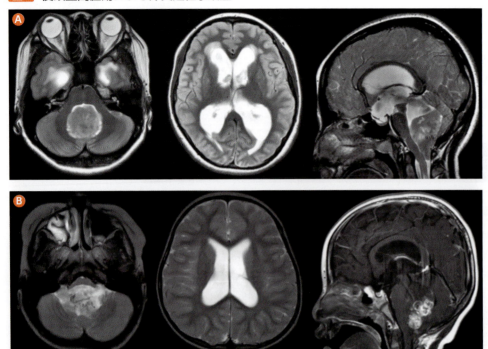

水分・栄養管理

　小児の維持輸液量の算出には，体重0〜10kgで100mL/kg，11〜20kgで1,000mL＋50mL×（体重−10kg），20kg以上で1,500mL＋20mL×（体重−20kg），とするHolliday & Seagerの式がよく用いられてきた．しかし，この水分量は健常児を元に算出された数値であり，この式で周術期の維持輸液量を設定すると，水分過剰のため低ナトリウム血症となる可能性や，脳腫瘍の術前・術直後の状態では過剰輸液による頭蓋内圧亢進を助長するリスクがある．そこで，1〜2歳以上の小児に対する維持輸液量の新しい計算式として提唱された，体重の平方根に300を乗ずる，というものを紹介したい．

　日本人小児の基礎代謝が体重の平方根にほぼ比例することが見出され，入院安静時のエネルギー必要量から，$300×（体重）^{1/2}$（kcal/日）が基礎代謝と所要量の間にある妥当な数値として設定された．維持輸液量は1mL/kcalとして，上記計算式からの数値をそのまま輸液量（mL）とする．低ナトリウム血症の予防の水分量として$200×（体重）^{1/2}$（mL/日）も提案されており，水分量を控えたい場合は，体重の平方根に乗ずるのを200から300の間の数値とすればよいだろう．体重別となるHolliday & Seagerの3つの式を覚えるよりも，本計算式のほうが暗記しやすく，スマートフォンの普及した昨今では，体重の平方根もベッドサイドで手軽に計算できる．暗算でも，例えば体重9kgの平方根は3で，体重16kgでは4，体重25kgで5であるから，それぞれ900mL，1,200mL，1,500mLとなり，その間の体重の場合もおおよその見当がつく．

　必要栄養量としては，術前・術直後の安静時には，上記に紹介した算出方法でもよい．しかし，回復過程で活動量が増えてきた場合や，診断・入院前から頭痛・嘔吐などで食事量が減り，体重も減少している患児も多いため，体重を増やすには上記計算式ではカロリー不足となる．必要栄養量は乳児で100〜120kcal/kg/日，幼児で80kcal/kg/日，小学校低学年で70kcal/kg/日，高学年で60kcal/kg/日，中学・高校生で50kcal/kg/日である．急性期

や腫瘍による嚥下障害などの理由で，経静脈投与で栄養を確保しなければならない患者でも，成人の周術期と同様，なるべく早期に経腸栄養に移行し，さらには経口摂取に進めるよう常に意識しておくことが重要である．下位脳神経障害がある場合は，経口摂取が可能かどうかは耳鼻咽喉科に評価を依頼し，言語療法士のリハビリテーションによる嚥下訓練を導入する．

新生児の水分・栄養管理については小児科に介入を依頼すべきである．

小脳性無言症

小脳性無言症(cerebellar mutism)は，髄芽腫や上衣腫などの第四脳室内腫瘍の術後に発生する，発語が高度または完全に障害される症状である．小脳失調，筋緊張低下，情緒不安定，その他の神経行動異常を伴うことがある．25～29％の発生頻度とされ，多くは術直後から1日半まで発症する．症状の持続は多くは1日から4ヵ月で，平均で50日程度であるが，1年前後の長期に及ぶこともある．患者家族は，まったく言葉が出ず，症例によっては体の動きも乏しい状態の患児をみると，当然不安が強い．髄芽腫では術後早期に後治療に入る必要があることもあり，小脳性無言症については術前に十分な説明を行っておく必要がある(表3)．言葉が出ず，寝たきり状態となり，重症例では呼吸状態も不安定なために挿管・人工呼吸管理を要することもあるが，時間が経てば回復するため，小児科医，看護師，理学療法士などの多職種の協力のもとで，根気よく全身管理・支持療法を継続する．

小脳性無言症の発生機序は不明であるが，歯状核・上小脳脚や脳幹の障害がdentorubrothalamocortical pathwayを介して症状を呈すると推測されている．髄芽腫の治療成績が向上して長期生存例が増えている近年では，無言症が改善した後に後遺する認知機能低下，高次脳機能障害が問題となっている．髄芽腫において，小脳性無言症を生じた症例群では，なかった症例群と比較して，知能発達，処理速度，注意力，動作性記憶，空間認識力などの低下がみられ，5年の観察期間で回復しなかったとする報告がある．特に処理速度の低下が顕著である．

これら高次脳機能障害の発生には，放射線治療や化学療法も関与しているが，腫瘍自体の小脳・脳幹への癒着の程度と，摘出術も関与している．髄芽腫の場合はaverage risk群となるには，術後画像診断での残存腫瘍を1.5cm^{2}以下にする必要がある．上衣腫はsurgical tumorとよばれ，後療法が効きにくいために手術の役割が大きい．このため積極的な摘出をチャレンジすると，癒着部への牽引が強くなるなどの影響で，脳幹や小脳への直接損傷が生じることや，二次性の血管攣縮が起こり，小脳性無言症のリスクが増加すると考えられている．一方で，手術を手控えて残存腫瘍が大きくなると再発リスクが増大するというジレンマがある．

表3 第四脳室内腫瘍の患児・家族への術前説明時の小脳性無言症の要点

- 術後は約1/4の症例に小脳性無言症が発生する．
- 小脳性無言症は平均50日程度で改善する．
- 消失後にも軽度の小脳失調，構語障害，認知機能障害，高次脳機能障害が後遺しうる．
- (髄芽腫の場合)再発リスクを上げないよう，小脳性無言症でも後療法開始を優先する．

杉山一彦, 栗栖 薫. 脳外速報 2009; 19: 666-77.[4] より引用改変

発達・学業・生活支援

　小児脳腫瘍では，術後に化学療法や放射線治療などの後療法も必要となる悪性脳腫瘍も多い．このため，術後の入院生活も長期に及ぶことが多い．体力低下や筋力低下，神経症状の回復促進に，リハビリテーションは必須である．治療中は身体的・精神的につらい思いをすることも多く，院内・院外のレクリエーションやイベントなどにはできる限り参加を促す(図5)．例えば当院では，七夕・クリスマスなどの季節イベントや，音楽会，アニメ映画鑑賞会，プロ野球やJリーグなどのスポーツ選手の小児病棟訪問イベントなどが開催され，多くの小児腫瘍患者の闘病生活の励みとなっている．病状が許せば積極的に外泊利用や一時退院もしてもらい，気分転換させる．

　また，入院中にも小児は発達過程にあり，学童では学業の問題も生じる．乳幼児では保護者・医療スタッフとのかかわりを通して発達を促す．学童期の小児では院内学級通学による学業継続と，入院治療終了時には原籍校へのスムーズな引継ぎが大切である．日常生活および精神的負担の支援には，医療環境にある小児患者やその家族へ，心理社会的支援を提供する専門職であるチャイルド・ライフ・スペシャリスト(CLS)による介入が望ましい．小児患者は入院生活において，さまざまな治療・処置，医療器具，医師や看護師の診療行為に接する際，大人とは違った感性によって，恐怖心，不安感，緊張感などをもつ可能性がある．CLSはこのような小児患者のストレスに対処する方法や，発達についての専門知識を備え，小児患者とその家族が治療を乗り越えられるようにサポートを行う．術後治療はこうした生活面の支援にも及ぶため，脳神経外科医の役割は限られており，多職種チームの協力が不可欠である．また，小児脳腫瘍の治療はそのような設備・人材が整った専門施設で行われる必要がある．

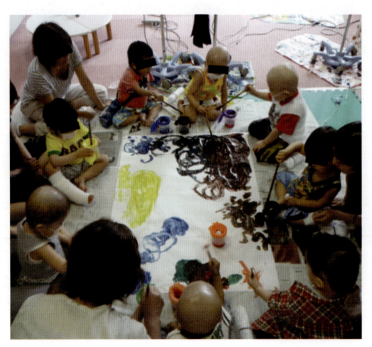

図5　幼児向け絵の具遊びの様子

> **! Level up technique**
>
> 　医師は問診，バイタルサインや神経症状の確認，画像診断などの診療スキルに意識が集中しがちであるが，子どもたちの日常にも目を向けたい．そこから得られる情報も貴重であり，大きなコミュニケーションツールともなる．院内学級やレクリエーションなどに参加しているときの様子を，余裕があれば観察してみたい．好きな教科の授業で積極的に発言する様子や，工作が得意で上手に作品を作る姿などをみると，発達段階の把握になるとともに，会話のきっかけにすることもできる．思春期の子どもも同世代の子達と遊びに興じているときは，普段の回診時にはみせてくれないような笑顔で参加していることもある．回診時の本人は無愛想でも，その笑顔を知っていれば親近感がもてる．また，普段の様子にも目配りできれば，子どもだけでなく，保護者からの信頼も得やすい．

文献

1) Thomas M, Morrison C, et al. Consensus statement on clear fluids fasting for elective pediatric general anesthesia. Paediatr Anaesth 2018; 28: 411-4.
2) 小児けいれん重積治療ガイドライン策定ワーキンググループ 編集, 日本小児神経学会 監修. 小児けいれん重積治療ガイドライン2017. 診断と治療社, 東京, 2017.
3) 川勝岳夫. 小児の基礎代謝とW1/2. 小児科臨床 2018; 71: 141-9.
4) 杉山一彦, 栗栖 薫. Medulloblastomaについて②－手術と小脳性無言症候群・放射線治療・化学療法－. 脳外速報 2009; 19: 666-77.
5) Schreiber JE, Palmer SL, et al. Posterior fossa syndrome and long-term neuropsychological outcomes among children treated for medulloblastoma on a multi-institutional, prospective study. Neuro Oncol 2017; 19: 1673-82.

IV その他

化学療法

久留米大学医学部脳神経外科 中村英夫

> **Summary**
>
> 化学療法は本来悪性腫瘍を対象に行う治療であり，脳腫瘍のなかで対象となる代表的な腫瘍はグリオーマ，悪性リンパ腫，胚細胞腫瘍，髄芽腫などである．まれな腫瘍として，特に小児脳腫瘍に関しても化学療法を追加する疾患もある．20年前と比較すると化学療法のレジメンも変化してきており，また分子標的治療薬などの応用もいくつか試みられている．この項では脳腫瘍に対しての化学療法と分子標的薬について記載する．

脳腫瘍の治療に用いられる主な化学療法剤

表1に示す．

グリオーマの化学療法

2016年WHOの改定により，グリオーマの診断においては，病理学的診断に加えて分子診断の必要性も提言され，基本的には星細胞腫系と乏突起神経膠腫系とに分けられた．星細胞腫系におけるgradeⅢ，Ⅳの腫瘍，すなわち退形成性星細胞腫と膠芽腫に関して，化学療法は必須である．長らく有効な化学療法剤が開発されずに，欧米ではニトロソウレア系抗がん剤であるカルムスチン(BCNU)，ロムスチン(CCNU)を，日本ではニムスチン(ACNU)が使用されてきた．しかし，これらニトロソウレア系の薬剤における膠芽腫に対する有効性は乏しく，その後のテモゾロミド(TMZ)の登場により，世界中でTMZが第一選択薬になった．

テモゾロミドは経口投与可能なDNAメチル化剤で，血液脳関門を通過しやすい．テモゾロミドはp53依存性にアポトーシスを起こすと報告されていたが，実際はアポトーシスではなくG2期細胞周期停止であり，いわゆるsenescenceという状態に至る．また細胞周期停止を持続できない細胞はDNA修復を十分行えないまま細胞分裂に入り，mitotic catastropheとよばれる細胞死に至る．テモゾロミドの投与プロトコールはStuppらにより提唱され[1]，放射線治療と併用時は連日投与し，その後は28日周期で5日間連続投与する．いずれの相においてもテモゾロミドの投与量は，その解毒酵素であるMGMTの作用に打ち勝つことを目的として設定してある．

膠芽腫の化学療法はテモゾロミドが第一選択であるが，膠芽腫以外のグリオーマの化学療法に関してはいまだ議論中のものもある．低悪性度のグリオーマに関して，以前は

表1 脳腫瘍治療に用いられる主な化学療法剤

薬剤名	種類	作用機序，その他	対象疾患	副作用
ニムスチン(ACNU) カルムスチン(BCNU) ロムスチン(CCNU) ラニムスチン(MCNU)	DNAアルキル化剤	DNAのグアニンO^6位にクロロエチル基を付加することにより，反対側のシトシン残基との間にDNA二重鎖間架橋が形成されて，細胞分裂時にDNA障害を起こす．比較的血液脳関門の透過性が優れており，特にACNUは透過性に優れている．	グリオーマ 髄芽腫	骨髄抑制 嘔気
テモゾロミド(TMZ)	DNAアルキル化剤	DNAのグアニンO^6位にメチル基を付加することにより，DNA複製の段階で，本来グアニンの反対側の塩基対はシトシンとなるべきところがチミンとなり，G-Tミスマッチとなる．このミスマッチ形成からチミン除去が行われるが，再びチミンが取り込まれるという不毛なサイクルになり，最終的にDNA二重鎖の断裂に至る．	グリオーマ 悪性リンパ腫	リンパ球減少 嘔気
イホスファミド(IFM)	DNAアルキル化剤	前駆体として投与された後，肝臓で代謝されて活性型となり，活性型カルボニウムイオンを生成し，細胞毒性を発揮する．	胚細胞腫 小児悪性脳腫瘍	骨髄抑制 膀胱炎 白質脳症
プロカルバジン(PCZ)	DNAアルキル化剤	内服薬であり，腸管から吸収され，肝臓チトクロームP450に代謝されて活性型になる．グアニンO^6位をアルキル化するが，RNAやタンパクとの反応もあるとされる．多剤併用化学化学療法であるPAV療法(PCZ+CCNU/ACNU+VCR)の一部として使用されることが多い．	グリオーマ	骨髄抑制 湿疹 嘔気
シスプラチン(CDDP) カルボプラチン(CBCDA)	白金製剤	グアニンN^7位に結合し，DNAの同一鎖内あるいは二重鎖間に架橋を形成する．一般的に血液脳関門の通過性は低いとされる．中枢神経原発胚細胞腫や髄芽腫などの小児脳腫瘍に多剤で使用されることが多い．シスプラチンのほうが腎毒性，聴力障害は強く，カルボプラチンのほうが骨髄抑制は強い．	胚細胞腫 髄芽腫 小児悪性脳腫瘍	腎毒性 聴力障害 骨髄抑制
ビンクリスチン(VCR)	ビンカアルカロイド	微小管に結合して紡錘体の作用を抑制するため，細胞周期上，分裂期(M期)で停止させる．プロカルバジンと同様PAV療法の一部として使用されるほか，小児毛様細胞性星細胞腫にも効果的である．	グリオーマ 小児毛様細胞性星細胞腫	末梢神経障害
メソトレキセート(MTX)	代謝拮抗薬	ジヒドロ葉酸還元酵素(dihydrofolate reductase)に不可逆的に結合することで同酵素を阻害し，細胞内の核酸合成の基質である還元型葉酸を細胞内で枯渇させる．悪性リンパ腫に対する大量療法はロイコボリン(leucovorin)を用いて解毒しながら使用する必要がある．	悪性リンパ腫	腎毒性 間質性肺炎 骨髄抑制 粘膜障害
エトポシド(VP16)	DNAトポイソメラーゼⅡ阻害薬	DNAトポイソメラーゼⅡの阻害薬であり，DNA一重鎖もしくは二重鎖の断裂を起こし，複製を妨害する．血液脳関門の透過性は不良であるが，主に多剤併用薬剤として小児脳腫瘍などに多く使用される．また低用量の内服なども有効な腫瘍もある．	髄芽腫 小児脳腫瘍	骨髄抑制 脱毛

watch & waitという方法で，術直後の積極的な化学療法はせずに，再発時に放射線治療や化学療法を行っていた．ところが，最近はむしろ術直後に後療法を行う傾向である．2012年にRTOG98-02という前向き臨床試験において，放射線治療単独群より放射線治療に化学療法(PCV療法：プロカルバジン，CCNU，ビンクリスチン)を加えた群において有意に再発までの期間を延長するという報告がなされた[2]．その当時は生存に関しては有意な差は得られなかったが，その後の解析により生存に関してもPCV療法の上乗せ効果が確認

された[3]．また，両群において5年後の認知機能も評価されているが，化学療法を加えることにより認知機能の低下は認められなかった[4]．この臨床研究は両群とも放射線治療は施行されているが，放射線治療を行わず，テモゾロミド単独で治療を行った群と放射線単独群との比較した臨床試験も報告されている[5]．対象はハイリスク低悪性度グリオーマ（40歳以上，腫瘍の増大が認められたもの，腫瘍の長径が5cm以上か対側への伸展があるもの，神経学的徴候をもつもの）であるが，48ヵ月の観察期間をもって両群で再発期間においては有意な差はないという結果であった．テモゾロミドのほうがニトロソウレア系の化学療法剤よりhypermutaionを起こすとの報告もある．つまり再発のとき，より悪性転化を起こしやすいという仮説であるが，さらなる検証が必要と考えられる．

グリオーマ以外の脳腫瘍に対する化学療法

中枢神経原発悪性リンパ腫（primary central nervous system lymphoma：PCNSL）

現在，PCNSLの化学療法は，大量メソトレキセート（HD-MTX）療法が主流である．メソトレキセートは大量に急速点滴静注投与することで血液脳関門を透過し，引き続きロイコボリンを投与することで正常細胞を救済するという方法を行う．HD-MTX療法は単剤もしくは他剤との併用療法とその後の全脳照射併用によって，生存期間が有意に延長する．併用薬としてはプロカルバジン，シクロホスファミド，ビンクリスチン，Ara-Cなどがある．

化学療法剤ではないが，悪性リンパ腫のB-cellマーカーであるCD20をターゲットにした抗CD20単クローン抗体であるリツキシマブの有用性が全身の悪性リンパ腫において示されている．PCNSLにおいては血液脳関門を透過しにくいなどの問題点はあるものの，近年リツキシマブ併用化学療法の臨床試験も行われており[6]，HD-MTXに加えることで上乗せ効果が認められている．

中枢神経原発胚細胞腫

中枢神経原発胚細胞腫は化学療法に感受性の高い腫瘍であるが，化学療法単独では治癒することができないと考えられている．脳室系をカバーする放射線治療との併用によって，ジャーミノーマに関しては9割近くの症例において治癒が期待できる疾患である．ジャーミノーマ以外の胚細胞腫（non-germinomatous germ cell tumor：NGGCT）においては，ジャーミノーマほど高い治癒率は得られないものの，適切な治療を行うことによって，治療成績は向上している．シスプラチン，カルボプラチンなどのプラチナ系の抗がん剤を中心に多剤併用療法を行われることが一般的であり，カルボプラチン＋エトポシド（CARE療法）や，イホマイド＋シスプラチン＋エトポシド（ICE療法）が行われる．

NGGCTに関しては，再発した場合は，非常に予後は厳しく，再発時の治療でスタンダードな化学療法を施行した場合の5年生存率は0という結果が，SIOP96という臨床研究の結論として発表された[7]．再発時に末梢血幹細胞輸血を併用した大量化学療法なども施行されているが，それでもNGGCTの再発の場合の予後はかなり厳しい[7]．

中枢神経原発小児悪性腫瘍

小児悪性腫瘍においては，ほとんどの症例で化学療法や放射線治療が必要である．髄芽

腫, ラブドイド腫瘍(atypical teratoid/rhabdoid tumor：AT/RT), 脈絡叢乳頭がん, 神経芽細胞腫, 松果体芽腫など希少疾患である悪性の腫瘍が小児や乳児に発生するが, 多剤併用の化学療法が行われることが多い. 3歳未満の症例は, 放射線治療を行うことが困難であるために, 化学療法を先行し照射を遅らせる場合もある. 髄芽腫などは比較的化学療法の感受性は高いが, 化学療法抵抗性の腫瘍もあり, 治療困難な例もある. 髄芽腫などは比較的治療プロトコールが確立しているが(Packerらのレジメン)[8], 一定のプロトコールがない腫瘍もある. 松果体芽腫, AT/RTなどに関しては, 末梢血幹細胞輸血を併用し, 大量化学療法を行う場合もある.

分子標的治療

主な分子標的薬を図1に示す. 脳腫瘍における分子標的薬で臨床的に使用可能なものはまだまだ少ないが, 他癌腫においては分子標的薬による治療法の確立により, 驚くべき治療成績の向上を得たものがある. 分子標的薬としては低分子化合物や抗体などがあり, 腫瘍細胞特有の分子をターゲットとし, 効率よく腫瘍細胞の増殖を抑えることを目的とする薬剤である.

図1 分子標的薬

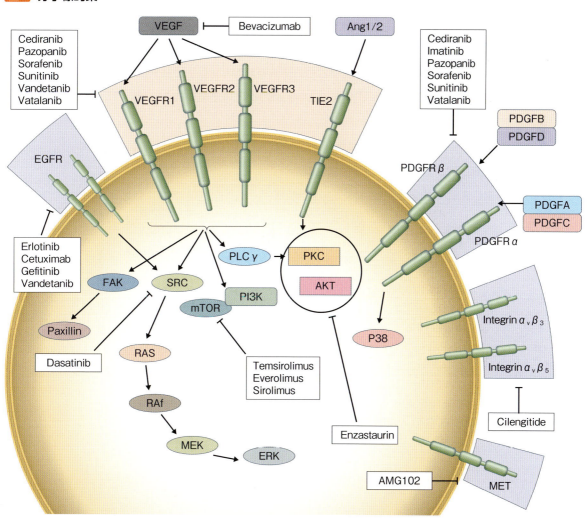

Ⅳ　その他

　抗がん剤の多くは，腫瘍細胞だけでなく正常な細胞も攻撃してしまうので，重い副作用を発現させることも少なくないが，分子標的薬は腫瘍細胞特異的に攻撃するので，副作用が軽減されることが一番の魅力である．脳腫瘍のなかでは膠芽腫を対象にした分子標的薬の臨床研究がいくつか施行されたが（表2），現時点でなんとか臨床応用できているものはベバシズマブだけである．

● 細胞成長因子受容体からのシグナル上の分子をターゲットにした分子標的薬

　腫瘍細胞では，細胞成長因子受容体からのシグナルを活性化することでgrowth advantageを獲得していることが多く，そのシグナルを抑制することによって腫瘍細胞の増殖などを抑えることができる．まずグリオーマにおいては，特に膠芽腫では上皮増殖因子受容体（epidermal growth factor receptor：EGFR）の増幅が顕著であり，そのシグナルを抑えることにより腫瘍増殖抑制効果を狙った分子標的薬の効果が期待されたが，なかなか効果が得られないのが現状である．肺がんではゲフィチニブ（イレッサ®），エルロチニブ（タルセバ®），アファチニブ（ジオトリフ®）などの薬剤が効果的であるのに対し，膠芽腫での有効性は示されていない．血小板由来増殖因子受容体（platelet-derived growth factor receptor：PDGFR）においても，その阻害薬であるイマニチブの膠芽腫に対する効果についても臨床試験が行われたが，否定的な結果であった．

　この領域の薬剤に関しては，そのシグナルがおそらく増殖の主体となっていると予想されるにもかかわらず，まったくと言っていいほどその効果が得られていない．膠芽腫においてはそのシグナル経路を抑えても，すぐに他の経路が活性化されてしまうのか，薬剤耐性（肺がんでもある程度の期間投与すると耐性が獲得されるが）が早期に獲得されるのか，血液脳関門の関与があるのか解明されておらず，今後の課題である．現在でも新しいEGFRをターゲットにした新規治療薬であるABT-414（Abbvie社）などの治験が膠芽腫で行われている．

表2　膠芽腫に対して臨床研究が施行された分子標的治療

分子標的薬	ターゲット分子	臨床研究	対象
AMG102	c-MET	第Ⅱ相	再発膠芽腫
Cetuximab	EGFR	第Ⅰ/Ⅱ相	初発膠芽腫
Erlotinib	EGFR	第Ⅰ/Ⅱ相	初発/再発膠芽腫
Gefitinib	EGFR	第Ⅱ相	再発膠芽腫
Cediranib	VEGFR/PDGFR	第Ⅲ相	再発膠芽腫
Imatinib	PDGFR	第Ⅰ/Ⅱ相	再発膠芽腫
Cilengitide	α vIntegrins	第Ⅰ/Ⅱ相	初発/再発膠芽腫
Enzastaurin	PKC/PI3K/AKT	第Ⅱ/Ⅲ相	再発膠芽腫
Dasatinib	SRC	第Ⅰ/Ⅱ相	初発/再発膠芽腫
Bevacizumab	VEGF	第Ⅲ相	初発/再発膠芽腫
Vandetanib	VEGFR/EGFR	第Ⅰ/Ⅱ相	初発/再発膠芽腫
Sorafenib	VEGFR/PDGFR/MAPK	第Ⅰ/Ⅱ相	再発膠芽腫
Temsirolimus	mTOR	第Ⅱ相	再発膠芽腫

● 血管内皮成長因子(VEGF)をターゲットにした分子標的薬

悪性神経膠腫に対して本邦で保険診療として使用可能となった薬剤としてベバシズマブがある．抗VEGFリコンビナント単クローン抗体であり，半減期が17〜21日で腫瘍細胞周辺において分泌されているVEGFを中和することで新生血管の増生を抑制し，血管の構築を整える作用があるとされる．表3に示すが，2つの国際的なランダム化臨床試験が行われたが[9,10]，結果が異なるものとなった．

2つの臨床試験[9,10]で共通の結果として，生存期間は延長できないというものであった．しかし，実臨床においては，テモゾロミドにて再発した症例において，ベバシズマブ投与にて腫瘍縮小効果がみられたり，抗浮腫作用により臨床症状が改善したりすることもあり，有用な薬剤であると考えられる．ベバシズマブ投与によって，腫瘍の縮小ととらえられた造影領域は放射線壊死などの可能性もあるが，悪性神経膠腫において少なくとも病態改善に有用性をもつ薬剤であると考えられる．

ベバシズマブと同様に，腫瘍血管に作用するインテグリン($α_v β_3$型)の阻害薬としてcilengitideという薬剤が開発された．未治療の膠芽腫のうち，*MGMT*遺伝子プロモーター領域にメチル化を有する患者に対するcilengitideのphase 3試験の結果，標準治療のテモゾロミド/放射線療法にcilengitideを加えても，生存期間の有意な延長には至らなかったことが示された．

● mTOR阻害薬

PI3K-Aktシグナルの下流に位置するmTORは，Aktによってリン酸化され，細胞死抑制的にさまざまな細胞活性の制御に関与するために，この分子をターゲットにする薬剤エベロリムスが開発された．多くの癌腫で，このPI3K-Aktシグナルが重要視されているにもかかわらず，現時点では結節性硬化症に合併する脳室上衣下巨細胞性星細胞腫(subependymal giant cell astrocytoma：SEGA)以外に有用性が示されていない．エベロリムスが，今後他のPI3K-Aktシグナルが腫瘍細胞の主な増殖を担っているものには有用である可能性があり，期待されている．例えば中枢神経原発胚細胞腫においてもPI3K-Aktのシグナルが活性化されており，プラチナ系抗がん剤に耐性を示すものなどに有用である可能性がある．

表3 ベバシズマブにおける第Ⅲ相ランダム化臨床試験の結果

臨床試験	PFS	OS	QOL
RTOG0825[10]	有意差なし	有意差なし	Placebo＞Bev
Avaglio[9]	Bev＞Placebo	有意差なし	Bev＞Placebo

PFS：progression free survival 無増悪生存期間
OS：overall survival 全生存期間
QOL：quality of life クオリティ・オブ・ライフ

今後の展望

　悪性脳腫瘍においては，抗がん剤は現時点で必須である．どうしても血液脳関門があるために，全身の癌腫に有効性を示すさまざまな薬剤が脳腫瘍には効果でないことも多いが，病理学的診断に加えて分子診断が求められている現在，脳腫瘍においてもprecision medicineが応用される時代が到来することは間違いないと思われる．グリオーマなどの浸潤性の腫瘍は，手術だけですべての腫瘍細胞を摘除することは困難であるために，抗腫瘍効果を示す薬剤は必ず必要である．有効性，安全性の高い抗脳腫瘍薬のさらなる開発が望ましい．

文献

1) Stupp R, Mason WP, et al. Radiotherapy plus concomitant and adjuvant temozolomide for glioblastoma. N Engl J Med 2005; 352: 987-96.
2) Shaw EG, Wang M, et al. Randomized trial of radiation therapy plus procarbazine, lomustine, and vincristine chemotherapy for supratentorial adult low-grade glioma: initial results of RTOG 9802. J Clin Oncol 2012; 30: 3065-70.
3) Buckner JC, Shaw EG, et al. Radiation plus Procarbazine, CCNU, and Vincristine in Low-Grade Glioma. N Engl J Med 2016; 374: 1344-55.
4) Prabhu RS, Won M, et al. Effect of the addition of chemotherapy to radiotherapy on cognitive function in patients with low-grade glioma: secondary analysis of RTOG 98-02. J Clin Oncol 2014; 32: 535-41.
5) Baumert BG, Hegi ME, et al. Temozolomide chemotherapy versus radiotherapy in high-risk low-grade glioma (EORTC 22033-26033): a randomised, open-label, phase 3 intergroup study. Lancet Oncol 2016; 17: 1521-32.
6) Swinnen LJ, O'Neill A, et al. Phase II study of rituximab given in conjunction with standard chemotherapy in primary central nervous system lymphoma (PCNSL): a trial of the ECOG-ACRIN cancer research group (E1F05). Oncotarget 2017; 9: 766-73.
7) Murray MJ, et al. Treatment and outcomes of UK and German patients with relapsed intracranial germ cell tumors following uniform first-line therapy. Int J Cancer 2017; 141: 621-35.
8) Packer RJ, Gajjar A, et al. Phase III study of craniospinal radiation therapy followed by adjuvant chemotherapy for newly diagnosed average-risk medulloblastoma. J Clin Oncol 2006; 24: 4202-8.
9) Chinot OL, Wick W, et al. Bevacizumab plus radiotherapy-temozolomide for newly diagnosed glioblastoma. N Engl J Med 2014; 370: 709-22.
10) Gilbert MR, Dignam JJ, et al. A randomized trial of bevacizumab for newly diagnosed glioblastoma. N Engl J Med 2014; 37: 699-708.

索引

あ

- アートセレブ™ ……………………… 142
- 悪性神経膠腫 ……………………… 56
- 悪性脳腫瘍 …………………… 12, 206
- アストロサイト系腫瘍 ……………… 5
- アビテン® …………………… 73, 201
- アファチニブ ……………………… 346
- アラベル® ………………………… 312
- アルギネート創傷被覆材 …………… 86
- アレビアチン® …………………… 336
- アロカ™ …………………………… 139
- 鞍結節 ………………………… 227, 245
- ――部腫瘍 …………………… 226, 229
- ――部髄膜腫
  …… 49, 68, 71, 226, 232, 234, 238
- 鞍底 ………………………………… 257

い

- 閾値法 …………………………… 36, 38
- 意識障害 …………………………… 251
- 医師法 ……………………………… 22
- 維持輸液量 ………………………… 338
- 一塊切除 …………………………… 206
- イホスファミド …………………… 343
- イホマイド ………………………… 344
- イマニチブ ………………………… 346
- 意味性情報処理 …………………… 299
- 医療行為 …………………………… 22
- イレッサ® ………………………… 346
- 陰性運動野 ………………………… 321
- インテグラン®
  ………… 254, 255, 258, 261, 263
- インテグリン ……………………… 347
- インドシアニングリーン
  蛍光血管撮影 ………………… 169
- 院内学級 …………………………… 341
- インフォームド・コンセント ……… 22

う

- ウェルニッケ野 …………………… 298
- 運動機能停止 ……………………… 321
- 運動障害 …………………………… 103
- 運動誘発電位 …………… 43, 44, 57, 147,
  178, 295, 310, 322

え

- 栄養管理 …………………………… 338
- 栄養血管 …… 34, 106, 133, 164, 174
- 栄養動脈 ……………………… 92, 96
- エトポシド …………………… 343, 344
- エピネフリン ……………………… 327
- エベロリムス ……………………… 347
- エルベ ……………………………… 115
- エルロチニブ ……………………… 346
- 円蓋部髄膜腫 ………… 90, 100, 101
- 嚥下訓練 …………………………… 339
- 嚥下障害 …………………………… 339

お

- 塩酸パパベリン …………………… 251
- 嘔気・嘔吐 ………………………… 337
- オキシセルロース ………………… 233
- オリゴデンドログリア系腫瘍 ……… 5
- 音韻性情報処理 …………………… 299
- 音読 ………………………………… 328

か

- 外頚動脈 …………………………… 290
- 外側陥凹 …………………………… 177
- 外側後頭下手術 …………………… 194
- 外側視神経内頚動脈陥凹 ………… 227
- 外側半規管 ………………………… 284
- 外転神経 …………………………… 75
- ――麻痺 …………………………… 334
- 下位脳神経障害 …………………… 339
- 海綿間静脈洞 ……………………… 261
- 海綿状血管腫 ……………………… 47
- 海綿静脈血管腫 …………………… 264
- 海綿静脈洞 …………… 258, 261, 266
- 化学療法 …………………………… 342
- 蝸牛神経 ……………………… 197, 200
- 架橋静脈 …… 66, 93, 96, 98, 109, 110,
  121, 164
- ――損傷 …………………………… 114
- 覚醒下手術
  …… 295, 300, 304, 300, 318
- 下縦束 ……………………………… 300
- 下垂体 ………………………… 228, 231
- ――機能障害 ……………………… 229
- ――茎 ………………… 231, 246, 254
- ――腺腫
  …… 12, 83, 238, 253, 258, 260
- ――前葉ホルモン ………………… 251
- 下髄帆 ……………………………… 177
- 仮性動脈瘤 ………………………… 261
- 下前頭回 …………………………… 298
- 下前頭後頭束 ……………………… 300
- 滑車上動脈 ………………………… 210
- 滑車神経 ……………………… 271, 273
- 下鼻甲介 …………………………… 231
- カフェオレ斑 ………………… 333, 334
- カルボプラチン ……………… 343, 344
- カルムスチン ………… 312, 342, 343
- 眼窩 …………………… 206, 208, 214
- ――上骨切り ……………………… 216
- ――上動脈 ………………………… 210
- ――内腫瘍 ………………………… 45
- ――内側壁 …………………… 208, 226
- ――壁開放 …………………… 216, 225
- 感覚路 ……………………………… 45
- 含気蜂巣 ……………… 267, 268, 273
- 眼球圧迫 …………………………… 215
- 眼球運動障害 ……………………… 61
- 眼球陥凹 …………………………… 217

き

- 患者教育 …………………………… 318
- 顔貌異常 …………………………… 333
- 顔面神経 ………… 197, 200, 266, 278
- ――刺激筋電図 …………………… 193
- ――膝神経節 ……………………… 267
- ――鞘腫 …………………………… 205
- ――側頭枝 …………………… 210, 215
- ――反応 …………………………… 201
- ――麻痺 …………………………… 202
- ――モニター ……………………… 204
- ――誘発筋電図 ……………… 194, 269

き

- 記憶障害 …………………………… 158
- 偽柵状壊死 ………………………… 8
- 偽性被膜 …………………………… 253
- 機能性腺腫 ………………………… 253
- 記銘力障害 …………… 126, 251, 252
- 吸引管 ………………… 76, 80, 81, 111
- 嗅覚 ………………………………… 220
- 嗅窩部腫瘍 ………………………… 228
- 嗅窩部髄膜腫 ……………………… 226
- 嗅球 ………………………………… 243
- 嗅溝 ………………………………… 228
- 嗅糸 ………………………………… 243
- 弓状束 ………………………… 298, 299
- 弓状隆起 ……………………… 278, 285
- 嗅神経 ………………………… 211, 242
- ――芽細胞腫 ……………………… 234
- 吸入麻酔薬 ………………………… 44
- 橋角部腫瘍 ………………………… 205
- 凝固止血 …………………………… 72
- 頬骨弓離断 ………………………… 217
- 橋静脈 ……………………………… 242
- 棘孔 ………………………………… 270
- 局所麻酔 ……………………… 320, 327
- ギリアデル® ……………………… 312
- 筋緊張 ………………………… 334, 339
- 筋弛緩薬 …………………………… 44

く

- 屈曲リングキュレット ………… 81, 82
- くも膜顆粒 …………………… 92, 121
- くも膜陥凹 ………………………… 261
- くも膜帽細胞 ……………………… 92
- グリオーマ …… 4, 8, 56, 58, 292, 314,
  342, 346

け

- 経終板アプローチ ………………… 246
- 経静脈栄養 ………………………… 339
- 経錐体法 …………………………… 277
- 経頭蓋刺激MEP …………………… 44
- 経腸栄養 …………………………… 339
- 経蝶形骨手術 ……………………… 77
- 経鼻内視鏡手術 ……………… 226, 253
- 痙攣 …………………………… 14, 119

349

――発作 336
血液脳関門 344, 346, 347
血管芽腫 221, 222
血管原性浮腫 106
血管撮影 34
血管周皮腫 10
血管内栄養動脈塞栓術 92
血管内皮成長因子 347
血管攣縮 251
血小板由増殖因子受容体 346
ゲフィチニブ 346
限局性神経膠腫 8
限局的硬膜切開法 99, 101
言語 298, 299, 300
言語野 321
言語療法士 318, 339
原発性脳腫瘍 12, 22

こ

高位頚静脈球 202
後角 146
光学式ナビゲーション 54, 77
膠芽腫 8, 131, 293, 295, 342, 346
後下小脳動脈 179
高輝度LED 45
後篩骨動脈 228
高次脳機能 323
――障害 120, 126, 339
鉤状束 300
項靱帯 182
後錐体骨到達法 277
後頭蓋窩腫瘍 337
硬性鏡 144
光線力学療法 312
抗てんかん薬 323
後頭骨開頭 183
後頭静脈洞 179, 183
後頭動脈 92
後頭葉腫瘍 45
後半規管 202, 285
硬膜凝固 70
硬膜切開 110
骨切りバー 95
骨膜弁 99, 240
孤立性線維性腫瘍 10
混合膠腫 6

さ

サージセル®
 73, 114, 142, 200, 201
サージマックス™ 136, 138, 144
サイナスバルーン 233
裁判 24
先曲がり吸引管 81, 82
サンガー法 5
三角部髄膜腫 118, 129, 159
酸化コラーゲン製剤 73
酸化セルロース 73
三叉神経 265, 273
――障害 61

――鞘腫
 205, 206, 264, 269, 274, 277
――痛 205
三半規管 268

し

ジアゼパム 336
ジオトリフ® 346
視覚誘発電位 43, 45, 86, 147
視覚路 45
――近傍病変 49
色素斑 333
視機能障害 232
四丘体槽 161, 163
死腔 288
シクロホスファミド 344
止血 72, 97, 200, 201
視交叉 228, 231, 245, 246, 251
自己決定の原則 25
篩骨窩 228
篩骨洞 206, 220
篩骨迷路 228
自在鉗子 81, 82
自在吸引管 81, 82
視床下部障害 251
視床神経膠腫 8
視神経 75, 232, 251
――管 206, 214, 227, 231, 232
――管内病変 221
――交叉近傍腫瘍 45
シスプラチン 343, 344
失語症 119, 124, 129
膝神経節 266
実体感型仮想手術シミュレーション
 281
失読 120
磁場式ナビゲーション 54, 77
磁場発生装置 54
篩板 243
ジャーミノーマ 344
視野検査 235
視野障害 119, 122, 124, 235, 251
尺骨神経 196
終板 243
手術シミュレーション
 32, 34, 38, 62, 134, 319, 327
出血 202
術中エコー 140
術中課題 311
術中モニタリング 43
腫瘍栄養血管塞栓 281
腫瘍牽引 67
腫瘍細胞 346
純音聴力検査 289
上衣芽腫 10
上衣腫 131, 177, 337, 339
上下垂体動脈 261
松果体芽腫 345
松果体奇形腫 159
松果体部腫瘍 161

松果体部胚細胞腫 337
上眼窩裂 224
症候性てんかん 292
上行性テントヘルニア 337
上矢状静脈洞 66, 91, 106, 109, 121, 164, 211
上縦束 299
上小脳脚 177
上錐体静脈洞 75, 286
小錐体神経 266
上髄帆 177
上側頭回 298
情緒不安定 339
上同名性四半盲 122
消毒 78
小児神経膠腫 9
小児髄芽腫 337
小児脳腫瘍 332
小脳橋角部腫瘍 193, 205
小脳橋角部髄膜腫 46, 52
小脳失調 334, 339
小脳性無言症 339
小脳テント 169, 170
小脳半球 177
小脳扁桃 179
紙様板 228
上半規管 278, 285
上皮増殖因子受容体 346
静脈還流 279
――障害 107, 266
静脈系麻酔薬 334
静脈損傷 93
静脈洞 261
――損傷 288
褥瘡予防 196, 319
書字 329
視力障害 215, 238, 245, 235, 251
視力低下 262
シルビウス裂 301
腎がん 131, 134
神経芽細胞腫 345
神経膠腫 4, 8, 12, 56, 317, 321
神経行動異常 339
神経鞘腫 12, 193, 205, 224
神経症状 126
神経上皮腫瘍 8, 12
神経線維腫Ⅰ型 333
神経脱落症状 129
神経内視鏡 77, 131
神経ブロック 320, 327
神経モニタリング 197
人工硬膜 99, 247
人工髄液 142
浸潤性腫瘍 307
浸潤性神経膠腫 4, 8
新生児 332
迅速診断 328
浸透圧利尿薬 337

す

- 髄液スペース　287
- 髄液皮下貯留　143, 198
- 髄液鼻漏　280
- 髄液漏　198, 226, 233, 261, 268, 277, 282, 288
- 髄外腫瘍　264
- 髄芽腫　9, 177, 190, 337, 339, 344
- 髄質動脈　296
- 髄条　177
- 錐体下垂体動脈　69
- 錐体骨　267, 277, 278
- 錐体斜台部腫瘍　264, 277
- 錐体斜台部髄膜腫　60, 63, 69, 264, 269, 273, 277
- 錐体路　297, 303, 310
- 水頭症　129, 131, 169, 314, 337
- 水分管理　338
- 髄膜腫　10, 12, 40, 49, 52, 60, 62, 66, 90, 103, 118, 131, 134, 159, 193, 226, 238, 264, 280, 287
- 頭蓋咽頭腫　131, 238, 251, 254, 257, 259, 260, 262
- 頭蓋骨　38
- 頭蓋底　257
  - ——再建　213, 221, 233
  - ——腫瘍　45, 46
  - ——離断　212, 221
- 頭蓋内圧亢進　129, 143, 332, 334, 337
- 頭蓋内出血　279
- スコープ　80
- 頭痛　292, 337
- ステロイド　260, 293, 337

せ

- 正規化相互情報量法　35
- 星細胞腫　4, 5, 6
- 生存期間　18
- 清澄水　335
- 世界保健機構　2
- 舌咽神経鞘腫　205
- 舌下神経　177
- 説明義務違反　24
- セボフルレン　44
- ゼラチン・スポンジ　288
- セルシン®　336
- ゼルフォーム®　73, 97, 254, 255, 261
- 前下小脳動脈　198
- 全国がん登録　12
- 前篩骨動脈　228
- 前床突起　217, 218, 222, 225
  - ——部髄膜腫　32, 68, 74
- 全身麻酔　319
- 前錐体骨到達法　277
- 前頭蓋底　207, 228
  - ——一塊切除　209
  - ——硬膜　208
  - ——再建　218

- ——部腫瘍　206, 226
- 浅側頭筋膜　210
- 浅側頭動脈　92, 210
- 前大脳動脈　228
- 前庭　202
  - ——神経鞘腫　193, 205
- 穿頭　139
- 前頭運動野　321
- 前頭筋機能　210
- 前頭斜走路　300
- 前頭側頭開頭　248
- 前頭洞　206, 219, 241, 247
- 前頭葉腫瘍　306
- 前方経錐体骨法　75
- 前方錐体骨削除　279
- 前脈絡叢動脈　44

そ

- 造影FIESTA　281
- 総頚動脈　290
- 僧帽筋　182
- ソーブサン®　86, 260
- 塞栓術　69
- 側頭筋弁　99
- 側頭筋膜　247
- 側頭骨　268
- 側頭線　277
- 側頭葉腫瘍　45, 306
- 側脳室　132, 146
  - ——三角部　119
  - ——腫瘍　131, 146
  - ——の静脈系　133
  - ——の立体構造　132
- 側方注視障害　174
- ゾニサミド　323

た

- 体温調節異常　251
- 体幹失調　61
- 退形成性星細胞腫　8
- 退形成性乏突起膠腫　56
- 大孔部髄膜腫　73
- 第三脳室　246
  - ——腫瘍　151, 247
  - ——底開窓術　143, 337
- 胎児性腫瘍　9, 10
- 帯状束　299
- 大錐体神経　266, 285
- 体性感覚誘発電位　43, 45, 58, 147, 178
- 大泉門　332
- 大槽　198
- 対側拇指球筋　44
- 大腿筋膜　99
- 大脳鎌　247
  - ——髄膜腫　66, 103
  - ——切断　241
- 大脳半球間裂　110
- ダイヤモンドバー　95
- 第四脳室　177, 337

- ——腫瘍　177, 337, 338
- ——底　178
- 大量メソトレキセート療法　344
- タコシール®　114
- タラポルフィンナトリウム　312
- タルセバ®　346

ち

- ヂアミトール消毒液　229
- チアミラールナトリウム　334
- チタンプレート　95, 143
- チャイルド・ライフ・スペシャリスト　335, 340
- 中硬膜動脈　285
- 中縦束　300
- 中心溝　301
  - ——近傍腫瘍　45
- 中心前回　299
- 中枢神経原性リンパ腫　12, 344
- 中枢神経原発小児悪性腫瘍　344
- 中枢神経原発胚細胞腫瘍　344
- 中枢性神経細胞腫　131, 140
- 中大脳動脈　101, 228
- 中脳水道　177
- 中鼻甲介　226, 231
- 中隔穿孔　140
- 聴覚　197
- 聴器浸潤腫瘍　206
- 蝶形骨洞　84, 206, 227, 230
- 蝶形骨平面　227, 245
- 蝶口蓋動脈　260
- 聴神経腫瘍　46, 193
- 聴性脳幹反応　178, 289
- 聴性脳幹誘発電位　193, 197
- 聴力温存　202
- 聴力喪失　202
- 直静脈洞　170
- 鎮静　334

て

- 低悪性度神経膠腫　56
- 低ナトリウム血症　338
- テモゾロミド　293, 316, 342, 343
- テロメア　5
- 転移性脳腫瘍　47
- 電解質異常　251
- てんかん　103, 292
- 電気生理学的モニタリング　310
- 電子カルテ　56
- テント　38, 286
- テンピュール®マット　195, 196

と

- 頭囲曲線　332
- 動眼神経　75, 250
- 島中心溝　297
- 頭頂葉症候群　126
- 頭半棘筋　183
- 動脈　37
  - ——剥離　74

同名性半盲 126, 174	脳腫脹 126, 311	鼻内パッキング 260
トラクトグラフィー 303	脳腫瘍全国集計調査報告 12	被膜内摘出 253
トルコ鞍 80, 85	脳神経 37, 43	びまん性橋神経膠腫 8
──開窓 257	脳浸潤 91	病理診断 292
ドルミカム® 336	脳底動脈本幹部動脈瘤 264	ビンクリスチン 316, 343, 344
トロンビン含有ゼラチン粒子 73	脳内出血 14, 311	**ふ**
な	脳波 323	フィブリノーゲン 200
内頚動脈 226, 228, 231, 266, 273	脳皮質刺激 328	フィブリン糊 114
──損傷 261	脳表・白質電気刺激 322	フェニトイン 323, 336
──隆起 227, 231	脳表脳波計 322, 328	フェノバルビタール 336
内減圧 71, 96, 112, 232	脳浮腫 279, 281	フェンスポスト 303
内視鏡 79	囊胞性腫瘍 201	福島式吸引管 111
──用送水吸引システム 80	囊胞性頭蓋咽頭腫 140	副神経 177
内耳道 202, 280	ノーベルバール® 336	副腎皮質ホルモン 229
内頭蓋底 207	ノンスティーナXV® 111	副鼻腔 32
内側後脈絡叢動脈損傷 174	**は**	腹壁脂肪採取 282
内側視神経内頚動脈陥凹 227	肺がん 346	浮腫 106, 280, 287, 311
内大脳静脈 133	胚細胞腫瘍 337, 344	付着部硬膜 70
内分泌機能障害 251	バイタルサイン 333, 334	物品呼称 321, 328
ナビゲーション 54, 302, 319	ハイドロコートン 229	プラチナ系抗がん剤 344, 347
軟髄膜 92	ハイビジョン内視鏡 77, 79	プランニングワークステーション
軟性鏡 136	バイポーラー鑷子	55, 56, 59, 62
軟膜 98	70, 71, 72, 72, 81, 98	プリビーシー® 78
──下剥離 308	白質線維 33, 298	ブレインシフト 59, 302, 328
に・ね	白質マッピング・モニタリング	ブローカ野 298
二重回路仮説 298	300	プロカルバジン 316, 343, 344
二相性組織構築 9	発語 339	フロシール® 73, 114, 255, 261
ニトロソウレア系抗がん剤 342	──障害 321	プロトポルフィリンIX 312
日本医師会医ガイドライン 26	──停止 321	プロポフォール 44, 45, 320, 335
ニムスチン 342, 343	発声障害 321	──症候群 335
乳突洞 277, 284	発話 299	分子標的薬 345
乳突蜂巣 278, 280, 288	鼻洗浄 260	分子病理診断 10
ニューロポート™ 138	バルビツール酸系麻酔薬 334	**へ**
尿崩症 251, 252	バルプロ酸 336	閉塞性水頭症 269
認知障害 25, 339	板間静脈 91, 106	ベバシズマブ 346, 347
ネオヨジン外溶液® 78	半規管 280, 288	ベンザルコニウム塩化物液 78
ネブライザー 260	半球間裂アプローチ 170	片麻痺 251
の	半球間裂開放 243	**ほ**
脳回 307, 308	**ひ**	傍鞍部腫瘍 87, 238, 253
脳幹 177	皮下髄液貯留 198	放冠線 297
──悪性神経膠腫 337	光刺激装置 45	傍矢状洞髄膜腫 90, 100
──腫瘍 45, 46	非機能性腺腫 253	帽状腱膜 210, 240
──聴覚誘発電位 44, 46	鼻鏡 81	乏突起膠腫 4, 5, 7
脳機能マッピング 320, 322, 328	鼻腔 84, 206	乏突起星細胞腫 6
濃グリセリン 337	鼻骨 208	母子手帳 332
脳血液量 134	腓骨神経 196	ホストイン® 336
脳血管撮影 281	皮質静脈 98, 164, 301	ホスフェニトイン 327, 336
脳血流量 134	皮質脊髄路 44	ボスミン®外溶液 229
脳溝 301	──近傍病変 47	捕捉運動野障害 57
脳硬膜補綴剤 288	鼻出血 261	ポピドンヨード 78
脳室 38	非頭蓋底髄膜腫 90	ホリゾン® 336
──上衣下巨細胞性星細胞腫 347	ヒストン遺伝子 8	**ま**
──穿刺 139	鼻中隔 220	マイクロターゼ™ 136, 138
──ドレーン 142, 143	──粘膜フラップ 255	麻酔 44
──ドレナージ	必要栄養量 338	末梢血幹細胞輸血 345
129, 169, 178, 337	非定型奇形腫様/ラブライド腫瘍	末梢神経障害予防 196
──内洗浄 142	10, 177	
	ヒドロコルチゾン 260	

み・む

マッピング	320
マンニットール®	282
ミダゾラム	335, 336
ミダフレッサ®	336
脈絡叢乳頭がん	345
脈絡叢乳頭腫	191
無言症	339
無増悪生存期間	18

め

迷走神経	177, 265
——鞘腫	205
迷路	266
——骨包	280, 284
メソトレキセート	343, 344
メチオニン	318
メローセル®	86

も

網膜電図	45
毛様細胞性星細胞腫	8, 131
モニタリング	43
モノポーラー	81

ゆ

有茎粘膜弁	233, 234
融合三次元画像	35
輸液量	338
ユニポイント™	145

よ

腰椎穿刺	143
腰椎ドレナージ	282
予後	18
——延長効果	292

ら

ラニムスチン	343
ラブドイド腫瘍	345
卵円孔	266, 279

り・る

リツキシマブ	344
リドカイン	327
リハビリテーション	340
リモイスパッド®	282
良性腫瘍	12, 103, 193, 206, 253
両鼻孔アプローチ	226
リンパ腫	131
類上皮腫	193, 205

れ

レーザー光照射システム	312
レザフィリン®	312
レジストレーション	302
レベチラセタム	323, 336
レンズ核線条体動脈	44, 296
連絡線維群	299

ろ・わ

ロイコボリン	344
ロピバカイン	327
ロムスチン	342, 343
和田テスト	57

A

ABT-414	346
accessory meningeal artery	289
afterdischarge	322
air cell	288
anaplastic astrocytoma (AA)	13
anaplastic diffuse glioma	294
anaplastic glioma	307
anaplastic oligoastrocytoma (AOA)	13, 303
anaplastic oligodendroglioma (AO)	13, 284, 295
anterior approach	146
anterior clinoidectomy	38
anterior inferior cerebellar artery (AICA)	198
anterior petrosectomy	264, 267, 271, 277, 279, 282
anterior temporal approach	238
anterior transpetrosal approach (ATPA)	264
Ara-C	344
arachnoid trabecula	242, 251
arachnoidal cap cell	92
arcuate eminence	285
arcuate fasciculus (AF)	299
asleep-awake-asleep法	319, 320
asterion	198
astrocytoma	4, 7, 294
atypical teratoid/rhabdoid tumor (AT/RT)	10, 177, 345
auditory brainstem response (ABR)	178, 193, 197, 289
Avizo®	35

B

balloon occlusion test	34
BCNUウエハー	312
bipedicled temporoparietal galeal flap (BTPGF)	210
biphasic pattern	9
biportal approach	145
blunt dissection technique	98
brain sagging syndrome	282
brainstem auditory evoked potential (BAEP)	44, 46
Broca野	298

C

callosal cistern	243
CARE療法	344
carotico-oculomotor membrane	218, 223
carotid bifurcation space	249, 250
CCNU	316, 343
central insular sulcus	297
central neurocytoma	141
centro-fugal/ventriculo-fugal supply	298
centro-petal/ventriculo-petal supply	296
cerebellar mutism	339
cerebellomedurally fissure	179
cerebral blood flow (CBF)	134
cerebral blood volume (CBV)	134
chicken wire pattern	6
child life specialist (CLS)	335
chondrosarcoma	277
chordoma	277
clear fluid	335
clinoidal meningioma	32
cochlear nerve action potential (CNAP)	197
colloid cyst	140
combined transpetrosal approach	277
confluence-galenic line	168
corticospinal tract (CST)	57, 59
CT	32
CUSA	112, 232
Cushing現象	334
cylindrical cell carcinoma	220

D

dead space	288
debulking	71
detachment	69
devascularization	69
diffuse astrocytoma (DA)	13, 294, 329
diffuse intrinsic pontine glioma (DIPG)	8
diffuse midline glioma	8
diffusion tensor imaging	318
dissection	215
distal transsylvian transinsular approach	118
dorsal cochlear nucleus action potential (DNAP)	197
dorsal meningeal artery	273
dura wave®	113, 288

E

electroretinogram (ERG)	45
embryonal tumor with abundant neuropil and true rosettes (ETANTR)	10
endolymphatic sac	285
ependymoblastoma	10
epiarachnoid tumor	66
epidermal growth factor receptor (EGFR)	346
ERBE高周波手術装置	115

erosion ... 32
European Organisation for Research and Treatment of Cancer (EORTC) ... 293

F

facial MEP ... 197
feeder ... 66, 69, 72
fencepost tube ... 328
FIESTA ... 281
FISH法 ... 5, 7
FLAIR ... 318
flick現象 ... 81
floor of IVth ventricle ... 178
frontal aslant tract (FAT) ... 57, 300
frontal paramedian transcallosal approach ... 149
frontal transcortical approach ... 146, 148

G

galea frontalis ... 210
galea frontalis flap (GFF) ... 210
Galen大脳静脈 ... 133
germinoma ... 131
Gerstmann症候群 ... 119, 120, 124, 158
Glasgow Coma Scale (GCS) ... 334
glioblastoma (GBM) ... 5, 8, 294, 297
GORE-TEX® ... 247
greater petrosal nerve (GPN) ... 266
greater superficial petrosal nerve ... 285
gyrectomy ... 308

H

HD-MTX療法 ... 344
heavily T2-weighted image ... 33, 193
hemangiopericytoma (HPC) ... 10
Henle棘 ... 277, 284
high grade glioma ... 292
high-frontal paramedian transcallosal approach ... 146
Holliday & Seagerの3つの式 ... 338
hyperostosis ... 32
hypothalamic sulcus ... 246

I

ICE療法 ... 344
ICG蛍光血管撮影 ... 169
inferior anastomotic vein (Labbé) ... 265
inferior approach ... 146
inferior cerebral vein ... 265
inferior fronto-occipital fasciculus (IFOF) ... 300
inferior longitudinal fasciculus (ILF) ... 300
inferior temporal gyrus transcortical approach ... 118, 122
informed consent (IC) ... 22
infrasplenial approach ... 173
infratentorial supracerebellar approach (ISA) ... 161
interactive virtual simulation ... 281
intercavernous sinus ... 228, 231
interfascial dissection ... 215
interhemispheric translamina terminalis approach ... 239, 252

J・K

Japan Coma Scale (JCS) ... 334
Kawase triangle ... 62, 285
knot tightener® ... 86

L

lamina terminalis ... 243, 244, 249, 250
laryngeal mask ... 319, 327
lateral cerebellomedullary cistern ... 198
lateral lacunae ... 67
lateral position ... 165
lateral semicircular canal ... 284
lenticulostriate artery (LSA) ... 296
leptomeninges ... 92
lesser petrosal nerve (LPN) ... 266
lober glioma ... 298, 304
long insular artery (LIA) ... 296
loose areolar tissue ... 240
low grade diffuse glioma ... 294
low grade glioma ... 314
lower quadrant hemianopsia ... 119
Luschka孔 ... 177

M

M&M ... 28
Magendie孔 ... 177
marginal sinus ... 183
mastoid antrum ... 277, 284
mastoid emissary vein ... 288
mastoidectomy ... 284
Maya® ... 39
ME2™ ... 136, 144
Meckel腔 ... 264, 273
medulloblastoma ... 9
meningioma ... 32, 40, 92
meningo-orbital band ... 216, 218
meningohypophyseal trunk ... 69, 273, 289
methionine PET ... 318
Meyer's loop ... 152
microadenoma ... 257
mid-temporal transcortical approach ... 146, 152
middle cerebral vein (MCV) ... 265
middle fossa rhomboid ... 285
middle longitudinal fasciculus (MdLF) ... 300
middle meningeal artery (MMA) ... 265, 285
middle temporal gyrus transcortical approach ... 118, 122
modified lateral position ... 165
Modo® ... 39
motor evoked potential (MEP) ... 43, 44, 48, 57, 147, 178, 295, 310, 322
MRI ... 33
mTOR阻害薬 ... 347
mucocele ... 216, 241
multi-threshold/multi-resolution法 ... 40

N

Narrow Band Image (NBI) ... 140
naso-frontal suture ... 241
National Cancer Institute of Canada Clinical Trials Group (NCIC) ... 293
negative language mapping ... 319
nerve integrity monitor (NIM) ... 204
neurofibromatosis type 1 (NF1) ... 333
NMI (normalized mutual information)法 ... 35
non-germinomatous germ cell tumor (NGGCT) ... 344
NOS (not otherwise specified) ... 2
nuchal ligament ... 182

O

occipital interhemispheric parasplenial approach ... 146, 154
occipital sinus ... 179, 183
occipital transcortical approach ... 118
occipital transtentorial approach (OTA) ... 161, 173
occipital transtentorial/falcine approach (OTFA) ... 173
occipito-temporal sulcus approach ... 118
occipitobasal vein ... 164
Oi Handy Pro™ ... 144
Ojemann刺激 ... 322
oligoastrocytoma (OA) ... 6, 7, 13, 317
oligodendroglioma (OL) ... 4, 6, 7, 13, 294
Ommayaリザーバー ... 142
one piece法 ... 215
optic strut ... 218, 222
optico-carotid recess (OCR) ... 227
optico-carotid space ... 246, 249, 250
orbital bar ... 215, 217, 219
orbital rim ... 241
overall survival ... 18

P・Q

Packerらのレジメン ……………… 345
PAL-1™ …………………………… 144
parieto-occipital interhemispheric precuneus approach …… 118, 124
parieto-occipital supra-angular transcortical approach …… 146, 156
PCV療法 ……………………………… 343
pericranial flap …………………… 250
PET …………………………………… 34
petroclival meningioma ………… 289
petroclival腫瘍 …………………… 277
petrosal vein ……………………… 265
petrosectomy ……………………… 277
pial feeder …………………………… 99
pilocytic astrocytoma(PA)
 ………………………………… 8, 13
platelet-derived growth factor receptor(PDGFR) …………… 346
PNET(primitive neuroectodermal tumor) ………………………… 9
posterior approach ……………… 146
posterior inferior cerebellar artery (PICA) ……………………… 179
posterior petrosectomy
 ……………………… 264, 277, 282
posterior semicircular canal …… 285
posteromedial triangle …………… 62
postoperative entrapped temporal horn(PETH) ………………… 129
prechiasmatic space
 ……………… 245, 249, 250, 252
prechiasmatic type ……………… 254
primary central nervous system lymphoma(PCNSL) …… 13, 344
procarbazine ……………………… 316
progression free survival(PFS)
 …………………………………… 18
prone position …………………… 165
propofol infusion syndrome(PRIS)
 ………………………………… 335
protoporphyrin IX ………………… 312
pterional approach ……………… 248
QOL ………………………………… 292

R

retro-carotid space …… 249, 250, 251
retrocallosal approach …………… 173
retrolabyrinthine posterior petrosectomy ………………… 277
retrosigmoid approach ………… 194
root exit zone(REZ) …………… 197

S

seeded region growing法 …… 36, 38
semiprone position ……………… 165
single-threshold/singleresolution法
 …………………………………… 40
small-chamber irrigation technique
 ………………………………… 142
solitary fibrous tumor(SFT) ……… 10
somatosensory evoked potential (SEP) …… 43, 45, 47, 58, 147, 178
SONOPET ………………………… 112
SPECT ……………………………… 34
sphenobasal vein ………………… 279
sphenopetrosal vein(sinus) …… 279
spine of Henle …………… 277, 284
subependymal giant cell astrocytoma (SEGA) …………… 131, 144, 347
subfascial dissection …………… 215
subfrontal approach …………… 250
subpial dissection ……………… 308
subsplenial approach …………… 173
sulcotomy ………………………… 308
superficial middle cerebral vein (SMCV) ……………………… 279
superficial temporal artery(STA)
 ………………………………… 210
superior longitudinal fasciculus (SLF) ………………………… 299
superior parietal transcortical approach …………… 118, 120
superior petrosal sinus(SPS) …… 264
superior semicircular canal …… 285
superior temporal line ………… 241
supramastoid crest ……………… 277
surface rendering ………………… 37
Surgiwand™ II …………………… 80
Surveillance, Epidemiology, and End Results(SEER) ………… 293
SYNAPSE VINCENT ………… 55, 62

T

tailored craniotomy …………… 319
taraporfin sodium ……………… 312
telomerase reversetranscriptase (TERT) ………………………… 5
temozolomide(TMZ) …………… 316
temporal line …………………… 277
temporoparietal galea …………… 210
tentorial artery ………………… 273
terminalis approach …………… 252
tonsillar segment ……………… 179
tractography ……………………… 33
train of four(TOF)カウント …… 44
transbasal approach …………… 206
transcallosal approach ………… 173
transchoroidal(suprachoroidal) approach …………………… 151
transforaminal route …………… 151
transpetrosal approach ………… 277
transsphenoidal surgery(TSS) …… 77
transsplenial approach ………… 173
transsylvian approach ………… 270
transsylvian medial temporal approach ……………… 146, 147
trapezius ………………………… 182
Trautmann三角 ………… 264, 277
trigemino-cardiac reflex ……… 265
―― meningioma ……………… 159
two hands surgery ……………… 79
two piece法 …………… 215, 219

U

UAニードル® ……………………… 81
uncinate fasciculus(UF) ……… 300
unilateral subfrontal approach … 248
upper quadrant hemianopsia …… 122

V

vein of Trolard ………………… 121
venous lacuna …………………… 121
venous pouch …………………… 96
ViewSite™ …… 137, 138, 139, 145
visual evoked potential(VEP)
 ……………………… 44, 45, 86, 147

W・Z

Wada Test ………………………… 34
Wernicke野 ……………………… 298
WHO脳腫瘍分類 …………………… 2
ZIOSTATION ……………………… 55

脳腫瘍外科 経験したい手術16
スタンダードからアドバンス

2019年4月1日　第1版第1刷発行

- 編集　中尾直之　なかお　なおゆき
- 　　　井川房夫　いかわ　ふさお
- 発行者　三澤　岳
- 発行所　株式会社メジカルビュー社
  〒162-0845 東京都新宿区市谷本村町2-30
  電話　03(5228)2050(代表)
  ホームページ http://www.medicalview.co.jp/

  営業部　FAX 03(5228)2059
  　　　　E-mail　eigyo@medicalview.co.jp

  編集部　FAX 03(5228)2062
  　　　　E-mail　ed@medicalview.co.jp

- 印刷所　シナノ印刷株式会社

ISBN978-4-7583-1850-1 C3047

©MEDICAL VIEW, 2019. Printed in Japan

- 本書に掲載された著作物の複写・複製・転載・翻訳・データベースへの取り込みおよび送信（送信可能化権を含む）・上映・譲渡に関する許諾権は，(株)メジカルビュー社が保有しています．
- JCOPY〈出版者著作権管理機構 委託出版物〉
  本書の無断複製は著作権法上での例外を除き禁じられています．複製される場合は，そのつど事前に，出版者著作権管理機構（電話 03-5244-5088, FAX 03-5244-5089, e-mail：info@jcopy.or.jp）の許諾を得てください．
- 本書をコピー，スキャン，デジタルデータ化するなどの複製を無許諾で行う行為は，著作権法上での限られた例外（「私的使用のための複製」など）を除き禁じられています．大学，病院，企業などにおいて，研究活動，診察を含み業務上使用する目的で上記の行為を行うことは私的使用には該当せず違法です．また私的使用のためであっても，代行業者等の第三者に依頼して上記の行為を行うことは違法となります．